中医药防治骨质疏松症
研究与应用

主　　审	王永炎　王拥军
主　　编	谢雁鸣　高景华
执行主编	魏　戌　支英杰

编　　委　（以姓氏笔画为序）

王　晶　　王　强　　王志飞　　王桂倩　　支英杰　　申　浩
田　峰　　朱芸茵　　刘　晶　　宇文亚　　许爱丽　　李晋玉
李晨光　　杨　靖　　杨秋莉　　张　岩　　张然星　　陈　林
赵东峰　　姜俊杰　　徐桂琴　　高景华　　唐德志　　笪巍伟
章轶立　　彭　锦　　舒　冰　　谢雁鸣　　魏　戌

学术秘书　章轶立　申　浩

人民卫生出版社

图书在版编目（CIP）数据

中医药防治骨质疏松症研究与应用/谢雁鸣，高景
华主编 .—北京：人民卫生出版社，2018

ISBN 978-7-117-27218-6

Ⅰ．①中… Ⅱ．①谢…②高… Ⅲ．①骨质疏松－中
医治疗法 Ⅳ．①R274.911

中国版本图书馆 CIP 数据核字（2018）第 302342 号

| 人卫智网 | www.ipmph.com | 医学教育、学术、考试、健康，购书智慧智能综合服务平台 |
| 人卫官网 | www.pmph.com | 人卫官方资讯发布平台 |

中医药防治骨质疏松症研究与应用

主　　编：谢雁鸣　高景华
出版发行：人民卫生出版社（中继线 010-59780011）
地　　址：北京市朝阳区潘家园南里 19 号
邮　　编：100021
E - mail：pmph @ pmph.com
购书热线：010-59787592　010-59787584　010-65264830
印　　刷：北京铭成印刷有限公司
经　　销：新华书店
开　　本：787×1092　1/16　印张：18
字　　数：438 千字
版　　次：2018 年 12 月第 1 版　2018 年 12 月第 1 版第 1 次印刷
标准书号：ISBN 978-7-117-27218-6
定　　价：65.00 元
打击盗版举报电话：010-59787491　E-mail：WQ @ pmph.com
（凡属印装质量问题请与本社市场营销中心联系退换）

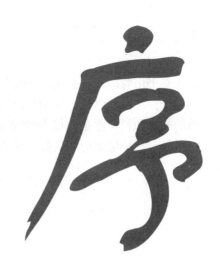

　　《"健康中国2030"规划纲要》以"共建共享、全民健康"为核心，明确提出：加强重大疑难疾病、慢性病等中医药防治技术和新药研发，不断推动中医药理论与实践发展。《中医药健康服务发展规划（2015—2020年）》中指出：开展中医特色健康管理，将中医药优势与健康管理结合，通过中医健康风险评估、风险干预等方式，提供疾病预防、健康维护、慢性病管理等中医特色健康管理服务，是国家的战略需求与导向。随着人口老龄化问题凸显，骨质疏松症患病率逐年上升，中国成为骨质疏松症患者数量和潜在数量最多的国家。骨质疏松症引发的脆性骨折及其并发症是老年人死亡的主要原因之一，为患者、家庭和社会带来严重的健康及经济压力，成为我国医疗卫生领域重点防治的慢性疾病之一。"天覆地载，万物悉备，莫贵于人"，我国政府将骨质疏松症的防治先后列入国家"九五""十五""十一五""十二五"重点计划。

　　中医古代医籍中无"骨质疏松症"的确切病名，相关论述散见于多种病证范畴内。《素问·痿论》："肾气热，则腰脊不举，骨枯而髓减，发为骨痿"；《素问·长刺节论第五十五》："病在骨，骨重不可举，骨髓酸痛，寒气至，名曰骨痹"；《灵枢·经脉》："足少阴气绝，则骨枯"。2008年中华中医药学会发布的《中医内科常见病诊疗指南·西医疾病部分》将本病归于中医学的"骨痹""骨痿"范畴。在"肾主骨"的基本理论指导下，中医学在骨质疏松症的诊断、治疗和预防等方面有着独特的理论认识，积累了大量宝贵的防治经验，足可与西医学交相辉映，取长补短。

　　本书围绕骨质疏松症病因、诊断、治疗和预防，从基础、临床两个角度展开论述。同时重视骨质疏松症中医药防治科研方法的探索，对骨质疏松症防治的重点、难点、热点和瓶颈技术问题进行了系统的梳理和探索，在理念、技术、器物三个层面均有创新见解，且注重在国内中医、中西医结合领域开展相关工作的实际可操作性。

　　《中医药防治骨质疏松症研究与应用》一书体现了以下三个方面的特色：一是从临床实际出发，理论联系实际地介绍骨质疏松症中医防治的理论、方法、技术和经验，突出系统性和科学性，总结骨质疏松症西医诊断、防治方面的新进展；二是深入挖掘骨质疏松症防治方面有价值的学术思想和研究经验，展现中医在骨质疏松治疗和预防上的特色和优势；三是全面反映中西医结合医学在骨质疏松症防治方面的新理论、新方法、新技术，力求内容上的先进性。

　　本书由骨质疏松症研究领域的中、青年临床与科研人员集体编撰，理论、基础、临床相结合，注重科学性、实用性和可操作性。相信本书的出版，对于提高国内骨质疏松症防治的临床和科研水平，促进我国当前实施医疗卫生体制改革具有重要的借鉴意义。书稿即将付梓，有感编委们的信任，谨志数语为序，以共勉之。

王永炎
中国工程院院士
中国中医科学院名誉院长
中国中医科学院中医临床基础医学研究所所长
戊戌年六月于北京

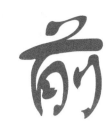

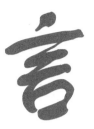

慢性非传染性疾病病程长，致残率、致死率较高，医疗费用昂贵，增加家庭和社会经济负担。《中国居民营养与慢性病状况报告（2015年）》明确提出防治结合、中西医并重的慢病防治体系。骨质疏松症是目前患病率较高的慢性病之一，已成为和心血管疾病、高血压、中风、糖尿病等并列的10种影响整个人类的最重要疾病之一。骨质疏松容易导致脆性骨折，以髋部、脊柱和桡骨远端骨折为常见。随着我国社会发展和人口老龄化，骨质疏松症患病率逐年增高，其引起的大量骨折病例给家庭和社会带来严重健康及经济压力，成为我国医疗卫生领域沉重的疾病负担之一。

目前出版的骨质疏松症预防和治疗方面著作，内容上或是侧重介绍骨质疏松症西医防治技术，重点介绍临床诊疗手段方法；或是侧重家庭医学科普方面，缺乏应有的科学性和学术性；或者学术理论性较强，但内容已比较陈旧，不能满足当前骨质疏松症中西医结合研究的需要。鉴于此，我们深感急切需要一部内容系统全面、突出科研思维、包含最新研究进展，涵盖中医学与西医学的骨质疏松症专著。

全书共十二章，内容主要包括骨质疏松症概述、中西医病因与发病机制、临床分类和诊断、治疗、预防、中医临床实践指南与中药新药指导原则、骨质疏松症系统评价、中医证候临床流行病学调查、风险评估、基于医院信息系统的骨质疏松症研究、中药治疗骨质疏松症基础研究、中药促进骨质疏松性骨折愈合基础研究。在系统梳理和总结骨质疏松症中西医基础、治疗和预防等理论、经验和研究成果基础上，结合当今骨质疏松症的中西医科研新理论、新思路与新技术，突出中西医结合骨质疏松研究的学科特点，本书旨在为当前骨质疏松症中西医临床和科研工作的开展提供借鉴。本书可供关注中、西医骨质疏松的临床医师和研究人员、医学院校师生使用，骨质疏松症患者及其家属亦可参考。

在本书付诸出版之际，首先感谢编委会成员的辛勤耕耘，及时跟踪国内外防治骨质疏松症的研究成果，集思广益，数易其稿。我谨代表编委会对支持本书编撰和出版的中西医专家、工作人员、编辑人员致以诚挚的谢意。

随着骨质疏松症临床防治和研究工作的逐步深入，相关技术和方法亦会有所创新和逐渐完善，期待各位专家及读者不吝赐教，多提宝贵意见，以纠正书中可能存在的一些纰漏。

中国中医科学院中医临床基础医学研究所　谢雁鸣

戊戌年六月于北京

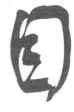

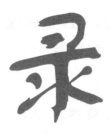

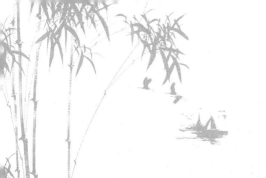

第一章

骨质疏松症概述

骨质疏松症（osteoporosis，OP）是一种累及多脏腑，并在多种因素长期、共同作用下，以骨代谢异常、骨量低下、骨微结构破坏、骨强度受损和脆性骨折危险性增高为特征的慢性全身性骨病。骨质疏松症可分为三类，即：原发性骨质疏松症（primary osteoporosis，POP），它是随着年龄增长必然发生的一种生理性退行性病变；继发性骨质疏松症（secondary osteoporosis），常见于其他疾病或药物因素所诱发的骨质疏松症；特发性青少年骨质疏松症（idiopathic juvenile osteoporosis，IJO），多见于8~14岁的青少年，多半有家族遗传史。原发性骨质疏松症又可分为绝经后骨质疏松症（postmenopausal osteoporosis，PMOP）和老年性骨质疏松症（senile osteoporosis，SOP）两种类型。

随着老龄化社会进程加快，OP的发病率逐年上升。据预测，21世纪中期，我国老年人口总数将达4亿，OP发病人数可达2亿左右。目前，双磷酸盐、降钙素、雌激素、选择性雌激素受体调节剂、甲状旁腺激素、钙剂等药物虽为临床防治OP的常用有效药物，但因各种不良反应而在临床应用上受到限制。

传统中医学对OP有着深刻的认识，骨质疏松症属于中医"骨痿""骨痹"范畴，其发病多以肾虚为本，血瘀为标。目前，中医药领域对于OP的研究与应用日趋丰富，对于该病的中医学范畴、流行病学、病因学、诊断学、证候学、治疗方法、预防手段及科研思维均有不同程度的探索与推进。本章重点从OP的中医病名与流行病学入手，以中医病名为线加以溯源，以流行病学调查为面加以了解。系统梳理《黄帝内经》及后世代表性典籍中与OP类似的相关病名，基本掌握该病目前主要危险因素、分布特征、发病情况等信息。两个角度线面结合，为该病的系列研究提供工作基础与参考。

第一节　骨质疏松症中医病名历史沿革

中医古代医籍中无"骨质疏松症"的确切称谓，相关论述散见于多种病证的描述之中。基于OP的定义，并从发病部位和临床症状考虑，古代文献中所记载的老人和妇人骨折、身高变矮、腰腿痛、骨痛、龟背等症状属于本病范畴。由外伤导致的骨折、骨变形和腰腿痛，以及明确说明因受风、感冒、受湿者导致的周身痛、腰痛、小儿先天发育异常之龟背不属于本书的讨论范畴。

OP与中医古籍中所载的"骨痹""骨痿""骨极""髓枯""腰痛""腰腿痛""腰背痛""骨缩""骨折""骨枯""虚劳"等多种病名有一定对应关系，将上述病证中与之相符合的内容集中起来，进行筛选、归纳、综合，进行病因、病位、证候的判断，从中提取与OP最接近的病名。因OP属骨骼系统疾病，与其定性定位相近者当属骨病范畴，故在归纳分析OP所属中医病名时主要以"骨痿""骨痹""骨枯"为主。

一、《黄帝内经》对骨质疏松症相关病名阐述

《黄帝内经》中与OP相关的病名主要为"骨痿""骨枯""骨痹"。

（一）骨痿

《素问·痿论》："肾者水脏也，今水不胜火，则骨枯而髓减，故足不任身，发为骨痿"；"肾气热，则腰脊不举，骨枯而髓减，发为骨痿"。骨痿属痿证之一，症见腰背酸软，难于直立，下肢痿弱无力，面色黧黑，牙齿干枯等。由大热灼伤阴液，或长期过劳，肾精亏损，肾火亢盛等，使骨枯而髓减所致。患者绝经或年老后，由于体质因素、疾病影响、摄生不当、外感大热、远行劳倦等原因，造成以肾阴亏损、肾精耗竭为主的病理改变，并逐渐发展为髓减骨枯、足不任身的病证，其病机与西医学所述OP有相同的一面。

（二）骨枯

《灵枢·经脉》："足少阴气绝，则骨枯"；《灵枢·经水》："灸而过此者，得恶火则骨枯脉涩，刺而过此者，则脱气"。肾为先天之本，主骨藏精生髓，肾中精血亏虚，精不充髓，髓失所养，骨髓化生无源，骨枯髓空，导致骨骼软弱不坚、腰脊屈曲短缩、下肢难以负重、骨质疏松。"骨枯髓空"是OP的病机特点，其病理的终点是"骨痿"。《黄帝内经》虽然没有明确描述骨痹与骨痿的不同，但是在病因病理和症状的描述上，骨痿的病机更近似于OP。

（三）骨痹

《素问·四时刺逆从论》："太阳有余病骨痹，身重"；《素问·刺节真邪》："虚邪之中人也，洒晰动形，起毫毛而发腠理。其入深，内搏于骨，则为骨痹"；《素问·长刺节论》："病在骨，骨重不可举，骨髓酸痛，寒气至，名曰骨痹"；《灵枢·寒热病》："骨痹，举节不用而痛，汗注烦心"。骨痹是指气血不足，寒湿之邪伤于骨髓的病证。凡由六淫之邪侵扰人体筋骨关节，闭阻经脉气血，出现肢体沉重、骨痛等，甚至发生肢体拘挛屈曲，或强直畸形者谓之骨痹，一年四季均可发病。类似于现代风湿或者类风湿骨病，可包括类风湿引起的OP。

二、后世医家对骨质疏松症相关病名阐述

后世医家发展了《黄帝内经》学说，随着对骨病认识的深入，明确定义了痹与痿的不同。后世出现"骨缩""骨疏""骨空""骨极"等疾病的相关描述，与OP的临床表现有相似之处。

（一）骨缩

宋代窦材《扁鹊心书》："骨缩病，此由肾气虚惫，肾主骨，肾水既涸则诸骨皆枯，渐至短缩，治迟则死。须加灸艾，内服丹附之药，非寻常草木药所能治也（凡人年老，逐渐矬矮，其犹骨缩之病乎）"。由肾气虚、肾水干涸等原因可导致骨骼逐渐萎缩，人之身高逐

渐变矮。骨缩是一种老年常见生理现象，在无外邪侵袭时可无明显疼痛，故多不求治。在有外邪侵犯求治时，施治者又常将其归入痹证，因而骨缩病在中医古籍中少有被单独列为一种病证加以讨论。

（二）骨疏

宋代陈直《养老奉亲书·冬时摄养第十二》："高年阳气发泄，骨肉疏薄，易于伤动，多感外疾，惟早眠晚起，以避霜威。"《养老奉亲书·春时摄养第九》："缘老人气弱、骨疏，怯风冷，易伤肌体。"陈直对"骨肉疏薄"的描述与现代对 OP 的认识极为相似，认为人进入老年之后，气血渐衰，骨肉疏薄，抗邪能力下降，既感受外邪也易于动伤，提出老年人应该避风寒，慎起居。

（三）骨空

清代陈士铎在《石室秘录痿病证治》中指出："痿废之证，乃阳明火证肾水不足以滋之，则骨空不能立……久卧床席，不能辄起……骨中空虚……无怪经年累月愈治而愈惫也。"表明 OP 的产生责之于肾水不能滋养骨骼，而久卧又能导致骨中空虚，起床困难，这与西医学认为的废用因素导致 OP 一致。

（四）骨极

骨极为病证名，是一种骨弱髓枯的危重疾患。《诸病源候论·虚劳病诸候》："骨极，令人酸削，齿苦痛，手足烦疼，不可以立，不欲行动。"骨极的诊断应结合寒、热。虚寒者，可见腰背痛，不能久立，屈伸不利，面肿而垢黑，发堕齿槁，或四肢常冷等；实热者，证见牙痛脑痛，耳鸣面黑，手足疼痛，大小便不通等。其种种描述与 OP 的临床表现有一定交集。

从历代医家描述中可以看出，无论是骨缩、骨疏、骨空、骨极，其临床表现主要是"骨乏无力，足不任身"，即足部无力支撑身体，这与西医学 OP 仍有差距。但可以肯定，骨痿的病机近似于 OP，骨痿从内部一致性上能够体现 OP 的特性。综上所述，OP 应归属于中医"骨痿"范畴。病名诊断中，"骨痿"相当于西医 OP 的诊断。

第二节　骨质疏松症流行病学调查

开展 OP 的流行病学调查研究，有利于了解该病主要危险因素，及其在世界范围内的分布、发病率、死亡率等信息。通过这些研究，对于提出合理的预防保健对策和健康服务措施具有重要意义。本节着眼于 OP 和骨质疏松性骨折（osteoporotic fracture，OF），将从不同地区、不同时间以及不同人群特征等角度加以分析，以便对该病进一步病因学研究及预防与控制起到参考和借鉴作用。

一、骨质疏松症

随着老龄化社会的到来，OP 已成为全球性健康问题。美国骨质疏松基金会（national osteoporosis foundation，NOF）基于第三次美国健康及营养调查（national health and nutrition examination survey Ⅲ，NHANES Ⅲ）的数据推测，美国 50 岁及以上年龄段人群约有超过 990 万人患 OP，4310 万人患骨量减少；与同龄段男性相比，更多的女性患有骨质疏松或骨量减少，估计患有骨质疏松的女性与男性人数分别为 820 万和 200 万；而骨量减少的女性与男性人数则分别为 2730 万和 1610 万。上述报道中，研究者将 NHANES（2005—2010年）估计的骨质疏松和低骨量的患病率经过校正后，分别应用于对 2020 年和 2030 年人口普查的预测中发现，年龄在 50 岁及以上年龄段成人股骨颈和腰椎发生骨质疏松和低骨量的数量，从 2010 年到 2020 年将增加 1040 万（19%），从 2010 年到 2030 年将增加 1720万（32%）。而在欧盟最近一份关于 OP 的医疗管理、流行病学和经济负担的报告中显示，2010 年，欧盟国家估计有 2200 万名女性和 550 万名男性患有 OP，其 OP 患者男女比例约为 1∶4，这与美国的患病性别比例相近。

我国是目前世界上老年人口绝对数量最多的国家，OP 的防治形势严峻，不容乐观。2003 年至 2006 年一次全国性大规模流行病学调查显示，50 岁以上人群以椎体和股骨颈骨密度（bone mineral density，BMD）值为基础的 OP 总患病率女性为 20.7%，男性为 14.4%。60 岁以上人群中 OP 的患病率明显增高，女性尤为突出。按调查估算全国 2006 年在 50 岁以上人群中约有 6944 万人患有 OP，约 2.1 亿人处于低骨量。对 OP 在中国的流行病学特点及发病率进行了系统回顾和荟萃分析，通过检索 PubMed、Web of Science、中国知网、万方和维普数据库中公布的 2003 年至 2015 年 10 月间相关医学文献，同时应用中国和世界卫生组织（World Health Organization，WHO）关于诊断 OP 的标准进行筛选，使用随机效应模型患病率估计，用回归分析的方法探讨异质性和发生偏倚的来源，最终该研究共纳入 69 篇文章。研究结果显示，OP 的发病率在过去的 12 年里明显增加，2008 年前的发病率 14.94%，而 2012—2015 年则为 27.96%。OP 的发病率女性高于男性（25.41%vs.15.33%）且随着年龄的增长而增加。农村相比城市地区 OP 的患病率高（23.92%vs.20.87%）。南部高于北部地区（23.17%vs.20.13%）。同时研究显示，当前，在 50 岁及以上年龄段的人群中 OP 的合并发病率高于 2006 年的两倍以上（34.65%vs.15%），不同诊断标准的应用对发病率估计有轻微影响（23.4%vs.20.35%）。据此认为在过去的 12 年里，中国 OP 的发病率显著增加，影响超过 1/3 的 50 岁及以上年龄段的人群。

另外，值得注意的是，国内对 OP 诊断标准采用 -2.5SD 还是 -2.0SD 还有一定争议，中国老年学学会骨质疏松委员会在 2009 年至 2014 年多次提出国内 OP 诊断标准采用峰值骨量下降 -2.0SD，而不是采用 -2.5SD，原因在于中国黄色人种峰值骨量一般较白人女性峰值骨量低 10%~15%，临床工作中也常发现 BMD 尚未下降到 -2.5SD 时就出现了很多骨折病例，这将导致漏诊和 OP 诊疗干预的不及时。基于上述争议，国内学者分别应用 OP的 WHO 诊断标准和中国专家共识诊断标准对中国大陆地区诊断的 OP 发病率的文献进行了回顾性研究。在应用 WHO 诊断标准的研究中，研究者以中国医院数字图书馆（CHKD）以及万方数据库为工具，以"骨质疏松"和"发病率"为主题词，检索带有各年龄段的男女样本量、测量部位、BMD 值、DXA 设备型号、OP 发病率等文献。骨质疏松诊断方法为双能 X 线吸收测量法，诊断标准为 T 值低于 -2.5SD，应用统计学软件对我国骨质疏松发病情况进行分析。结果共检索 109 篇全文文献，其中 16 篇文献符合要求，其中 6 篇文献为同一型号仪器测量 BMD。40~50 岁年龄段，女性骨质疏松发病率为 6.37%±2.39%，男性为 4.11%±1.70%；50~60 岁年龄段，女性 21.75%±5.96%，男性为 12.90%±6.35%；60~70 岁年龄段，女性为 46.38%±12.03%，男性为 19.90%±8.31%；70~80 岁年龄段，女性为 64.32%±9.79%，男性为 28.97%±7.63%；80~90 岁年龄段，女性为 76.74%±5.28%，男性 39.78%±15.09%。研究认为，中国大陆地区男性在各年龄段发病率均低于同年龄段女性发病率，比值接近于 1∶2。40 岁以上人群 OP 发病率为 19.74%（约 20%），约 1.12 亿患病人群。在应用中国专家共识诊断标准的研究中，研究者通过对万方数据库与清华 CHKD 数据库检索，国内已发表 OP 发病率文献进行分析，了解中国大陆地区以 −2.0SD 为诊断标准的 OP 发病率。基于两个数据库检索文献，以"骨质疏松"和"发病率"为主题词，带有各年龄段的男女样本量、测量部位、BMD 值、BMD 检测设备及型号、OP 发病率等文献。摘录 OP 诊断标准为 T 值小于 −2.0SD 的文献。应用 SPSS 统计软件对我国骨质疏松发病情况进行分析。结果共检索 112 篇全文文献，其中 14 篇文献符合要求，有 9 篇文献为测量腰椎和股骨颈 BMD。男性样本量为 10011 例，女性为 12943 例；40~49 岁年龄段，女性骨质疏松发病率为 7.75% ± 6.38%，男性为 4.0% ± 2.90%；50~59 岁年龄段，女性为 28.0% ± 15.72%，男性为 15.73% ± 9.49%；60~69 岁年龄段，女性为 52.67% ± 10.76%，男性为 30.55% ± 10.79%；70~79 岁年龄段，女性为 79.45% ± 9.53%，男性为 43.46% ± 7.30%；80 岁以上年龄段，女性为 89.55% ± 1.04%，男性 66.19% ± 17.56%。该研究认为，中国大陆地区男性在各年龄段发病率均低于同年龄段女性发病率，并随年龄患病率逐渐增多，男性与女性的每 10 年 OP 增长率分别约为 15% 和 20%；40 岁以上人群 OP 发病率为 24.62%（约 25%），约 1.4 亿患病人群。

中国第六次人口普查中，40 岁以上人口总数男性为 285 871 229 人，女性为 282 137 373 人，共计 568 008 602 人。如此庞大的人口基数意味着即使保持现有的发病率不变的情况下，OP 的发病人群数量也会随着人口老龄化的加速而迅速增加。而且，OP 及其并发症的治疗和护理，投入巨大，费用高昂，造成沉重的家庭、社会负担。因此，建立健全社会保障体系，加强宣传、制定和实施针对 OP 的预防和控制措施显得尤为重要。

二、骨质疏松性骨折

OF 是 OP 破坏性结局之一，常是 OP 患者的就诊原因。骨折的常见部位包括髋部、脊柱椎体和前臂远端。髋关节、椎体或其他部位出现 OF 后，患者死亡风险增大，病死率显著增高。因此对 OF 的诊断、治疗及预后研究已成为临床研究的热点。

《2013 中国骨质疏松骨折防治蓝皮书》指出：全球 50 岁以上人群中，OP 女性患病率约为 1/3，男性约为 1/5。预计未来 30 年内，OF 将占所有骨折病例一半以上。我国女性一生中发生 OF 的危险性（40%）高于乳腺癌、子宫内膜癌与卵巢癌总和，男性一生发生 OF 的危险性（13%）高于前列腺癌。一项来自美国的流行病学调查从种族角度分析显示，美国境内黄种人罹患 OP 的风险高于其他种族。OF 给社会、家庭带来的极大负担，迫使其成为新时期的重要公共健康问题，应及早明确骨质疏松关键诱因，提高中国防治 OF 的能力。

（一）髋部骨折

国外研究表明，所有髋部骨折患者中，骨折后 1 年内死亡人群约占 1/5，幸存的 1/3 患者也因生活质量低下，造成社会、家庭严重负担。目前，世界范围内的髋部骨折患者数量超过 170 万；预计 2050 年，该数字将超过 2100 万。另有国内流行病学调查统计，我国南方地区老年髋部骨折发生率约为 11.26/10 万，北方地区约为 74.6/10 万；髋部骨折平均发生年龄为 67.2 岁。

从髋部骨折发生诱因来看，年龄与跌倒首当其冲。调查显示，65 岁以上的健康人群中，约有 40% 的人每年会有一次跌倒，80 岁以上健康人群中，该比率达到 50%。有学者认为 OP 是髋部骨折的主要原因，但大多 OP 患者发生的髋部骨折事件多在跌倒之后，因此应将防止骨质疏松患者跌倒作为避免髋部骨折事件发生的第一预防措施。此外，低体重指数、脆性骨折史、环境、过早绝经、吸烟、维生素 D 缺乏、内分泌失调（例如胰岛素依赖型糖尿病）、糖皮质激素使用、过量饮酒、缺乏运动锻炼等，也是增加脆性骨折风险发生的重要危险因素。

髋部骨折的发生率还与地域、种族、性别等因素相关。世界范围内，各国之间髋部骨折风险率差异较大，高发地区主要集中于欧洲北部（冰岛、爱尔兰、挪威和瑞典），欧洲中部（丹麦、比利时、德国、瑞士和奥地利），欧洲东部（匈牙利、捷克共和国、斯洛伐克），以及东南亚等地。从性别因素来看，男性发病率低于女性（约低 23%）。女性患者中，年均发病率最低地区依次是尼日利亚（0.02‰）、南非（0.2‰）、突尼斯（0.58‰）和厄瓜多尔（0.73‰）；发病率最高地区依次是丹麦（5.74‰）、挪威（5.63‰）、瑞典（5.39‰）和奥地利（5.01‰）。男性患者的发病地域特征与女性相类似，年均发病率最高地区在丹麦（2.90‰），发病率最低地区是厄瓜多尔（0.35‰）。

另有研究表明，当患者一侧髋部发生 OF 后，须防止对侧髋部继发骨折。数据显示，当患者一侧髋部骨折后，对侧髋部骨折的绝对风险可达 13.8%，1 年内对侧髋部骨折风险为 2%。

（二）椎体骨折

2000 年，世界范围内约有 140 万骨质疏松性脊椎骨折。欧洲境内，50~79 岁椎体骨折的每年新发病率女性约为 1.1%，男性约为 0.6%，且各年龄段女性均高于男性，瑞典是欧洲境内椎体骨折发病率最高的国家。美国一项研究显示，≥ 80 岁的白人中，女性罹患骨质疏松性椎体骨折的风险在 45%~53%，男性在 40%~50%。日本一项研究显示，广岛地区女性椎体骨折的发生率为 20%~80%。与此类似，北京地区绝经后妇女椎体骨折的发生风险为 25%。

国外一项小型队列研究在随访过程中，椎体骨折发生率甚至达到 32%。韩国一项研究，选取购买国民健康保险（national health insurance，NHI）和医疗救助（medical assistance，MA）的两类人群，分别在 2011 年和 2012 年进行 OP 和骨质疏松性椎体骨折（osteoporotic vertebral fracture，OVF）调查，研究发现 MA 组患者 OP、OVF 发病率均高于 NHI 组患者，进而表明低收入可能是 OP 和 OVF 的一个重要因素。此外，研究也提示 OP 继发椎体骨折会显著提高患者死亡率。

另有美国研究表明，虽然女性发病率（24%）高于男性（10%），但女性和男性椎体骨折患病率却基本相似（约为 14%）。日常生活中，饮酒是增加男性骨折风险的重要因素。针对年龄、身高、体重、握力、身体活动、掌骨皮质区等不同因素，使用雌激素（女性）对椎体骨折的累积发生率很少或没有影响。

（三）前臂远端骨折

桡骨远端骨折是前臂远端骨折的主要类型。跌倒后前臂着地，是导致前臂远端骨折的主要原因。围绝经期女性中，此类骨折的发病率急剧上升，而往后则趋于平稳。男性人群中，前臂远端骨折的发病率与年龄没有相关关系。从种族因素来看，白人女性中，40~65 岁患者中骨折的发病率直线上升，其后趋于稳定；从性别角度来说，男性在 20~80 岁之间发病率基本保持不变。与其他类型、部位的骨折相比，前臂远端骨折具有极强的性别特征，男女比例约为1:4。一项英国数据表明：前臂远端骨折女性在绝经前的基线水平为每年10/10000，逐渐增长至大于85岁时的峰值120/10000。此外，前臂骨折的发病季节主要在冬季，但和髋部骨折不同的是，前者往往是在室外行走时路面冰冻滑倒所致。女性年龄的平台期可能是由于跌倒姿势不同所致，到了一定年龄，由于神经肌肉协调能力的下降，老年妇女跌倒时更容易髋部着地而不是手掌撑地；年轻女性趋向于往前倒，易于前臂着地。

（四）其他骨折

OP导致的其他部位骨折，包括肱骨、肋骨、胫骨、骨盆、肘部、股骨髁上、踝关节骨折等逐渐为人们所重视。忽略这些部位的骨折，将极大低估OP的医疗费用。这类骨折常常因疲劳累积引起，好发于无明显原因体重减轻的妇女。另外也有证据表明，这类骨折和BMD降低相关。3/4的肱骨近端骨折因较轻的暴力（如站立或更低高度时摔倒）所致，且多见于神经肌肉功能较差的女性。

OF影响患者生活质量，造成家庭、社会极大负担。该病预防重于治疗，平时应倡导合理均衡膳食，增加牛奶、海产品、豆制品等富含钙质食品的摄入。此外，骨质疏松人群（尤其是中老年骨质疏松患者）运动的频率、强度及方式均能够影响骨质疏松患者BMD，有研究报道体育锻炼能够增加男性腰椎BMD。此外，研究显示维生素D是OF的保护因素，其主要原因与维生素D能够促进机体对钙与磷的吸收，降低机体骨质流失相关。总之，适当的运动、饮食干预，是预防骨质疏松及OF发生的重要因素。

随着年龄增加，患者机体内的骨矿物质密度呈现进行性减少，使机体BMD不断降低，骨折发生率逐渐升高，严重影响中老年人的生活质量。既往研究报道，对于中老年人进行合理的健康教育，普及骨质疏松防治知识，不仅能够及时预测、诊断骨质疏松的发生，而且可以降低OF的发生率。在今后的科研、临床中，基于西医学"三级预防"与中医学"治未病"理论指导下，开展OF的风险预测研究，对该病危险人群进行早期风险评估，预测未来几年内患病的危险程度、发展趋势及相关的危险因素，是OF预防与诊治的基础和核心环节。《中医药健康服务发展规划（2015—2020年）》中指出：开展中医特色健康管理，将中医药优势与健康管理结合，通过中医健康风险评估、风险干预等方式，提供疾病预防、健康维护、慢性病管理等具有中医特色的健康管理服务，是国家的战略需求与导向。基于适合中国人体质特征的OF风险预测工具，提供准确、有针对性的健康指导，在患病前期实施适当的健康干预（未病先防），或者及时控制疾病的发展演变（既病防变），或者防止疾病的复发或产生后遗症（已变防渐），是今后OF防治的重要手段。

（谢雁鸣　章轶立　张然星　徐桂琴）

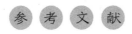

参　考　文　献

［1］Cosman F,de Beur SJ,LeBoff MS,et al. Clinician's guide to prevention and treatment of osteoporosis. Osteoporos Int,2014,25（10）:2359–2381.

［2］Wright NC,Looker AC,Saag KG,et al. The recent prevalence of osteoporosis and low bone mass in the United

States based on bonemineral density at the femoral neck or lumbar spine. J Bone Miner Res,2014,29(11): 2520-2526.

［3］ Svedbom A,Hernlund E,Ivergard M,et al. Osteoporosis in the European Union:a compendium of country-specific reports. Arch Osteoporos.2013,8:137.

［4］ 中华医学会骨质疏松和骨矿盐疾病分会.原发性骨质疏松诊治指南.中华骨质疏松和骨矿盐疾病杂志,2011,4(1):2-17.

［5］ Chen P,Li Z,Hu Y. Prevalence of osteoporosis in China:a meta-analysis and systematic review. BMC Public Health,2016,16(1):1039.

［6］ 张智海,刘忠厚,李娜.中国人骨质疏松症诊断标准专家共识.中国骨质疏松杂志,2014,20(9):1007-1010.

［7］ 刘广源,邱贵兴,吴志宏.使用 NORLANDBMD 仪比较不同人种峰值骨量值.中国骨质疏松杂志,2007,13(2):101-104.

［8］ 张智海,刘忠厚,石少辉,等.中国大陆地区以 -2.5 SD 为诊断的骨质疏松症发病率文献回顾性研究.中国骨质疏松杂志,2015,21(1):1-7.

［9］ 张智海,张智若,刘忠厚,等.中国大陆地区以 -2.0SD 为诊断标准的骨质疏松症发病率回顾性研究.中国骨质疏松杂志,2016,22(1):1-8.

［10］ 陈晓虹,沈慧,夏杰琼.中老年人骨质疏松性骨折流行病学特点及相关因素.中国老年学杂志,2016,36(13):3299.

［11］ 邱贵兴,裴福兴,胡侦明.中国骨质疏松性骨折诊疗指南.中华关节外科杂志(电子版),2015,9(6):795.

［12］ Kanis JA,Oden A,Johnell O,et al. Excess mortality after hospitalisation for vertebral fracture. Osteoporos Int,2004,15

［13］ Center JR,Nguyen TV,Schneider D,et al. Mortality after all major types of osteoporotic fracture in men and women:an observational study. Lancet,1999,353(9156):878-882.

［14］ Johnell O,Kanis JA,Odén A,et al. Fracture risk following an osteoporotic fracture. Osteoporos Int,2004,15(3):175-179.

［15］ Bliuc D,Nguyen ND,Milch VE,et al. Mortality risk associated with low-trauma osteoporotic fracture and subsequent fracture in men and women. JAMA,200,301(5):513-521.

［16］ Huntjens KM,Kosar S,van Geel TA,et al. Risk of subsequent fracture and mortality within 5 years after a non-vertebral fracture. Osteoporos Int,2010,21(12):2075-2082.

［17］ Taylor AJ,Gary LC,Arora T,et al. Clinical and demographic factors associated with fractures among older Americans. Osteoporos Int,2011,22:1263-1274.

［18］ Golden SH,Brown A,Cauley JA,et al. Health disparities in endocrine disorders:biological,clinical, and nonclinical factors-an Endocrine Society scientific statement. J Clin Endocrinol Metab,2012,97: E1579-E1639.

［19］ Proximity One. America's Asian Population Patterns 2012. Available at http://proximityone. com/cen2010_asian. htm.

［20］ Meghan G Donaldson,Lisa Palermo,Kristine E Ensrud,et al. Effect of Alendronate for Reducing Fracture by FRAX Score and Femoral Neck Bone Mineral Density:The Fracture Intervention Trial. Journal of Bone and Mineral Research,2012,27(8):1804-1810.

[21] 李正疆,张焱,顾琪珊.成都市温江区老年骨质疏松性骨折的流行病学调查.四川医学,2015,36(2):156.

[22] Mariola Janiszewska,Teresa Bernadetta Kulik,Małgorzata Anna Dziedzic,et al. The contemporary look at the problem of recognizing and diagnosing postmenopausal osteoporosis and eliminating the risk of a fall. Prz Menopauzalny,2014,13(1):42–47.

[23] Guerado E,Sandalio RM,Caracuel Z,et al. Understanding the pathogenesis of hip fracture in the elderly,osteoporotic theory is not reflected in the outcome of prevention programmes. World J Orthop,2016,7(4):218–228.

[24] Paola Pisani,Maria Daniela Renna,Francesco Conversano,et al. Major osteoporotic fragility fractures:Risk factor updates and societal impact. World J Orthop,2016,7(3):171–181.

[25] J. A. Kanis,A. Odén,E. V. McCloskey,et al. A systematic review of hip fracture incidence and probability of fracture worldwide. Osteoporos Int,2012 23 :2239–2256.

[26] Vochteloo AJ,Borger van der Burg BL,Röling MA,et al. Contralateral hip fractures and other osteoporosis-related fractures in hip fracture patients:incidence and risk factors. An observational cohort study of 1,229 patients. Arch Orthop Trauma Surg,2012,132(8):1191–1197.

[27] O. Johnell,J. A. Kanis. An estimate of the worldwide prevalence and disability associated with osteoporotic fractures. Osteoporos Int,2006,17(12):1726–1733.

[28] Melton LJD,Lane AW,Cooper C,et al. Prevalence and incidence of vertebral deformities. Osteoporos Int,1993,3 :113–119.

[29] Davies KM,Stegman MR,Heaney RP,et al. Prevalence and severity of vertebral fracture:The Saunders County Bone Quality Study. Osteoporos Int,1996,6 :160–165.

[30] Ross PD,Fujiwara S,Huang C,et al. Vertebral fracture prevalence in women in Hiroshima compared to Caucasians or Japanese in the US. IntJEpidemiol,1995,24(6):1171–1177.

[31] Ling X,Cummings SR,Mingwei Q,et al. Vertebral fractures in Beijing,China:the Beijing Osteoporosis Project. J Bone Miner Res,2000,15(10):2019–2025.

[32] Saidenberg-Kermanac'h N,Semerano L,Nunes H,et al. Bone fragility in sarcoidosis and relationships with calcium metabolism disorders:a cross sectional study on 142 patients. Arthritis Res Ther,2014,16 :78.

[33] 邱贵兴.老年骨质疏松性骨折的治疗策略.中华老年骨科与康复电子杂志,2015,1(1):1.

[34] 刘璠.骨质疏松性骨折的流行病学研究进展.实用老年医学,2010,24(5):356.

[35] Seeley DG,Browner WS,Nevitt MC,et al. Which fractures are associated with low appendicular bone mass in elderly women?The Study of Osteoporotic Fractures Research Group. Ann Intern Med,1991,115(11):837–842.

[36] 刘茗露,韩庆国,丁振凯,等.腰痛患者768例骨质疏松和脊椎骨折诊断情况分析.临床军医杂志,2013,41(1):42.

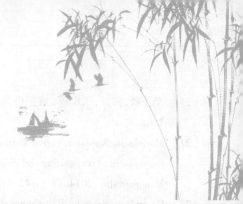

第二章

骨质疏松症中西医病因与发病机制

明确骨质疏松症的发病原因和发病机制，是对其采取有效防治措施的基本前提。中西医在骨质疏松症的病因和发病机制认识上有着不同的理论体系。西医学认为，内分泌因素、免疫因素、运动因素、生物力学因素等均与骨质疏松症的发生发展密切相关，成骨细胞（osteoblast，OB）与破骨细胞（osteoclast，OC）的偶合是骨质疏松症的生物学基础；而中医学认为骨质疏松症病位在骨骼，关乎肝肾脾胃，致病原因复杂，病机有虚有实，总为肾虚、气血不足、肝失疏泄、劳逸失度、血瘀、年老体衰等。现代研究表明，两种认识体系之间存在共通之处。本章重点阐释中西医对骨质疏松症的发病原因和机制方面的认识。

第一节　骨质疏松症西医病因与发病机制

骨质疏松症是一种复杂的多因素协同作用而导致的骨代谢综合征，其发病机制目前尚不十分明确。随着骨代谢过程中各种细胞信号通路调控机制的深入研究，骨质疏松症的分子生物学机制正在被逐步了解和认识。OC吸收旧骨与OB合成新骨的动态偶联反映了骨的重建过程，两者相对数量和工作效率的改变直接影响骨重建的平衡状态。任何原因所致的峰值骨量下降、骨吸收增加和（或）骨形成不足，均可引发骨质疏松。研究表明，诸多因素可导致OP的发生，主要包括遗传、年龄、性别、内分泌、免疫、运动、生物力学、生活习惯等。

一、现代病因学认识

（一）遗传因素

遗传因素是年轻时达到峰值骨量和成年后骨质流失的主要决定因素。人群峰值骨量的差别80%归于遗传因素的影响，达到峰值骨量是预防OP和继发性骨折的首要问题。研究显示，峰值骨量每增加10%，髋部骨折的风险就会下降30%。全基因组关联分析已经确定了一些影响骨量变化的遗传变异，包括低密度脂蛋白受体相关蛋白5（low-density lipoprotein receptor related protein 5，LRP5）、硬化蛋白（sclerostin，SOST）、骨保护蛋白（osteoprotegerin，OPG）、雌激素受体1和NF-κβ受体活化因子（receptor activator of NF-κβ，RANK）等基因的表达。通过该方法，目前已确认 20 种以上的基因易诱发 OP，但至今尚无法明确哪些主导基因，这可能与骨代谢受多种因素的复杂调控和多种基因联合影响有关。国内学者从在线人类孟德尔遗传（Online Mendelian Inheritance in Man，OMIM）数据库中，检索已知被证实的与 OP 发生相关的 177 个遗传基因，经过 Agilent Literature Search 的文献检索，应用 Cytoscape 软件，建立基于生物功能的蛋白质相互作用网络。同时应用 MCDMD 算法，探测网络中的分子复合物，并对其包含的蛋白质采用 BiNGO 插件分析，包括分子功能、生物学通路、细胞组分。结果显示：与 OP 的蛋白质相互作用网络包含 863 个节点（蛋白质）、2925 条（相互作用关系）边、4 个高度关联的分子复合物。由此可见，骨质疏松症的病因是一个由多种因素及遗传背景相互作用而构成的复杂网络。

（二）年龄因素

流行病学研究表明，与年龄相关的 BMD 降低和骨强度减弱是髋部和椎体骨折的主要原因之一。进入老年后，机体骨髓基质细胞向 OB 方向分化受抑，OB 分裂增殖放缓，活性衰退致骨形成期延长，成骨效率下降；同时 OC 的分化成熟和骨吸收活性却仍处于相对活跃状态，易导致 OP 的发生。另有学者提出，氧化应激也参与了 SOP 的发生。实验发现随着年龄的增加，活性氧水平增加，抗氧化能力减低，谷胱甘肽还原酶的水平下降，使 OB 的凋亡增加，加速了骨量丢失，这可能是 SOP 发生的重要原因。

（三）内分泌因素

1. 性激素缺乏　在儿童期，睾酮刺激骨骺纵向和横向生长，而雌激素则诱导骨骺融合；成年期，睾酮继续刺激骨膜生长，而雌激素对于骨小梁量和结构的维持具有至关重要的作用。雌激素减少已被公认为是绝经后妇女 OP 发生的重要原因，这主要是因为雌激素对 OC 的形成、活性、寿命具有直接或间接的作用，一方面通过雌激素受体（ER）对 OC 的直接调控作用，另一方面通过 T 细胞和 OB 对 OC 的间接调控作用。ER 位于胞质和细胞核内，具有转录因子的作用。OB 和 OC 均存在 ER。雌激素与 OB 的 ER 结合，促进分泌胶原酶，释放细胞因子，发挥骨形成作用；雌激素还可以通过 ER 途径直接作用于 OC 前体细胞或成熟的 OC，抑制 OC 分化、成熟及活性，促使其凋亡，从而减少 OC 数量，减弱骨吸收效应。另外，雌激素能够刺激胰岛素样生长因子 1（IGF-1）、转移生长因子 β（TGF-β）等促骨形成细胞因子的表达；同时能够抑制白介素 1 和 6（IL-1、IL-6）、肿瘤坏死因子 α（TNF-α）等促骨吸收细胞因子的表达；还能够刺激 OPG 的产生并降低骨组织对 PTH 的敏感性；雌激素缺乏引起 $1,25(OH)_2D_3$ 的生成与活性降低，致使肠道对食物中钙质吸收减少。而在老年男性 OP 中，雄激素缺乏也被认为是其重要原因。雄激素可促进骨骼蛋白质合成，促进骨骼生长及钙盐沉淀，促进长骨的骨髓融合，对正常骨生长、代谢、骨量维持均起到重要的调节作用。随着年龄增加，男性生殖系统功能逐渐降低，使 OC 活性大于 OB 活性，骨形成变缓，骨吸收加速，最终导致 BMD 降低和 OP 的发生。

2. 甲状旁腺激素（parathyroid hormone，PTH）持续性分泌增多　PTH 是由甲状旁腺中的主细胞合成分泌的激素，它的主要作用是动员骨钙入血。PTH 能迅速提高骨细胞膜对钙离子的通透性，最终将骨盐中的钙转运至细胞外液。研究表明，老龄后 PTH 水平明显上升，原因可能与血钙降低引起 PTH 分泌增多有关。PTH 对 BMD 产生的影响是双向的。有研究指出，大剂量的 PTH 能使大单核细胞转化为 OC，抑制 OB 的形成；而小剂量的 PTH 能够刺激 OB 形成新骨，有利于防治 OP。动物实验已证实，间歇性小剂量应用 PTH

可以促进骨形成，使骨量增加；而持续性大剂量应用 PTH 可促进骨吸收，引起骨量丢失。OP 患者 PTH 的分泌无规律，造成骨形成与骨吸收的失衡，引起骨量丢失及骨结构的改变。PTH 不仅具有加强骨细胞溶解骨钙和 OC 吸收骨基质作用，还具有促进 OB 形成及矿化骨作用，据此，目前开发的重组 PTH（1-34）已成为治疗 OP 的有效药物。当少量间歇给药时，PTH 的氨基末端区域与甲状旁腺素受体-1 结合，激活 OB，通过上调骨重建中的 OB 数量发挥作用，其促进骨吸收的作用晚于促进骨生成的作用，形成一个促进骨生成的窗口期。PTH 还可促使内衬细胞转化为成熟的 OB，可促进构塑成骨而不依赖重建成骨。

3. 活性维生素 D（1，25（OH）$_2$D$_3$）代谢失调　摄入体内的维生素 D 首先在肝脏羟化为有活性的 25（OH）D$_3$，然后在肾脏再羟化为活性更强的 1，25（OH）$_2$D$_3$，其可促进小肠黏膜对钙的主动吸收，且可促进骨代谢，有利于骨骼的生长和钙化。另外，1，25（OH）$_2$D$_3$ 能增强 OC 的活性，从而促进骨的吸收，动员骨质中的钙、磷释放入血；同时由于小肠钙和磷的吸收的增多，使血钙和血磷的浓度升高，又促进了骨骼钙化。因此，活性维生素 D 既能促进溶骨，又能促进成骨，通过促进钙、磷的周转和利用，调节骨的代谢。正常生理剂量的 1，25（OH）$_2$D$_3$ 能有效地防止骨质疏松；剂量过少，则保护骨的作用不足；剂量过大，又可使骨吸收增加，导致骨量丢失。

除上述内分泌因素，降钙素分泌减少、糖皮质激素及甲状腺激素分泌增加均可引起 OC 活性增强，OB 活性减弱，血钙升高，骨量丢失，最终引起 OP 的发生。相关动物实验，在体外培养糖皮质激素诱发骨质疏松大鼠的骨髓间充质干细胞（bone mesenchymal stem cells，BMSCs）时，发现糖皮质激素可刺激 BMSCs 向脂肪细胞分化，降低 OB 活性。

（四）免疫因素

免疫细胞和骨的前体细胞都起源于骨髓，两者表达许多共同的细胞因子和细胞内信号分子，也受部分共同因子调节，无论是生理还是病理状态都存在密切联系。免疫系统疾病如类风湿关节炎、慢性炎症等可以导致病理性骨侵蚀，它们大多通过各种细胞因子、转录因子及其受体等相互作用，并主要通过 OPG/RANKL/RANK 系统实现。T 细胞对 OB 和 OC 的刺激和抑制作用与 T 细胞亚群、细胞因子和局部因素密切相关。T 细胞还可通过产生正负调节因子而影响骨代谢，活化的 T 细胞还能产生 RANKL 和 OPG，活化的 T 淋巴细胞在绝经后骨质疏松中也起着非常重要的作用，其可直接作用于骨髓间质细胞及 OB 调节骨的动态平衡。而体内试验表明，非活化状态的 T 细胞可能延缓骨吸收，另外，T 细胞中主要分泌破骨因子的细胞为 Th17 细胞，可分泌高水平 IL-17、RANKL 及 TNF-α 和低水平 IFN-γ，这些细胞因子单独或协同作用，引起 OC 数量增加，骨量减少。女性绝经后雌激素减少，可激活 T 细胞，刺激 T 细胞产生大量 TNF-α，从而增加骨髓单核/巨噬细胞系前体细胞对 RANKL 的反应性，促进 OC 的形成和活化，导致骨吸收增加，骨量减少，形成骨质疏松。除了 T 细胞，目前研究认为 B 细胞直接参与骨吸收的调节，因为 B 细胞是 OPG 的主要来源。OPG 可竞争性与 RANKL 结合，从而阻断 RANKL 与 RANK 的结合，消除 RANKL 对 OC 的作用。

（五）运动因素

运动在骨代谢中起重要作用，它能够改善骨骼结构，促进骨骼生长，而废用则引起骨量丢失。运动可提高睾酮和雌激素水平，使钙的利用与吸收增加，还可适当增加骨皮质血流量。适量运动，尤其是负重运动，可以增加峰值骨量，减少及延缓骨量丢失。因负荷使骨的应变在骨的不同部位分布不同，骨细胞可以根据应变程度的不同，调整局部骨强度及骨量，以满足承载负荷的需要。体育锻炼在 OP 的防治中起着重要作用，研究人员在回顾分析五禽戏锻炼对原发性 OP 的潜在作用时发现，与单纯抗骨质疏松药物治疗组相比，单纯五禽戏锻炼组可显著提高腰椎 BMD，而五禽戏锻炼加抗骨质疏松药物治疗组对提高股骨 BMD 的效果更佳。另外，单纯五禽戏锻炼组或五禽戏加骨质疏松药物治疗组在改善疼痛评分时具有显著的效果，同时，五禽戏加抗骨质疏松药物治疗组的骨钙素水平也明显提升。由于户外运动时接受日照较多，使皮肤维生素 D 合成增加，从而使肠道钙磷的吸收上升，可促使骨的形成与矿化，降低骨质疏松的发生率，而长期卧床则会增加骨质疏松的发生率。

（六）生物力学因素

生物力学刺激在调节骨骼重塑和维持骨量方面具有重要的作用。研究证明，力学刺激能促进 OB 形成骨和（或）抑制 OC 吸收骨，如去负荷大鼠的成骨活动减弱，破骨活动明显增强，而给予力刺激可有效改善后肢去负荷引起的骨丢失。在关于力学刺激减少或消失对 OC 分化和成熟影响的研究中，研究人员分别采用抗磁悬浮和随机定位回转培养模拟失重条件，观察不同模拟失重条件下 RANKL 诱导 OC 分化成熟的变化，发现模拟失重条件增强了前 OC 的增殖能力，并促进其向成熟 OC 的分化。这表明力学刺激的减少或消失可促进 OC 的形成和活化。在力学刺激下，Wnt 信号通路能促进 OB 分化，将拉伸和压力刺激作用于 MC3T3-E1 细胞，在施加应力后检测 Wnt 10b 和 LRP5 的基因表达水平，结果发现上述基因 mRNA 的表达明显增加，其中 LRP5 基因表达与 OB 的功能密切相关，LRP5 基因缺陷将会引发 OP。

除上述这些因素外，一些不良生活习惯，如酗酒、嗜烟、过多摄入咖啡因，以及膳食营养结构不均衡等同样也是 OP 发病的危险因素。这些因素往往导致钙磷比例失调，$1，25（OH）_2D_3$ 代谢异常，蛋白质摄入不足，从而影响骨代谢的平衡状态，增加 OP 发生的几率。

二、分子生物学发病机制

在骨的重建过程中，骨形成与骨吸收这一复杂的偶合过程涉及多种正向与负向调节。骨组织在激素信号、旁分泌和自分泌因子及物理压力的刺激下不断地进行重建，维持其矿化平衡及自身的结构完整，并通过精确有序的调节机制维持正常骨量和生理功能。因此，OB 的活性变化必然伴随着 OC 的相应改变，OP 的发生与骨代谢调节失衡密切相关。

（一）OB 与破骨细胞的增殖与分化

OB 是由 MSCs 分化而来的，其成熟过程受多种生长因子调控，包括胰岛素样生长因子（insulin-like growth factor，IGF）、表皮生长因子（epidermal growth factor，EGF）、转化生长因子 β（transforming growth factor-beta，TGF-β）、Wnt、骨形态发生蛋白（bone morphogenetic proteins，BMPs）等。成熟的 OB 可以表达碱性磷酸酶（alkaline phosphatase，ALP）、Osterix、Col1、骨粘连蛋白、骨钙蛋白和骨桥蛋白等。其中 ALP 是 OB 的早期成熟标志，而晚期骨的矿化标志则是骨钙素与钙、磷等结合形成的结晶。

OC 是组织特异性多核巨噬细胞，由接近或附着于骨表面的造血干细胞（hemopoietic stem cells，HSCs）经过成单核细胞和单核细胞分化而来的，它的形成需要细胞间的相互作用。其分化必须要有两个促进 OC 生成的分子：细胞核因子 –κβ 受体活化因子（receptor activator of nuclear factor kappaβ，RANK）和巨噬细胞集落刺激因子（macrophage colony stimulating factor，MCSF）；此外还需一个抑制因子——OPG，三者共同调节 OC 的活性。成熟的 OC 特异性表达抗酒石酸酸性磷酸酶（tartrate resistant acid phosphatase，TRACP），可分泌蛋白酶及酸性物质溶解骨质。从 HSCs 到 OC 前体细胞的分化需要转录因子 PU.1 和 M-CSF，它们促进了 OC 前体细胞的分化和进一步增殖。随后由 RANKL 诱导其分化成成熟的多核细胞，在这一阶段，NF-κβ，c-Fos 和 NFATc1 等细胞因子起着至关重要的作用。

（二）骨代谢过程中的细胞信号调节

骨代谢过程受到由多种激素、细胞因子、转录因子参与构成的极其复杂的细胞信号传导网络的调节。它们相互激活，又相互抑制，彼此紧密联系，其中经典的信号转导通路包括 OPG/RANK/RANKL、Wnt/β-catenin、BMP/Smads 等。

1. OPG/RANK/RANKL 信号通路对骨代谢的调控　OPG/RANKL/RANK 信号通路的发现不仅更加完善地解释了 OC 分化、成熟、凋亡过程中的信号传导与调控过程，同时也为骨代谢疾病的治疗提供了理论依据和全新方向。OPG 属 TNF 受体超家族的一员，由多种间充质细胞衍化细胞所分泌，在 OB、MSCs、内皮细胞、血管平滑肌细胞等多种组织中均有表达，是抑制骨吸收、增加 BMD 和骨强度的关键细胞因子。其主要功能是竞争性阻断核因子 –κβ 受体活化因子配基（receptor activator of nuclear factor kappa B ligand，RANKL）与其功能性受体 RANK 的结合，形成 OPG/RANKL/RANK 系统，从而封闭 OB 诱导的 OC 前体细胞的分化与融合，并调控 OC 的生成、分化、成熟与凋亡。

RANK 是诱导 OC 成熟的关键细胞因子，属 TNF 受体超家族成员，在 OC 前体细胞、成熟 OC、树突状细胞、乳腺上皮细胞、乳房瘤细胞和前列腺瘤细胞等细胞表面表达，主要功能是通过 OC 及其前体细胞表面与 RANKL 的结合并传递信号，进而发挥促进 OC 分化、成熟并阻止其凋亡的作用。在体内，RANK 主要有可溶型和跨膜蛋白型两种类型：前者存在于血液中，可发挥阻断 RANKL 促 OC 分化、生长的功能；后者存在于 OC 表面，选择性地与 RANKL 结合，促使骨吸收。

RANKL 是调控骨吸收的关键细胞因子，属 TNF 配体超家族成员，在单核 / 巨噬细胞、OB、骨髓干细胞、T，B 淋巴细胞中均有表达。RANKL 蛋白有 3 种亚型，分别为跨膜蛋白 RANKL1，RANKL2 和分泌型蛋白 RANKL3。三者有共同的羧基末端 TNF 同源结构域，因此都能与相同的受体结合发挥生物学作用，通过在细胞表面表达 RANKL 与 OC 前体细胞进行细胞—细胞依赖式接触，促进 OC 的增殖与分化。

OPG/RANKL/RANK 信号通路在调节 OB 和 OC 的动态平衡、预防骨量减少、保证正常的骨更新中扮演着重要的角色，OPG/RANKL 的比率是直接影响 OC 形成及细胞因子和下游激素对骨代谢发挥作用的重要调节杠杆。在此调节过程中，骨吸收的刺激因子并不能直接刺激 OC，而是 OB 接受骨吸收的刺激因子后分泌 RANKL，当 RANKL 与 M-CSF 结合到 OC 前体细胞表面 RANK 和 M-CSFR 上时，TNF 受体相关因子（TNF receptor associated factor，TRAFs）会结合到 RANK 的胞质区，TRAF2，5，6 都能与 RANK 结合，其中 TRAF6 与 OC 生成有关，TRAF6 与 RANK 结合后，激活下游信号通路链式反应：NF-κβ、c-Jun N 末端激酶、钙调磷酸酶、胞外信号调节激酶、Src、c-Myc、p38、丝氨酸 – 苏氨酸激酶 Akt/PKB 等活化并转运到核内，c-Fos 的表达增加，与活化的 T 细胞核因子（nuclear factor of activated T cells cytoplasmic 1，NFAT-c1）结合并相互作用，启动 OC 生成基因的转录，最终诱导成熟的 OC 形成。另一方面，OB 分泌的 OPG 竞争性地与 RANKL 三种亚型结合，使其结合的 RANK 的活性丢失，通路启动失败，从而抑制成熟 OC 的形成与活化。因此，骨微环境中较高的 RANKL/OPG 比值是决定 OC 形成的主要分子机制。

研究发现，体内多种因子和激素几乎都是通过影响 OPG 与 RANKL 的比值实现对 OC 调控的。在女性更年期时，雌激素量的减少导致骨吸收的异常增加，从而导致整体骨量下降，引发 PMOP。雌激素活化的一个重要作用是调控可导致骨缺失的细胞因子，如：TNF-α、IL-1β、IL-6、M-CSF，GM-CSF 等。这些细胞因子所激活的 NF-κβ 信号通路大多数都具有调控骨质溶解作用。其中，TNF-α、IL-1β 等细胞因子能够通过 NF-κβ 信号来直接促进 OC 的分化，并且也可借助 p38 通路增加 RANKL 的表达来间接调控 OB。雌激素能增加 OPG 的分泌，同时可以直接抑制 RANKL 激活。研究发现雌激素在体内正常生理剂量时可直接通过 ER 作用于 OB 来表达 OPG、RANKL，最终调控 OC 生成与活性。相关研究在去卵巢大鼠骨代谢及骨髓细胞 OPG，RANKL 基因表达的实验中发现，与假手术组比较，去卵巢雌性大鼠组骨髓细胞 RANKL mRNA 表达量降低（$P<0.05$）。破骨分化指标 OPC/RANKL 比率，去卵巢 3 个月后明显下降（$P<0.01$）。但是 OPG mRNA 表达量去卵巢后无显著下降（$P>0.05$）。说明在去卵巢大鼠中，骨髓细胞主要是 RANKL 的表达增强，致使 OPC/RANKL 比率下降，导致 HSCs 向 OC 分化增强及 OC 激活增加，最终导致破骨功能亢进，骨吸收增加。目前，绝经后 OP 中骨量与血清中 OPG 水平的相关关系尚存在争议，因此临床上不能将血清中 OPG 水平作为诊断骨质疏松的直接指标。

另外，RANKL 与 OPG 比率变化也是糖皮质激素介导继发性 OP 的重要机制。大量使用糖皮质激素后，可促进 OB 中 RANKL 表达；活化 RANKL 可以增加骨基质的通透性，引起 OB 和骨细胞的凋亡，并且促进 OC 的分化和成熟，使骨量减少。研究表明，肌内注射糖皮质激素后，大鼠骨组织中的 OPG mRNA 表达水平明显下降，而 RANKL mRNA 的表达水平明显升高。

2. Wnt/β-catenin 信号通路对骨代谢的调节作用　Wnt/β-catenin 信号通路在早期的骨骼发育以及骨重建过程中均发挥着极其重要的调控作用。这条信号途径中存在着诸多关键因子，通过激活或是抑制这些因子的表达，可影响 OB 的分化成熟及功能改变，另外 Wnt/β-catenin 信号通路还可以通过调控 OPG/RANKL/RANK 信号通路，间接影响 OC 的功能，从而导致骨量的变化。最新研究发现，在早发型骨质疏松和成骨不全症患者的常染色体中，Wnt1 基因发生了错义突变。根据 Wnt 蛋白转导信号方式的不同，可将 Wnt 信号途径分为经典 Wnt 信号通路，即：Wnt/β-catenin 信号通路以及非经典的 Wnt 信号通路，即：Wnt/ 钙离子（Wnt/Ca^{2+}）通路和 Wnt 细胞极性（planar cell polarity，PCP）通路。已有多项人类和小鼠的基因研究和细胞学研究证明，Wnts 能够通过经典和非经典通路抑制成熟的 OB 凋亡，从而延长它的寿命。

经典 Wnt 信号通路的主要组分包括：细胞外因子 -Wnt 蛋白、跨膜受体 - 卷曲蛋白（Frizzled，Fzd）、细胞膜上辅助受体 -LRP5/6、胞质蛋白 -β- 连环蛋白（β-catenin）、核内转录因子 -T 细胞因子 / 淋巴增强子因子（T cell factor/lymphoid enhancer factor，TCF/LEF）。Wnts 蛋白是一类参与胚胎发生，器官发生，形态发生等过程的分泌性糖蛋白家族，由原癌基因 Wnt 编码，含有约 350 个氨基酸残基。作为形态发生素，通过激发细胞内远离信号发送区域的浓度依赖反应，控制胚胎形态发育，通过自分泌或旁分泌发挥作用。β-catenin 是由 CTNNBI 基因编码的一类多功能蛋白，也是 Wnt 信号通路的枢纽因子，通过 β-catenin 蛋白胞内累积进入核内，调节基因的转录和表达，在细胞增殖、定向分化过程中发挥重要作用。Frizzled 是存在于细胞表面的 Wnt 的特异性受体，其特点是含有 7 个跨膜片段，胞外 N 端具有富含半胱氨酸的结构，能与 Wnt 蛋白结合，胞内与散乱蛋白（dishevelled, Dvl）作用，Dvl 可与其他蛋白如 CK1，GSK3β 等一起，阻断 β-catenin 的降解，使其在胞质中积聚并入核。LRP5/6 是一种细胞表面跨膜受体蛋白，属低密度脂蛋白受体相关蛋白（LRP）家族成员，Wnt 蛋白通过与受体 Fzd 及共受体 LRP5/6 结合，启动 Wnt 经典信号通路。

Wnt/β-catenin 信号途径的作用机制为：胞外的 Wnt 蛋白与膜上的受体蛋白复合物（跨膜受体 -Fzd 和辅助受体 -LRP5/6），将 Wnt 信号从胞外传入胞内，激活胞内的 Dvl，Dvl 诱导胞内的四聚体（APC、Axin、GSK-3β、β-catenin）解体，从而使 β-catenin 在胞浆中累积，并转位入核与 TCF/LEF 结合，最终诱导靶基因（cyclinDl、c-myc、Runx2、Osx 等）的表达。在没有 Wnt 蛋白存在的情况下，四聚体将 β-catenin 泛素化标记并最终通过泛素化途径降解，使其浓度降低而抑制靶基因的表达。另一方面，细胞外的负性调节因子如：SOST、Dkk-1 及 sFrp-1 等通过竞争性阻止 Wnt 与相应受体或共受体的结合而抑制 Wnt 信号通路的转导。

近年来的研究发现，Wnt 作为 OB 的正调节蛋白，不但为促进 OB 的分化、增殖、存活所必需，而且可以抑制 OC 的分化和功能。研究人员已发现 LRP8 是 Wnt 信号通路的正性调节因子，异位表达的 LRP 8 可以增加转录应答，引起 β-catenin 积累。相反，敲除 LRP8 后会导致 β-catenin 的水平减低，抑制 Axin2 的转录，减弱 OB 的分化和矿化能力。同时，Wnt 信号通路在调控 MSCs 分化方向中起重要作用。Wnt 信号不仅能刺激 Runx2 和骨钙素的表达，尚能抑制 C/EBPa，PPARγ 和 Sox9 的表达。这一证据或许能解释 Wnt/β-catenin 信号通路可促进 OB 的分化而抑制软骨细胞及脂肪细胞的分化。

有关研究将 MSCs 置于含有 Wnt 蛋白的培养基中，比较 MSCs 成脂及成骨分化的敏感性，结果表明，MSCs 成脂、成骨的平衡状态被打破，使 MSCs 更倾向于成骨方向的分化。研究证实，一方面 Wnt/β-catenin 信号通路的激活可以通过 Runx2，Dlx5 等成骨性基因的表达促进 MSCs 向 OB 分化，另一方面抑制 PPARγ 和脂联素表达来抑制 MSCs 向脂肪细胞分化，且去除 β-catcnin 后，OB 前体细胞不再继续成熟分化并转向软骨细胞分化。以上研究确立了 Wnt/β-catenin 信号通路在 OB 分化中的重要作用，但具体的作用机制却十分复杂。国外有学者认为 Wnt 是促使 BMSCs 向损伤骨组织迁移的重要环节，并通过研究证实，Wnt6 能参与 OB 的迁移和分布，增强其成骨分化能力。深入研究 Wnt/β-catenin 信号通路在 MSCs 中的作用及其机制，可使 MSCs 向着有序及有利的方向迁移，提高 MSCs 移植疗效，为临床骨质疏松的防治开拓新的研究领域。

Wnt/β-catenin 信号在骨发育及重建过程中，不仅可以促进 OB 的增殖和分化，同时还可以通过调控 OPG/RANKL/RANK 信号通路，间接影响 OC 的功能。目前已有多项研究表明，Wnt/β-catenin 信号通路的激活可以抑制 RANKL 的表达，并上调 OPG 水平。通过相关研究证实，实验中糖尿病大鼠的 β-catenin 表达量明显减少继而引起 OPG 表达降低，使得 RANK 与 RANKL 的结合作用较正常组增强，促使 OC 的分化加快，导致骨量下降。在 OB

或是骨细胞中敲除 β-catenin 基因，均可观察到 RANKL/OPG 比值增加，OC 活动增强，骨量减少。因此，多数学者认为 Wnt/β-catenin 信号是通过增加 OPG 的表达间接调控骨吸收作用的。

最近，Albers 等的进一步研究发现，Wnt 信号的另一受体卷曲蛋白 8（Fz8）可能是调控 OC 功能的关键因子，在 Fz8 缺失的基因敲除小鼠中，骨量明显减少，破骨活动增加，但 OPG 的表达未受影响，说明经典 Wnt 信号途径调节 OC 功能可能依赖于两个不同的信号转导机制。另外，糖皮质激素可以通过抑制 Wnt 信号通路的 β-catenin 蛋白，以此来下调 OPG 的表达，使骨量降低，这可能是糖皮质激素诱发骨质疏松的原因之一。

在 OP 的发病过程中，Wnt/β-catenin 信号通路负向调节因子也起着不可忽视的作用。研究显示，Dkk1 过表达可以引起骨量丢失，Dkk1 基因的变异在 POP 发病中起重要作用。最近有研究发现，SOP 患者血清中 DKK1 表达升高；相关的临床统计资料也显示，PMOP 患者的血液中 DKK1 水平与健康人相比有明显增高，差异有统计学意义。体外培养的 OP 患者股骨头 OB 的 Dkk1 表达显著高于骨性关节炎患者，而 β-catenin、ALP 的表达则相反。此外，长期卧床导致的失用性骨量丢失患者的血清 Dkk1 水平表达升高，同时伴随骨形成减少和骨吸收增加。以上研究表明，Dkk1 对 Wnt 信号途径的抑制可能是导致骨质疏松的原因之一。尽管 Dkk1 抑制 Wnt 信号通路的分子机制还未完全清楚，但其促进骨质疏松发生进展的作用是可以肯定的，例如，抑制 DKK1 活性可增加骨量，这对 OP 的治疗有十分重要的临床意义。因此 DKK1 抑制剂或拮抗剂的应用为治疗 OP 等骨量缺失疾病提供了新思路，有可能成为治疗骨质疏松的潜在靶点。

同样，硬化素通过抑制 Wnt 与共受体 LRP5/6 结合而执行抑制 OB 分化和骨形成，并通过提高 RANKL 表达来促进 OC 的形成和活性来提高对骨的分解代谢的作用。事实上，目前已经开发出针对 SOST 的单克隆抗体（AMG 785），Ⅰ期临床研究应用于健康男性和绝经后女性，结果发现注射 AMG 785 可明显提高骨形成标记物，降低骨吸收标记物，明显增加 BMD，且用药安全；Ⅱ期临床研究对象为低 BMD 的绝经后妇女，初步发现 AMG 785 治疗 12 个月后 BMD 增加，且用药安全。以上数据均表明 AMG 785 对 OB 和 OC 分别具有促进和抑制作用，该抗体的临床应用将为 OP 等低骨量疾病提供新的治疗方向。

3. BMP 信号通路对骨代谢的调节作用　　BMPs 由骨母细胞产生的多功能细胞因子，除 BMP-1 外，其他均属转化生长因子 β 超家族成员。研究表明，BMPs 是唯一能够单独在异位诱导骨形成的信号分子。目前为止，已有 20 余种 BMPs 被成功分离和克隆，BMPs 信号通路与多种骨代谢过程有关，与 TGF-β 一样，尽管可以激活促分裂原活化蛋白激酶（MAPK）途径，但主要通过 Smad 通路引发细胞应答。

BMPs 能够诱导未分化的 MSCs 向骨细胞和软骨细胞方向分化，进而分泌出骨质形成中所必需的各种蛋白（骨钙素、骨桥蛋白、胶原和 ALP 等），促进钙盐的沉积和骨质的形成，在骨折和骨缺损的治疗中具有广泛的用途。BMPs 能够增加 OB 分化的标志酶——ALP 和骨钙素等基因的表达，促进新骨形成及骨的层次化，在 OB 分化过程中起关键作用。目前较为公认的是 BMPs 可诱导骨折周围未分化的 MSCs，使其分化成软骨细胞和 OB，而后通过钙盐的沉积而形成新骨，最终使骨组织修复，而其中研究最多的 BMP-2 及 BMP-7 已应用于临床诱导骨形成。虽然 BMPs 信号转导在 OB 的生成和活化中的重要作用已被广泛证实，但是最近有研究发现，BMPs 也可直接或间接参与 OC 的形成、分化、成熟及活性。BMPs 对 OC 具有正向调节作用，可以促进骨髓基质细胞分化成为多核的破骨样细胞。Jensen 等在小鼠体外 OCRANKL 次优水平（30μg/ml，最佳剂量的 1/2）添加或去除 BMP2，在特定时间间隔分析分化过程中 BMP2 促进 OC 形成行为，发现 BMP2 主要作用于 OC 分化后期，细胞后期被激活期间通过自分泌机制直接增强 BMP 信号，BMP2 基因可直接刺激 RANKL 介导的 OC 前体细胞分化，增加 OC 大小和数量，BMP2 基因增强破骨细胞 RANKL 信号通路，刺激 OC 分化。但在体外培养的 OC 中，BMP2 不影响 RANKL 和 OPG 表达。敲除 BMP-2 基因可终止 BMPR-2 表达，抑制 OC 形成。

（1）BMP/Smads/Runx2/Osterix 通路：Smads（drosophila mothers against decapentaplegic protein）家族是 TGF-β/BMP 信号转导途径中的重要介质蛋白，BMPs 激活 Smads，激活的 Smads 可将信号由细胞膜转至细胞核，诱导核内成骨基因表达。Smad 蛋白分为 9 种，其中 Smad-2、Smad-3 参与 TGF-β 或激活素信号转导；Smad-1、Smad-5、Smad-8、Smad-9 调节 BMP 信号转导。Smad-4 可与其他所有的 Smad 蛋白结合，参与信号转导调节，是 TGF-β 信号转导过程中共同需要的介质。Smad-6 和 Smad-7 可拮抗激活的 Smad 蛋白介导的信号传导，形成控制 BMPs 反应的负反馈环路。

BMP/Smad 信号传导通路是骨形成过程中一条重要的信号传导通路。在此通路中，BMP 首先与具有丝氨酸/苏氨酸激酶活性的 I 型及 II 型受体结合，再通过细胞内的 Smad 蛋白将信号从细胞表面传递入细胞核。信号由受体调节型 Smad 蛋白（R-Smad，包括 Smad1/5/8）和通用型 Smad 蛋白（Co-Smad，Smad 4）调节，二者复合物的特异性增强序列间相互作用，并在核中激活 Runx2 的表达，进而启动下游成骨基因 Osterix，发挥成骨作用。MSCs 向 OB 的分化必须依赖 BMP 信号蛋白 Smad 与 Runx2 之间的相互作用。Smad-1 与 Smad-5 的超表达也可使 MSCs 向 OB 分化，而与 Smad-4 共同转染后可以促进这种分化。BMP-Smad 信号转导的抑制和缺陷都能显著地下调 Runx2 和 Osterix 的表达，BMP-Smad 信号通路的功能障碍通常会引起骨量下降和骨形成减少，进而导致 OP。

（2）BMP/MAPKs/Runx2/Osterix：MAPKs 信号通路在骨代谢中起着重要的作用，参与了 OB 的增殖、分化、凋亡等众多生理过程。丝裂原活化蛋白激酶 MAPK（mitogen-activated protein kinase）是分布于胞浆中的一类具有酪氨酸与丝氨酸双重磷酸化功能的蛋白激酶。MAPKs 信号通路是将胞外信号转导至胞内，从而引起细胞反应的重要信号转导系统。在各种刺激因素（包括机械刺激、细胞应激、神经递质、生长因子、炎症因子、细胞因子、激素等）作用下，MAPKs 信号通路通过 MAPKKK-MAPKK-MAPK 三级激酶磷酸化反应，影响细胞内基因的转录和调控，参与细胞生长、分化、凋亡及细胞间传导功能等重要过程。MAPKs 信号通路又包括 ERK1/2、p38、JNK、SAPK 等重要传导途径。家族成员有很大的相似性，均通过三级信号传递使 MAPK 活化，进而活化细胞信号转录因子、细胞骨架蛋白、酶等多种底物来调节细胞复杂的生理过程。MAPK 信号通路一旦被激活，转录因子、RNA 结合蛋白以及其他激酶便被磷酸化，从而引起基因表达以及转录后蛋白修饰等一系列重要事件。

ERK1/2 及 p38MAPK 是与骨形成和 OB 分化密切相关的两条重要通路，并且这两条转导途径均可通过 Runx2 特异丝氨酸残基磷酸化来调控成骨基因的表达。其中，细胞外基质及 BMP 多通过 ERK 通路调控 OB Runx2 的磷酸化以及转录过程。细胞外信号调节激酶（Extracellular signal-regulated kinases，ERK）是一类丝/苏氨酸蛋白激酶，具有酪氨酸和丝氨酸双重磷酸化的能力，在磷酸化以后表现出活性。ERK 位于胞浆内，激活后转位致细胞核内，是将信号从受体表面传导至细胞内部的关键蛋白。已知的 ERK 家族有 5 个亚族 ERK1-ERK5，基本信号传递途径遵循 MAPK 的三级酶促级联反应，通常由 Ras 作为上游激活蛋白，Raf 作为 MAPKKK 蛋白激酶，MEK 作为 MAPKK 蛋白激酶，再经 ERK 激活 MAPK，调节细胞的增殖、分化、侵袭、迁移、凋亡等众多生理活动，在多种疾病的发生、发展过程中发挥重要作用。

P38 蛋白激酶是一种酪氨酸磷酸化蛋白激酶，是 MAPK 家族控制炎症反应的重要成员，有 6 种异构体 p38α1/α2、p38β1/β2，p38δ 和 p38γ，各异构体在分布、作用底物、激酶调节及对细胞外刺激的反应有所不同，能被多种细胞因子、环境刺激、紫外线、电离辐射等激活。p38MAPK 信号通路的重要上游激酶是 MKK3 及 MKK6；两者可被 TAK、MLK、DLK 激活，由此确定信号传导路径。细胞受到刺激后在各种激酶的调节下使 MAPKKK 激活，转而激活 MAPKK，再通过双位点磷酸化激活 MAPK 的活性。p38MAPK 可调节多种转录因子，如 Runx2、ATF2、CHOP10、MEF2C、MAPKAPK2/MAPKAPK3、MNK1/MNK2、PRAK 等的活性，特异性的调节 c-myc、Fas/FasL、TNF 等多种因子的表达和转录，从而调控细胞的分化、增殖、凋亡等多种生理活动。p38 MAPK 信号通路对 OB 分化的影响表现为，在细胞因子和激素的调节下，通过 p38MAPK 信号通路影响 BMSCs 向 OB 分化的活性和功能，并且通过调节 OC 活性来调控骨代谢过程。研究发现，敲除小鼠 p38 基因 5 周后，实验组小鼠 BMD 逐步降低，OB 活性降低，6 个月后，实验组小鼠胫骨骨量较对照组降低 62%。前列腺素（PGF2）能够刺激骨吸收因子 IL-6 的合成，Kondo 等发现腺苷酸活化蛋白激酶 AMPK 可通过 p38 MAPK 信号通路调节由 PGF2α 介导的 IL-6 的合成，从而影响 OB 活性。

许多骨代谢调节因子及临床治疗骨质疏松症的药物，均已被证实是通过 MAPK 途径调节骨代谢过程的，如转化生长因子 TGF-β，成纤维细胞生长因子 FGF，IGF，BMPs，PTH 相关肽 PTHγP，药物雷奈酸锶等。其中，锶盐类抗骨质疏松药物可显著促进 BMSCs 增殖，并提高 OBALP 的表达。研究表明，该类药物可激活 ERK1/2 和 p38MAPK，其促进 MSCs 的成骨分化作用，是通过 ERK/MAPK 通路作用于下游的转录因子 Runx2 完成的。

在骨代谢的细胞信号通路中，众多调节网络之间的相互促进与制约机制是机体在适当的时间激活、抑制、终止骨形成与骨吸收的关键保证。Fuentealba 等证明，激活 Wnt 信号通路或者抑制 GSK3 可消除对 Smad 1 的抑制作用。在 Wnt 通路中，Wnt 信号抑制 GSK3，使 β-catenin 稳定，同 TCF/LEF 转录因子共同激活靶基因。国外研究发现，只有在 ERK 磷酸化 Smad 1 之后，GSK-3β 才将 Smadl 作为底物识别并磷酸化，进而促进 Smurf l 的结合和 Smad 1 的泛素化，增加 Wnt 通路调节 Smad 1 的可能性。可见，在骨代谢过程中，MAPK 和 GSK3β 的负性调节同 BMP 和 Wnt 的正性作用相结合，对 Smad l 进行交互调节，从而实现对 TGF-β/BMPs 通路进行调控，在三者以及与 MSCs 成骨分化相关的其他通路共同作用下，使 MSCs 向 OB 分化。

综上所述，细胞信号通路调节对骨代谢过程的各个阶段均产生重要影响。深入研究各通路中相关蛋白及关键细胞因子之间的确切关系，有助于理解骨质疏松症发病的分子生物学机制，并可为临床治疗各类骨代谢相关疾病的诊疗提供新思路，也可为开发抗骨质疏松类药物提供有力依据。

第二节 骨质疏松症中医病因病机

根据骨质疏松症的定义和临床症状，中医学将其主要归属于"骨痿""骨枯"等范畴。历代中医文献中有大量关于本病的病因和病机的描述。

《马王堆汉墓帛书》云："凡彼治身，务在积精……虚实有常，慎用务忘，勿困勿穷，筋骨凌强。"强调筋骨的强弱与精气有关，精盛则筋骨强健。在《黄帝内经》中，提出了"骨痹""骨痿""筋骨""腰背痛"的基本概念，并对其病因病机有了初步认识。《素问·痿论》对肾、肝与骨的病理进行了论述，认为"肾者水脏也，今水不胜火，则骨枯而髓虚，故足不任身，发为骨痿"，《素问·上古天真论》云："肝气衰，筋不能动"。阐明了肾与骨、髓与骨、肝与骨之间的生理关系，为指导临床辨证论治提供了理论依据。《灵枢·本神》云："脾气虚则四肢不用"，《素问·太阴阳明论》云："今脾病不能为胃行其津液，四肢不得禀水谷气，气日以衰，脉道不利，筋骨肌肉，皆无气以生，故不用焉"，阐明了脾与骨的关系。《素问·长刺节论》云："病在骨，骨重不可举，骨髓酸痛，寒气至，名曰骨痹"，《素问·痹论》云："骨痹不已，复感于邪，内舍于肾"，强调外邪可导致骨病。《黄帝内经》奠定了"肾主骨"的基础理论，认为骨质疏松症与肾气热、肾阴虚、肝气衰、脾气虚和外邪侵袭相关。

后世医家在《黄帝内经》对本病论述的基础上，对本病的认识更为深入。隋代巢元方《诸病源候论》系统全面论述了骨质疏松症病因病机，丰富了肾主骨理论。论述了肝、肾和外邪与骨的关系，如《卷三·虚劳病诸候·虚劳伤筋骨候》："肝主筋而藏血，肾主骨而生髓。虚劳损血耗髓，故伤筋骨也。"《卷三·虚劳病诸候·虚劳风痿痹不随候》："夫风寒湿三气合为痹。病在于阴，其人苦筋骨痿枯，身体疼痛，此为痿痹之病。"

宋代以后，各医家对骨质疏松症病因病机的认识更加丰富。充实了肾主骨理论，强调了肾、肝、脾受损和外邪导致骨病，还认为骨病的成因是个渐进缓慢的过程，属于当今慢性病范畴。宋代陈直首次提出了近似于现代骨质疏松症定义的名词"骨肉疏薄"。《养老奉亲书·春时摄养第九》"缘老人气弱、骨疏，怯风冷，易伤肌体"。《养老奉亲书·冬时摄养第十二》"高年阳气发泄，骨肉疏薄，易于伤动，多感外疾，惟早眠晚起，以避霜威"。李杲在《脾胃论·脾胃盛衰论》云："脾病则下流乘肾，土克水，则骨乏无力，足为骨蚀，令人骨髓空虚。"张从正《儒门事亲》中描述："皮痹不已，而成肉痹。肉痹不已，而成脉痹。脉痹不已，而成筋痹。筋痹不已，而成骨痹。"认为骨质疏松症的成因是渐进缓慢的。

明清时期在理论上的发展与创新，使对骨质疏松症病因病机的认识趋近完善成熟。各家学说趋于认为肝肾气伤、肾气虚、血气两虚、筋伤、肾阴虚、久病不起导致骨质疏松症，同时提出了血瘀导致骨质疏松症的观点。明代薛己《正体类要·主治大法》谓"筋骨作痛，肝肾之气伤也"，《寿世保元》中所述："痿者，手足不能举动是也，又名软风。……此症属血虚。血虚属阴虚，阴虚能生热，热则筋弛。步履艰难，而手足软弱，此乃血气两虚。"王肯堂在《证治准绳·杂病》论述了肝肾与筋的关系："肾虚不能生肝，肝虚无以养筋，故机关不利。"晚清著名医学家唐容川《中西汇通医经精义·下卷·全体总论》云："筋者，骨节也。骨属肾水，筋属肝木，水生木，故骨节之间亦生筋，而筋又为骨之使也。少乙病骨节，皆责于筋，西医详骨与髓，而于筋甚略，因彼但以运动属之脑气，不以为筋所主。然使无筋，则骨不联属，又乌能运动哉。"清代陈士铎在《石室秘录·痿病证治》中提出了骨质疏松症是肾水不能滋养骨骼，而久卧导致骨中空虚，起床困难。"痿废之证，乃阳明火证肾水不足以滋之，则骨空不能立。"王清任在《医林改错·卷下·痹证有瘀血说》中明确提出了"痹有瘀血"的学术论点，也提到"病在筋骨，实难见效"的说法，说明久病瘀血，病在筋骨，治疗有难度，并提出了治疗痹证的诸多方法。

一、中医病因认识

（一）先天禀赋

肾藏精，在体为骨，生髓，为先天之本。《素问·阴阳应象大论》云："肾生骨髓。"《素问·痿论》云："肾主身之骨髓。"肾主身之骨髓的功能，实际上是肾精及肾气促进机体生长发育功能的具体表现。肾藏精，精生髓，髓居于骨中称骨髓，骨的生长发育，有赖于骨髓的充盈及其所提供的营养，故《素问·六节藏象论》说，肾"其充在骨"。只有肾精充足，骨髓化生有源，骨骼得到髓的滋养，才能坚固有力；若肾精不足，骨髓化生无源，不能营养骨骼，便会出现骨软无力，易于骨折等骨质疏松症表现。

（二）年老体衰

年老体衰是骨质疏松症发病的重要因素。年老者肾精渐耗，后天补养不及，骨失充养，渐至骨质疏松。《素问·上古天真论》论述了生命由生长到强盛到渐衰的自然历程，"女子七岁，肾气盛，齿更发长。……三七，肾气平均，故真牙生而长极。四七，筋骨坚，发长极，身体盛壮。五七，阳明脉衰，面始焦，发始堕。……七七任脉虚太冲脉衰少，天癸竭，地道不通，故形坏而无子也。丈夫八岁，肾气实，发长齿更。……三八，肾气平均，筋骨劲强，故真牙生而长极。四八，筋骨隆盛，肌肉满壮。五八，肾气衰，发堕齿槁。……七八，肝气衰，筋不能动，天癸竭，精少，肾藏衰，形体皆极。八八，则齿发去。"《灵枢·天年》亦云："九十岁，肾气焦，四脏经脉空虚。百岁，五脏皆虚，神气皆去，形骸独居而终矣。"这些论述从人的生、长、壮、老、已，精辟地论述了骨的生长发育规律，总结了随着年龄的不断增长，由于生理的衰老导致"形体皆极""经脉空虚"。这与现代医学认为随着年龄的增长，骨质疏松症的发生导致身长缩短、驼背是一致的。陈直在《养老奉亲书》中明确指出人进入老年之后，气血渐衰，骨肉疏薄，抗邪能力下降，既易感受外邪也易于冻伤，提出老年人应该避风寒，慎起居。

（三）饮食劳逸

历代医家对饮食、劳逸等因素对骨骼病变的影响已有一定认识。《素问·生气通天论》曰："是故和五味，则骨正筋柔。"《金匮要略》中指出："味酸则伤筋，筋伤则缓，名曰泄。咸则伤骨，骨伤则痿，名曰枯。"《吕氏春秋·尽数篇》指出："流水不腐，户枢不蠹，动也，形气亦然。形不动则精不流，精不流则气郁。……处足则为痿"《昭明文选·卷三十四·七上》曰："今夫贵人之子，必宫居而闺处，内有保母，外有傅父……恣支体之安者，伤血脉之和，且夫出舆入辇，命曰蹶痿之机。"明确指出过度安逸导致气血运行失常，骨失所养，进而出现骨质疏松。《灵枢·九针论》指出："久视伤血，久卧伤气，久坐伤肉，久立伤骨，久行伤筋，此五久劳所病也。"强调劳逸结合，只有适当的运动才能使血气运行正常以营养骨骼。

（四）感受外邪

久处湿地，感冒雨露，寒湿凝滞，痹阻脉络则出现骨痿；而湿淫经脉，营卫运行受阻，郁遏生热，湿热阻滞，久则气血运行不力。筋脉肌肉失却濡养而弛纵不收，发为痿病。正如《素问·痿论》曰："有渐于湿，以水为事，若有所留，居处相湿，肌肉濡渍，痹而不仁，发为肉痿。"《诸病源候论·卷二十四注病诸候》曰："凡人血气虚，为风邪所伤，初始客在皮肤，后重遇气血劳损，骨髓空虚……令人气血减耗，肌肉消尽……柴瘦骨立。"老年人气血虚弱，若外邪所伤，则更易导致气血瘀滞，骨失所养，以致骨质疏松。

1. 湿热浸淫　湿热浸淫可导致筋骨失其所养而出现痿弱无力。《素问·生气通天论》云："湿热不攘，大筋软短，小筋弛长，软短为拘，弛长为痿"；《医述·痿》中亦云："湿热成痿，乃不足中之有余也，宜渗泄。"临床证候表现为寒战发热、骨节烦疼、面色痿黄，舌苔黄腻或灰滞。

2. 风寒湿邪侵袭　老年人年老体弱，命门火衰，风寒湿邪乘虚深侵入骨，损伤人体的正气、肾气，使肾虚精亏，不能充骨生髓。同时，寒湿凝滞，筋骨失养，痹阻脉络，骨失所养而出现骨质疏松症。如《灵枢·阴阳二十五人》曰："感于寒湿则善痹。骨痛爪枯也。"临床证候表现为风湿相搏，身体烦疼，项背痛重，举动艰难，及手足冷痹，腰腿沉重，筋脉无力，手足缓弱，麻痹不仁，或气血失顺，痹滞不仁。《诸病源候论·虚劳候》云："肾居下焦，腰脚，其气荣润骨髓，今肾虚受风寒，故令膝冷也。久不已，则脚酸痛弱。"而感受寒湿之邪能出现关节疼痛，屈身不利骨痹、骨枯的证候表现。《诸病源候论·卷五·腰背病诸候》指出："肾主腰脚，肾经虚损，风冷乘之，故腰痛也。又邪客于足太阴之络，令人腰痛引少腹不可以仰息。"此论述与现代文献描述骨质疏松症的临床表现如足跟痛、不能久站立相一致。

二、中医病机认识

（一）肾精不足

肾脏的盛衰与骨骼及其周围组织生长密切相关，肾阳亏虚，则筋骨失去正常温煦，筋枯髓减发为骨痿。

肾主藏精，而精能生髓，髓居骨中，骨赖髓以充养。《素问·痿论》："肾主身之骨髓"；《素问·阴阳应象大论》："肾生骨髓"；《素问·解精微论》："髓者，骨之充也"；《素问·六节藏象论》："肾者，主蛰，封藏之本，精之处也……其充在骨。"骨之强弱与肾中精气盛衰的关系密切，肾中精气充盛，则骨髓生化有源，骨才能得到骨髓的滋养，骨矿含量正常而骨骼强健。老年人由于肾气衰，肾精虚少，骨髓化源不足，不能营养骨骼而致骨髓空虚，骨矿含量下降，发生骨质疏松。骨的生长发育、强健、衰弱与肾精的盛衰密切相关。肾精亏虚，骨髓的生长乏源。骨髓不能濡养骨骼，便会出现骨质失养，引发骨质疏松症。《医经精义》指出："肾藏精，精生髓，髓养骨，故骨者，肾之合也，髓者，精之所生也，精足则髓足，髓在骨内，髓足则骨强。"肾精充足则骨髓生化有源。《临证指南医案·痿》中云："肾藏精，精血相生，精虚则不能灌溉诸末，血虚则不能营养筋骨。"骨质疏松症患者肾气衰则肾精亏虚，无以生髓养骨而出现骨痿。同时，肾中精气分为肾阴和肾阳两个方面，肾阴对机体各个脏腑组织器官起着滋养、濡润作用；肾阳对机体各个脏腑组织器官起着推动、温煦作用。肾阳虚可能是骨质疏松症发生的主要原因，肾阳虚命门火衰，发展到一定程度时累及肾阴，即所谓的"阳损及阴"，进而造成阴阳俱虚，精气亏损，精不生髓，骨失其养，最终导致了骨质疏松症的发生。《素问集注·阴阳别论》中云："阳气虚，则为偏枯。阳虚而不能养筋。则为痿。"《素问·痿论》："肾者水脏也，今水不胜火，则骨枯而髓虚，故足不任身，发为骨痿"；《素问集注·气厥论》亦云："肾脏燥热则髓精不生，是以筋骨痿弱。"肾水不足不能制火，火热内盛更耗肾中精气，导致肾无所充，其髓自虚而不养骨，形成骨质疏松症。

历代医家多由肾与骨的关系出发，认为其类似病变与肾虚有关。《素问·脉要精微论》曰："腰者，肾之府，转摇不能，肾将惫矣。"又曰："骨者，髓之府，不能久立，行则振掉，骨将惫矣。"《素问·痿论》指出："肾主身之骨髓"；《素问·逆调论》曰："肾不生则髓不能满。"肾主骨生髓，肾虚，肾不主骨，髓枯筋痿，导致骨质疏松。《素问·阴阳应象大论》提到："北方生寒，寒生水，水生咸，咸生肾，肾生骨髓"；《素问·痿论》指出："肾气热，则腰脊不举，骨枯而髓减，发为骨痿。"由于绝经或年老等体质因素、疾病影响、摄生不当、外感邪气、远行劳倦等原因，造成以肾阴亏损、肾精耗竭为主的病理改变，并逐渐发展为髓减骨枯、足不任身的骨痿病证。"凡腰痛病有五：一曰少阴，少阴肾也，十月万物阳气伤，是以腰痛。二曰风，风寒着腰，是以痛。三曰肾虚，役用伤肾，是以痛。四曰肾腰，坠堕伤腰，是以痛。五曰寝卧湿地，是以痛。"认为肾虚是腰腿痛的主要病理机制。宋代窦材辑《扁鹊心书》云："骨缩病，此由肾气虚惫，肾主骨，肾水既涸则诸骨皆枯，渐至短缩。"这与西医学认为骨质疏松症有身高变矮的描述极其相似，也说明了肾虚是骨质疏松症的根本病机。

生、长、壮、老、已的自然规律与肾中精气的盛衰存在着密切关系。天癸为阴精，属于精血一类，是促进性腺发育成熟的物质，天癸来源于肾精，肾气盛而天癸至，天癸至则性功能逐渐成熟；肾脏衰而天癸竭，天癸竭则表现为性功能衰竭，它随肾气的盛衰而盛衰。因此，人的生长发育和衰老的全过程均由肾精及天癸的盛衰所主导。"肾藏精"理论也与骨质疏松症关系密切，国内学者普遍认为肾精不足、肾气虚衰是其核心病机，是主要发病因素和病理生理基础。近年来越来越多的研究结果表明，在骨吸收和骨形成过程中，存在着多种激素和细胞因子调控的信号通路，目前研究较多的包括调控骨吸收的 OPG/RANKL/RANK 通路，以及调控骨形成的 Wnt/β-catenin、BMPs、Notch 信号通路。

国家重点基础研究发展 973 计划项目——基于"肾藏精"的藏象理论基础研究从确有疗效的临床实际出发，结合西医学，对中医理论思想进行总结、提升，提出"肾藏精"是"肾髓系统"的物质和功能基础，以骨质疏松症作为代表性病种系统深入研究了"肾藏精"的本质。研究发现上调 Wnt/β-catenin 信号转导通路通过增加 BMP2、BMP4 和 BMP7 表达，促进 OB 的分化和骨形成；并通过增加 OPG 表达下调 RANKL 信号通路而抑制 OC 的形成和骨吸收，达到调节骨重建和增加骨量的作用。利用去卵巢骨质疏松大鼠模型，证明中药新制剂健腰密骨片（药物组成为淫羊藿、补骨脂、女贞子等）及其有效组分淫羊藿苷、补骨脂素能提高 BMD、改善骨小梁微细结构、增加骨骼的生物力学性质。应用 BMP 基因敲除小鼠、逆转录病毒、原位杂交、Western Blot 等方法，发现淫羊藿中淫羊藿苷、补骨脂中补骨脂素、女贞子中齐墩果酸和旱莲草中旱莲草总黄酮等有效组分明显促进成骨细胞中 Wnt/β-catenin 和 BMP 信号转导通路中 Wnt4、BMP-2 和 BMP-7 等表达。临床研究方面，通过随机对照试验证实健腰密骨片能够显著改善骨质疏松症患者的 BMD 值，缓解腰背酸痛，增加椎体及前臂尺骨的 BMD 值，PTH、降钙素（CT）、骨钙素（BGP）、碱性磷酸酶（AKP）等也证明该方可抑制骨丢失，并相继完成了补肾填精方的阳性药临床对照研究，温肾阳颗粒、滋肾阴颗粒的临床安慰剂对照研究，获得了客观的阳性结论。

国内学者通过实验研究结果证实骨质疏松的发生机制与 Notch1、Jagged1 和 HES1 蛋白表达下降有关；服用补肾复方 8 周后，可以增加 BMD，提高 Notch1、Jagged1 和 HES1 mRNA 及其编码蛋白的表达，提示补肾复方通过激活 Notch 信号转导通路，促进 OB 分化，抑制 OC 活性，起到延缓骨质疏松进程的作用。上海复旦大学沈自尹院士提出肾所藏之精可相应于胚胎干细胞以及其他分化为各种组织器官的成体干细胞，干细胞具有先天之精的属性。"藏"的含义按《素问·六节藏象论》："肾者主蛰，封藏之本，精之处也"，干细胞一般处于休眠状态，只有出现损伤或刺激时才会被唤醒（激活），提示精平时是藏而不露的，这对肾藏精有进一步的理解。其研究团队采用基因芯片技术研究淫羊藿总黄酮作用于与肾上腺皮质干细胞相关的分子机制，发现了大量应用皮质酮后基因表达下调，其中淫羊藿总黄酮对生长激素类相关基因表达的逆转可能是其改善肾阳虚证和（或）激活肾上腺皮质干细胞的分子机制。此外，3 种补肾代表中药有效成分淫羊藿苷、补骨脂素、齐墩果酸对去卵巢 3 个月大鼠和皮质酮大鼠 MSCs 的调控作用研究显示，补肾中药可能从增加 BMSCs 细胞外基质、促进生长因子相关信号通路、增加蛋白质合成、调节细胞周期和细胞代谢等方面发挥促进 BMSCs 成骨分化的作用，最终达到治疗骨质疏松症的目的。

（二）脾胃亏虚

脾气健，肾之精气得以充盈，则发挥生髓壮骨之功效。《灵枢·本神》曰："脾气虚则四支不用。"《灵枢·根结》曰："痿疾者取之阳明"，《素问·痿论》有："治痿独取阳明"，可见早在《黄帝内经》时代就已认识到痿证与脾胃的重要关系。《医宗必读·痿》曰："阳明虚则血气少，不能润养宗筋，故弛纵，宗筋纵则带脉不能收引，故足痿不用。"《儒门事亲·指风痹痿厥近世差玄说》："胃为水谷之海，人之四季，以胃气为本。本固则精化，精化则髓充，髓充则足能履也。"脾胃为后天之本，气血生化之源，受纳、运化水谷，化生气、血、津、精，且通过脾升胃降功能，调畅气机，输布四肢，以后天之精充养先天之精。脾胃虚弱，运化乏力，先天之精无以充养，势必精亏髓空而百骸痿废，因而骨质疏松症发生与脾胃虚关系密切。肾为先天之本，脾为后天之本、生化之源，二者相互滋养、相互为用。脾的运化，必须借助肾阳的温煦，始能健运肾中精气。肾中精气又赖后天脾运化的水谷精微补充，才能不断充足。

肾藏精，脾胃为气血生化之源，主四肢百骸，化生气、血、精、津以濡养骨骼，机体痿弱与脾之运化功能息息相关，二者相互资助、相互影响。若脾胃虚衰，血不化精，肾精不足，则精微不能灌溉。血虚不能濡养，气虚不能充达，无以生髓养骨，而致骨质疏松症。机体的退变首先表现为胃气的衰败，脾胃功能的减退。尤其老年人及绝经后妇女，肾精已虚，若加之脾胃运化受碍，气血乏源，血不化精，无以充养先天之精，则骨骼因精虚失养，而脆弱无力，致骨质疏松症发生。脾胃虚衰，功能衰惫，气化失司，枢机不利，则肝失疏泄，血不化精，无以生髓养骨；肝血不足，脉络空虚，肝筋失养则筋骨失于濡润，最终导致筋迟骨痿，发生骨质疏松症。阳明在胃，乃五脏六腑之海，主润宗筋束骨之利机关；冲脉者，诸经之海，主渗灌溪谷，与阳明合养于宗筋，会于气冲，属于带脉，络于督脉。故阳明虚则宗筋纵，带脉不引，故足痿不用也。治之各补其荣，而通其输，调其虚实，和其逆顺，至筋脉骨肉，各得其时，病乃已矣。肾经虚惫，遂成骨痿，腰脚难举，日加困乏。脾胃为后天之本，肾精亦须依赖脾精的滋养才能得以补充，故而脾虚亦为本病的重要病机。"脾主运化""脾合肌肉主四肢"反映了中医脾的主要生理功能。骨质疏松症多发生于女性，与女性闭经有密切关系。中医认为妇女以血为用，以冲任为本。一方面，脾为气血生化之源，脾主运化的功能正常，才能化生气、血、精、液；脾失健运，则气血亏虚、营血不足；另一方面，任脉通，太冲脉盛，血海充盈，由满而溢，则月事按时而下。若脾胃虚弱，气血生化乏源，则任脉虚，太冲脉衰少，天癸竭，地道不通，从而加速月经的闭止和骨质疏松症的发生。

现代研究认为脾胃主营养元素吸收，体内钙、磷、铜、镁、锌等微量元素对骨质形成有重要影响，如高钙摄入者常有较高的 BMD，锶盐具有促进骨形成和抑制骨流失的双重功效。活性维生素 D 是促进肠道 Ca^{2+} 吸收的唯一影响因素，与骨质疏松症的发生密切相关。摄入足量维生素 C 能促进成骨细胞 I 型胶原蛋白的合成，利于骨细胞的生成，维生素 B_{12} 与骨钙素、碱性磷酸酶密切相关。

健脾药治疗骨质疏松症的基础研究中，国内学者对黄芪、白术、山药、人参关注较多。甘温健脾单味中药中，以黄芪的报道最早和最多，有学者采用卵巢切除骨质疏松大鼠、维甲酸致骨质疏松大鼠以及类固醇性骨质疏松大鼠 3 种模型，从骨组织形态学角度证明黄芪总黄酮或黄芪水提物对疾病模型大鼠的骨量减少有显著抑制作用。不同浓度的黄芪可以明显促进 OB 的增殖，也可促进 OB 分泌 I 型胶原蛋白和上调 COLLα1mRNA 的表达，以中高剂量黄芪促骨形成能力最佳，并指出治疗骨质疏松症时，选择中等剂量的黄芪有助于提高 OB 的增殖和骨形成能力。另外，还发现白术对类固醇性骨质疏松大鼠的骨量下降有显著的防治作用。采用卵巢切除骨质疏松大鼠模型从骨组织形态计量学角度证实山药可使模型大鼠的骨量增加，具有一定的防治雌激素缺乏所致骨丢失的作用。采用卵巢切除骨质疏松大鼠模型与 D- 半乳糖致雄性大鼠骨质疏松模型从骨组织形态计量学角度，证明人参有一定预防去卵巢大鼠的骨量丢失作用。依据《黄帝内经》"谷入气满，淖泽注于骨"理论，从补脾入手，证实健脾中药为主的中药复方改善骨质疏松症具有较好的作用。山西中医药大学邹本贵教授以补脾健运立法，创立参归促钙灵方（人参、当归、山药、白术、薏苡仁、砂仁、陈皮等药物组成）。实验研究证实，本方联合葡萄糖酸钙均能显著增加骨小梁体积密度及表面积密度，升高 OB 指数，降低 OC 指数，使骨代谢转为正平衡，使丢失的骨量得到一定程度的恢复，与雌激素联合葡萄糖酸钙组具有相似的作用，从而有效地阻止骨质疏松症的发展。

（三）肝血不足

肝虚与骨质疏松症密切相关。肝藏血，肾藏精，中医有"精血同源""肝肾同源""乙癸同源"之说，肾中的精气充盛有赖于血液的濡养。若肝失条达，肝气郁滞，耗伤阴血，肝血不足则可导致肾精亏损，使骨髓失养，髓枯筋燥，痿废不起，多见于绝经期妇女。

《素问·经脉别论》曰："食气入胃，散精于肝，淫气于筋。"《素问·上古天真论》曰："肝气衰，筋不能动。"肝的功能正常，血和津液才得以正常运行和输布代谢，脾胃才能正常运化和腐熟水谷精微，水谷精微滋生运化正常才能营养骨骼。若肝气郁结，肝失疏泄，就会影响血和津液的生成及运行，进而影响对筋骨的营养。《素问·上古天真论》

曰："七八，肝气衰，筋不能动，天癸竭，精少，肾藏衰，形体皆极"；《读医随笔·卷四·风厥痉痫》曰："肝者，贯阴阳，统血气，居贞元之间，握升降之枢。"特别是女子以肝为先天，有气多血少的特点，在治疗骨质疏松症中不能忽视对肝脏的辅助治疗。《临证指南医案·痿》中谓："盖肝主筋，肝伤则四肢不为人用，而筋骨拘挛，肾藏精，精血相生，精虚则不能灌溉诸末，血虚则不能营养筋骨。"可见肝失疏泄为骨质疏松症重要诱发因素，在临床治疗时提示佐以疏肝养肝以更好治疗本病。肝主疏泄、肾主封藏，二者相互制约，相反相成；肝主筋，肾主骨。筋骨相连。肝虚阴血不足，筋失所养，肢体屈伸不利，则肾精亏损，髓枯筋燥，痿废不起，而致骨质疏松症发生。《临证指南医案》言："夫痿证之旨……盖肝主筋，肝伤则四肢不为人用，而筋骨拘挛"；《景岳全书·非风》亦曰："筋有缓急之病，骨有痿弱之病，总由精血败伤而然。"又云："女子以肝为先天"，绝经后女性多有情志不遂，肝郁诸证明显，气郁而化火，易灼伤肝阴而致肝阴不足，且妇女一生经、孕、产、乳，数伤于血，故易肝阴血亏虚，无以生精养骨，终致骨痿。

中医理论认为，肝主筋，主司运动，筋收缩则紧张有力，筋弛缓则乏力松弛。肾藏精，肝藏血，肝肾为精血之源，肝肾亏虚则精血无源，致骨脆弱不健，而发生骨质疏松症。肝主筋，主藏血，主疏泄，与肢体运动紧密相联，若肝血不足，脉络空虚，则导致肾精亏虚，使骨髓失养，髓枯筋燥，痿废不起。临床研究发现，患有慢性肝脏疾病的患者骨质疏松症的发病率为 12%~45%，近些年研究发现慢性肝脏疾病病理过程中存在铁代谢异常以及调节铁代谢的激素样物质铁调素异常，慢性肝病时铁调素下调导致的铁超载可能与肝性骨质疏松的发生存在一定关系。国内学者认为高龄骨质疏松症患者临证以肝郁肾虚型为主，以肾为本，肝肾功能失调为标，见症因阴阳偏颇而异，其病因病机有以下特点：①随着衰老的发生、发展，先天之精趋于衰竭，必然出现肾虚，形成高龄骨质疏松症发病的多种致病因素；②由于受环境、精神状况等影响，久病必郁，出现肝郁，肝郁与肾虚相互影响，加重病情，变生他症。并创立补肾调肝方（骨碎补、狗脊、白芍、柴胡、郁金、当归、玫瑰花、川楝子、川芎、白术、合欢皮、菊花、石菖蒲、甘草），与阿仑膦酸钠相比能够显著改善骨质疏松性疼痛症状和中医证候积分，适用于广大老年患者。

《素问·上古天真论》曰："七七任脉虚，太冲脉衰少，天癸竭，地道不通，故形坏而无子。"妇女绝经后，肾气渐衰，天癸渐竭，精血同源，肝藏血，肾藏精，肾阴不足可引起肝之阴血不足，肌、筋、爪、目失所养，而见形体消瘦，视物昏花，筋脉拘急，爪甲枯脆，肝肾阴虚致骨髓生化乏源，致髓枯骨脆，筋骨不坚。舌红少苔、脉沉细均为肝肾阴亏的表现。有研究者运用青娥丸治疗 PMOP 肝肾阴虚证，提高了患者腰椎 BMD，骨吸收标志物 β-CTX 水平明显降低。

（四）瘀血阻滞

《灵枢·本脏》曰："是故血和则经脉流行，营复阴阳，筋骨劲强，关节清利矣。"表明了气血与骨骼的关系，气血充盛，则筋强骨健。脾虚运化无力则气血化源不足，肝虚不能藏血则阴血不足，而导致气血亏虚，肾中元气亦虚衰，无力鼓动血脉，血液运行迟缓，脉络瘀滞不通。同时，脉道中气血虚少，必然导致血瘀；血液瘀滞，经脉不畅，水谷精微得不到疏散。不仅脏腑因濡养不足而衰弱，骨髓也因此不得充润，骨骼失养，发为绝经后骨质疏松症。《素问·调经论》曰："经脉者，所以行血脉而营阴阳，濡筋骨，利关节也。是故血和，则经脉流行，营复阴阳，筋骨强劲，关节清利矣。"人体骨骼的生长发育，离不开气血的滋润与濡养。《灵枢·营卫生会》曰："老者之气血衰，其肌肉枯，气道涩。"其中"气道涩"即指血脉运行不畅，气虚则推血无力，渐成血瘀。肾阳虚衰日久，血液运行迟缓，根据"久病入络""因虚致瘀"的理论，日久则筋络受阻，瘀血闭阻，从而形成气滞血瘀型骨质疏松症。瘀血作为致病因素，又会加重脾肾的虚衰，使精微不布，而致"骨不坚"。此外，骨质疏松症最主要的症状是腰背疼痛持久，痛处固定不移，符合血瘀疼痛的特点。

唐容川《血证论》曰："瘀血在经络脏腑之间，则周身作痛，以其堵塞气之往来，故滞障而痛，所谓痛则不通也。"提示瘀血作为致病因素，能够阻碍气机的通畅，进而阻塞经络气血，造成骨骼组织的疼痛表现；瘀血不仅对骨骼失去了濡养作用，而且阻滞体内，日久不散，严重影响气血的正常运行。且骨细胞代谢是在微循环中完成的，血瘀造成骨内微循环障碍，血液中的钙及营养物质不能正常进入骨骼，而致 OB 和 OC 活性改变，骨转换增强，发生骨质疏松。

血瘀证主要体现为血管内皮损伤，血小板功能改变，血液流变学和血液动力学改变，血液循环障碍和微循环障碍，血栓形成以及体液调节功能和内分泌紊乱等方面，国内学者已开展了相关研究工作。由于老年患者血管老化，血管内皮细胞分泌一氧化氮（nitric oxide，NO）和内皮素（endothelin，ET）异常，影响微循环血液流变的异常使营养成分不能正常地参与骨代谢导致骨质疏松，而且随着激素水平下降，通过 ET/NO 的变化，直接影响骨代谢而致骨质疏松。研究表明老年性骨质疏松症与低骨量患者血液 NO 和 ET 水平与健康青壮年比较有差异，而且 NO、ET 的变化与 BMD 的下降密切相关，进而从微观分子生物学客观改变角度部分证实"血瘀"是老年性骨质疏松症的重要病机之一，老年性骨质疏松症患者存在血管舒缩功能障碍。血管内皮因子（vascular endothelial growth factor，VEGF）作为一种特异性作用于血管内皮细胞表面受体的生长因子，具有维持血管正常状态和完整性，增加血管通透性，诱导血管发生，并促进血管生成的作用。研究人员采用双抗夹心 ELISA 法测定不同组别患者血清 VEGF 含量，检测结果表明老年性骨质疏松症及低骨量患者血清 VEGF 与健康青壮年相比明显增加，表明老年性骨质疏松症患者存在 VEGF 异常，而且 VEGF 的异常与 BMD 的变化密切相关，证实 VEGF 可能成为老年性骨质疏松症"血瘀"病机的又一个微观分子生物学客观证据。血瘀证除了与"血行"有关外，还与血液本身成分的改变有关，目前血瘀证血液成分改变以血小板活化研究为多。研究已经证实雌激素能下调血小板活化素 CD62p 的表达，从而降低血浆 CD62p 和 CD63 水平。人随着年龄的增加，激素水平下降，CD62p 和 CD63 水平随之升高，研究人员通过流式细胞仪，采用能识别血小板构型改变的单克隆抗体特异性地结合，检测结果表明与健康青壮年比较，老年性骨质疏松症及低骨量患者血液 CD62p、CD63 活化程度较高，表明老年性骨质疏松症患者存在血小板功能障碍，其严重程度与 BMD 下降程度相关。

国内学者还通过 400 例骨质疏松症血瘀证与非血瘀证分析发现，BMD 与血瘀评分呈负相关，血瘀评分越高，BMD 越低；BMD 与舌下络脉评分呈负相关，舌下络脉评分越高，BMD 越低；BMD 与疼痛指数呈负相关，疼痛指数越高，BMD 越低；BMD 与脉搏波传导速度（brachial-ankle pulse wave velocity，baPWV）呈负相关，baPWV 越快，BMD 越低；血瘀组较非血瘀组 BMD 更低，骨折发生率更高，疼痛指数更高，baPWV 更快，从而说明了血瘀不仅是导致骨质疏松的病理机制，同时也是骨质疏松的病理产物。

综上所述，骨质疏松症病位在骨骼，肾虚是发病的根本，与肝、脾二脏关系密切，血瘀为标，年老体衰、饮食劳倦、感受外邪为主要致病原因。

（张然星 许爱丽）

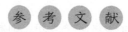

［1］ Sandhu SK, Hampson G. The pathogenesis, diagnosis, investigation and management of osteoporosis. Journal of Clinical Pathology, 2011, 64 (12): 1042–1050.

［2］ 张治国, 牛旭艳, 刘梅洁, 等. 骨质疏松症遗传相关基因的生物信息学研究. 中国骨质疏松杂志, 2011, 17 (4): 279–290.

［3］ Mosekilde L, Vestergaard P, Rejnmark L. The Pathogenesis, Treatment and Prevention of Osteoporosis in Men. Drugs, 2013, 73 (1): 15–29.

［4］ Kim SW1, Pajevic PD, Selig M, et al. Intermittent parathyroid hormone administration converts quiescent lining cells to active osteoblasts. J Bone Miner Res, 2012, 27 (10): 2075–2084.

［5］ Cui L, Li T, Liu Y, et al. Salvianolic acid B prevents bone loss inprednisone–treated rats through stimulation of osteogenesis and bonemarrow angiogenesis. PLoS One, 2012, 7 (4): e34647.

［6］ Roberto Pacifici. Role of T Cells in Ovariectomy Induced Bone Loss—Revisited. J Bone Miner Res, 2012, 27 (2): 231–239.

［7］ Wei X, Xu A, Yin Y, et al. The potential effect of Wuqinxi exercise for primary osteoporosis: A systematic review and meta–analysis. Maturitas, 2015, 82 (4): 346–354.

［8］ Trüssel A, Müller R, Webster D. Toward mechanical systems biology in bone. Ann Biomed Eng, 2012, 40 (11): 2475–2487.

［9］ Ma B, Zhang Q, Wu D, et al. Strontium fructose 1, 6–diphosphate prevents bone loss in a rat model of postmenopausal osteoporosis via the OPG/RANKL/RANK pathway. Acta Pharmacol Sin, 2012, 33 (4): 479–489.

［10］ Boyce BF, Xing L. Biology of RANK, RANKL, and osteoprotegerin. Arthritis Res Ther, 2007, 9 (Suppl 1): S1.

［11］ Jules J, Ashley JW, Feng X. Selective targeting of RANK signaling pathways as new therapeutic strategies for osteoporosis. Expert Opin Ther Targets, 2010, 14 (9): 923–934.

［12］ Mundy GR. Osteoporosis and inflammation. Nutr Rev, 2007, 65 (12 Pt 2): S147–151.

［13］ 魏劲松, 王键, 龚颜, 等. 去卵巢大鼠骨代谢及骨髓细胞 OPG、RANKL 基因表达的实验研究. 中国骨质疏松杂志, 2013, 19 (3): 207–211.

［14］ Jabbar S, Drury J, Fordham JN, et al. Osteoprotegerin, RANKL and bone turnover in postmenopausal osteoporosis. J Clin Pathol, 2011, 64 (4): 354–357.

［15］ Wu XY, Peng YQ, Zhang H, et al. Relationship between Serum Levels of OPG and TGF–β with Decreasing Rate of BMD in Native Chinese Women. Int J Endocrinol, 2013, 2013: 727164.

［16］ Stuss M, Sewerynek E, Król I, et al. Assessment of OPG, RANKL, bone turnover markers serum levels and BMD after treatment with strontium ranelate and ibandronate in patients with postmenopausal osteoporosis. Endokrynol Pol, 2016, 67 (2): 174–184.

［17］　徐晓东,邓洋洋,郑洪新.糖皮质激素诱导肾虚骨质疏松症大鼠骨组织中 OPG/RANKL mRNA 及蛋白表达的影响.中华中医药学刊,2013,31(12):2623-2627.

［18］　Laine CM,Joeng KS,Campeau PM,et al. WNT1 mutations in early-onset osteoporosis and osteogenesis imperfect. N Engl J Med,2013,368(19):1809-1816.

［19］　O'Shea PJ,Kim DW,Logan JG,et al. Advanced bone formation in mice with a dominant-negative mutation in the thyroid hormone receptor β gene due to activation of Wnt/β-catenin protein signaling. J Biol Chem, 2012,287(21):17812-17822.

［20］　Albers J,Keller J,Baranowsky A,et al. Canonical Wnt signaling inhibits osteoclastogenesis independent of osteoprotegerin. J Cell Biol,2013,200(4):537-549.

［21］　Zhang J,Zhang X,Zhang L,et al. LRP8 mediates Wnt/β-catenin signaling and controls osteoblast differentiation. J Bone Miner Res,2012,27(10):2065-2074.

［22］　Wang CZ,Fu YC,Jian SC,et al. Synthesis and characterization of cationic polymeric nanoparticles as simvastatin carriers for enhancing the osteogenesis of bone marrow mesenchymal stem cells. J Colloid Interface Sci,2014,432 :190-199.

［23］　Takada I,Kouzmenko AP,Kato S. Wnt and PPARgamma signaling in osteoblastogenesis and adipogenesis. Nat Rev Rheumatol,2009,5(8):442-447.

［24］　Jin T,George Fantus I,Sun J. Wnt and beyond Wnt:multiple mechanisms control the transcriptional property of beta-catenin. Cell Signal,2008,20(10):1697-1704.

［25］　Liu G,Vijayakumar S,Grumolato L,et al. Canonical Wnts function as potent regulators of osteogenesis by human mesenchymal stem cells. J Cell Biol,2009,185(1):67-75.

［26］　Rossini M,Gatti D,Adami S. Involvement of WNT/β-catenin signaling in the treatment of osteoporosis. Calcif Tissue Int,2013,93(2):121-132.

［27］　Sangani R,Pandya CD,Bhattacharvva MH,et al. Knockdown of SVCT2 impairs in-vitro cell attachment, migration and wound healing in bone marrow stromal cells. Stem Cell Res,2014,12(2):354-363.

［28］　Li R,Wang C,Tong J,et al. WNT6 promotes the migration and differentiation of human dental pulp cells partly through c-Jun N-terminal kinase signaling pathway. J Endod,2014,40(7):943-948.

［29］　Zhang M,Sun L,Wang X,et al. Activin B promotes BMSC-mediated cutaneous wound healing by regulating cell migration via the JNK-ERK signaling pathway. Cell Transplant,2014,23(9):1061-1073.

［30］　Glass DA 2nd,Bialek P,Ahn JD,et al. Canonical Wnt signaling in differentiated osteoblasts controls osteoclast differentiation. Dev Cell,2005,8(5):751-764.

［31］　Kramer I,Halleux C,Keller H,et al. Osteocyte Wnt/beta-catenin signaling is required for normal bone homeostasis. Mol Cell Biol,2010,30(12):3071-3085.

［32］　Korvala J,Löija M,Mäkitie O,Sochett E,et al. Rare variations in WNT3A and DKK1 may predispose carriers to primary osteoporosis. Eur J Med Genet,2012,55(10):515-519.

［33］　Fitzpatrick LA,Dabrowski CE,Cicconetti G,et al. The effects of ronacaleret,a calcium-sensing receptor antagonist,on bone mineral density and biochemical markers of bone turnover in postmenopausal women with low bone mineral density. J Clin Endocrinol Metab,2011,96(8):2441-2449.

［34］　Frings-Meuthen P,Boehme G,Liphardt AM,et al. Sclerostin and DKK1 levels during 14 and 21 days of bed rest in healthy young men. J Musculoskelet Neuronal Interact,2013,13(1):45-52.

［35］　Wijenayaka AR,Kogawa M,Lim HP,et al. Sclerostin stimulates osteocyte support of osteoclast activity by a

RANKL-dependent pathway. PLoS One,2011,6(10):e25900.

[36] Lewiecki EM. Sclerostin:a novel target for intervention in the treatment of osteoporosis. Discov Med,2011, 12(65):263-273.

[37] Papapoulos SE. Targeting sclerostin as potential treatment of osteoporosis. Ann Rheum Dis,2011,70 (Suppl 1):i119-22.

[38] Bishop GB,Einhorn TA. Current and future clinical applications of bone morphogenetic proteins in orthopaedic trauma surgery. Int Orthop,2007,31(6):721-727.

[39] 李雪虹,宫世强,韩小婉,等. BMP-2 表达上调剂的筛选及其抗骨质疏松活性研究. 中国医药生物技术,2015,10(3):236-241.

[40] Han SH,Kim KH,Han JS,et al. Response of osteoblast-like cells cultured on zirconia to bone morphogenetic protein-2. J Periodontal Implant Sci,2011,41(5):227-233.

[41] Moghaddam A,Elleser C,Biglari B,et al. Clinical application of BMP 7 in long bone non-unions. Arch Orthop Trauma Surg,2010,130(1):71-76.

[42] Takahashi T,Morris EA,Trippel SB. Bone morphogenetic protein-2 and-9 regulate the interaction of insulin-like growth factor-I with growth plate chondrocytes. Int J Mol Med,2007,20(1):53-57.

[43] Jensen ED,Pham L,Billington CJ Jr,et al. Bone morphogenic protein 2 directly enhances differentiation of murine osteoclast precursors. J Cell Biochem,2010,109(4):672-682.

[44] Takano M,Otsuka F,Matsumoto Y,et al. Peroxisome proliferator-activated receptor activity is involved in the osteoblastic differentiation regulated by bone morphogenetic proteins and tumor necrosis factor-α. Mol Cell Endocrinol,2012,348(1):224-232.

[45] Ge C,Yang Q,Zhao G,et al. Interactions between extracellular signal-regulated kinase 1/2 and p38 MAP kinase pathways in the control of RUNX2 phosphorylation and transcriptional activity. J Bone Miner Res, 2012,27(3):538-551.

[46] Agas D,Sabbieti MG,Marchetti L,et al. FGF-2 enhances Runx-2/Smads nuclear localization in BMP-2 canonical signaling in osteoblasts. J Cell Physiol,2013,228(11):2149-2158.

[47] Watanabe T,Oyama T,Asada M,et al. MAML1 enhances the transcriptional activity of Runx2 and plays a role in bone development. PLoS Genet,2013,9(1):e1003132.

[48] Zhang M,Sun L,Wang X,et al. Activin B promotes BMSC-mediated cutaneous wound healing by regulating cell migration via the JNK-ERK signaling pathway. Cell Transplant,2014,23(9):1061-1073.

[49] Thouverey C,Caverzasio J. The p38α MAPK positively regulates osteoblast function and postnatal bone acquisition. Cell Mol Life Sci,2012,69(18):3115-3125.

[50] Kondo A,Otsuka T,Kato K,et al. AMP-activated protein kinase inhibitor decreases prostaglandin F2α-stimulated interleukin-6 synthesis through p38 MAP kinase in osteoblasts. Int J Mol Med,2012,30(6): 1487-1492.

[51] 王小娜,李正,王瑒,等. TGF-β1 在雷奈酸锶促进大鼠骨髓间充质干细胞向成骨细胞分化中的作用. 中国病理生理杂志,2011,27(12):2357-2361.

[52] Chen G,Deng C,Li YP. TGF-β and BMP signaling in osteoblast differentiation and bone formation. Int J Biol Sci,2012,8(2):272-288.

[53] Peng S,Zhou G,Luk KD,et al. Strontium promotes osteogenic differentiation of mesenchymal stem cells through the Ras/MAPK signaling pathway. Cell Physiol Biochem,2009,23(1-3):165-174.

［54］ 郭鱼波,王丽丽,马如凤,等.骨质疏松的中医病因病机分析及其中医药治疗的前景探讨.世界科学技术 – 中医药现代化,2015,17（4）:768-772.

［55］ 马伟,牟慧琴,马占洋,等.绝经后骨质疏松症中医病因病机研究概况.中医杂志,2012,53（13）:1152-1154.

［56］ Ma B,Zhang Q,Wu D,et al. Strontium fructose 1,6-diphosphate prevents bone loss in a rat model of postmenopausal osteoporosis via the OPG/RANKL/RANK pathway. Acta Pharmacol Sin,2012,33（4）:479-489.

［57］ Yu F,Liu Z,Tong Z,et al. Soybean isoflavone treatment induces osteoblast differentiation and proliferation by regulating analysis of Wnt/β-catenin pathway. Gene,2015,573（2）:273-277.

［58］ Wolski H,Bogacz A,Bartkowiak-Wieczorek J,et al. Polymorphismof bone morphogenetic protein（BMP2）and osteoporosis etiology. Ginekol Pol,2015,86（3）:203-209.

［59］ 王拥军,卞琴,崔学军,等.“肾主骨”理论研究的思路与方法.上海中医药大学学报,2010,24（1）:8-12.

［60］ 贾友冀,王晶,孙悦礼,等.中医“肾髓系统”刍议.世界中医药,2010,9（6）:696-698.

［61］ Shu B,Shi Q,Wang YJ. Shen（Kidney）-tonifying principle for primary osteoporosis:to treat both the disease and the Chinese medicine syndrome. Chin J Integr Med,2015,21（9）:656-661.

［62］ Ren Y,Huang J,Cai W,et al. Shen-Jing as a Chinese medicine concept might be a counterpart of stem cells in regenerative medicine. Chin J Integr Med,2015 ;1-7.

［63］ 苏麒麟,孙鑫,邓洋洋,等.补肾中药对绝经后骨质疏松症大鼠骨组织 Notch 信号通路的影响.世界科学技术 – 中医药现代化,2015,17（12）:2522-2526.

［64］ 沈自尹,黄建华.从淫羊藿激活内源性干细胞探讨“肾藏精”的科学涵义.中医杂志,2010,51（1）:8-10.

［65］ 卞琴,刘书芬,黄建华,等.3 种补肾中药有效成分对去卵巢骨质疏松大鼠骨髓间充质干细胞的调控作用.中华中医药杂志,2011,26（5）:889-893.

［66］ 郑洪新,王拥军,李佳,等.“肾藏精”与干细胞及其微环境及 NEI 网络动态平衡关系.中华中医药杂志,2012,27（9）:2267-2270.

［67］ 盛彤,谢培凤,王新祥,等.骨质疏松症中医脾虚病机认识的现代医学基础.中国骨质疏松杂志,2013,19（5）:509-513.

［68］ 周龙云,郭杨,黄桂成,等.骨质疏松症“病本在脾,以阴阳两虚为要”之见探讨.中国骨质疏松杂志,2016,22（4）:487-491.

［69］ 盛彤,谢培凤,王新祥,等.原发性骨质疏松症从脾论治及相关机制探讨.中华中医药杂志,2012,27（7）:1922-1926.

［70］ 郭海玲,王翔,徐宇,等.黄芪调控体外培养大鼠成骨细胞 I 型胶原蛋白的表达.中国组织工程研究与临床康复,2010,14（7）:1257-1261.

［71］ 邹本贵,刘宏奇.健脾中药对骨质疏松症大鼠骨组织形态的改善作用.山西中医学院学报,2009,10（1）:11,22.

［72］ 贾鹏,徐又佳.铁调素在肝性骨质疏松症发病中的潜在作用.国际骨科杂志,2011,32（4）:224-225,240.

［73］ 王振顺,李宁,林栋栋.肝移植术后患者生存质量与骨质疏松关系的研究进展.北京医学,2015,37（9）:876-878.

［74］ 梁祖建,吴春飞,张百挡,等.补肾调肝方治疗高龄原发性骨质疏松症 32 例临床观察.中医杂志,2013,54（8）:681-683.

［75］ 周樊华,朱艳琼,梅艳丽.青娥丸配合科学护理治疗绝经后骨质疏松症(肝肾阴虚型).中国中医骨伤科杂志,2014,22(1):56-57.

［76］ 眭承志,范燕妮.老年性骨质疏松血瘀病机的微观分子生物学研究.中国骨质疏松杂志,2010,16(5):325-330.

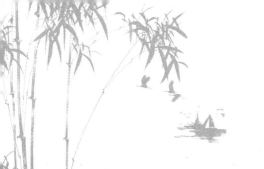

第三章

骨质疏松症临床分类和诊断

明确骨质疏松症的临床分类以及诊断标准，是制订正确治疗方案的重要前提条件。骨质疏松症主要分为原发性骨质疏松症、继发性骨质疏松症和特发性骨质疏松症，以原发性骨质疏松症最常见。疼痛是骨质疏松症最常见的主诉，部位常以腰背部为主，OF 是骨质疏松症的破坏性结局。本章阐释了骨质疏松症的临床分类与诊断，对 OF 的发病原因、特点和临床诊断做了相关介绍。

第一节　骨质疏松症临床分类

一、原发性骨质疏松症

原发性骨质疏松症主要由年龄增长、性腺功能减退引起，包括绝经后骨质疏松症（PMOP）和老年性骨质疏松症（SOP）。PMOP 一般发生在妇女绝经后 5~10 年内，老年性骨质疏松症一般发生于 65 岁以后的老人，两者在临床上有重叠。

（一）绝经后骨质疏松症

PMOP 是原发性骨质疏松症中的 I 型骨质疏松症，主要是由于绝经后卵巢功能衰竭、雌激素水平下降继发甲状旁腺功能亢进，降钙素分泌不足，从而导致骨吸收大于骨形成，以进行性骨丢失、骨小梁退行性病变、骨质疏松、骨脆性增加和骨折风险增加为临床特征的全身性疾病，具有发病率随绝经年限延长而增高的特点。PMOP 的发生机制是以绝经后妇女的雌激素分泌明显减少为诱导、OC 为介导而引起的骨吸收大于骨形成的高转换型骨质疏松症。流行病学调查显示该病在 49 岁以前患病率小于 15%，50~59 岁为 34.2%，60~69 岁为 40.8%，70~79 岁为 50.8%，80~89 岁为 58.6%。对于骨质疏松症引起的骨折，如髋部、脊椎及前臂骨折，多数患者为非暴力性骨折，女性的发病率明显高于男性，随年龄的增长而呈指数增长，均发生在骨小梁为主的部位。

（二）老年性骨质疏松症

SOP 与年龄有关，主要是 65 岁以上女性和 70 岁以上男性人群较多见，与性别无关，属于 II 型原发性骨质疏松症。老年性骨质疏松症属于低转换型骨质疏松症，在老年男性人群中也有较高发病率，除松质骨外，皮质骨也出现骨量丢失，但丢失速度并未加速。此型老年人容易发生髋部骨折。SOP 的发生主要是通过人体内激素的变化及随着年龄的增长所导致的 OB 功能障碍引起。性激素水平的降低和类固醇激素的相对增高，会严重影响骨重建的平衡，并且性激素水平的降低会降低 BMD，增加骨折风险。老年男性雌激素生物活性的降低会引起骨量丢失。老年人维生素 D 摄入不足，户外活动减少，日晒减少，皮肤生成维生素 D 的功能减弱，肾功能减退使 1，25-（OH）$_2$D$_3$ 形成减少，使小肠吸收钙减少，肾小管重吸收钙障碍，尿钙排泄增多。老年人血钙降低，PTH 继发性分泌增多，促进 OC 的活性。

SOP 早期起病缓慢隐匿，无明显不适感，当骨量丢失达到相当程度时才出现症状。常见的症状是腰背疼痛或全身骨痛，夜间或清晨明显，白天减轻。严重者可发生身高变矮，常见于椎体压缩性骨折，可单发或多发，有或无诱因，可表现为驼背和胸廓畸形，但神经压迫症状和体征少见。髋部骨折通常于跌倒或挤压后发生，骨折部位多在股骨颈部，完全性股骨颈骨折多需手术治疗，预后不佳。如患者长期卧床，又加重骨量丢失。常见死亡原因是并发感染、心血管病和慢性全身性衰竭。

二、继发性骨质疏松症

继发性骨质疏松症是由于某种疾病或药物等诱因引发的骨质疏松症，根据发病原因可归纳为下列几种：

（1）内分泌性代谢疾病：甲状腺功能亢进症（甲亢）、肾上腺皮质引起的库欣综合征、性腺功能减退症、甲状旁腺功能亢进症（甲旁亢）、垂体泌乳素瘤、糖尿病（主要见于 1 型糖尿病及部分 2 型糖尿病）、腺垂体功能减退症；

（2）结缔组织疾病：系统性红斑狼疮、类风湿关节炎、干燥综合征、皮肌炎、混合型结缔组织病；

（3）多种慢性肾脏疾病导致肾性骨营养不良；

（4）呼吸系统疾病：如慢性阻塞性肺疾病；

（5）胃肠疾病和营养性疾病：吸收不良综合征、胃肠大部切除术后、慢性胰腺疾病、慢性肝脏疾患、营养不良症、长期静脉营养支持治疗等，维生素 D 缺乏、维生素 K 缺乏、长期钙摄入不足，长期蛋白质缺乏或其他元素缺乏，如镁、锰、铬、锌等均可能导致骨质疏松症；

（6）血液系统疾病：白血病、淋巴瘤、多发性骨髓瘤和骨髓异常增殖综合征；

（7）神经肌肉系统疾病：各种原因所致的偏瘫、截瘫、运动功能障碍、肌营养不良症、僵人综合征和肌强直综合征等；

（8）太空旅行、长期卧床、长期制动造成的失用性骨质疏松症；

（9）器官移植术后；

（10）药物及毒物：糖皮质激素、免疫抑制剂、肝素、抗惊厥药、抗癌药、含铝抗酸剂、甲状腺激素、慢性氟中毒、促性腺激素释放激素激动剂或肾衰竭用透析液等。

（一）内分泌性代谢疾病致骨质疏松症

1. 糖尿病致骨质疏松症　糖尿病性骨质疏松症发病机制较多，主要与高血糖、胰岛素和 IGF 缺乏、糖尿病并发症等有关。高血糖损害 OB 功能，在高浓度葡萄糖中，成骨细胞 MG-63 对 PTH 和 1，25-（OH）$_2$D$_3$ 反应性下降，1，25-（OH）$_2$D$_3$ 可刺激 MG-63 细胞分泌骨钙素，当暴露于高糖 7 日后，1，25-（OH）$_2$D$_3$ 受体数量明显减少，骨钙素产生明显受抑。高血糖可导致渗透性利尿，使钙、镁、磷等从尿中排出增加，导致低血钙、低血磷，从而反应性刺激 PTH 分泌，使 OC 活动加强，从而导致骨质疏松。高血糖产生的过多糖基化终末产物能刺激白细胞介素 IL-1、IL-6 等的形成，进而促进 OC 形成、活性增加，导致破骨活动增强。1 型糖尿病和 2 型糖尿病均存在胰岛素绝对或相对缺乏，胰岛素分泌不足可通过多种途径影响骨代谢，导致糖尿病性骨质疏松症的发生发展。IGF 是一类结构与胰岛素相似的多肽物质，具有促进细胞增殖、分化功能。IGF-1 作为长骨生长的必需因子，作用于骨原细胞，刺激 DNA 合成，促进 OB 的分化，增加 OB 的数目；同时 IGF-1 也可通过抑制骨胶原降解而调节骨吸收，维持骨量的平衡。

糖尿病常见并发症也可诱发骨质疏松症，如糖尿病患者肾功能受损时，1-α 羟化酶活性降低，1，25-（OH）$_2$D$_3$ 生成减少，钙吸收下降，影响骨矿化过程，引发骨质疏松症。糖尿病引发的微血管病变会影响骨血管分布，从而使骨代谢发生异常，进而影响骨的重建。糖尿病多并发神经系统疾病和血管病，这些亦是促发骨质疏松症的因素，患者多因知觉障碍负重过度而发生骨折。

2. 甲状腺功能亢进性骨质疏松症　在正常情况下，一定水平的甲状腺激素对骨骼的塑造和重建发挥着重要的作用。T3 是骨骼发育和线性生长的重要调节激素。正常成人的骨转换周期大约为 150~200 天（5~7 个月），甲亢可使骨转换周期缩短至正常人的一半，大剂量的甲状腺素通过对骨骼的直接作用，OC 及 OB 功能都有增加，骨转换明显加快，骨形成及骨吸收同时增加，骨吸收超过骨形成。甲状腺功能亢进症患者的骨小梁明显减少，骨皮质明显变薄，其空隙明显增多，证明甲状腺功能亢进时骨吸收明显快于骨形成，从而导致骨含量减少，导致 OP 发生。因此，甲亢时继发的 OP 属于高转换型，骨形成和骨吸收的生化标志物均高于正常，而骨吸收的标志物升高更为明显。

未经治疗、病程长的甲状腺毒症出现骨质疏松症和骨折风险增加。甲亢导致骨量的丢失主要出现在皮质骨。甲亢时甲状旁腺素、1，25-（OH）$_2$D$_3$ 和钙的异常，出现"四高"，即高钙血症、高磷血症、高钙尿、高磷尿，导致骨矿代谢紊乱，患者发生骨质疏松症和骨折的危险性增加。此外，长期外源性甲状腺激素过度抑制不仅会影响骨代谢和 BMD，而且也会增加骨折的风险。

3. 甲状旁腺功能亢进性骨质疏松症（甲旁亢）　甲状旁腺素的异常升高是甲旁亢继发骨质疏松症和骨折的主要原因。甲状旁腺素对骨的作用有两方面，既能增加 OC 的数量，促进骨吸收，又能增加 OB 的数量，促进骨形成。但当甲旁亢时，甲状旁腺素持续明显高于正常水平，甲状旁腺素对骨的作用发生了改变，即大量的甲状旁腺素刺激出现了如胶原酶、粒-巨噬细胞集落刺激因子等。在这些因子的共同作用下，激活 OC，使骨吸收大于骨形成，骨量严重丢失，因而出现骨质疏松症。甲旁亢骨质疏松症属于高转换型。近年来，尤其是中、老年女性原发性甲旁亢的发生率有上升的趋势，且这类患者多合并 PMOP，从而使其骨质疏松症明显加重，骨折的发生率增加。甲旁亢早期易漏诊、误诊，而晚期确诊时骨质疏松症多已存在，所以，对甲旁亢患者的早期诊断极为重要。患者需常规检查血钙、血磷，如有血钙增高者应进一步检查甲状旁腺素水平，以进一步明确诊断。

（二）类风湿关节炎致骨质疏松症

类风湿关节炎（rheumatoid arthritis，RA）并发骨质疏松已经得到了流行病学研究的证实，多项研究发现 RA 患者骨量减少、骨质疏松的发生率分别是 28%~61.9%、4%~24%。RA 患者由于绝经后状态、低体重指数、体力活动减少、使用糖皮质激素等危险因素，因此骨质疏松和骨折的风险性也增高。国内研究已经证实女性、老龄、RA 病程长、RA 活动度高均为 RA 患者发生骨质疏松症的危险因素。但是炎症活动是与 RA 骨质丢失相关的最重要因素。炎症主要通过两种机制引发骨质吸收，首先，促炎细胞因子是 OC 的最终介质；其次，巨噬细胞集落刺激因子（MCSF）调节 OC 生成。

（三）慢性肾脏疾病致骨质疏松症

慢性肾病常常会引起严重的矿物质紊乱，引起骨代谢异常，尤以终末期肾脏疾病引起的骨质疏松最常见，是造成患者骨折发生率高、发生年龄早的重要原因。随着蛋白质、维生素等营养物质摄入减少、丢失较多，使骨基质合成发生障碍，骨合成减少，患者体内长期处于低血钙和高磷状态，PTH 分泌增多，使骨吸收大于骨形成。慢性酸中毒时可使肾脏的吸收能力进一步下降，尿钙排出增加，可导致血钙降低，降钙素水平降低，使其抑制磷酸盐吸收的作用减弱，可造成高磷血症、低钙血症。

（四）慢性阻塞性肺疾病致骨质疏松症

骨质疏松症是慢性阻塞性肺疾病（chronic obstructive pulmonary disease，COPD）最常见的并发症之一，可伴有健康状况恶化和疾病进展，不但增加了患者住院率和医疗负担，更增加了病残率和病死率，已经写入"COPD 诊断、处理和预防全球策略"（2011 年修订版）。与其他 COPD 亚组相比，骨质疏松更多见于肺气肿患者。在体重指数下降和无脂体重降低的 COPD 患者中，骨质疏松也较多见。有研究也表明，年龄、体重指数、糖皮质激素使用水平是 COPD 患者骨质疏松症发生的重要危险因素。全身应用糖皮质激素治疗将显著增加骨质疏松的风险，应该避免在 COPD 急性加重时反复使用糖皮质激素治疗。如病情允许，主张糖皮质激素采用最小剂量维持。注意适当补充钙剂和维生素 D 制剂，早期选用双磷酸盐类抗骨质疏松药物，有助于防止发生糖皮质激素诱发的骨质疏松。此外，吸烟也是加重 COPD 患者病情以及发生骨质疏松症的重要危险因素，故戒烟可减轻 COPD 病情，减少 COPD 合并症，有效缓解骨质疏松的进程。

（五）胃肠疾病致骨质疏松症

炎症性肠病患者体内存在的大量炎症因子，如 IL-6、TNF 等，通过抑制 OB 活性，增强 OC 功能而参与骨质重建，最终导致骨质吸收多于骨质形成，而使骨质丢失。胃切除术后，高达 1/3 的患者出现骨质疏松症，可能由于胃肠道 pH 值升高，导致钙质吸收减少。各类减重手术皆可不同程度地减少钙吸收和导致维生素 D 吸收不良，其可能机制包括营养不良、快速体重下降、肠道分泌调节食欲的因子以及脂肪细胞分泌因子等。

（六）营养缺乏性骨质疏松症

骨骼的塑建和重建离不开营养的支持，当营养物质缺乏到一定程度时，会导致继发性骨质疏松症。人体因某些原因对微量元素、蛋白质、维生素等摄入不足或吸收障碍，均可引起营养缺乏。其中，可引起骨质疏松症的营养物质包括：微量元素中的钙、磷、镁、钾、钠、锌、锰、铜，维生素 D、A、B、C、E、K 及蛋白质等。微量元素以钙为代表，人体所需的钙主要通过食物摄取来补充，过度节食导致钙的摄入量不足从而加大了罹患骨质疏松的危险性。缺锰可以导致骨细胞分化障碍，组织结构发生缺陷，骨骼出现异常。维生素以维生素 D 为代表，在防治骨质疏松中必不可少。维生素 D 的缺乏影响人体吸收和利用钙，但过量的维生素 D 对人体有害。此外，蛋白质是构成骨骼有机基质的基础原料，部分氨基酸和肽化合物有利于钙质的吸收。长期缺乏蛋白质可导致血浆蛋白水平降低，造成骨基质蛋白质合成不足及新骨形成落后，不利于骨健康。

（七）失用性骨质疏松症

失用性骨质疏松症是指由于长期卧床、制动或失重而导致骨量减少，骨细微结构退化致骨脆性增加，易于发生骨折的一种全身性骨骼系统疾病，属继发性骨质疏松症的一种特殊类型。长期卧床、制动、失重是导致失用性骨质疏松症发生的三大病因。当骨的正常负荷减弱或消失时，与外力负荷相对应的骨重建随之发生，引起骨质萎缩，机械强度下降。各种疾病只要是迫使患者长期卧床就会造成骨矿物质丢失，引起骨质疏松。卧床时间越长，肢体运动功能越差，引起骨质疏松的程度就越重。长期载人航天飞行中，航天员长时间生活在太空中，骨骼进行性脱钙，骨量快速丢失，返回地面后虽然失重所造成的骨丢失会缓慢恢复，其 BMD 也会相应增加，但是整个过程比较漫长，往往是飞行时间的好几倍，太空失重引起航天员失用性骨质疏松。骨折后由于局部肿胀、疼痛、固定和肢体运动量的明显减少，而且肢体制动后长时间的不负重或负重量减少，造成损伤肢体的骨矿物质丢失，引起骨质疏松，这是骨折后最常见的并发症。骨折后肢体被固定的范围越广、时间越长，骨质疏松就越严重。

（八）药物性骨质疏松症

1. 糖皮质激素致骨质疏松症　糖皮质激素（glucocorticoid，GC）由于其作用广泛而被应用于多种疾病的治疗，但在长期的应用过程中亦有许多副作用产生，其中两个主要的副作用是对骨质代谢和糖代谢的影响。糖皮质激素可促进蛋白质分解，增加钙磷排泄，减少蛋白质黏多糖的合成，使骨基质形成障碍；糖皮质激素还可抑制 OB 的活性，具有抗维生素 D 活性作用；长期使用糖皮质激素易出现骨小梁破坏、OB 和骨质疏松。特别是长期应用促肾上腺皮质激素释放激素的患者中，常表现为急性或慢性腰痛或背痛，轻微损伤或慢性劳损即可发生骨折。

2. 免疫抑制剂　环孢素 A 等磷酸酶抑制性免疫抑制剂，已广泛应用于炎症性疾病和移植抗排异反应中。它们通过影响维生素 D、钙剂以及磷酸盐的代谢和作用，直接影响骨细胞或干涉骨基质蛋白的数量和质量。为减少这类药物对骨骼的不良反应，越来越多的学者推荐使用非神经钙调蛋白免疫抑制剂和去除糖皮质激素的方案。

3. 肝素　肝素是目前临床上应用最广泛的抗凝药物，肝素引起的骨质疏松与肝素剂量的关系比肝素疗程的关系更重要。临床研究报道肝素治疗引起骨质疏松的病例，最常见于治疗 25 周以上和每天给 20000U 以上大剂量肝素者，也见于每天 10000 U 肝素治疗者。研究发现，患者应用肝素超过 4 个月就可能会发生骨质疏松症或者自发性骨折，这可能与肝素促使骨胶原溶解或某种酶受抑制有关。因此在大剂量肝素治疗时，需对患者密切观察，定期检查 BMD，及时发现有无骨质减少、骨质疏松。预防的关键在于严格控制剂量，避免长期大剂量，以及分阶段使用，并在用药期间注意维生素的补充。

4. 抗惊厥药　长期服用苯妥英钠、苯巴比妥等抗癫痫药，可因其促进维生素降解及消化道对钙的吸收减少而致低钙血症，使骨钙减少 9.8%~29.1%，出现骨质疏松症或者自发性骨折。一般在用 6 个月的药物后出现。因此，凡是长期应用抗癫痫药物的患者，应自用药 3~4 个月后开始口服补充维生素 D 和钙剂。

三、特发性骨质疏松症

此外，还有一类骨质疏松症被学者称为特发性骨质疏松症，主要是指儿童、青少年和成年人不明原因的骨质疏松症。可包括青少年特发性骨质疏松症、成年特发性骨质疏松症和妊娠哺乳期骨质疏松症。此类骨质疏松症并不常见，病因和发病机制目前尚未完全阐释清楚。

青少年典型表现是青春期发病的儿童以背部下端、髋部和脚踝的隐痛开始，可导致行走困难，常发生承重关节疼痛和下肢骨折，或可发生畸形、身高变矮等。成年人的表现与原发性骨质疏松症相似，腰背疼痛是其主要表现，可发生脊柱椎体压缩性骨折，病程较长者可由于椎体退变发生身高短缩。

第二节 骨质疏松症临床诊断

一、临床症状和体征

骨质疏松症主要表现为疼痛、身长缩短与驼背、骨折。疼痛是骨质疏松症最主要的主诉，部位常以腰背部为主。身长缩短与驼背是骨质疏松症的重要体征，多在疼痛之后出现，是由脊柱椎体发生慢性累积性变形和压缩性骨折所致。骨折是骨质疏松症最常见和最重要的并发症，即使无较大外力作用也易引起。

（一）疼痛

骨质疏松性骨痛的发生机制十分复杂，一般认为与 OC 活跃、骨吸收进程有关。其直接原因也可能与骨内压力改变、神经感受器等结构暴露、受损有关。如：骨微结构破坏、微骨折，椎体凹陷、楔形变（压缩骨折）等导致骨内环境改变而导致骨痛；也可因骨骼弯曲、骨皮质变薄、骨板支撑力不足、骨干受力不均衡等导致骨骼力学结构的改变而引发骨痛；骨质被吸收后骨骼内小梁结构断裂、骨内腔隙变大等导致骨内神经组织暴露或受损等亦密切相关。另一方面，软组织的退变可使肌肉、韧带等出现慢性劳损性炎性反应，炎性物质刺激也可引发非特异性疼痛。

腰背痛的特点：①初期，由安静状态开始活动时出现腰背痛，此后逐渐发展为持续疼痛；②疼痛在久坐、久立等长时间保持固定姿势时加重；③腰背痛在日常活动如用手向上持物，用力开窗等情况下加剧；④胸腰椎出现骨折时，腰背部疼痛剧烈且棘突有明显叩击痛；⑤老年性骨质疏松性疼痛，表现为全身性骨痛，严重时不能入睡。

除疼痛作为骨质疏松症的主要症状表现外，本病常常还伴有其他症状，如下肢抽筋、下肢无力、肢体麻木、乏力、睡眠障碍、精神焦虑等。国内有研究对 1107 例 60 岁以上的患者腰椎 DXA 检查资料进行回顾性分析，依据中国骨质疏松症的诊断标准，研究发现在无临床症状者中有 50% 的男性和 70% 的女性有骨质疏松或 BMD 低下；在腰腿痛、下肢抽筋、下肢无力患者中，男、女相应的骨质疏松发生率分别为 29.4%、47.7%、14.3%、25.8% 和 11.1%、33.3%；BMD 低下的发生率分别为 54.6%、37.8%、50%、51.6% 和51.9%、37.5%。肢体麻木的患者中男性 BMD 均正常，女性均有骨质疏松或 BMD 低下；骨折的患者中无论男性还是女性均有骨质疏松或 BMD 低下；其他症状（营养不良、乏力等）

中男性有 64%、女性有 81.3% 为骨质疏松或 BMD 低下，男女之间比较具有显著的统计学差异。

（二）身长缩短、驼背

人体有 24 节椎体，正常人每一椎体高度约 2cm，老年人骨质疏松时椎体压缩，每椎体缩短 2mm 左右，身长平均缩短 3~6cm。椎体主要由骨松质组成，发生骨质疏松症时，椎体骨小梁首先遭到破坏，最先波及的是横行骨小梁、而后是前柱骨小梁和后柱骨小梁，骨小梁数量、形态、结构的病理改变使骨强度明显下降，在反复负荷的作用下出现微细骨折致椎体压缩、椎间盘退变和椎体压缩，均可使身高减低，当有较多椎体压缩时身长缩短更为显著。当椎体被压缩时，前中柱高度减低，而脊柱的后功能单位（椎板、椎弓根、棘突等）高度不变，从而发生脊柱前屈、后突形成（驼背）。

二、常用诊断技术

国内外骨质疏松症的诊断技术主要包括双能 X 线吸收测定（dual energy X-ray absorptiometry，DXA）、定量 CT（quantitative computed tomography，QCT）、X 线平片测量法、单光子吸收测定法（single-photon absorptiometry，SPA）、双光子吸收测定法（double-photon absorptiometry，DPA）、定量超声（quantitative ultrasound，QUS）等。

（一）DXA

DXA 法在 1987 年问世后，已被 WHO 和各国学者公认为诊断骨质疏松的金标准。在过去的二十多年中，用 DXA 测量得到的脊柱和髋部的面积 BMD 成了骨质疏松症诊断和药物开发的主要评价手段。临床上利用 DXA 主要测量中轴骨骼部位（脊柱和髋部）以及全身，该方法简便、快速、敏感性高，是目前评估特定部位发生骨折的风险、评价抗骨质疏松药物疗效的最常用指标。BMD 主要是指单位体积的骨矿盐含量，临床上用 g/cm^2 来表示。

但 DXA 亦存在局限性，如主动脉钙化、骨组织退行性病变、骨质增生、软组织异位钙化和成分改变均导致 BMD 增高，而且 DXA 测量 BMD 不能够区分皮质骨和松质骨，所测得的数值为扫描区域所有骨骼 BMD 的总和，在测量椎体 BMD 时，其前部主要为松质骨，后部主要为皮质骨，对于合并有椎体压缩性骨折的患者病变有可能被忽略。由于 DXA 属于二维扫描，BMD 是面积扫描而不是真正的体积密度，计算体积 BMD 值受骨骼大小影响，即使是同一种族、地区的人群，不同个体之间骨骼的外形、尺寸差距也较大，这会对 BMD 的测定产生较大影响，从而影响结果的判定。DXA 测量的只是 BMD，只占骨强度的 70% 左右，对于骨强度的其他影响因素如骨骼的生物力学、弹力学特性、微细结构等则无法评估。

（二）QCT

QCT 是采用适当的体模和软件对人体特定部位的 BMD 进行测量，目前 QCT 主要用于脊柱、股骨近端、前臂和胫骨的 BMD 测量。在 QCT 测量中，BMD 是通过将椎体 CT 值与已知密度的标准体模进行校准获得的。与 DXA 不同，QCT 测量的 BMD 单位为 mg/cm^3，是一种容积测量方法，DXA 测量是被测容积的投影而不是容积本身，因此，它测量的是所谓的区域骨矿密度，单位为 g/cm^2。国内研究将腰椎 QCT 与 DXA 测量用于老年男性骨质疏松诊断效能的比较，采用 WHO 制定的 DXA-2.5SD 和国际临床 BMD 学会（ISCD）腰椎

QCT<80mg/cm^3 的骨质疏松诊断标准，研究发现腰椎 QCT 比髋关节 DXA 及腰椎正位 DXA 对老年男性骨质疏松的诊断更敏感。

此外，QCT 扫描测量 BMD 还可直接观察骨折和评价骨折的危险性，还可以避免因脊椎退行性改变对骨矿测量的影响。QCT 测量方法可以准确地测量不同部位的松质骨及皮质骨的真实 BMD，能将皮质骨和松质骨分开评价，在临床上不仅可以对骨质疏松症早期诊断，而且可以用来监测抗骨质疏松药物的治疗效果以及分析引起骨质疏松症的不同病因。目前 QCT 的主要局限性是尚未形成骨质疏松症的统一诊断标准，存在地区的差异。

（三）QUS

传统检测方法多反映骨骼中"量"的因素，QUS 能反映骨的性能，包括矿化、弹性及结构特点等骨骼的"质"的因素，具有费用较低、无电离辐射、简便、可携带等优点。超声波作为一种机械波，经过骨骼时会引起皮质骨和骨小梁小范围的振动，因此对超声波测量参数的评估能够推断出皮质骨和松质骨的机械特性，从而了解整个骨骼的强度、最大疲劳载荷及骨折的危险性。目前 QUS 最常见的测量部位是跟骨，其他测量部位还包括桡骨、胫骨和指骨等。跟骨为负重骨且含 95% 以上的松质骨，对躯干负重骨的骨量变化敏感性高；跟骨的两个侧面平行，周围软组织较薄，非常适合超声检测。因此，它是唯一可测量的几乎由松质骨构成的周边骨部位。

目前应用的 QUS 技术主要为横向投射技术，将两个探头置于测量骨骼部位的外侧中线轴，水浴或者以超声凝胶为偶合剂与受检者皮肤接触测量。超声波从被测骨骼一侧向另一侧传播，根据超声波的衰减与频率两者之间的关系，可以分别计算出宽带超声衰减和声速，以这两个超声参数作为基础，还可以计算出其他的超声参数，通过这些参数可以在人群中筛选出骨量较低的具有高危骨折风险的患者，用以评估其骨质状况，从而更好地指导临床治疗。QUS 声速参数主要与跟骨松质骨 BMD 有显著相关性，而超声衰减与跟骨弹性模量或骨强度之间有较强的相关性。然而，其测量的质量控制尚不完善，仪器标准化程度不高，使得其灵敏性及精确度受到影响。两项 QUS 对骨质疏松症诊断价值的 Meta 分析均表明，QUS 检测技术诊断能力尚可，但应进一步规范 QUS 检测方法，寻求适合中国人骨质疏松症 QUS 诊断阈值及检测部位，并通过更多高质量、大样本相关研究对结果进一步验证。

（四）X 线平片

X 线平片观察不同部位骨骼的密度、形态，尤其是骨小梁的数量和形态。最常拍摄的部位主要是手骨、尺桡骨、跟骨、股骨正位片，胸腰椎正位及侧位片。当骨质疏松时，X 线片上可见 BMD 减低、骨小梁减少、骨小梁间隙增宽、横行骨小梁消失、骨结构模糊、椎体双凹变形等改变。X 线诊断法敏感性低，即使条件很好，当 X 线照相法明确骨质疏松时，骨量丢失至少已经达到 30%。受读者受训程度和经验影响也较大，使诊断错误发生率较高。另外，该方法不能准确反映骨矿含量的多少，也不能预测骨折的发生。

（五）SPA

SPA 是最先用于测量 BMD 的方法，和 DXA 都是基于骨骼中的矿物质对 X 射线和 γ 射线吸收的原理，测量结果只反映骨骼中矿物质含量和密度。通常测定桡、尺骨及跟骨。虽然其测定部位受到限制，但优点在于方法简单、价格便宜，可用于监测生理及病理状态下骨骼密度的变化和药物疗效。但不能有效解决软组织衰减问题，因此个体之间误差较大，使其应用受到限制。

（六）DPA

DPA 是使用能发射两种不同能量射线的放射性核素作为放射源，利用其高能和低能射线通过被测部位的不同剂量分布曲线来校正软组织衰减，对骨矿含量进行定量测量，因而适用于软组织较厚或差异较大的部位。通常测量 L2~L4 及股骨近端。该方法准确性及精确性优于单光子吸收法，是一种较好的早期检测骨质疏松症的工具。但是由于其射线强度较低，检查时间较长，扫描结果受放射性核素衰变等多因素影响，且需每隔 6~12 个月更换 1 次放射源，因此被高精度、高空间分辨率、高准确性且操作方便的 DXA 替代。

三、诊断标准

WHO 确定绝经后女性和 50 岁以上男性使用 DXA 测得的股骨颈 BMD，参照白种人年轻女性峰值骨量减少 2.5 标准差（−2.5SD）及以上，作为骨质疏松症的诊断标准。为了解中国大陆地区以 −2.5SD 作为诊断标准（诊断方法为 DXA 测量法）的骨质疏松症发病情况，国内学者利用文献分析和评价，发现中国大陆地区男性在各年龄段发病率均低于同年龄段女性发病率，比值接近于 1:2。40 岁以上人群骨质疏松症发病率为 19.74%（约 20%），约 1.12 亿患病人群。但由于对骨量测定部位的选择和仪器的准确性及标准化存在一定困难，因此国内外专家对目前仍在使用的诊断标准存在争议。

我国骨质疏松症诊断标准分为骨矿含量诊断标准和峰值 BMD 丢失百分率及分级标准，主要用于成人女性，男性参照执行。参考 WHO 的标准，中国老年学学会骨质疏松委员会结合我国国情，于 1999 年制定了《中国人骨质疏松症建议诊断标准（第二稿）》，以 DXA 方法测量峰值骨量（M±SD）为正常参考值，在目前尚无细分标准的情况下，不同民族地区和性别可参照执行该标准：>M−1 SD，正常；M−1SD~−2.5SD，骨量减少；<M−2SD 以上，骨质疏松；<M−2SD 以上，伴有一处或多处骨折，为严重骨质疏松症；<M−3SD 以上，无骨折，也应诊断为严重骨质疏松症。骨量丢失百分率（%）诊断法具体内容为：> M−12%，正常；M−13%~−24%，骨量减少；M−25%，骨质疏松症（根据诊治的要求分为轻、中二级）；M−25%，伴有一处或多处骨折，为严重骨质疏松症。

2014 年，中国老年学学会骨质疏松委员会又发布了《中国人骨质疏松症诊断标准专家共识（第三稿）》。共识意见指出，BMD 测量在骨质疏松症诊断中有重要作用，可以参照 WHO−2.5SD 的标准，也可以根据中国人群的实际情况采用中国老年学学会骨质疏松委员会建议的 −2.0SD 或者骨量下降 25% 作为诊断标准。并提出了在使用 DXA BMD 诊断时需要注意 DXA 的局限性，避免漏诊。根据近年来 QCT 研究的成果，首次在共识中建议采用国际临床 BMD 学会（ISCD）和美国放射学院（ACR）推荐的腰椎 QCT BMD 低于 80mg/cm³ 作为骨质疏松的诊断标准。BMD 绝对值 ≥ 120mg/cm³，正常；BMD 绝对值介于 80~120mg/cm³，骨量减少；BMD 绝对值 ≤ 80mg/cm³，骨质疏松。

第三节 骨质疏松性骨折临床诊断

OF 是在日常生活中未受到明显外力或受到"通常不会引起骨折外力"即发生的骨折，

亦称"脆性骨折"。"通常不会引起骨折外力"，是指人体站立高度或低于站立高度跌倒产生的力。OF是骨质疏松症的最严重并发症。与年轻人非OF不同，后者骨折的发生需要暴力性损伤，OF由于骨骼本身"质"与"量"的衰退，骨强度降低以至于正常承载功能丧失，在低能量的轻微损伤作用下即可导致骨折的发生。椎体骨折有较高的发病率，可引起驼背和身材变矮。髋部骨折也是骨质疏松症患者较为常见的骨折类型，病死率高达10%~20%。骨强度下降、骨脆性增加和骨折危险性增加是骨组织的"质"与"量"异常的必然结果，骨骼的载荷能力降低，难以承受日常的活动和简单的动作，甚至机体的重量所产生的应力亦可引起微骨折乃至骨折，因此骨质疏松症与骨折存在着明显的因果关系。OF好发于骨的干骺端和胸椎、腰椎部位。

《2013骨质疏松防治中国蓝皮书》指出，中国50岁以上的人群骨质疏松症总患病率为15.7%，其中OF如果未经适当诊断和治疗，这些已发生骨折的患者再发致残和致命的OF的风险仍然很高。据2013年国际骨质疏松基金会亚洲调查估计，中国每年发生68.7万例髋部骨折。我国每年新发椎体骨折约有181万人，髋部骨折病例为23万。脊柱和髋部骨折的第一年，患者的死亡风险增高，长期的慢性疼痛和功能障碍也很常见，对跌倒的畏惧还可导致卧床、孤独，并容易患上老年抑郁症。同时，骨质疏松症是一个消耗国家大量医疗资源和经济资源的慢性疾病，严重影响患者生活质量，给社会尤其是医疗保健系统带来沉重经济负担。

一、发生原因与特点

OF的发生，主要是受到骨性因素（增加骨骼脆性）和骨外因素（增加创伤风险）两方面的影响。一方面，由于骨量减少，骨质量衰退，微结构破坏造成了骨本身机械强度的降低，抗外加应力的功能明显减弱；另一方面，主要是由于骨骼缺乏保护，跌倒倾向增加，这些可能与中老年患者身体衰退、特定疾病和药物的影响以及环境恶劣等因素有关。约1/3的老年人至少一年跌倒一次，较高瘦的患者比矮胖者更易骨折。腕骨骨折或椎体骨折是绝经后女性骨质疏松的早期表现，而腕骨骨折则更常见于年龄相关的骨质疏松的晚期。一般骨量越低，创伤如咳嗽或翻身引起骨折的可能性越大。脑血管疾病、帕金森病、关节炎、白内障和视网膜退化、一过性黑矇、急迫性尿失禁、镇静药、降血压药、酒精等疾病或者药物容易造成老年患者的跌倒，而室内照明差、路滑、路面不平、浴室缺乏辅助设施等原因是不良的环境因素。

OF属于脆性骨折，从形态结构角度具有两种特点：由骨疲劳的累积与骨内微裂隙的发展而来的骨折，单纯髓内的骨小梁骨折又称为微骨折，长骨骨骺端或椎体内的骨小梁骨折即属于此种类型，一般影像学检查方法不易被发现，MRI成像从髓内信号的异常有助于作出判断和鉴别；另一类型是松质骨与皮质骨的完全性骨折，如髋部股骨颈、转子间的骨折、桡骨远端与肱骨近端骨折，且以粉碎性骨折多见。骨小梁骨折与缺损，往往导致力学结构的破坏，尤其是联接性骨小梁结构的损伤，使应力载荷的分散与传递受阻，最终因应力集中使骨结构进一步受到破坏，由微骨折发展为完全性的脆性骨折。

中国最新版《骨质疏松性骨折干预循证临床诊疗指南》从临床治疗与预后角度总结出OF的特点，主要包括：①卧床制动会发生快速骨丢失，会加重骨质疏松症；②骨折部位骨质量差，多为粉碎性，复位和固定困难，效果不满意；③骨折内固定后稳定性差，内植物易松动，脱出，植骨易被吸收；④骨折愈合过程缓慢，易发生骨折延迟愈合甚至不愈合；⑤同一骨折部位及其他部位再骨折风险高；⑥骨折多发生在老年人群，常合并其他系统疾病，并发症多，诊疗过程复杂；⑦骨折后致残率、死亡率较高。

二、临床诊断

OF 的诊断应结合患者的年龄、性别、绝经史、脆性骨折史及临床表现等因素以及影像学检查和（或）BMD 检查、骨转换生化标志物等结果进行综合分析后作出诊断。

（一）症状与体征

骨折发生率在骨质疏松患者中约占 20%，往往是骨质疏松症患者作为首发症状而就诊的原因。患者有 OF 史或轻微外伤史。可出现疼痛、肿胀、功能障碍等症状，畸形、骨擦感（音）、异常活动等体征，但是也有患者骨折后缺乏上述典型表现。

身高变矮或驼背畸形提示存在多个椎体的楔形变或压缩骨折。在 70 岁以后比自身青年期最高身高丢失 4cm 以上，往往存在严重骨质疏松症。在 WHO 的诊断标准中，如果 BMD 值低于峰值 2.5SD，而且合并有脆性骨折或脆性骨折史者，可以确诊为严重骨质疏松症。椎体骨折常常因平地滑倒，臀部着地的传达暴力所致，一旦某一椎体发生了骨折，则暴力终止，极少会发生 2 个或 2 个以上的椎体骨折，如同时发生 2 个或 2 个以上椎体骨折，一般由于直接撞击性损伤或因腰、腹部肌肉强烈的保护性收缩所致。在严重骨质疏松患者中，仅由自身躯体重力作用即可造成椎体的压缩与变形。

（二）辅助检查

影像学检查与实验室检查对于骨质疏松及 OF 都是十分重要的诊断手段。

1. 常规 X 线检查　对骨折诊断的重要性在于显示骨折的部位、程度、移位方向和畸形的类型。普通 X 线检查包括：①摄片应包括损伤部位上、下邻近关节，髋部骨折应包括双侧髋关节；②除有骨折征象外，还有骨质疏松的表现；③椎体压缩骨折时，有楔形变或"双凹征"，部分可表现为椎体内"真空征"、假关节形成。

2. CT 断层扫描　对于 X 线二维图像诊断不能确定，骨折移位方向不能肯定时，CT 扫描有助于确定诊断。CT 检查主要包括：①移位复杂的髋部、踝部、肱骨近端骨折，需应用 CT 和（或）三维成像；②为明确关节内或关节周围骨折、椎管内压迫情况等，可考虑 CT 检查。

3. MRI 成像技术　近年来也被较广泛地应用于 OF 的诊断，并已被证实具有重大价值。在髓内骨折（微骨折）诊断方面，X 线及 CT 往往都不能明确诊断，常常依据外伤史，局部疼痛与压痛被诊断为挫伤。① MRI 依据微骨折造成的髓内水肿、出血导致含水量的变化敏感地通过信号异常反映出来，对于干骺端及椎体内的微骨折诊断 MRI 具有重要价值。②对于鉴别新鲜骨折与陈旧骨折，尤其是多个椎体呈楔形变时，MRI 能够鉴别出其中新鲜骨折的椎体，对正确作出定位诊断以及避免盲目治疗非常有益。③在鉴别 OF 及骨肿瘤引起的病理性骨折时，MRI 检查包括脂肪抑制技术等方法也有利于帮助作出鉴别诊断。④ MRI 可同时显示周围的软组织病变，诸如合并的脊髓、神经、血管的损伤及周围的血肿等病理变化。

4. 骨扫描（single-photon emission computed tomography，SPECT/emission computed tomography，ECT）：适用于不能行 MRI 检查的患者，有助于判断疼痛责任椎体。

5. BMD 检查 拟诊断为 OF 的患者在条件允许时可行 BMD 检查，也可在术后进行。BMD 的检查方法较多（如 DXA，QCT 等），其中 DXA 是目前国际公认的 BMD 检查方法。参照 WHO 推荐的诊断标准，DXA 测定 BMD 值低于同性别、同种族健康成人的骨峰值不足 1 个标准差属正常（T 值 ≥ –1.0SD）；降低 1~2.5 个标准差为骨量低下或骨量减少（–2.5SD < T 值 < –1.0SD）；降低程度等于或大于 2.5 个标准差为骨质疏松（T 值 ≤ –2.5SD）；降低程度符合骨质疏松诊断标准，同时伴有一处或多处骨折为严重骨质疏松。

6. 实验室检查 常规术前检查，必要时检查血钙磷、24h 尿钙、25 羟维生素 D、降钙素和 PTH 等。根据病情需要，有条件者可检测骨转换生化标志物（包括骨形成和骨吸收指标）：①骨形成指标包括血清碱性磷酸酶、骨钙素、骨源性碱性磷酸酶、Ⅰ型前胶原 C 端肽（P1CP）和 N 端肽（P1NP）。②骨吸收指标包括晨空腹尿钙/肌酐比值、尿吡啶啉和脱氧吡啶啉、尿Ⅰ型胶原交联 C– 末端肽和 N 端肽、血清 TRACP 及Ⅰ型胶原交联 C– 末端肽（CTX），Ⅰ型胶原交联 N– 末端肽（NTX）等。③国际骨质疏松基金会（IOF）推荐首选Ⅰ型原胶原 N– 端前肽和血清Ⅰ型胶原交联 C– 末端肽这两项指标。④低 BMD 并高骨转换率提示骨折风险明显增加。⑤骨转换指标可作为敏感的疗效观察指标，一般治疗后 3 个月即可见明显变化。

《中国人骨质疏松症诊断标准专家共识（第三稿·2014 版）》指出脆性骨折的诊断需具备以下三条：①无明确暴力损伤史或具有低能量损伤史，例如：从人站立或更低的高度跌倒为低能量损伤；②骨折影像学检查证据；③需要鉴别诊断，排除其他原因造成的骨折（如：继发性骨质疏松、骨肿瘤等）。

（三）鉴别诊断

原发性骨质疏松性骨折的诊断应注意与继发性骨质疏松导致的骨折进行鉴别，继发性骨质疏松的病因很多，主要包括骨转移瘤、多发性骨髓瘤等骨肿瘤，甲状旁腺功能亢进症、甲状腺功能亢进和性激素缺乏等内分泌代谢疾病，其他系统性疾病，药物性骨质疏松症。OF 主要发生于老年患者，且部位多在富含松质骨的长骨干骺端、椎体等部位。这些部位也是骨转移瘤常见部位，老年人群也是转移瘤或者多发性骨髓瘤的易感人群。骨痛是肿瘤骨转移患者最常见的症状，超过 50% 的患者在诊断骨转移之前或当时均有骨痛的经历。多发性骨髓瘤不只是一种恶性骨髓疾病，也是一种以骨骼破坏为特征的全身性骨病。因此需要对全身骨骼，以及血细胞和骨髓瘤细胞进行仔细检查。继发性骨质疏松症可发生于各年龄段，除有骨质疏松症的表现外，往往有原发病的临床表现和实验室检查异常，其骨质疏松的严重程度往往与原发疾病相关，当原发病治愈或缓解后，骨质疏松通常会好转。此外，骨质疏松性脊柱骨折往往外伤较轻，或无明显外伤史，因此，易漏诊或误诊为腰背肌劳损。

除了详细询问病史，仔细查体，必要的生化检查外，影像学检查具有重要价值，常规 X 线摄片，CT 扫描，骨扫描，MRI 显像以及 PET–CT 等合理应用都有助于鉴别诊断。必要时可以进行组织活检以便作出病理学的确定性诊断。

（高景华　魏戌　李晋玉）

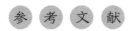

[1] Siris ES，Adler R，Bilezikian J，et al. The clinical diagnosis of osteoporosis：a position statement from the National Bone Health Alliance Working Group. Osteoporos Int，2014，25（5）：1439–1443.

[2] 徐苓 . 骨质疏松症诊断、预防、治疗. 北京：人民军医出版社，2012：1–140.

[3] 文天林，孙天胜，王玲 . 骨质疏松症的流行病学、病因和分类. 人民军医，2010，53（9）：662–663.

[4] 沈霖 . 骨质疏松症. 北京：中国医药科技出版社，2010：30–32.

[5] D'Amelio P，Isaia GC. Male Osteoporosis in the Elderly. Int J Endocrinol，2015：907689.

[6] 孟迅吾 . 原发性骨质疏松症的诊断和防治. 中华内分泌代谢杂志，2006，22（3）：205–208.

[7] 张亚军，刘忠厚，张鹏 . 绝经后骨质疏松症流行病学研究进展. 中国骨质疏松杂志，2010，16（3）：229–234.

[8] 黄武，刘幼硕 . 老年性骨质疏松症的诊断及治疗要点. 中华老年医学杂志，2005，24（12）：939–941.

[9] 丁超，孙强 . 老年性骨质疏松症相关问题研究进展. 中国骨质疏松杂志，2016，22（3）：372–375.

[10] 田伟 . 实用骨科学. 北京：人民卫生出版社，2007：226–227.

[11] Lim LS，Hoeksema LJ，Sherin K，et al. Screening for osteoporosis in the adult U. S. population：ACPM position statement on preventive practice. Am J Prev Med，2009，36（4）：366–375.

[12] Watts NB，Adler RA，Bilezikian JP，et al. Osteoporosis in men：an Endocrine Society clinical practice guideline. J Clin Endocrinol Metab，2012，97（6）：1802–1822.

[13] 肖建德 . 实用骨质疏松学. 北京：科学出版社，2004：7–19.

[14] 李险峰 . 骨质疏松症的临床类型及其特点. 新医学，2007，38（5）：344–347.

[15] 中华医学会骨质疏松和骨矿盐疾病分会 . 继发性骨质疏松症诊疗指南（讨论稿）. 中华全科医师杂志，2006，5（8）：459–460.

[16] 巨鹏，蒋电明 . 常见继发性骨质疏松症发病机制研究进展. 检验医学与临床，2013，10（11）：1464–1466.

[17] 冯正平，邓华聪 . 糖尿病性骨质疏松发病机制的研究进展. 中国骨质疏松杂志，2012，18（3）：281–285.

[18] Roux C. Osteoporosis in inflammatory joint diseases. Osteoporos Int，2011，22（2）：421–433.

[19] 夏维波 . 甲状腺功能亢进症合并骨质疏松症药物治疗的特殊性. 药品评价，2016，13（1）：5–8，13.

[20] 于善江，康轶鑫，刘忠厚 . 类风湿关节炎并发骨质疏松的研究进展. 中国骨质疏松杂志，2011，17（12）：1098–1102，1060.

[21] 关欣，王秀茹，王宽婷，等 . 类风湿关节炎患者骨质疏松症患病及治疗现状. 中国骨质疏松杂志，2016，9（1）：22–26.

[22] 李雪虹，宫世强，韩小婉，等 . BMP–2 表达上调剂的筛选及其抗骨质疏松活性研究. 中国医药生物技术，2015，10（3）：236–241.

[23] Vestbo J，Hurd SS，Agust í AG，et al. Global strategy for the diagnosis，management，and prevention of chronic obstructive pulmonary disease：GOLD executive summary. Am J Respir Crit Care Med，2013，187（4）：347–365.

[24] Leidig–Bruckner G，Roth HJ，Bruckner T，et al. Are commonly recommended dosages for vitamin D supplementation too low？Vitamin D status and effects of supplementation on serum 25–hydroxyvitamin D levels——an observational study during clinical practice conditions. Osteoporos Int，2011，22（1）：231–240.

[25] Graat–Verboom L，van den Borne BE，Smeenk FW，et al. Osteoporosis in COPD outpatients based on bone

mineral density and vertebral fractures. J Bone Miner Res, 2011, 26(3): 561-568.

［26］ Jaramillo JD, Wilson C, Stinson DS, et al. Reduced Bone Density and Vertebral Fractures in Smokers. Men and COPD Patients at Increased Risk. Ann Am Thorac Soc, 2015, 12(5): 648-656.

［27］ 罗彤, 高毅. 过度节食及营养缺乏对女性骨质疏松症发病机制的影响概况. 山东中医杂志, 2014, 33 (1): 72-74.

［28］ 陈阳, 马信龙, 马剑雄. 废用性骨质疏松症的研究进展. 中国骨质疏松杂志, 2013, 19(12): 1286-1290.

［29］ 朱斌, 郭华, 郝喜娟, 等. 失重性骨质疏松的发生机制及中药对其防治作用的研究进展. 中国骨伤, 2012, 25(7): 611-616.

［30］ Schwetz V, Pieber T, Obermayer-Pietsch B. The endocrine role of the skeleton: background and clinical evidence. Eur J Endocrinol, 2012, 166(6): 959-967.

［31］ 胡咏新, 徐书杭, 刘超. 继发性骨质疏松症病因学研究进展. 江苏医药, 2016, 42(3): 315-316.

［32］ Clarke BL. Corticosteroid-induced osteoporosis: an update for dermatologists. Am J Clin Dermatol, 2012, 13 (3): 167-190.

［33］ 栾图, 卫四来. 青少年、成年特发性骨质疏松症中西医诊断与治疗. 实用中医内科杂志, 2013, 27(6x): 162-163.

［34］ 刘利民. 关注老年骨质疏松性骨痛. 北京医学, 2014, 36(10): 785-786.

［35］ 夏仁云, 李光辉. 重视骨质疏松性骨痛的治疗与研究(一). 中国骨质疏松杂志, 2011, 17(10): 577.

［36］ 刘忠厚. 骨质疏松诊断. 香港: 中国现代文艺出版社, 2011: 541-557.

［37］ Binkley N, Adler R, Bilezikian JP, et al. Osteoporosis diagnosis in men: the T-score controversy revisited. Curr Osteoporos Rep, 2014, 12(4): 403-409.

［38］ 刘忠厚, 杨定焯, 朱汉民, 等. 中国人骨质疏松症建议诊断标准(第二稿). 中国骨质疏松杂志, 2000, 6 (6): 1-3.

［39］ 张智海, 沈建雄, 刘忠厚. 中国人骨质疏松症诊断标准回顾性研究. 中国骨质疏松杂志, 2004, 10(3): 255-262, 287.

［40］ 邱蕾, 常静, 杨轶文, 等. 不同临床症状对中老年骨质疏松的诊断价值. 中国老年学杂志, 2009, 29(3): 352-354.

［41］ Grey A, Cundy T. Bone density testing in older women. JAMA, 2012, 308(14): 1428.

［42］ 程晓光, 李勉文, 李娜, 等. 定量 CTBMD 测量(QCT) 在骨质疏松症诊治中的临床应用 2007 国际临床 BMD 学会(ISCD)共识摘录. 中国骨质疏松杂志, 2012, 18(11): 969-973.

［43］ Engelke K, Adams JE, Armbrecht G, et al. Clinical use of quantitative computed tomography and peripheral quantitative computed tomography in the management of osteoporosis in adults: the 2007 ISCD Official Positions. J Clin Densitom, 2008, 11(1): 123-162.

［44］ 李晓玉, 李娜, 苏永彬, 等. 腰椎定量 CT 与双能 X 线 BMD 测量对老年男性骨质疏松的诊断效能比较. 中国骨质疏松杂志, 2012, 18(11): 980-983.

［45］ Jin N, Lin S, Zhang Y, et al. Assess the discrimination of Achilles InSight calcaneus quantitative ultrasound device for osteoporosis in Chinese women: compared with dual energy X-ray absorptiometry measurements. Eur J Radiol, 2010, 76(2): 265-268.

［46］ 李超, 齐青, 董健, 等. 定量超声在骨质疏松中的应用及评价. 中国骨质疏松杂志, 2011, 17(10): 933-936.

［47］ 杨芳, 姚燕, 郭蔚莹, 等. 定量超声检测技术对骨质疏松症诊断价值的 Meta 分析. 中国骨质疏松杂志,

2012,18(3):197–202.

［48］ 李丹,刘春,雷高娇,等.定量超声对骨质疏松症诊断价值的Meta分析.中国骨质疏松杂志,2012,18
(8):709–712.

［49］ Cheng X,Wang L,Wang Q,et al. Validation of quantitative computed tomography–derived areal bone
mineral density with dual energy X–ray absorptiometry in an elderly Chinese population. Chin Med J(Engl),
2014,127(8):1445–1449.

［50］ Kanis JA,Melton LJ 3rd,Christiansen C,et al. The diagnosis of osteoporosis. J Bone Miner Res,1994,9(8):
1137–1141.

［51］ 刘忠厚,杨定焯,朱汉民,等.中国人原发性骨质疏松症诊断标准(试行).中国骨质疏松杂志,1999,5
(1):1–3.

［52］ 张智海,刘忠厚,李娜,等.中国人骨质疏松症诊断标准专家共识(第三稿·2014版).中国骨质疏松杂
志,2014,20(9):1007–1010.

［53］ 张智海,刘忠厚,石少辉,等.中国大陆地区以–2.5SD为诊断的骨质疏松症发病率文献回顾性研究.
中国骨质疏松杂志,2015,21(1):1–7,24.

［54］ Gourlay ML,Overman RA,Ensrud KE,et al. Bone Density Screening and Re–screening in Postmenopausal
Women and Older Men. Curr Osteoporos Rep,2015,13(6):390–398.

［55］ 中华医学会骨质疏松和骨矿盐疾病分会,中华医学会骨科学分会骨质疏松学组.骨质疏松性骨折患
者抗骨质疏松治疗与管理专家共识.中华骨质疏松和骨矿盐疾病杂志,2015,8(3):189–195.

［56］ 林燕萍,苏友新,刘献祥.骨质疏松性骨折.福州:福建科学技术出版社,2008:1–50.

［57］ Roberts KC,Brox WT. AAOS Clinical Practice Guideline:Management of Hip Fractures in the Elderly. J Am
Acad Orthop Surg,2015,23(2):138–140.

［58］ Mao H,Zou J,Geng D,et al. Osteoporotic vertebral fractures without compression:key factors of diagnosis
and initial outcome of treatment with cement augmentation. Neuroradiology,2012,54(10):1137–1143.

［59］ 张焱,沈静.绝经后妇女骨质疏松性骨折易发因素的流行病学研究.中国地方病防治杂志,2014,29
(1):5–6.

［60］ Cong E,Walker MD. The Chinese skeleton:insights into microstructure that help to explain the epidemiology
of fracture. Bone Res,2014,2:14009.

［61］ 黄公怡.骨质疏松性骨折及其临床特点.中华骨科杂志,2008,28(1):74–77.

［62］ 邱贵兴,裴福兴,胡侦明,等.中国骨质疏松性骨折诊疗指南(骨质疏松性骨折诊断及治疗原则).中华
骨与关节外科杂志,2015,8(5):371–374.

［63］ Khandelwal S,Chandra M,Lo JC. Clinical characteristics,bone mineral density and non–vertebral
osteoporotic fracture outcomes among post–menopausal U. S. South Asian Women. Bone,2012,51(6):1025–
1028.

［64］ Gourlay ML,Overman RA,Fine JP,et al. Time to Osteoporosis and Major Fracture in Older Men:The MrOS
Study. Am J Prev Med,2016,50(6):727–736.

［65］ Lentle B,Cheung AM,Hanley DA,et al. Osteoporosis Canada 2010 guidelines for the assessment of fracture
risk. Can Assoc Radiol J,2011,62(4):243–250.

［66］ Papaioannou A,Morin S,Cheung AM,et al.2010 clinical practice guidelines for the diagnosis and
management of osteoporosis in Canada:summary. CMAJ,2010,182(17):1864–1873.

［67］ Fidler JL,Murthy NS,Khosla S,et al. Comprehensive Assessment of Osteoporosis and Bone Fragility with CT

Colonography. Radiology, 2016, 278(1):172–180.

[68] Biver E, Chopin F, Coiffier G, et al. Bone turnover markers for osteoporotic status assessment?A systematic review of their diagnosis value at baseline in osteoporosis. Joint Bone Spine, 2012, 79(1):20–25.

[69] 高超, 王联营, 田治海, 等. 骨质疏松性椎体压缩骨折的临床及影像学分析. 现代医用影像学, 2009, 18(4):234–236.

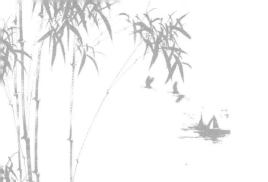

第四章

骨质疏松症治疗

由于中西医在骨质疏松症发病原因和机制认识上有所不同，西医药物治疗骨质疏松症主要有三类，基础治疗药物、骨吸收抑制剂、骨形成促进剂，中医药治疗骨质疏松症以补肾壮骨、活血化瘀通络为主，以健脾益气、养血柔肝、祛风湿为辅。本章重点介绍中西医治疗骨质疏松症的基本原则，以及相应的药物、饮食、运动疗法和中医特色疗法的临床应用。

第一节　骨质疏松症西医治疗

一、基本原则

骨质疏松症是多因素影响的复杂致病过程，常用的治疗干预包括药物、饮食、运动疗法。

（一）药物干预

依据国内外公认的骨质疏松症临床实践指南，主要包括三类：基础治疗药物、骨吸收抑制剂、骨形成促进剂。此外，部分药物具有多重治疗作用。

（二）饮食配合

骨质疏松症包括骨矿物质和骨基质的减少，骨矿物质主要由钙、磷和一些微量元素组成，骨基质主要由胶原蛋白组成。当饮食中缺少钙、磷、蛋白质微量元素和维生素，即可导致骨质疏松，因此饮食疗法是骨质疏松症的重要干预方法。

（三）运动预防

鼓励患者参加运动锻炼，研究证实适宜的运动疗法有利于骨质形成。如因骨痛需暂时卧床，也应鼓励在床上尽可能进行四肢和腹、背部肌肉的主动或被动运动，防止发生失用性肌肉萎缩和骨质疏松进一步加重。疼痛改善后，应争取早日下床进行行走功能锻炼。

如有明确的病因，如糖尿病、原发性甲状旁腺功能亢进症等，应在临床医生的指导下，首先关注原发性疾病的治疗，然后再根据骨质疏松症临床实践指南进行相关治疗。

二、药物疗法

本节内容主要是针对原发性骨质疏松症的临床治疗，重点参考《原发性骨质疏松症诊治指南（2011 年)》等各国最新指南确定。

（一）药物干预的适应证

具备以下情况之一者，需考虑药物治疗：①确诊骨质疏松症患者（BMD：T 值 ≤ -2.5)，无论是否有过骨折；②骨量低下患者（BMD：-2.5<T 值 <-1.0）并存在一项以上骨质疏松危险因素，无论是否有过骨折；③无 BMD 测定条件时，具备以下情况之一者，也需考虑药物治疗：已发生过脆性骨折；亚洲人骨质疏松自我筛查工具（osteoporosis self-assessment tool for Asians，OSTA）筛查为"高风险"；骨折风险预测简易工具（WHO fracture risk assessment tool，FRAX®）计算出髋部骨折概率 ≥ 3% 或任何重要的 OF 发生概率 ≥ 20%。

（二）抗骨质疏松药物

抗骨质疏松药物有多种，其主要作用机制也有所不同。根据药物主要作用机制对临床常用的抗骨质疏松药物作简要介绍。

1. 基础治疗药物

（1）钙剂：2014 年美国国家骨质疏松症基金会（NOF）的预防和治疗骨质疏松症临床医生指南认为，人体 99% 的钙储量在骨骼中，终身足够的钙摄入量对于人体获得理想的峰值骨量和随后维持骨骼健康是必要的。当外源性钙供应不足时，骨组织从骨骼吸收出钙，释放到血液，以保持血清钙水平的恒定。因此，足够的钙摄入量对骨骼健康是很重要的。基于钙的生物学作用，几项流行病学研究已经证实钙摄入量和骨密度或骨质量之间存在正相关关系。因此，鼓励足够的钙摄入量或服用钙补充剂已经成为治疗或预防骨质疏松症的基本策略。

欧美国家女性每日钙的需要量在绝经前是 1000~1200mg，绝经后为 1200~1500mg/d。日本对骨质疏松症患者其标准为 700~800mg/ 日，中国营养学会推荐 18~50 岁人群钙摄入量为 800mg/d，绝经后妇女和老年人每日钙摄入推荐量为 1000mg。中国营养学会制定的《中国居民膳食营养素参考摄入量》中推荐，50 岁以上的人适宜摄入钙量为 1000mg/d。第四次全国膳食营养调查显示城乡居民钙摄入量仅为 391mg/ 日，相当于推荐摄入量的 41%。

因此，每天除了食物以外，平均应补充的钙量为 500~600mg/d。然而，目前尚无充分证据表明单纯补钙可以替代其他抗骨质疏松药物治疗。钙剂选择要考虑其安全性和有效性，高钙血症时应该避免使用钙剂。同时应注意避免超大剂量补充钙剂潜在增加肾结石和心血管疾病的风险。

（2）维生素 D：维生素 D 在钙吸收、骨骼健康、肌肉性能、人体平衡和跌倒的风险中起主要作用。维生素 D 在骨骼和矿物质代谢中起着关键作用。维生素 D 能增加肠道吸收钙和磷酸盐，促进骨矿化。维生素 D 也对骨细胞有直接作用。因此，临床上维生素 D 不足会伴有骨质疏松症和骨折，维生素 D 缺乏可导致骨矿化缺陷，造成佝偻病和骨软化症。因此，维持充足的维生素 D 状态是骨骼健康的必要的先决条件。同时，大量研究证明维生素 D 对非骨骼疾病（包括心血管疾病、糖尿病、癌症、感染和自身免疫性疾病）具有潜在预防作用。

80%~90% 的维生素 D 为阳光下经皮肤合成，老年人由于户外活动少，皮肤合成维生素 D 能力仅为青年人的 1/4，是维生素 D 缺乏的高危人群。国际骨质疏松基金会推荐 60 岁以上者每天补充 800~1000IU 维生素 D，能将跌倒和骨折的风险降低约 20%，并认为上述剂量具有安全性，建议老年人血清 25 羟 – 维生素 D（25-hydroxyvitamin D，25-OHD）水平等于或高于 30ng/ml（75nmol/L）以降低跌倒和骨折的风险。中国指南推荐剂量成年人为 200IU（5μg），老年人为 400~800IU（10~20μg），维生素 D 用于治疗骨质疏松症时为 800~1000IU（20~25μg）。

2. 骨吸收抑制剂

（1）双磷酸盐类（bisphosphonates）：双磷酸盐是国内外临床实践指南推荐治疗骨质疏松症的主流药物，其药物作用主要是抑制 OC 活性，进而减少骨再吸收。不同双磷酸盐抑制骨吸收的效力差别很大，因此临床上不同双磷酸盐药物使用的剂量及用法也有所差异。

1）阿仑磷酸钠

适应证：国内已被中国国家食品药品监督管理总局（China food and drug administration，CFDA）批准的适应证为 PMOP、男性骨质疏松症和药物引起的骨质疏松症。

疗效：临床研究证明增加骨质疏松症患者腰椎和髋部 BMD、降低发生椎体及非椎体骨折的风险最长临床资料长达 10 年。

用法：口服片剂，70mg，每周 1 次和 10mg，每日 1 次；还有阿仑磷酸钠 70mg+ 维生素 D_3 2800IU 的复合片剂，每周 1 次。为避免该类药物口服时对上消化道的刺激反应，建议阿仑磷酸钠应空腹服药，用 200~300ml 白开水送服，服药后 30 分钟内不要平卧，应保持直立体位（站立或坐立）。另外，在此期间也应避免进食牛奶、果汁等饮料及任何食品和药品。

注意事项：胃及十二指肠溃疡、反流性食管炎者慎用。

不良反应：腹痛，腹泻，恶心，便秘，消化不良，如不按规定服用方法者可有食管溃疡，偶有血钙降低，短暂白细胞升高，尿红细胞、白细胞升高。

2）依替磷酸钠

适应证：国内已被 CFDA 批准的适应证为 PMOP、男性骨质疏松症和糖皮质激素诱发的骨质疏松症。

疗效：临床研究证明增加骨质疏松症患者腰椎和髋部 BMD、降低椎体骨折风险。

用法：口服片剂，每次 0.2g，一日两次，两餐间服用。本品需间歇、周期服药，服药 2 周后需停药 11 周，然后重新开始第二周期，停药期间可补充钙剂及维生素 D。服药两小时内，避免食用高钙食品（例如牛奶或奶制品）以及含矿物质的营养补充剂或抗酸药。

注意事项：肾功能损害者、孕妇及哺乳期妇女慎用。

不良反应：可出现腹部不适、腹泻、软便、口炎、头痛、皮疹等。

3）伊班磷酸钠

适应证：国内已被 CFDA 批准的适应证为 PMOP。

疗效：临床研究证明增加骨质疏松症患者腰椎和髋部 BMD、降低发生椎体及非椎体骨折的风险。

用法：静脉注射剂，每 3 个月一次间断静脉输注伊班磷酸钠 2mg，入 250ml 生理盐水，静脉滴注 2 小时以上。

注意事项：肾脏肌酐清除率 <35ml/min 的患者不宜使用。

不良反应：少数患者可出现体温升高，有时也会出现类似流感的症状，例如发烧、寒战、类似骨骼和（或）肌肉疼痛的情况。在大多数情况下，不需要专门治疗，几小时或几天之后，症状会自动消失。个别病例还会出现胃肠道不适。由于肾脏钙的排泄减少，常伴有血清磷进水平降低（通常不需治疗）。血清钙的水平可能会降至正常以下。

4）利噻磷酸钠

适应证：国内已被 CFDA 批准的适应证为 PMOP 和糖皮质激素诱发的骨质疏松症。有些国家批准治疗男性骨质疏松症。

疗效：临床研究证明增加骨质疏松症患者腰椎和髋部 BMD、降低发生椎体及非椎体骨折的风险。

用法：口服片剂，每天 1 片（5mg/ 片）或每周 1 片（35mg/ 片），服法同阿仑磷酸钠。

注意事项：胃及十二指肠溃疡、反流性食管炎者慎用。此外，低钙血症、对同类药过敏者和不能站立 30 分钟以上者慎用。

不良反应：①消化系统可引起上消化道紊乱，表现为吞咽困难、食管炎、食管或胃溃疡，还可引起腹泻、腹痛、恶心、便秘等；②其他如流感样综合征、头痛、头晕、皮疹、关节痛等。

5）唑来磷酸

适应证：PMOP。

疗效：唑来磷酸不仅可降低 PMOP 妇女新发骨折风险，降低死亡率，且在糖皮质激素相关性骨量丢失的预防和治疗，以及骨量减少人群能有效增加 BMD，降低骨转换标记物水平。

用法：静脉注射剂，唑来磷酸 5mg，静脉滴注至少 15 分钟以上。每年只用 1 次。

注意事项：肾脏肌酐清除率 <35ml/min 的患者禁用。

不良反应：本品最常见的不良反应是发热，其他不良反应主要包括：全身反应：乏力、胸痛、腿浮肿、结膜炎。消化系统：恶心、呕吐、便秘、腹泻、腹痛、吞咽困难、厌食。心血管系统：低血压。血液和淋巴系统：贫血、低钾血症、低镁血症、低磷血症、低钙血症、粒细胞减少、血小板减少、全血细胞减少。肌肉与骨骼：骨痛、关节痛、肌肉痛。肾脏：血清中肌酸酐值升高（与给药的时间有关）。神经系统：失眠、焦虑、兴奋、头痛、嗜眠。唑来磷酸静脉滴注不良反应通常发生在给药后 3 天内，以发热、骨痛和肌痛最常见。低血钙（<2.075mmol/L）往往发生在静滴后 9~11 天。

（2）降钙素类（calcitonin）：降钙素是一种钙调节激素，能抑制 OC 的生物活性和减少 OC 的数量，从而阻止骨量丢失并增加骨量。降钙素类药物的另一突出特点是能明显缓解骨痛，对 OF 或骨骼变形所致的慢性疼痛以及骨肿瘤等疾病引起的骨痛均有效，因而更适合有疼痛症状的骨质疏松患者。目前应用于临床的降钙素类制剂有 2 种：鲑鱼降钙素和鳗鱼降钙素类似物。

1）鲑鱼降钙素

适应证：国内已被 CFDA 批准的适应证为治疗 PMOP。

疗效：临床研究证明增加骨质疏松症患者腰椎和髋部 BMD。随机双盲对照临床试验研究证据显示每日 200U 合成鲑鱼降钙素鼻喷剂降低发生椎体及非椎体骨折的风险。能明显缓解骨痛。

用法：鲑鱼降钙素制剂有鼻喷剂和注射剂两种。鲑鱼降钙素鼻喷剂应用剂量为每日 200IU；鲑鱼降钙素注射剂一般应用剂量为 50IU/ 次，皮下或肌内注射，根据病情每周 2~7 次。

注意事项：过敏体质者慎用，可按照药品说明书的要求确定是否做过敏试验。

不良反应：恶心、呕吐、面部潮红和头晕，与剂量有关，且静脉注射比肌内注射或皮下给药更常见。多尿和寒战通常会自发性停止，只有个别情况才有必要暂时减少药物剂量。

2）鳗鱼降钙素

适应证：国内已被 CFDA 批准的适应证为 PMOP。

疗效：临床研究证明增加骨质疏松症患者腰椎和髋部 BMD。能明显缓解骨痛。

用法：注射制剂，用量为每周 20U，肌内注射。

注意事项：过敏体质者慎用，可按照药品说明书的要求确定是否做过敏试验。

不良反应：少数患者可有面部潮红、恶心等不良反应，偶有过敏现象。休克：偶引起休克，故应注意观察，若出现症状，应停药并给予适当处置。过敏表现：出现皮疹，荨麻疹等时应停药。循环系统：可见颜面潮红、胸部压迫感、心悸。消化系统：可见恶心、呕吐、腹泻、食欲不振、胃灼热，偶出现腹痛、口渴。神经系统：可见头痛、眩晕、步态不稳，偶出现手足搐搦、耳鸣。肝脏：可见谷草转氨酶、谷丙转氨酶升高。电解质代谢：可见低钠血症。注射部位：可见局部疼痛。其他：可见浮肿、瘙痒感、发热、寒战、全身乏力，偶见哮喘发作、发汗、指端麻木、咽部薄荷样爽快感、尿频、视力模糊、乏力感。

3）雌激素类（estrogen）

适应证：60 岁以前的围绝经和绝经后妇女，特别是有绝经期症状（如潮热、出汗等）及有泌尿生殖道萎缩症状的妇女。

疗效：临床研究已证明激素疗法，包括雌激素补充疗法和雌、孕激素补充疗法能阻止骨丢失，降低骨质疏松性椎体、非椎体骨折的发生风险，是防治 PMOP 的有效措施。

用法：有口服、经皮和阴道用药多种制剂。药物有结合雌激素、雌二醇、替勃龙等。激素治疗的方案、剂量、制剂选择及治疗期限等应根据患者情况个体化选择。

注意事项：①严格掌握实施激素治疗的适应证和禁忌证，已行子宫切除的妇女应只用雌激素，不加孕激素。有子宫者应用雌激素时应配合适当剂量的孕激素制剂，以对抗雌激素对子宫内膜的刺激。②绝经早期（<60 岁）开始用，受益更大，风险更小。③应用最低有效剂量。④治疗的方案、剂量、制剂选择及治疗期限等应根据患者情况实现个体化治疗。⑤坚持定期随访和安全性监测（尤其是乳腺和子宫）。⑥是否继续用药应根据每位妇女的特点每年进行利弊评估。

不良反应：长时间使用应关注其可能的安全性问题，如卒中、血栓栓塞事件以及增加乳腺癌风险等。

禁忌证：雌激素依赖性肿瘤（乳腺癌、子宫内膜癌）、血栓性疾病、不明原因阴道出血及活动性肝病和结缔组织病为绝对禁忌证。子宫肌瘤、子宫内膜异位症、有乳腺癌家族史、胆囊疾病和垂体泌乳素瘤者慎用。

4）选择性雌激素受体调节剂类（selective estrogen receptor modulator，SERM）

适应证：国内已被 CFDA 批准的适应证为治疗 PMOP。

疗效：临床试验表明雷洛昔芬可降低骨转换至女性绝经前水平，阻止骨丢失，增加 BMD，降低发生椎体骨折的风险。降低雌激素受体阳性浸润性乳癌的发生率。

用法：口服，每日一片雷洛昔芬（Raloxifene，60mg）。

注意事项：潮热症状严重的围绝经期妇女暂时不宜用。

不良反应：所有安慰剂对照的临床研究中静脉血栓栓塞事件，包括深静脉血栓，肺栓塞和视网膜静脉血栓发生的频率约 0.7% 或 3.25 例 /1000 患者 / 年。少数患者服药期间会出现潮热和下肢痉挛症状，与安慰剂比较，使用雷洛昔芬的病人血管扩张（潮热）的发生轻度增加，小腿痛性痉挛。

3. 骨形成促进剂

（1）甲状旁腺激素：甲状旁腺激素（parathyroid hormone，PTH）是维持机体钙磷代谢平衡的重要激素。类似物包括 PTH 相关肽（parathyroid hormone relatedpeptide，PTHrP）和人工合成的 PTH（1–34），又称特立帕肽（teriparatide），两者均可识别和激活 PTH 受体而发挥相应的生物学作用。当 PTH 以正常生理浓度脉冲式分泌时，可抑制 OB 凋亡并延长成骨作用的时间；促进前 OB 分化和成熟，促进衬里细胞向 OB 转化，导致 OB 数量增多和活性增强，从而促进骨形成，使骨量和骨强度增加。

适应证：国外已批准用于治疗男性和女性严重骨质疏松症。

疗效：临床试验表明 PTH（1–34）能有效地治疗绝经后严重骨质疏松，提高 BMD，降低椎体和非椎体骨折发生的危险。

用法：目前推荐的治疗方案是特立帕肽皮下注射 20μg/d。虽然皮下注射是目前治疗的主要给药方式，但长期治疗患者的依从性较差。

注意事项：一定要在专业医师指导下应用。用药期间应监测血钙水平，防止高钙血症的发生。治疗时间不宜超过 2 年。

不良反应：特立帕肽常见不良反应包括一过性头痛、恶心、肌肉痛性痉挛和高钙血症。

（2）氟化物制剂：氟化物是氟离子直接刺激 OB，能够增加中轴骨与外周骨骨量，但增加中轴骨骨量作用明显。

适应证：治疗原发性骨质疏松症。

疗效：治疗 3~6 个月可有效地改善骨质疏松的症状，治疗 1 年后可增加脊柱、股骨等 BMD，降低脊柱骨折发生率。

用法：代表药物特乐定（氟钙定，Tridin），每次 1 片，每日 3 次，最好进餐时同服。应每日按时服药，至少坚持 1 年。

注意事项：儿童或发育期间，妊娠、哺乳期间、骨软化、严重肾衰、高血钙及高尿钙禁用。用药后出现关节疼痛应减量或者暂时停药。应激性骨折时，应停止使用本品 2~3 周。肢体骨折，必须停药直至骨小梁钙化。

不良反应：长期治疗后偶见关节疼痛，特别是下肢关节。胃肠道反应罕见。

4. 具有抑制骨吸收和促进骨形成双重作用的制剂

（1）锶（strontium）：锶是人体必需的微量元素之一，参与人体许多生理功能和生化效应。研究发现锶盐可抑制 OC 活性，降低骨吸收，并可促进前 OB 的增殖和分化，增加 OB 的活性与骨基质的合成，具有抑制骨吸收和促进骨形成的双重作用。人工合成的锶盐雷奈酸锶（strontium ranelate），是新一代抗骨质疏松药物。

适应证：国内已被 CFDA 批准的适应证为 PMOP。

疗效：体外实验和临床研究均证实雷奈酸锶可同时作用于 OB 和 OC，具有抑制骨吸收和促进骨形成的双重作用。临床研究证实应用雷奈酸锶治疗能显著高 BMD，改善骨微结构，降低发生椎体骨折及所有非椎体骨折的风险最长临床资料长达 10 年。

用法：口服，每日 2g，睡前服用，最好在进食 2 小时之后。

注意事项：不宜与钙和食物同时服用，以负影响药物吸收。不推荐在肌酐清除率 <30ml/min 的重度肾功能损害的患者中使用。

不良反应：常见的不良反应包括恶心、腹泻、头痛、皮炎和湿疹，一般在治疗初始时发生，程度较轻，多为暂时性，可耐受、对该药发生超敏反应的报告很少。

（2）活性维生素 D 及其类似物：包括 1，25 双羟维生素 D3（骨化三醇）和 1α 羟基维生素 D3（α- 骨化醇）。前者因不再需要经过肝脏和肾脏羟化酶羟化就有活性效应，故得名为活性维生素 D。而 1α 羟基维生素 D3 则需要经 25 羟化酶羟化为 1，25 双羟维生素 D3 后才具活性效应。所以，活性维生素 D 及其类似物更适用于老年人、肾功能不健全以及 1α 羟化酶缺乏的患者。

1）1，25 双羟维生素 D3（骨化三醇）

适应证：国内已被 CFDA 批准为治疗骨质疏松症药物。

疗效：骨化三醇在骨形成和骨吸收两方面有双向调节作用。适当剂量的活性维生素 D 能促进骨形成和矿化，并抑制骨吸收。临床荟萃分析显示活性维生素 D 对增加 BMD 有益，能增加老年人肌肉力量和平衡能力，降低跌倒的危险，进而降低骨折风险。

用法：口服，每日 0.25~0.5μg。

注意事项：长期使用应注意监测血钙和尿钙水平。

不良反应：由于骨化三醇能产生维生素 D 的作用，所以可能发生的不良反应与维生素 D 过量相似，如高血钙综合征或钙中毒（取决于高血钙的严重程度及持续时间）。偶见的急性症状包括食欲减退，头痛，呕吐和便秘。慢性症状包括营养不良，感觉障碍，伴有口渴的发热，尿多，脱水，情感淡漠，发育停止以及泌尿道感染。

2）1α 羟基维生素 D3（α- 骨化醇）

适应证：国内已被 CFDA 批准为治疗骨质疏松症药物。

疗效：适当剂量的 α- 骨化醇能促进骨形成和矿化，并抑制骨吸收。研究表明活性维生素 D 及其类似物对增加 BMD 有益，能增加老年人肌肉力量和平衡能力，降低跌倒的危险，进而降低骨折风险。

用法：口服，每日 0.5~1.0g。

注意事项：肝功能不全者可能会影响疗效，不建议使用。

不良反应：小剂量单独使用（<1.0μg/d）一般无不良反应，长期大剂量用药或与钙剂合用可能会引起高钙血症和高钙尿症。偶见食欲不振、恶心、呕吐及皮肤瘙痒感等。

（3）维生素 K_2（四烯甲萘醌）：四烯甲萘醌是维生素 K_2 的一种同型物，是 γ- 羧化酶的辅酶，在 γ- 羧基谷氨酸的形成过程中起着重要的作用。γ- 羧基谷氨酸是骨钙素发挥正常生理功能所必需的。动物试验和临床试验显示四烯甲萘醌可以促进骨形成，并有一定抑制骨吸收的作用。

适应证：国内已被 CFDA 批准治疗 PMOP，国外已批准用于治疗骨质疏松症，缓解骨痛，提高骨量，预防骨折发生的风险。

疗效：能够增加骨质疏松患者的骨量，预防骨折发生的风险。

用法：成人口服 15mg，1 日 1 次，饭后服用（空腹服用时吸收较差，必须饭后服用）。

注意事项：①出现皮疹、皮肤发红、瘙痒时，应停止用药；②服药注意：本品系脂溶性制剂，空腹服用时吸收较差，必须让患者饭后服用。且饮食中脂肪含量较少时本品的吸收率也会降低；③发药注意：应指导患者从铝塑包装中取出药剂后服用。禁忌用于服用华法林的患者。

不良反应：少数患者有胃部不适、腹痛、皮肤痛痒、水肿和转氨酶暂时性轻度升高。

（三）抗骨质疏松药物临床应用需注意的问题

为更好地治疗骨质疏松症，国内学者根据骨质疏松症疾病和各种药物特点，提出诸多对临床有指导性的建议。

1. 联合用药　关于联合用药问题虽然尚待大型前瞻性临床研究予以证实，但充足的元素钙和维生素 D 补充是所有治疗的基础，关于活性维生素 D，更多的是与其他抑制骨吸收或者促进骨形成药物联合应用，应该更多关注其在改善肌力、降低跌倒方面的功效。基于有效性、安全性和经济性考虑，以下情况不能合用：两种二磷酸盐制剂；SERMs 类药物（如雷洛昔芬）和二磷酸盐类药物；雌激素和 SERMs 类药物；雷奈酸锶和二磷酸盐类药物等。

2. 提高用药依从性和长期治疗　为提高依从性和长期治疗，临床医生常常在初诊时就告诉患者：①治疗至少要 1 年；②每 3~6 个月复查血钙、磷、甲状旁腺素和骨转换指标等；③1 年时复查 BMD，根据检查结果再决定是否还要治疗。一般来说，服药需要 1~3 年；如果有骨折，就需要 3~5 年。

三、饮食疗法

骨质疏松的主要成分是来自饮食中的钙、蛋白质等物质，因此首先必须掌握好饮食，采用科学合理的饮食方式，在营养上不断给予补充以预防骨质疏松发生或者减少 OF 的发生。

（一）保持健康的生活方式和饮食习惯

坚持健康的生活方式，摄入富含维生素 D、钙、低盐和适量蛋白质的均衡膳食，提倡改变饮食习惯，包括多吃奶制品及富含维生素的蔬菜、食品和水果，避免嗜烟、酗酒，慎用影响骨代谢的药物。大量酒精摄取会加速钙的流失，直接影响 OB 的活性，抑制钙及其他维生素的吸收。此外，应尽量避免喝咖啡与浓茶。嗜好喝咖啡者较不喝者易流失钙，茶叶内的咖啡因可明显遏制钙在消化道中的吸收和促进尿钙排泄，造成骨钙流失，日久诱发骨质疏松。

（二）优先保证钙、维生素 D 和蛋白质的充分摄入

国际骨质疏松基金会提出"摄取富含维生素 D、钙质和蛋白质的均衡饮食来关爱骨骼健康"，对于饮食防治骨质疏松症具有重要的指导意义。人体中的钙元素主要存在于骨骼

和牙齿中，以羟基磷酸钙晶体 $Ca_{10}(PO_4)_6$ 形式存在。通过膳食来源达到最佳钙摄取是最优的办法。钙的膳食补充应注意钙含量和钙吸收率，奶制品和豆制品的摄入量是膳食钙的最佳来源，是提高钙摄入量的关键。牛奶中含有大量的蛋白质、维生素、氨基酸（赖氨酸、色氨酸、蛋氨酸、亮氨酸、异亮氨酸、苯丙氨酸、缬氨酸）、微量元素，1478 例福州地区绝经后妇女喝牛奶与 BMD 研究显示喝牛奶组腰椎 BMD 明显高于不喝牛奶组，具有显著统计学差异（$P=0.015$）。其他含钙食物来源有：蔬菜（如花茎甘蓝、卷心菜、大白菜）、豆腐、豆类、虾皮、小鱼、坚果等。面食和谷类含钙虽低，但进食较多，也能提供一定量的钙。

获得足够的维生素 D 主要有三个途径：①通过室外活动照射日光来获得维生素，在阳光温暖的时候每天只需要 30 分钟以上的户外活动即可达到目的。②摄入富含维生素 D 的天然食物，这些食物包括各种蛋黄、全脂牛奶、富含脂肪的海鱼、鱼油、肝脏、肾脏等。③活化维生素 D 可直接促进钙结合蛋白生成，增加肠钙吸收，刺激 OB 形成、减少骨量丢失。服用维生素 D 补充剂，应注意按说明书控制服用剂量，因为过量时可能发生中毒。复合维生素制剂中通常会含有维生素，因此服用几种含有维生素 D 的营养品时，一定要计算食物和药剂中的维生素总量。

蛋白质是合成骨基质的物质，对恢复已丢失的骨质不可缺少。但高蛋白和高脂肪食物会增加尿钙的排出和影响钙质的吸收。蛋白质宜以豆制品、鲜鱼、鲜鸡蛋等为主。长期的蛋白质营养缺乏可导致骨基质蛋白质合成不足，新骨生成减少，发生骨质疏松症的风险增加。通过增加饮食中植物蛋白的摄入，并减少动物蛋白，可以减少骨组织的流失或髋骨骨折的危险。

（三）补充适量微量元素

人体内微量元素平衡失调是疾病发生的病理基础，微量元素在骨质疏松的发生、发展过程中也扮演着重要的角色。虽然微量元素在骨组织的成分中含量甚微，却是人体骨骼正常生长发育的必需因子，在调节骨代谢和骨重建中发挥重要作用。

1. 磷（P）　骨组织中所含的磷主要以无机磷的形式存在，即与钙构成骨盐成分。血浆中磷分为有机磷和无机磷两类，与蛋白结合的磷称为有机磷，占大部分。血液中的磷完全以无机磷酸盐的形式存在，在骨内与钙结合成不稳定的磷酸钙，并与骨不断地进行交换。磷有调节骨细胞活性，促进骨基质的合成与骨矿物质的沉积并抑制骨吸收的作用，因而绝对不应忽视低磷饮食的危险。成人每日磷推荐摄入量为 800mg。相反，高磷饮食可减低肠钙吸收、刺激甲状旁腺水平升高，也被认为是骨质疏松的危险因素。因此，平时应适量摄入磷，钙磷比例应该维持 1∶1。动物实验证明，钙磷比例低于 1∶2 时，钙从骨骼中溶解和脱出增加。

2. 镁（Mg）　镁是组成骨的主要成分，人体镁的 60% 存在骨内，当镁摄入不足时则从骨中释出镁。镁促进骨、牙齿及细胞形成，是正常骨细胞间质的形成所需要的。镁在骨的矿质代谢中有关键的调节作用，与钙调激素亦有关系。镁不足可刺激 PTH 分泌，促进骨吸收。镁增强 PTH 靶组织的敏感性以及激活维生素 D 代谢，是帮助、促进钙吸收的重要元素，镁缺乏则可改变钙的代谢及钙调激素，补充镁可改善骨矿质密度。

3. 钾（K）　钾对骨健康的重要性主要通过其对钙稳态的影响来实现，特别是调节尿钙存留和排泄，最新研究显示含钾制剂能够降低骨转换和 24 小时尿钙的排泄。

4. **钠（Na）**　饮食中钠盐过多，在肾小管重吸收过程中就会有更多的钠离子与钙离子竞争，使钙的排泄量增加。同时，钠盐还会刺激甲状旁腺，使甲状旁腺素分泌增加，从而激活 OC 膜上的腺苷酸环化酶，破坏骨质代谢的动态平衡。

5. **锌（Zn）**　机体锌总量的 30% 分布于骨骼，分别以金属酶结合形式参与骨代谢或以离子形式伴随钙沉积于骨中。有研究显示锌含量与 BMD 密切相关，锌含量降低可能与绝经后妇女骨质疏松症、老年男性骨质疏松症发病有关。

6. **铜（Cu）**　铜缺乏对骨代谢的影响临床主要表现为骨质异常，骨皮质变薄，骨骺软骨变宽等。赖氨酸氧化酶是铜依赖酶，缺铜使此酶的活性降低，其结果使胶原和弹性蛋白不能交联，胶原纤维的形成发生障碍，骨内缺乏胶原纤维使成骨活性下降。

7. **锰（Mn）**　骨细胞的分化过程需要 RNA 聚合酶催化，黏多糖的合成必须依赖锰激活的葡萄糖转移酶催化。锰缺乏时，骨细胞分化及其重要结构成分的合成受到抑制，组织结构发生缺陷，骨骼呈现异常。

（四）增加维生素

影响骨健康的维生素主要包括维生素 A、维生素 B、维生素 C、维生素 E、维生素 K 等。

1. **维生素 A**　维生素 A 是一类复合物，包括类胡萝卜素和视黄醇，其基本作用是维持正常生长发育、暗适应及细胞分化。一些研究证实长期过量摄入维生素 A 会导致骨重吸收、软骨硬化和高钙血症。有证据表明，OB 和 OC 中都含有视黄醛，因此维生素 A 在骨重建中发挥重要作用。维生素 A 水平过高或过低都对骨骼健康不利。动物类食品，红色、黄色、橙色蔬菜是维生素 A 的良好来源。

2. **维生素 B**　富含 B 族维生素的食物包括不油腻的内脏、粗粮、奶类、蛋黄、菇类等，必要时可以口服复合维生素 B 片。国内研究显示，食用适量牛肉可能为骨质疏松的保护因素，一方面，牛肉中含有大量的 B 族维生素（主要为维生素 B_{12} 和维生素 B_6），维生素 B_{12} 缺乏被认为与低水平的骨形成标志物存在联系；另一方面，牛肉中含有丰富的共轭亚油酸，共轭亚油酸作为新资源食品，在增加 BMD、预防骨质疏松所起到的作用也得到了学者的认同。

3. **维生素 C**　维生素 C 是骨基质羟脯氨酸合成不可缺少的，若缺乏即可使骨基质合成减少，同时维生素 C 作为胶原交联的必需因子，与骨健康密切相关。新鲜的蔬菜水果富含维生素 C。

4. **维生素 E**　维生素 E 会促进体内促骨退化细胞的分裂，在正常情况下，促骨退化细胞与促骨更生细胞相互合作，保证人体骨骼的健康。

5. **维生素 K**　1975 年，研究者首次提出维生素 K 参与人体骨代谢的假说，认为补充维生素 K 可促进骨形成，降低骨分解代谢，对骨质疏松有积极的预防和治疗作用。摄入富含维生素 K 的深绿色叶菜和大豆，可以帮助钙充分沉积入骨骼预防骨质疏松的效果更好。

除此之外，新鲜蔬菜和水果含有丰富的维生素 A、维生素 C、维生素 D 及铁、锌、磷等微量元素，有利于体内钙质的吸收和骨质的形成。有研究显示使用瓜类蔬菜 ≥ 75g/d 和食用芥兰类蔬菜 ≥ 10g/d 是绝经期妇女骨质疏松的保护因素，因此建议绝经期妇女多食用一些芥兰类蔬菜以预防骨质疏松的发生。同时，应注意食物烹调方法。一些蔬菜如菠菜、苋菜等，含有较多的草酸，影响钙的吸收。建议将菜在沸水中焯一下，滤水后再烹调，可减少部分草酸。其次，谷类中含植酸酶，可分解植酸盐释放出游离钙和磷，增加利用率。为了增加植酸酶的活性，可以先将大米加适量的水浸泡后再洗，在面粉、玉米粉、豆粉中加发酵剂发酵并延长发酵时间，均可使植酸水解，使游离钙增加。

四、运动疗法

科学研究已经证实运动锻炼是防治骨质疏松症很有效的方法。适当的运动对骨骼系统有良好的刺激作用，能防止骨钙丢失，促进骨的代谢。同时还可牵伸肌肉、韧带及关节囊，防止肌肉萎缩，起到保持运动功能、减少骨折的作用。运动是保证骨骼健康的有效措施之一，可以改善骨代谢、提高骨生物力学性能、增加 BMD。不同时期的运动作用效果不同，儿童期增加骨量，成人期获得骨量并保存骨量，老年期保存骨量减少骨丢失，因此，规则的运动应贯穿人的一生。不同的运动方式和运动强度、频率对 BMD 的影响也不同，应根据患者的实际情况，选择合适的运动方式。

（一）运动疗法的作用机制

运动能够不断地刺激骨组织，促进 OC 向 OB 转变，同时促进血液循环和神经体液的调节，有利于血钙向骨内的输送，使骨组织利用血钙的能力增强。在骨重建过程中，其形状、骨量及内部结构的变化取决于力学环境的需要，控制这些变化的主要因素只能是外力作用（生物力学因素），而骨量的增减则取决于外力作用的幅度。机械负荷一直被认为是调节骨代谢和重建的重要因素，所以通过以作用力和反作用力为主要因子的运动疗法是治疗骨质疏松症的一种关键手段。适宜的运动刺激有利于较高 BMD 的维持，且运动强度与 BMD 呈正相关，即运动强度越大，越有利于 BMD 的维持和提高。相反在减少应力的作用下，则会引起人体骨量的丢失，如长期卧床患者、宇航员、减肥者等。

老年人消化功能降低，纳差、进食少，致使蛋白质、钙、磷、维生素及微量元素摄入不足和营养不良，特别是维生素 D 缺乏。维生素 D 有促进骨细胞的活性作用，但从外界摄取和皮肤合成的维生素 D 需要在肾脏作用下转化为有活性的维生素 D_3，由于年龄的增长，肾功能减退而转化酶也随之减少，而又由于维生素 D 不能有效消化，使胃肠道的吸收下降造成骨形成不足。此外，钙、磷及蛋白质的摄入不足使钙、磷比例失调，都使骨的形成减少。

中老年女性骨质疏松症的发生与妇女体内雌激素水平的下降有着紧密的联系，尤其是雌二醇的改变。而适量运动可提高性激素（雌激素及雄激素）的水平，通过调节内分泌而作用于骨。当去卵巢大鼠体内缺乏雌激素时，中、低强度运动可以增加血清雌二醇水平，而当给去卵巢大鼠补充雌激素时，运动不能继续增加血清雌二醇水平。研究证明，有氧运动还可降低老年人血钙水平，抑制 PTH 分泌，促进骨形成，增加 BMD。

运动不仅可以通过激素对骨代谢有直接的调节作用，而且还可通过对细胞因子的作用而间接地产生调节作用。OPG-RANKL-RANK 在 OC 激活、生成、分化和成熟的过程中起着决定性作用，是非常重要的 OC 分化调节通路。另外，运动对骨骼的刺激还可以通过激活各种细胞通路如 Wnt、NF-κB、TGF-β/BMP 等信号转导通路促进 OB 的生长进而达到防治骨质疏松的作用。

（二）运动疗法的影响因素

1. 开展运动的年龄段对骨质疏松症的影响　峰值骨量是决定进入老年阶段是否发生

骨质疏松的重要因素。近年来，相关研究已明确骨质疏松症的发病与儿童及青少年时期骨量堆积不足（即峰值骨量低）有直接的关系，预防骨质疏松的关键在于建立足够的骨峰值。在青少年期开始进行体育运动能够显著提高骨的质量，为骨构建的最佳时期，可增加骨峰值。而且有证据表明，在儿童及青少年期就开始进行积极运动对于增加 BMD 是一个积极、有效且持久的因素。因此青少年期即开始坚持体育运动，将使生长期运动所获得的骨量在对抗增龄性骨量丢失（老年性骨质疏松）中发挥重要作用。

2. 运动方式对骨质疏松症的影响 运动干预治疗骨质疏松症的形式多样，包括抗阻性运动、耐力性运动、冲击性运动等。不同的运动方式产生的运动负荷不同，对骨骼产生的相应刺激不一样，进而对 BMD 的影响也各不相同。抗阻性运动即负重运动，是依靠自身力量克服外界阻力的运动方式，对肌肉和骨骼的负荷刺激最大。一般认为，适当的抗阻力运动比耐力运动对骨质疏松症的作用更好，抗阻训练的运动员 BMD 值要高于耐力训练的运动员。高冲击力运动是指对骨施加重力负荷作用的运动或者说是需要身体站立克服重力的运动，如跑步、体操、举重、篮球等；低冲击力运动是指仅克服阻力的运动或者说不需要站立的运动，如游泳、划船等。冲击性练习有助于提高骨骼的骨质量和 BMD，高冲击性运动比低冲击性运动更有助于达到理想的峰值骨量。

3. 运动强度对骨质疏松症的影响 不同强度的运动对 BMD 值的影响也不相同。轻强度运动对 BMD 无明显影响，中等强度的运动能够增加 BMD，改善骨质疏松症；运动强度过大可能对骨质疏松症产生负面影响。有研究显示，运动强度刺激有一个阈值，在该阈值下运动，运动强度增大，BMD 值提高，超过该阈值，刺激强度增大，BMD 值不再随之增长。就运动量来说，一般应达到最大摄氧量的 60%~70% 或最大心率的 70%~85%，这不仅能有效地增加 BMD，预防和延缓骨质丢失，还能使身体得到全面锻炼，增进健康提高体质。

4. 运动时间和频率对骨质疏松症的影响 运动的时间和频率并没有统一的标准，一般以能够耐受，次日不感疲劳为度。文献报道的干预性实验运动多以每周 3 次以上，每次30~120 分钟不等。骨骼对持续时间达到一定长度的刺激产生适应反应。骨重建周期需 3~4个月，超过此时间段的运动干预有效，骨量明显增加。

（三）具体运动疗法

根据 2015 年《运动防治骨质疏松专家共识》，除传统运动锻炼（太极拳、五禽戏、八段锦）外，指导意见中主要包括有氧运动、渐进抗阻运动、冲击性运动、负重运动、组合式运动、振动训练 6 类。

1. 有氧运动 有氧运动是指以糖和脂肪有氧代谢供能为主的运动，如自由健步走、户外步行，其提高心肺功能、预防心血管疾病等促进机体健康的作用已被大量医学研究证实。在一定的负荷范围内，有氧运动预防骨质疏松的效果与其运动强度及运动量成正比。有氧运动能够提高机体腰椎、股骨颈以及跟骨等部位的 BMD，同时在有氧运动干预方案中，大部分受试者都完成了试验，由此表明有氧运动能够有效地防止或延缓骨质流失，其效果主要受到运动方案的影响。其次是易于掌握，有较高的可执行性。在坐、立或卧位时，由于重力和耐力的双重原因，一旦不能有意识地保持正确的姿势就会加重症状，使脊柱变形甚至导致骨折，因此对骨质疏松症患者进行静力性体位训练，使其在日常生活和工作中保持正确的体位是十分必要的。

2. **渐进抗阻运动**　渐进抗阻训练能够增加肌肉的横截面积、肌纤维数量，从而提高肌肉力量。大量研究表明抗阻训练能够提高机体的BMD，防止骨质流失，从而起到预防骨质疏松的作用。这是因为在进行抗阻力量练习时，肌肉的牵拉力以及重力通过器械传递到骨骼的力量能对骨骼产生一定的刺激，进而促进骨形成。渐进抗阻训练能够提高受试者股骨颈、腰椎、大转子等部位的BMD，能有效地预防骨质疏松。但是抗阻训练在执行过程中较容易出现急性损伤，使得少数受试者无法继续坚持，其次是渐进抗阻训练执行难度相对较大，难以长期坚持，执行率较低。

3. **冲击性运动**　冲击性运动是指在运动过程中受力瞬间作用点对机体产生冲击性反作用力的运动，如跳跃后落地瞬间地面的反作用力或球拍击球瞬间击球点的反作用力等。这些反作用力的冲击能刺激骨骼，从而促进骨形成，防止骨质流失。有研究报道高冲击力项目的运动员比低冲击力项目运动员及静坐对照组拥有更高的BMD以及断面系数，球拍类项目的运动员优势臂比对侧臂有更高的BMD及断面系数。更多的研究证实冲击性运动能够提高绝经前期、绝经后女性髋部、股骨、胫骨、股骨颈、大转子等部位的BMD，防止骨质流失，从而达到预防及治疗骨质疏松的效果。

4. **负重运动**　负重运动形式较多，可以是抗阻训练（如负重蹲起、挺举等）或是在有氧运动及冲击性运动的基础上进行额外负重，以增加运动的强度，对机体骨骼形成更大的刺激。国外有研究报道绝经后女性每周3次的负重或者哑铃训练并适当补钙，1年后股骨颈、转子间及脊柱的BMD均有所提高，而单纯的雌激素治疗组则无明显变化。在骨质疏松的预防与治疗上，负重运动运动强度相对较大，易出现急性运动损伤或积累性的运动损伤，因此更适用于预防，适宜具备一定运动基础的锻炼者。

5. **组合式运动**　组合式运动是指由两种或两种以上的运动方式组合而成的运动项目，如采用有氧运动＋抗阻运动、冲击量运动＋太极拳等。其特点是运动项目丰富，既能全面提升身体素质，又能针对性地提高某个部位的BMD。组合式运动适用于各类人群，它能促进机体的肌肉力量、平衡能力、协调能力以及心肺功能等身体功能指标，从而提高机体的运动能力，使锻炼者能更好地接受并完成下一阶段的运动方案，形成良性循环，使运动的成骨效应达到最大化。大量研究表明，组合式运动能显著提高受试者的BMD，有效预防骨质疏松。

6. **振动训练**　振动训练是一种新兴的训练方法，目前在运动训练、康复理疗、航空等领域均得到广泛应用。相对于其他运动方式，全身振动训练具有简单、效果显著、训练方案可控性高等特点。全身振动训练的高频机械刺激能以相对较小的负荷达到较好的训练效果。已有研究表明，振动训练能够促进骨质生长，增强骨骼形态和强度，是预防及治疗骨质疏松的有效手段。

综上所述，不同的运动均具有一定的成骨效应，这种积极作用与运动项目特点、强度以及运动量密切相关。骨质疏松症多发于老年人及绝经后妇女，患者多伴有全身退行性变化，表现为机体细胞、组织和器官的结构和功能不断减退。故首先应考虑正确选择运动项目。建议在医生或者运动学专家指导下，选择适合自身的运动方式。

（四）运动预防的注意事项

运动锻炼前应做医学检查，判定心功能状况及有无心血管系统合并症，同时进行心血管功能负荷试验，确定最大心率或最大耗氧量，然后确定运动的强度，从而确保运动锻炼的安全、有效。运动量由小而大，循序渐进。经过一阶段的锻炼，再根据各自的条件和习惯缩短或延长时间，或适当加大运动强度和运动量。病情较重或体弱者，运动时间和量应酌情减少。

骨质疏松症患者的运动方法以天天进行为佳，隔天或每周3次也能使身体达到相当健康的水准。运动中应避免过多的爆发性、力量性练习和屏气动作，并加强自我监督。目的在于适时调整运动处方和锻炼计划，防止过度疲劳，避免发生运动损伤，诱发疾病的发生。运动期间，要适当进行日光浴并加强饮食中钙的摄入，这样有助于体内维生素D浓度增高及体内钙的吸收。必要时，应在医生的指导下适量补充药物。

定期检查身体，根据检查结果和运动感觉随时进行调整，以保证可靠的运动效果。患者在锻炼中要注意自我保护，学会自我监测，以防止运动损伤或骨折的发生。进行自我监测时应对呼吸、脉搏、血压、休息、情绪、疼痛、疲劳、大小便等指标进行综合评价，必要时应咨询医生的意见。

第二节　骨质疏松症中医药治疗

一、基本原则

中医药防治原发性骨质疏松症的原则是依据原发性骨质疏松症的中医证候遣方用药，从而达到"改善临床症状，提高BMD，降低骨折风险，提高生存质量"的目的。中药治疗原发性骨质疏松症应根据患者病情和预期目标，制定相应疗程。若明确以"改善临床症状"为目标，用药1个月后可评估临床症状改善情况，用药3个月后可检测骨转换标志物，监测治疗前后各指标的变化，评估中药治疗原发性骨质疏松症临床疗效；若明确以"增强BMD"为目标，临床用药时间不宜少于半年，可延长至1年以上，利用双能X线骨密度测量仪检测患者腰椎及髋部BMD，评估治疗前后BMD的变化；若明确以"降低骨折风险，提高生存质量"为目标，可用药1~3年后进一步评估骨折发生率。

对本病的治疗，历代中医文献均有描述。《黄帝内经》云："有骨痿者，补肾法以治之。"后世医家在这一治则的指导下，提出针对本病的许多治法方药。《千金翼方》提出："以饮食之精，自能下注于肾。"李东垣指出："元气非胃气不能滋之；善治病者，唯在调理脾胃。"朱丹溪亦曰："天癸既绝，皆从太阳治之。"张从正指出："夫治痿与治痹，其治颇异……新者为热，旧者为寒。"《济生方》提出："补脾不如补肾。"强调了补养先天的意义。张景岳主张："善补阳者，必于阴中求阳，则阳得阴助而生化无穷；善补阴者，必于阳中求阴，则阴得阳升而泉源不竭"，并认为："腰痛之虚证，十居八九，凡肾水真阴亏损、精血衰少而痛者，宜当归地黄饮及左归丸、右归丸为最，若病稍轻或痛不甚虚不甚者，如青娥丸、煨肾散、补髓丹、二圣丸、通气散之类，俱可择用"。《医宗必读》等有关论著中亦有不少专治本病的效方，如金刚丸、牛膝丸、加味四斤丸、煨肾丸、虎潜丸、起痿至神汤、补肝丸等。

临床中，本病辨治多以补肾为主，阴阳为纲。如清代陈士铎在《石室秘录·痿病证治》中分析效方"补降丹"的作用时指出："痿废之证，乃阳明火证肾水不足以滋之。若不平胃火而徒用补阴之剂，则饮食愈多，而两足益弱。降其胃中之火，火降矣，肾水益干，又将何物以充足其骨髓乎？"陈氏根据对本病的认识所制定的"降补丹"，即是补中有降，降中有补的具体体现。本方之效在于"胃火不升，自不耗肾中之阴，肾水既足，自能制胃中之火，两相济而两相成"。

老年人多因虚致实，痰、瘀、滞等病理产物滋生，故有学者提出"延缓衰老五脏宜通"的理论，使血脉通畅，气道宣通，髓道运通，则利于机体正常功能的恢复。骨质疏松症常见筋骨关节疼痛，所谓"痛则不通"，"久痛必入络，气血不行"。针对"络虚而痛"之证，叶天士指出"治当通补络脉"，强调"通补为宜，守补则谬"，"初补气血之中，必佐宣行通络之治"。《素问·调经论》曰："经脉者，所以行血脉而营阴阳，濡筋骨，利关节也。是故血和，则经脉流行，营复阴阳，筋骨强劲，关节清利矣。"气虚则推血无力，渐成血瘀。肾阴、肾阳的偏衰，脾虚气血生化乏源，气虚统摄无力均可导致血瘀，瘀血作为致病因素，此外，骨质疏松症最主要的症状是腰背疼痛持久，痛处固定不移，符合血瘀疼痛的特点。"通则不痛"，气血流通可缓解疼痛，促进机体恢复。张子和"唯以气血流通为贵"之说也与"以通为补，寓通于补"的观点一致。

总之，中医学治疗骨质疏松症治疗原则以"改善临床症状，提高 BMD，降低骨折风险，提高生存质量"为主；治疗大法以"补法""通法"为多，补益肝肾，益气活血为主。本节将从骨质疏松症的中药疗法、针刺疗法、练功疗法、艾灸疗法、药膳与膏方几方面加以系统论述。

二、中药疗法

中医药对骨质疏松症的防治源远流长，具有独特的治疗理论和显著的临床疗效，常用的中药疗法包括中药汤剂和中成药制剂内服。以下是 2011 年《原发性骨质疏松症中医临床实践指南》中推荐的辨证分型和治疗用药。

（一）中医辨证治疗和方药

依据中医基础理论，以阴阳为纲，再具体辨虚实、脏腑、气血，可将骨质疏松症分为以下四个证候类型：

1. 肾阳虚证

病机：肾阳不足，骨骼失于温煦、濡养。

治法：补肾壮阳，强筋健骨。

推荐汤剂：补肾壮骨冲剂和右归丸（《景岳全书》）加减。熟地黄，肉桂，鹿角胶，山药，山茱萸，枸杞子，当归，杜仲，菟丝子，巴戟天，骨碎补，三棱等。

加减：虚寒证候明显者，可加用仙茅，肉苁蓉，淫羊藿，干姜等以温阳散寒。

用法：水煎服，每日 1 剂，分 2 次服用。

推荐中成药：仙灵骨葆胶囊，一次 1.5g，一日 2 次，口服；强骨胶囊，一次 0.25g，一日 3 次，口服。

2. 肝肾阴虚证

病机：肝肾亏虚，阴精不足，骨骼失养。

治法：滋补肝肾，填精壮骨。

推荐汤剂：六味地黄汤（《小儿药证直诀》）加减。熟地黄，山药，山茱萸，茯苓，牡丹皮，泽泻，骨碎补，续断，淫羊藿等。

加减：阴虚火旺证明显者，可加知母、黄柏；疼痛明显者，可加桑寄生补肾壮骨。

用法：水煎服，每日 1 剂，分 2 次服用。

推荐中成药：固本壮骨胶囊，一次 2 粒，一日 3 次，口服；金天格胶囊，一次 1.2g，一日 3 次，口服。

3. 脾肾阳虚证

病机：脾虚不健，脾精不足，则肾精乏源，骨骼失养。

治法：补益脾肾，强筋壮骨。

推荐汤剂：金匮肾气丸（《金匮要略》）加减。山药，茯苓，白术，附子，熟地黄，山茱萸，牛膝，淫羊藿，骨碎补，杜仲，菟丝子，甘草等；骨立饮：党参，白术，茯苓，淫羊藿，蛇床子，丹参，补骨脂，熟地黄，怀牛膝加减。

用法：水煎服，每日 1 剂，分 2 次服用。

4. 血瘀气滞证

病机：气滞血瘀，阻滞经络，骨骼失养。

治法：理气活血，化瘀止痛。

推荐汤剂：身痛逐瘀汤（《医林改错》）加减。秦艽，羌活，香附，川芎，桃仁，红花，当归，没药，牛膝，地龙，甘草，五灵脂等。加减：骨痛以上肢为主者，加桑枝、姜黄；下肢为甚者，加独活、防己以通络止痛；久病关节变形、痛剧者，加全蝎、蜈蚣以通络活血。

用法：水煎服，每日 1 剂，分 2 次服用。

推荐中成药：骨疏康胶囊，一次 4 粒，一日 2 次，口服；骨疏康颗粒，一次 10g，一日 2 次，口服。

（二）古代文献中防治类似骨质疏松症方药

中医药治疗骨质疏松症源远流长，具有独特的治疗理论和显著的临床疗效，常用的中医药疗法包括中药汤剂内服、中成药内服、单味药内服和针灸疗法。现以清代为节点，整理与骨质疏松症可能有关的治疗方药。

古代方药

（1）中药复方

1）汤剂

地黄煎方

药物组成：生地黄汁、防风、黄芪、鹿角胶、当归、丹参、桑寄生、狗脊、牛膝、羊髓。

功效：益气活血，温肾助阳。

煎服法：上药捣细罗为散，先煎地黄汁，减一升，内前药末入汁中，次入髓，搅令匀，慢火煎如饧。收瓷合中，每于食前以温酒调下半匙。

出处：《太平圣惠方·卷第二十六·治骨极诸方》

补骨脂汤方

药物组成：补骨脂、附子、人参、肉苁蓉、五味子。

功效：温肾助阳，补虚健骨。

煎服法：上五味，咀如麻豆，每服三钱匕，水一盏，煎至七分，临熟入酒二分搅匀，去滓温服食前。

出处：宋·《圣济总录·卷第五十三·骨虚实》

苁蓉汤方

药物组成：肉苁蓉、菟丝子、人参、黄芪、木香、附子、补骨脂。

功效：补肾壮阳，益气健脾。

煎服法：上七味，咀如麻豆，每服三钱匕，水一盏，煎至七分，去滓温服食前。

出处：宋·《圣济总录·卷第五十三·骨虚实》

肾沥汤方

药物组成：人参、芍药、麦门冬、生干地黄、当归、甘草、芎䓖（川芎，中药大辞典第二版 南京中医药大学）、远志、白茯苓、五味子、干姜、黄芩、桂、羊肾（一具去脂膜猪肾亦可）。

功效：益气补虚，温肾培元。

煎服法：上一十四味，除肾外，粗捣筛，每服五钱匕，先用水二盏，煮羊肾一只，至一盏半，除肾下药末，并大枣二枚去核，同煎至一盏，去滓空心日午夜卧服，若遗小便，加桑螵蛸二十枚，切破炒。

出处：宋·《圣济总录·卷第九十二·骨极》

地仙煎

药物组成：山药、杏仁、生牛乳。

功效：滋肾益肝，补益骨髓。

煎服法：上先研杏仁极细，入生牛乳绞去汁，次取山药相拌，入新瓦器密封，安于釜中，重汤煮一日，煎成，每服一匕，空心用温酒调下。

出处：明·《普济方·第二百二十一·诸虚门·补虚理腰膝》

2）膏剂

记载于清·《成方切用·补养门·龟鹿二仙膏》。原文曰："治瘦弱少气，梦遗泄精，目视不明，精极之证。（五劳之外，又有六极，谓气极、血极、精极、筋极、骨极、肌极也。精生气，气生神。精极则无以生气，故瘦弱少气，气弱则不能生神，故目眊不明。精气不固，水不能制火，故遗泄而精愈耗也）"，药物组成：鹿角、龟板、枸杞、人参。先将鹿角龟板锯截，刮净水浸，桑火熬成胶，再将人参枸杞熬膏和入，每晨酒服三钱。

3）丸剂

附子丸方

药物组成：附子、肉苁蓉、补骨脂、鹿茸、杜仲、黄芪、五味子、牛膝、薯蓣、山茱萸、酸枣仁、芎䓖、柏子仁、肉桂。

功效：益气补虚，温肾壮骨。

煎服法：上药捣罗为末，炼蜜和捣三二百杵，丸如梧桐子大，每服，空心及晚食前，以温酒下三十丸。

出处：《太平圣惠方·卷第二十六·治骨极诸方》

地黄煎丸方

药物组成：生地黄、大麻仁、牛髓、白蜜、无灰酒、大枣、生天门冬、鹿角胶、石斛、覆盆子、酸枣仁、肉苁蓉、人参（去芦头）、附子、牛膝、白茯苓、五味子、熟干地黄、补骨脂、干漆、肉桂、杜仲、菟丝子。

功效：益肾强骨，益气滋阴。

煎服法：上药捣罗为末，入前地黄煎汁，以慢火熬，候可丸，即丸如弹子大，每服，以温酒化下一丸，空心午前晚后服，若要丸如梧桐子大，每服二十丸，其药腊月合弥佳。

出处：《太平圣惠方·卷第二十六·治骨极诸方》

熟干地黄丸方

药物组成：熟干地黄、白茯苓、牛膝、羚羊角屑、酸枣仁、萆薢、黄芪、肉苁蓉、桂心、石斛、薯蓣、人参（去芦头）。

功效：息风止痛，益气通阳。

煎服法：上药捣罗为末，炼蜜和捣三二百杵，丸如梧桐子大，每日空心及晚食前，以温酒下三十丸。

出处：《太平圣惠方·卷第二十六·治骨极诸方》

补益鹿茸丸方

药物组成：鹿茸、蛇床子、远志、熟干地黄、菟丝子、五味子、肉苁蓉、白茯苓、薯蓣。

功效：温肾益精，补骨生髓。

煎服法：上药捣罗为末，炼蜜和捣三二百杵，丸如梧桐子大，每服，空心及晚食前，以温酒下三十丸。

出处：宋·《太平圣惠方·卷第二十六·治五劳六极七伤通用诸方》

黄芪丸方

药物组成：黄芪、牛膝、桂心、熟干地黄、薯蓣、远志、覆盆子、巴戟、五味子、石斛、肉苁蓉、鹿茸。

功效：益气通阳，补肾益精。

煎服法：上药捣罗为末，炼蜜和捣三二百杵，丸如梧桐子大，每服，空心及晚食前，以温酒下三十丸。

出处：宋·《太平圣惠方·卷第二十六·治五劳六极七伤通用诸方》

牛膝丸方

药物组成：牛膝、白芍药、远志、黄芪、肉苁蓉、杜仲、续断、蛇床子、薯蓣、菟丝子、白茯苓、人参、鹿茸、巴戟天、柏子仁、桂心、五味子、石斛。

功效：益气通阳，续筋接骨。

煎服法：上药捣罗为末，炼蜜和捣五七百杵，丸如梧桐子大，每日空腹及晚食前，以温酒下三十丸。

出处：宋·《太平圣惠方·卷第二十六·治五劳六极七伤通用诸方》

巴戟丸方

药物组成：巴戟、远志、五味子、牛膝、熟干地黄、柏子仁、桂心、肉苁蓉、鹿茸、菟丝子、补骨脂、干漆（漆树科漆树属植物漆树树脂经加工后的干燥品《中药大辞典》南京中医药大学）。

功效：补骨生髓，温肾壮阳。

煎服法：上药捣罗为末，炼蜜和捣三二百杵，丸如梧桐子大，每服，空腹及晚食前，以温酒下三十丸。

出处：宋·《太平圣惠方·卷第二十六·治五劳六极七伤通用诸方》

石斛丸

药物组成：石斛、牛膝、山茱萸、续断、沉香、苁蓉、钟乳粉、熟地黄、桂、茯苓、泽泻、黄芪、菟丝子、蛇床子、山芋、附子、鹿茸、巴戟、杜仲、补骨脂。

功效：滋阴填精，温肾壮阳。

煎服法：上用为细末，炼蜜和丸，如桐子大，每服二十丸，至三十丸，空心温酒盐汤下。

出处：明·《普济方·第二百二十一·诸虚门·补虚理腰膝》

木瓜煎丸

药物组成：木瓜、菊花、地骨皮、骨碎补、牛膝、吴茱萸、胡椒、荜澄茄。

功效：祛风活络，补骨壮阳。

煎服法：上为细末，炼蜜和丸，如梧桐子大，每日空心服三钱，以温酒下。

出处：明·《普济方·第二百二十一·诸虚门·补虚理腰膝》

倍力丸

药物组成：补骨脂、桂心、缩砂（砂仁《中药大辞典》南京中医药大学）、附子、木香、安息香、鹿角胶。

功效：补肾壮阳，理气止痛。

煎服法：上为末，炼蜜并安息香膏相和，捣三二百杵，丸如桐子大，每日空心，以温酒下三十丸。

出处：明·《普济方·第二百二十一·诸虚门·补虚理腰膝》

牛膝木瓜丸

药物组成：牛膝、木香、巴戟、茴香子、木瓜、桂心。

功效：祛风通络，温肾壮阳。

煎服法：上将五味为末，入熟木瓜并艾，同捣千杵，丸如桐子大，每服二十丸，空心盐汤下。

出处：明·《普济方·第二百二十一·诸虚门·补虚理腰膝》

茴香子丸

药物组成：茴香子、桂心、巴戟、附子、补骨脂、干姜。

功效：通阳散寒，温肾培元。

煎服法：上为末，用羊肾二对，切取筋，以好酒二升，酒浸煮令烂，研和诸药末，更杵三二百杵，丸如桐子大，每日空心，姜酒下三十丸，晚食前服。

出处：明·《普济方·第二百二十一·诸虚门·补虚理腰膝》

安息香丸

药物组成：安息香、牛膝、鹿茸、桂心、附子、补骨脂。

功效：温肾益精，通阳止痛。

煎服法：上为末，以安息膏和丸，如桐子大，每服空心，温酒下三十丸。

出处：明·《普济方·第二百二十一·诸虚门·补虚理腰膝》

菟丝子丸

药物组成：菟丝子、牛膝。

功效：温肾壮阳，培补下元。

煎服法：上于银石器内，好酒浸之，令酒过药一寸，经五日，控干焙燥。捣罗为末，将原浸酒煮糊和丸，如桐子大，每服三十丸，空心食前酒下。

出处：明·《普济方·第二百二十一·诸虚门·补虚理腰膝》

四倍丸

药物组成：蜀椒、菟丝子、萆薢、牛膝。

功效：蠲痹止痛，温肾壮阳。

煎服法：上同为末，炼蜜和丸，捣五百杵，丸如桐子大，每服三十丸，至五十丸，早晚盐汤或酒任下，服之一年，行如奔马。

出处：明·《普济方·第二百二十一·诸虚门·补虚理腰膝》

香茸丸

药物组成：鹿茸、麝香（人工麝香替代）、沉香、山茱萸。

功效：芳香通络，温肾益精。

煎服法：上等分为末，入麝香研匀，炼蜜和丸，如桐子大，每服空心，温酒、盐汤任下三十丸。

出处：明·《普济方·第二百二十一·诸虚门·补虚理腰膝》

羊肾丸

药物组成：羊肾

功效：补肾气，益精髓。

煎服法：煮熟和炼成，拌乳粉半大两，空腹食之。

出处：明·《普济方·第二百二十一·诸虚门·补虚理腰膝》

硇砂丸

药物组成：硇砂（砂石类，采得后除去杂质，或可由人工合成《中药大辞典》南京中医药大学）、大附子、牛膝、干姜、苦参、吴茱萸、桃仁、木香、川楝子。

功效：理气活血，温肾壮阳。

煎服法：上九味，并杵为末，将硇砂膏并桃仁同拌和，别以烂蒸木瓜，去皮碎研，搜成剂，为丸如桐子大，每日空心，酒下三十丸，要行气疾，去附子、牛膝，却入郁李仁、牵牛各半两，生为末，如要补，即依原法用之。

出处：明·《普济方·第二百二十一·诸虚门·补虚理腰膝》

萆薢丸

药物组成：萆薢、牛膝、杜仲、酸枣仁、柏子仁、防风、天麻、肉苁蓉、桂心、补骨脂、附子、五味子、磁石、鹿茸、熟地黄、石斛、巴戟。

功效：温肾壮阳，益精填髓。

煎服法：上为末，入磁石研匀，炼蜜和捣三二百杵，丸如桐子大，每日空心，以温酒下三十丸。

出处：明·《普济方·第二百二十一·诸虚门·补虚理腰膝》

熟干地黄丸

药物组成：干地黄、牛膝、远志、巴戟、石斛、桂心、车前子、覆盆子、菟丝子、天门冬、何首乌、白茯苓、黄芪、鹿茸、附子。

功效：温阳散寒，益精填髓。

煎服法：上为末，炼蜜和捣三五百杵，丸如桐子大，每日空心，温酒下五十丸。

出处：明·《普济方·第二百二十一·诸虚门·补虚理腰膝》

乌头煎丸

药物组成：乌头、木瓜、牛膝、羌活、巴戟、苁蓉、青盐、青皮、香子（小茴香《中药大辞典》南京中医药大学）、狗脊、萆薢。

功效：祛风散寒，温肾助阳。

煎服法：上捣罗十味为末，入前二味膏中和匀，丸如桐子大，每服三十丸，空心，温酒盐汤任下。

出处：明·《普济方·第二百二十一·诸虚门·补虚理腰膝》

巴戟丸

药物组成：巴戟、黄芪、远志、牛膝、干地黄、山芋、桂心、五味子、附子、猪肾。

功效：益气温阳，培补肝肾。

煎服法：上捣罗九味为末，以猪肾和丸，如桐子大，每服二（三）十丸，温酒下。

出处：明·《普济方·第二百二十一·诸虚门·补虚理腰膝》

肾附丸

药物组成：羊肾、附子、钟乳粉、桂心、诃黎勒皮（诃子《中药大辞典》南京中医药大学）、赤箭、山茱萸、薯蓣、肉苁蓉、菟丝子。

功效：补虚损，温肾阳。

煎服法：上药为末，取羊肾，去筋膜，批作片子，每一片上铺药末一重，如此重重相隔，以尽为度，用湿纸裹数重了，更用盐泥重裹，入煻煨三炊后久，候火气过透，亦不得令焦，出药看作紫黑色即住，如肾未熟，即重封更煨，候得所，即捣三五百杵，入少水浸，蒸饼更捣，候可丸即丸，如桐子大，每日空心服，以温酒下三十丸，晚食前再服，三日后，已觉水脏温暖。

出处：明·《普济方·第二百二十一·诸虚门·补虚理腰膝》

羊肾煎丸

药物组成：羊脊骨、附子、槟榔、黄芪、枳壳、沉香、蜀椒、桂心、木香。

功效：温阳散寒，补肾壮骨。

煎服法：上捣罗为末，用硇砂二两飞过，法酒米醋各一升，同羊脊骨入银器内，文武火熬，令酒醋焙燥，杵罗为末，别用酒作面糊，同前八味药末和捣，丸如桐子大，每服二十丸，至三十丸，空心夜卧，温酒或盐汤下。

出处：明·《普济方·第二百二十一·诸虚门·补虚理腰膝》

补虚益精大通丸

药物组成：干地黄、干姜、当归、石斛、肉苁蓉、天门冬、白术、甘草、芍药、人参、麻子仁、紫菀、大黄、黄芩、蜀椒、防风、茯苓、杏仁、白芷。

功效：补肾活血，益气除痹。

煎服法：上为末，白蜜枣膏，丸如弹子大，空腹服一丸，日三服。

出处：明·《普济方·卷二百二十七·虚劳门·虚劳》

4）散剂

生干地黄散方

药物组成：生干地黄　　茯苓、当归、麦门冬、人参（去芦头）、车前子、黄芪、枳壳、白芍药、甘草、酸枣仁。

功效：活血止痛，行气通络。

煎服法：上药捣筛为散，每服四钱，以水一中盏，煎至六分，去滓，不计时候温服。

出处：宋·《太平圣惠方·卷第二十六·治骨极诸方》

八神散

药物组成：附子、乌头、草乌、防风、蛇床子、莨菪子（《中药大辞典》南京中医药大学）、马蔺子（《中药大辞典》南京中医药大学）、吴茱萸。

功效：温阳散寒，蠲痹止痛。

煎服法：上同用慢火，炒令烟出，急倾在净地上，拣取附子、防风、乌头等四味。杵罗为末散。以瓷盒子盛。每服一钱。空心。取井华水面东调下。日后渐加至三钱。

出处：明·《普济方·第二百二十一·诸虚门·补虚理腰膝》

5）丹剂

上丹

药物组成：五味子、百部、肉苁蓉、杜仲、巴戟、远志、枸杞子、防风、白茯苓、蛇床子、山药、柏子仁、菟丝子。

功效：温阳散寒，滋补肝肾。

煎服法：上为末，蜜丸梧子大。食前温酒、盐汤任下三十丸。

出处：宋·《活人事证方后集·卷之三·虚损门》

小丹

药物组成：熟地黄、肉苁蓉、五味子、菟丝子、柏子仁、石斛、巴戟、天门冬、蛇床子、覆盆子、续断、泽泻、人参、山药、远志、山茱萸、菖蒲、桂心、白茯苓、杜仲、天雄、钟乳粉。

功效：滋阴填髓，续筋接骨。

煎服法：上为末，蜜丸，如梧子大。食前，酒服三十丸至五十丸。忌五辛、生葱、芜荑、饧、鲤。虚人，多去钟乳，倍地黄；多忘，倍远志、茯苓；少气神虚，倍覆盆子；欲光泽，倍柏子仁；风虚，倍天雄；虚寒，倍桂心；小便赤浊，三倍茯苓，一倍泽泻；吐逆，倍人参。

出处：宋·《活人事证方后集·卷之三·虚损门》

麋茸圆

药物组成：麋茸（一两，治如鹿茸，无麋茸以鹿茸代）、菟丝子、舶上茴香。

功效：芳香通络，温肾助阳。

煎服法：上为末，以羊肾二对，法酒煮烂，去膜，研如泥，和圆，如梧子大，阴干。如肾膏少，入酒糊佐之。每服三五十圆，温酒、盐汤下。

出处：宋·《活人事证方后集·卷之三·虚损门》

聚宝丹

药物组成：白茯苓、山茱萸、五味子、干山药、石莲肉、鸡头肉、金樱子、巴戟、破故纸、牛膝、熟地黄、石菖蒲、远志、杜仲、枸杞子、龙骨、枳实、茴香、仙茅、苁蓉、沉香。

功效：温肾助阳，滋阴养肝。

煎服法：上为细末，枣肉为丸，如梧桐子大，每服五六十丸，以朱砂为衣，空心，温酒或盐汤下，如有气滞不顺，用木香调气散，入盐少汤调下。

出处：明·《普济方·卷二百二十七·虚劳门·虚劳》

（2）单味中药

1）淫羊藿：淫羊藿具有补肾壮阳，祛风除湿的功效。《本草纲目》中记载"益精气，强筋骨，补腰膝"，现代药理研究表明淫羊藿能增强下丘脑—垂体—性腺轴及肾上腺皮质轴、胸腺轴等内分泌系统的功能，能促进蛋白质合成、改善骨代谢，其水提物对大鼠骨质疏松具有一定的预防和治疗作用。

2）骨碎补：骨碎补具有活血续伤，补肾强骨的功效。《开宝本草》中记载"主破血，止血，补伤折"。现代药理研究表明骨碎补能促进骨对钙的吸收，提高血钙和血磷水平，有利于骨折的愈合；改善软骨细胞，推迟骨细胞退行性病变。

（3）蛇床子：蛇床子具有温肾壮阳，燥湿，杀虫止痒的功效。《神农本草经》中记载"除痹气，利关节"；《本草经疏》中记载"性能益阳，能已疾而又有补益也"。现代药理研究表明蛇床子能增加子宫、卵巢、前列腺等重量，其提取物含有睾酮和雌二醇，具有雌激素和雄激素样作用，其激素样作用可能就是睾酮、雌二醇直接作用于靶器官而引起的。蛇床子总香豆素可以对骨质疏松模型具有明显的治疗作用，这可能与其促进 OB 的增殖和分泌碱性磷酸酶，抑制 OB 分泌 NO、IL-1 和 IL-6 有关。

（4）补骨脂：补骨脂具有补肾壮阳，固精缩尿，温脾止泻，纳气平喘的功效。《开宝本草》中记载"治五劳七伤，骨髓伤败等"；《本草经疏》中记载"能暖水脏，阴中生阳，壮火益土之要药也"。现代药理研究表明补骨脂酚具有雌激素活性，但雌激素样副作用大大减少；能通过调节神经核血液系统，促进骨髓造血等；能减缓骨代谢、减少骨丢失，从而缓解甚至治疗骨质疏松症。

（5）黄芪：黄芪具有补气升阳，益卫固表，利水退肿，脱毒生肌的功效。《名医别录》中记载"补丈夫虚损，五劳羸瘦"。现代药理研究表明黄芪能促进机体代谢，抗疲劳，促进血清更新；在细胞培养中，能使细胞数明显增多，细胞生长旺盛，寿命延长。

（6）丹参：丹参具有活血祛瘀，凉血消痈，养血安神的功效。《日华子本草》中记载"养血定志，通利关节，治骨节疼痛，四肢不遂，破宿血，补新生血"；《本草便读》中记载"丹参功同四物，能祛瘀以生新"。现代药理研究表明丹参能促进骨折和皮肤切口的愈合。

（7）熟地黄：熟地黄具有补血养阴，填精益髓的功效。《本草纲目》中记载"填骨髓，长肌肉，生精血，补五脏内伤不足"；《药品化义》中记载"滋补真阴，封填骨髓，为圣药也"。现代药理研究表明熟地黄能对抗地塞米松对垂体—肾上腺皮质系统的抑制作用，并能促进肾上腺皮质激素的合成。

（8）续断：续断具有补益肝肾，强筋健骨，止血安胎，疗伤续折的功效。《神农本草经》中记载"折跌，续筋骨"；《本草经疏》中记载"续绝伤，补不足，理腰肾之要药"。现代药理研究表明续断能促进去卵巢小鼠子宫的生长发育。

（9）五加皮：五加皮具有补肝肾，强筋骨等作用。用于风湿痹痛，筋骨痿软，小儿行迟，体虚乏力，水肿、脚气。现代药理研究表明，五加皮可改善骨吸收与骨形成偶联失衡状况，即增加骨形成而抑制骨吸收，促进骨钙沉积，从而使骨生物力学指标显著改善。

（10）仙茅：仙茅可补肾阳，强筋骨，祛寒湿。用于阳痿精冷，筋骨痿软，腰膝冷痹，阳虚冷泻，老人遗尿，妇女更年期高血压。现代药理研究表明，仙茅酚苷类成分，特别是仙茅苷不仅具有免疫调节、抗氧化、抗骨质疏松及神经保护等作用，还能减少去卵巢骨质疏松大鼠的骨丢失，增加骨组织和血清中抗氧化酶的水平，增加过氧化氢损伤的 OB。

（11）虎骨：虎骨具有固肾益精、强筋健骨、益智延年、舒筋活血、通血脉、强筋健骨等功效。主要用于关节筋骨疼痛，腰腿软弱无力，惊悸癫痫，痔瘘脱肛。虎骨已禁用，目前临床用人工虎骨代替入药。现代药理研究表明，虎骨及其代用品含有丰富的胶原纤维，补充羟脯氨酸，从而有利于钙盐有序的沉着，达到补骨壮骨的目的。

（12）鹿茸：鹿茸具有壮肾阳，益精血，强筋骨，调冲任，托疮毒的作用，主要用于阳痿遗精，宫冷不孕，羸瘦神疲，畏寒，眩晕，耳鸣耳聋，腰背冷痛，筋骨痿软，崩漏带下，阴疽不敛。现代药理研究表明，从鹿茸中提取的多肽物质可抑制 IL-1 和 IL-6 的活性。IL-1 可以诱导 OC 有丝分裂，增加 OC 数量；IL-6 会加速骨骼的分解。此外，还可通过增加 OB 的数量和活性，促进骨质的沉积，达到治疗骨质疏松的作用。

（13）狗脊：味苦、甘、平，微温，无毒。主治腰背强，关节缓急，周痹寒湿，膝痛，颇利老人。现代药理研究表明，狗脊生、制品的正丁醇及乙酸乙酯提取物均可提高卵巢去势大鼠的子宫指数、降低血清碱性磷酸酯酶水平、提高骨皮质和骨松质的密度、提高骨生物力学指标，可以使骨小梁的排列更整齐、连续性更好，可用于防治骨质疏松症。

（三）治疗骨质疏松症现代方药

参考《原发性骨质疏松症中医临床实践指南》和《中医药防治原发性骨质疏松症专家共识（2015）》中的具体推荐药物，现将治疗骨质疏松症的常用中成药列举如下。

1. 中成药

（1）仙灵骨葆胶囊（国药准字 Z20025337）

药物组成：淫羊藿、续断、丹参、知母、补骨脂、地黄。

功效：滋补肝肾，接骨续筋，强身健体。

适应证：用于骨质疏松和骨质疏松症，骨折，骨关节炎，股无菌性坏死等。

（2）强骨胶囊（国药准字 Z20030007）

主要成分：骨碎补总黄酮

功效：补肾，强骨，止痛。

适应证：用于肾阳虚所致的骨痿，症见骨脆易折、腰背或四肢关节疼痛、畏寒肢冷或抽筋、下肢无力、夜尿频多；原发性骨质疏松症、骨量减少见上述证候者。

（3）骨疏康胶囊（国药准字 Z20003255）

药物组成：淫羊藿、熟地黄、骨碎补、黄芪、丹参、木耳、黄瓜子等。

功效：补肾益气，活血壮骨。

适应证：用于肾虚，主治气血不足所致的中老年骨质疏松症，伴有腰脊酸痛，足膝酸软，神疲乏力。

（4）金天格胶囊（国药准字 Z20030080）

主要成分：人工虎骨。

功效：健骨。

适应证：用于腰背疼痛，腰膝酸软，下肢痿弱，步履艰难等症状的改善。

（5）骨松宝胶囊（国药准字 Z20030084）

药物组成：淫羊藿、续断、知母、地黄、三棱、莪术、川芎、赤芍、牡蛎（煅）等。

功效：补肾活血、强筋壮骨。

适应证：用于骨痿（骨质疏松症）引起的骨折、骨痛及预防更年期骨质疏松。

（6）六味地黄丸（国药准字 Z11021283）

药物组成：熟地黄、山药、山茱萸、茯苓、牡丹皮、泽泻。

功效：滋阴补肾。

适应证：用于头晕耳鸣，腰膝酸软，遗精盗汗。

（7）加味青蛾丸（国药准字 Z11021105）

药物组成：补骨脂、杜仲、核桃仁、巴戟天（制）、肉苁蓉、乳香、没药等。

功效：补肾，散寒，止痛。

适应证：用于肾经虚寒引起的腰腿酸痛，小便频数，小腹冷痛。

2. 现代中药汤剂 《备急千金要方》云："凡古方治疾，全用汤法，百十之中未有一用散者。"汤剂是中医学中应用历史悠久、运用广泛的剂型，不仅具有制备简易、吸收快等特点，更能体现中医学辨证论治、随证加减的优势，对于复杂疾病，汤剂处方较为灵活，方中的不同药物相互促进制约，以达减毒增效目的。已有系统评价研究显示，汤剂较成药对于骨质疏松症的治疗可能具有更好疗效，故临床中可适当加大汤剂的运用比例。

目前，医家在辨病、辨证理论指导下，依据不同患者体质特点，不同地域、气候特点自拟的现代汤剂颇多，汤剂的功效主要集中在温肾壮阳、滋补肝肾、补脾益肾、调气活血等，适用于肾阳虚衰、肝肾阴虚、脾肾阳虚、气滞血瘀证患者，并有大量动物实验、临床试验，证明了部分汤剂具有确切疗效，其中主要代表方有：补肾健骨汤、疏肝益肾汤、固肾健脾汤、补肾养血汤等。上海中医药大学附属龙华医院结合临床经验，制订了"补肾益精法"治疗骨质疏松症的随机双盲双模拟、安慰剂对照、多中心临床研究方案。受试者来源于四个临床研究中心，共计 200 例。温肾阳颗粒组（淫羊藿、骨碎补、女贞子、川牛膝、独活等）及其安慰剂组各 50 例，滋肾阴颗粒组（女贞子、旱莲草、淫羊藿、桑寄生、独活等）及其安慰剂组各 50 例，完成了 6 个月治疗和 6 个月随访。研究结果表明温肾阳颗粒总有效率 92%，滋肾阴颗粒 90%，两者均能够提高患者的 BMD，并同时缓解患者骨骼疼痛、腰膝酸软、畏寒肢冷、下肢抽筋、腿软困重、夜尿频多等临床症状体征。通过"肾精状态评估系统"模型分析，发现温肾阳、滋肾阴颗粒治疗 6 月后，可明显改善骨质疏松症患者"肾精亏虚"、达到阴阳平衡的健康状态。临床评价结果证实，与安慰剂比较，滋肾阴颗粒上调骨代谢合成指标 I 型前胶原氨基端延长肽（P1NP）。而温肾阳颗粒可以提高骨合成指标骨钙素（BGP），降低骨吸收指标 I 型胶原交联羧基端肽（CTX）、I 型胶原交联羧基末端肽（P1CP），较安慰剂均有统计学差异（$P<0.05$）。上述研究说明滋肾阴颗粒主要通过增加骨形成发挥临床疗效，而温肾阳颗粒不仅能增加骨形成，还能抑制骨吸收，两者均通过调和肾阴和肾阳治疗骨质疏松症，而分别调控骨形成和骨吸收是其重要的生物学基础。

中药不同剂型运用于骨质疏松症的治疗有不同的思路与方法。首先当进行四诊合参，辨证分析。骨质疏松症的诊治可针对患者病程的不同时期，分别选用不同剂型进行治疗。

其次，当从剂型变化来考虑中药不同剂型的具体运用与治疗选择问题。中医方剂有许多变化形式：①药味加减变化，选用成方时，方剂在主病、主证、基本病机以及君药不变的前提下，随着兼症和次要症状的增减变化，而相应加减臣佐药，以更加适合病情。②药量加减变化，由相同药物组成的方剂，在实际运用时，为了使方剂的作用和治疗范围扩大或缩小，而对方剂中某些药物的剂量进行加减。③剂型更换变化，利用同一方剂的不同剂型变化会使治疗作用发生相应变化的原理而灵活选用不同剂型，以使疗效较好。

最后，要考虑到中药不同剂型各有其特点。①汤剂：吸收快、药效发挥迅速，而且可根据病情的变化随症加减，能照顾到每个患者或各个具体病变阶段的特殊性，灵活性大，可操作性强，相对疗程较短，有较大的优势，缺点是加工制作较烦琐，尤其是自己煎熬时的安全、质量等问题。②散剂：制作方法较简单，吸收较快，可以节省药材，便于服用及携带。③丸剂：虽然比汤剂吸收较慢，但药效更加持久，节省药材，也便于服用与携带。多用于慢性、虚弱性疾病，需要长期服药的患者。④酒剂：可供内服和外用，酒剂有易于发散和助长药效的特性，故常用于祛风通络和补益剂中。

三、针刺疗法

（一）古代文献中相关记载

中医学古代文献中并未对针刺治疗骨质疏松症作直接描述，但通过阅读《黄帝内经》《类经》等著作发现，有部分条文记载了类似于骨质疏松症并发症状等内容，其中包括针刺手法、深度、部位等，现对其中部分加以列举。

1. 《黄帝内经太素·九针之二·五刺》

原文云："凡刺有五，以应五脏……五曰输刺，输刺者，直入直出，深内之至骨，以取骨痹，此肾之应也。依于输穴，深内至骨，以去骨痹，故曰输刺也。平按：输刺《甲乙》作腧刺。"

2. 《黄帝内经·九针之三·杂刺》

原文云："病在骨，骨重不可举，骨髓酸痛，寒气至，名曰骨痹，深者刺无伤脉肉为故，至其大分小分，骨热病已。骨痹刺，二十二也。邪客在骨，骨重酸痛，名曰骨痹，刺之无伤脉肉之部，至得刺其骨部大小分间也。"

3. 《黄帝内经素问集注·长刺节论篇第五十五》

原文云："此论刺骨痹之法也。骨重难举，骨髓酸痛，而寒气至者，肾主骨而寒水主气也。病在骨，故当深刺之，以候骨气，为因其针道，在于大小分肉之间，故当从其道，而无伤脉肉也。候骨气至而针下热，病即已而可止其针。"

4. 《黄帝内经太素·寒热·寒热杂说》

原文云："骨痹，举节不用而痛，汗注烦心，取三阴之经补之。寒湿之气在于骨节，肢节不用而痛，汗注烦心，名为骨痹，是为手足三阴皆虚，受诸寒湿，故留针补之，令湿痹去之矣。"

5. 《类经·针刺类·九变十二节》

原文云："……八曰短刺，短刺者，刺骨痹，稍摇而深之，致针骨所，以上下摩骨也。短者，入之渐也。故稍摇而深，致针骨所，以摩骨痹。摩，迫切也。"

6. 《黄帝内经灵枢集注·官针第七》

原文云:"短刺者,用短针深入而至骨,所以便上下摩之而取骨痹也。"《灵枢识·官针篇第七》解释云:"张云,短者,入之渐也,故稍摇针而深致骨,所以摩骨痹。摩,迫切也。志云,短刺者,用短针深入而至骨。"

7.《黄帝素问直解·气穴论第五十八篇》

原文云:"肉之大会为谷,肉之小会为溪,肉分之间溪谷之会,以行荣卫,以会大气……内为骨痹,外为不仁,命曰不足。大寒留于溪谷也……治之之法,但当微针所及,与见而泻之,无问所会之法相同,不若大寒之留于溪谷也。"

8.《黄帝素问直解·调经论第六十二篇》

原文云:"骨痹也,痹在骨,则淬针。病在筋,则药熨也。痹病在五脏之外合者,必痛。"

(二)现代研究

参考《原发性骨质疏松症中医临床实践指南》和大量现代临床研究报道,目前针刺治疗骨质疏松症的治疗原则仍以"改善患者临床症状,提高BMD"为核心,在"补肾壮骨""活血通络"等具体治法下,多选取足三里、肾俞、脾俞、关元、太溪、三阴交、大椎、太白、髓会、夹脊穴和阿是穴等,根据病程、病势,采用不同针法并配合各式刺激手法治疗,临床取得显著效果。

除了常规针刺相应穴位治疗外,近年来,透穴刺法、火针法、腹针法运用于骨质疏松症的临床治疗中,通过对不同穴位的刺激,调节脏腑功能水平,达到缓解临床症状,提高BMD等结局指标的目的。

1. 透穴刺法　透穴刺法源于《黄帝内经》,《灵枢·官针》中"输刺者,直入直出,稀发针而深之,以治气盛而热者也",与后世的直针透刺、斜针透刺近似。"直针刺者,引皮乃刺之,以治寒气之浅者也",是近代的横针透刺基础。金元时代窦默则大力提倡透穴刺法。《扁鹊神应针灸玉龙经》中"偏正头风痛难医,丝竹金针亦可施,沿皮向后透率谷,一针两穴世间稀",是对透穴刺法的具体应用。此法具有取穴少,得气穴位多,疗效好的特点。在透穴刺法治疗骨质疏松症的临床运用中,常采用"悬钟穴"透"三阴交穴"的方法,三阴交为肝、脾、肾三经的交会穴,有健脾利湿、滋补肝肾的作用;悬钟又名绝骨,属足少阳胆经,系足三阳之大络,又是八会穴之髓会,《难经·四十五难》有"髓病治此"之说,有补益肝肾的功效,"肾藏精,精生髓,髓藏于骨中滋养骨骼",故针刺悬钟可补骨生髓,治疗骨质疏松。临床研究表明,悬钟透刺三阴交为主的针刺疗法治疗本病之所以能提高患者的生活质量,可能是由于针刺能有效地调节大脑皮质—下丘脑—垂体—周围腺体之间的动态平衡,通过神经内分泌网络发挥了镇痛、镇静的良性调节作用,进而提高了骨质疏松症患者的生活质量。

2. 火针法　火针疗法从伏羲氏制九针(晋代·皇甫谧《帝王世纪》)至今已有数千年的历史。《素问》云:"病在筋,调之筋,燔针劫刺其下,及筋急者。病在骨,调之骨,淬针药熨之。"通过温热刺激穴位或局部增强人体阳气,调节脏腑激发经气。妇女绝经后骨质疏松症以及老年性骨质疏松症,大多数患者均有不同程度的肾阳虚衰表现,目前临床在运用火针时,临床常选取命门、大椎、腰阳关等足少阴肾经、足太阳膀胱经穴位。同时,督脉因其"阳脉之海""统领经脉",并与足少阴相通于肾。因此,常在这三条经脉穴位上施以火针疗法,利用其热疗作用,加强温补脾肾、强筋壮骨之功。

3. 腹针法　腹针是在总结前人针灸学经验的基础上提出的"用针之道，立法为先，操术次之，尔后机变"的针灸大法，在临证时要求"先从诊断入手，再看辨证妥否，尔后操术勿躁，依情再做加减"，用中医的理、法、方、穴，通过针刺腹部最大限度地激发神阙系统及人体经络系统自我调控的潜能，使内脏逐渐趋于稳态而治疗全身疾病。腹针疗法既有传统针灸特点，又有自身诊治特色。临床上多用于治疗慢性病、久病、内伤性疾病。

中医学认为"腰为肾之府"，大多数慢性腰背痛与肾虚有关，而腹部穴位又恰恰多为补肾健脾之要穴，故临床治疗骨质疏松症中，常运用腹针法缓解骨、腰背部疼痛等伴随症状，取得不错的临床疗效。常见穴位有：关元、气海、天枢、中脘等。已有研究证实，针刺镇痛是通过刺激穴位，使体内的阿片样物质的释放来达到镇痛作用，但需注意的是，运用腹针治疗以腰背痛症状为主的骨质疏松症患者时不需要有明显针感，故要求取穴要准确，进针深浅要严格掌握。同时有研究表明，针灸能调整骨质疏松患者机体内相关基因（如白细胞介素 -6 mRNA、转化生长因子 -pl mRNA、血小板源性生长因子 mRNA）的表达，调节雌激素水平及垂体、肾上腺的功能，达到补肾壮骨之目的。并且能通过改善机体血液循环，增强人体的免疫力，提高性激素水平，改善胃肠对各种营养物质的吸收功能。故可推测腹针提高 BMD 的机制可能是通过针刺上述穴位，一方面对性激素分泌不足起到一定的补偿作用；另一方面，通过增强胃肠功能，提高了对钙、磷等各种营养物质的吸收和利用，从而抑制骨吸收和刺激骨的形成。

四、练功疗法

中医学历来重视练功的作用。练功疗法，古称"导引"，它是一种自我身心锻炼的方法，依靠自身锻炼，掌握一定的方法和要领，逐渐对身体产生作用，从而战胜疾病，增进健康。传统练功疗法强调"引体"，即运动形体。诚如《吕氏春秋》所云"流水不腐，户枢不蠹，动也"。《千金方·道林养性篇》说"养生之道，常欲小劳"。运动调节之所以能够预防和治疗疾病，不仅仅在于运动形体，而且也注重"导气"的作用。唐代成玄英说："导引神气，以养形魄，延年之道，驻形之术。"通过导气可以调和气血、扶正祛邪。"气"是构成人体和维持人体生命活动的最基本物质，没有气的活动，就没有生命的运动。《素问·调经论》云："人身所有者，唯血与气耳。"通过适当的运动，可以促进气血运行，气血运行顺畅则机体得养，故能体健长寿；形不动则气血郁滞，故机体失养而百病丛生。正如古代著名医家华佗所说："人体欲得劳动，但不当使极耳。动摇则谷气得消，血脉流通，病不得生，譬如户枢，终不朽也。"中医学还强调"存思"，锻炼时要做到"恬淡虚无"，即思想没有杂念、专一放松，靠意念驾驭气和形的运动，从而能够更准确地达到保健和防治疾病的目的。总之，通过运动可以平衡阴阳，强身健体，调节精神，改善功能，延年益寿。

传统运动疗法源远流长，历代相传，其内容也随着时代的变迁及生活实践的不断发展而逐渐得到丰富和完善，是中华民族千百年来积累起来的强身经验，具有良好的群众基础。历史流传下来的太极拳、八段锦、五禽戏、易筋经就是其中的代表。

（一）太极拳

太极拳，发源于中国焦作市温县陈家沟。17 世纪中叶，温县陈家沟陈王廷在家传拳法的基础上，吸收众家武术之长，融合易学、中医等思想，创编出一套具有阴阳开合、刚柔相济、内外兼修的新拳法，命名为太极拳。太极拳在陈家沟世代传承，自第 14 世陈长兴起开始向外传播，后逐渐衍生出杨式、武式、吴式、孙式、和式等多家流派。太极是中国古代最具特色和代表性的哲学思想之一，太极拳基于太极阴阳之理念，用意念统领全身，通过入静放松、以意导气、以气催形的反复习练，以进入妙手一运一太极，太极一运化乌有的境界，达到修身养性、陶冶情操、强身健体、益寿延年的目的。

虽然太极拳在锻炼肌肉方面可能不及其他负重运动，但由于其属于有氧运动，故其在提高心肺活动功能，舒缓精神压力方面有相当的功效。国外研究表明，太极拳可有效缓解肌纤维痛，尤其适合中老年人练习，可以防治疾病、强身健体、延缓衰老等。太极拳要求练习者立身中正，节节贯穿，拉伸筋骨肉，同时能增强身体协调性和稳定性，预防骨质疏松。从而让全身各组织、器官得到良好的氧气和营养供应，维持最佳的功能状况，增加关节的灵活度，对预防骨质疏松症或改善骨质疏松者的生活质量很有帮助。

相关研究发现，练习 6 个月太极拳，能减低负荷肢体（胫骨）的骨矿物质丢失率，有效减低骨折的发生机会，另外，练习太极拳能显著改善肌肉力量及柔韧性，从而达到防治骨质疏松和预防由于摔倒而引起的骨折。常年从事太极拳运动，可对骨骼肌肉运动系统形成良好刺激，有效减少体内骨矿物质的自然丢失，使 BMD 多年保持稳定，有效调节骨钙、血钙平衡。

美国老年体育协会研究表明，分两组老年人，一组在健身房锻炼，每日锻炼肌肉；另外一组练习陈氏太极拳，对比结果发现，练拳组平衡功能好、脑力好、走路跌倒率低，跌跤骨折减少 50%。对于老年性骨质疏松患者来说，太极拳极为合适。国内有研究表明，尤其在改善下肢肌力及活动能力方面，效果显著。膝、踝关键的力量是维持人体平衡功能的决定因素，太极拳锻炼过程中屈膝下蹲的运动姿势不仅对整个腿部肌群可以起到良好的刺激和锻炼，尤其可对膝、踝关节周围韧带刺激明显，这种刺激既可以增加肌力，也可以增大膝、踝关节的活动范围，如利于提高踝关节跖屈力矩和背屈力矩的作用。

对比目前较为流行的快步走、瑜伽等健身方式，国内最新研究证实，长期进行太极拳锻炼对改善绝经后妇女下肢运动功能有更好的作用，其原因可能为太极拳锻炼注重虚实结合，通过长期腿部虚实转换锻炼，能使下肢肌力得到强化训练，但太极拳的学习及熟练掌握需要一段时间，因此其效果慢于快走及瑜伽。

由上海中医药大学施杞教授和王拥军教授率领的研究团队根据多年的临床、科研成果，创制功法《筋骨平衡操》，是借鉴太极运动的原理，动静结合、开合有序、刚柔相济，调节人体的脊柱筋骨平衡，达到了气血和脏腑平衡的目的，对于中老年人防治骨质疏松症及骨折的发生意义重大。具体功法如下：

推墙蹬足：单膝伸，另一膝屈，伸膝足用力蹬地。

倚墙蹬膝：小腿蹬出，提起右腿至大腿垂直于墙面蹬出。

背墙蹲膝：身体呈现下蹲的姿势，小腿与地面垂直。

翻掌托天：两臂缓慢抬起至最高点，十指相扣，翻掌向上。

米字松颈：分别缓慢向左右两侧转动头部，至最大程度。

古鹤耸肩：双手叉腰，双肩向上耸起，至最大程度。

撞墙挺腰：吸气后倒往墙上，让吸入的气被墙撞击而挤出。

攀足固肾：双手抓住同侧脚踝，腰背挺直。

转腰推碑：用力推墙，另一手缓慢握拳，收回身体向外旋。

面墙下蹲：面墙缓慢下蹲，至大腿与地面平行后缓慢起身。

扶墙下腰：用力扶墙，同时弯腰向下至最大程度。

扶墙伸展：身体前倾，使手掌、前臂、下颌、胸、腹部贴墙。

总而言之，随着太极动作要领的逐步规范和习练动作的逐步流畅，其健身效果的优势也日趋明显。

（二）五禽戏

最早记载了"五禽戏"名目的是《后汉书》与《三国志》，南北朝陶弘景的《养性延命录》也有提及五禽戏，它是通过模仿虎，鹿，熊，猿，鸟（鹤）五种动物的动作，以保健强身为目的的一种气功功法，追求外动内静、动中求静、动静具备、有刚有柔、刚柔相济、内外兼练，为中国古代医家华佗在前人的基础上创造的，故又称华佗五禽戏。五禽戏能治病养生，强壮身体。练习时，可以单练一禽之戏，也可选练一两个动作。单练一两个动作时，应增加锻炼的次数。它与中国的太极拳、日本的柔道相似。锻炼时要注意全身放松，意守丹田，呼吸均匀，做到外形和神气都要像五禽，通过模仿动物来达到外动内静，动中求静，有刚有柔，刚柔并济，练内练外，内外兼备的效果。

根据中医五行和脏腑学说，五禽配五脏。虎戏主心，能养心补脑，开窍益智，适宜于心神不宁、全身不适者；鹿戏主肝，能疏肝理气，舒筋活络，适宜于肝郁不舒、肝气横逆、筋脉拘急者；熊戏主脾，能调理脾胃，充实四肢，适宜于脾胃虚弱、消化不良者；猿戏主肺，能补肺宽胸，调畅气机，适宜肺气壅塞、清肃之令不行者；鸟戏主肾，能益气补肾，壮腰健胃，适用于肾虚及肺肾虚之喘证。因此，可根据自己的身体状况、病情进行选练，做到辨证施功，有针对性地专练一式或几式，也可成套练习。坚持长期练习，可帮助消化，活血复脉，通利关节，聪耳明目，固齿轻身，强身祛疾，延缓衰老。

老年性骨质疏松症最常见、最主要的症状是疼痛，其中以腰背痛为主，疼痛的重要原因是骨转换过快，骨吸收增加。目前治疗腰痛的主动运动疗法主要集中在对维持腰椎稳定性和控制腰椎姿势的主动系统即由肌肉和肌腱组成的系统的改善，以提高脊柱的稳定性。而五禽戏作为一种中小强度的有氧运动，恰恰是以腰为主轴和枢纽，带动上下肢向各个方向运动，通过牵拉关节韧带和肌肉，从而达到畅通经络、调和气血、活动筋骨、滑利关节的作用。体现了身体躯干的全方位运动，运用前俯、后仰、侧屈、拧转、折叠、提落、开合、缩放等各种不同的姿势，对颈椎、胸椎、腰椎等部位进行有效的锻炼。华佗五禽戏锻炼要求清静用意，精神内守，刚柔并济，仿效五禽，意动身随，增强意念的控制能力。最新研究证实，在改善骨代谢方面，五禽戏具有一定作用。通过对长期的锻炼可以在一定程度上促进骨质疏松症患者的骨形成，抑制骨吸收并且能改善骨质疏松症患者的骨代谢水平，缓解骨质疏松性腰背痛，提高患者生活质量。

近年来，改良五禽戏兴起，即在传统华佗五禽戏的基础上进行简化、改编而成，分为虎举、虎扑、鹿转、鹿抵、熊攀、熊晃、猿摘、猿蹲、鸟翔和鸟展十个动作，用于日常体育课程教学。改良五禽戏继承了传统五禽戏的健身原理，对一些难度较大的动作进行简化和改良，更适合广大中老年人练习。同时，针对改良五禽戏，最新临床研究显示改良五禽戏锻炼对运动系统作用明显，其活动部位全面，运动幅度比较大，各种动作涉及全身各大肌肉群，以及脊柱四肢、手指的关节运动，如头颈俯仰、侧屈、耸肩、旋肩、摆臂等动作，运动部位十分全面充分。虎戏的左右跨步下蹲，熊戏的推攀，腰骶臀胯部的运动，猿戏的四肢动作，鹿戏的提肩动作，鹤戏的左右伸脚和独立步，这些动作可以改善脊椎骨、肩关节及其他关节的软组织血液循环，有助于保持骨骼、关节的正常结构，预防关节僵硬，增强肌肉力量，延缓骨质疏松症的发生。五禽戏的腰部运动贯穿始终，腰部是人体的枢纽，其运动带动全身，可使相应的骨骼尤其腰椎骨受到多种多方位足够的运动负荷，从而得到足够的适应性改变，腰椎骨量明显增加，BMD 增强，故起到预防和治疗骨质疏松症的作用。通过研究发现改良五禽戏锻炼可显著降低原发 I 型骨质疏松患者血清中 PINP、S-CTX 水平、腰背部疼痛评分，改善患者生活质量，但在短期内提高腰椎 BMD 的作用不甚明显，其长期疗效仍需进一步的研究。

（三）八段锦

八段锦功法是一套独立而完整的健身功法，起源于北宋，至今共八百多年的历史。八段锦被分为南北两派。行功时动作柔和，多采用站式动作的，被称为南派，伪托梁世昌所传；动作多马步，以刚为主的，被称为北派，附会岳飞所传。从文献和动作上考察，不论是南派还是北派，都同出一源。其中附会的传人无文字可考证。古人把这套动作比喻为"锦"，意为五颜六色，美而华贵。现代的八段锦在内容与名称上均有所改变，此功法分为八段，每段一个动作，名为"八段锦"，练习无需器械，无需场地，简单易学，节省时间，作用效果极其显著；适合于男女老少，可使瘦者健壮，肥者减肥。

众所周知，老年患者平衡力下降，下肢肌力减退，最易跌倒而致骨折，使老年患者生活质量极具下降，带来极大生活负担。有研究证实，八段锦在提高老年患者平衡能力，减少老年人群跌倒次数方面疗效显著。经过 12 周的八段锦练习，Berg 平衡量表（BBS）得分明显高于干预前且具有统计学意义（$P<0.05$），反映动力性平衡能力的指标——计时起立—步行测验（TUGT）得分干预前与干预后比较有统计学意义（$P<0.05$），而且练习时间越长效果越显著；反映静力性平衡能力的指标 ECLSB 评分干预前与干预 12 周比较差异有统计学意义（$P<0.05$），随时间延长其作用更明显。

八段锦中的八式动作与呼吸相配合能达到很好的"调心""调息"作用；现代医学研究表明，在意念和"调息"的基础上进行动作练习，能增强大脑皮质的功能，加强皮层—脑桥—小脑的神经回路调节机制，从而使人体的精细运动更为准确，平衡能力得到提高。而在练习中强化能提高平衡能力的第二式"左右开弓似射雕"、第六式"摇头摆尾去心火"、第七式"攒拳怒目增气力"，使老年人的平衡能力得到提高。

除立式八段锦之外，近年来坐式八段锦也有普及。对于腿脚不便、年龄偏大的老年人群，坐式八段锦不失为一种好的锻炼方式，可坐在床上或者凳子上进行锻炼，安全且接受度高。相关研究证明，坐式八段锦力量柔和，运动损伤危害性小，不仅对腹内脏器有间接的按摩作用，对颈、肩、腰等部位的保健效果尤为突出，适合骨质强度不佳的人群锻炼。

（四）易筋经

"易"是变通、改换、脱换之意、"筋"指筋骨、筋膜，"经"则带有指南、法典之意。《易筋经》就是改变筋骨，通过修炼丹田真气打通全身经络的内功方法。按原来的功法要求，须先练半年左右内功：达到内壮后，运气时不需练习任何排打功即可自然产生开砖劈石的内功威力，如配合《易筋经》搏击术同时练习，可达到无坚不摧的神功威力。由于整个练功过程需师父指点传承，而过去武术家过于保守，从不外传，有机缘按原法修炼者不多。近代流传的《易筋经》多只取导引内容，且与原有功法多有不同，派生出多种样式。仅少林寺《易筋经》版本就有六十多种。而流传较广的是经清代潘蔚整理编辑的《易筋经十二势》。

长期练习易筋经，可以改善练习者的循环、消化等系统，骨骼可以得到良好的营养供应和吸收，使骨质疏松的进程减缓。有研究选取腰、背、四肢作为观察部位发现，练习易筋经后疼痛积分明显改善，相应部位 BMD 值均有不同程度增加，进一步验证了易筋经在改善骨质疏松症临床症状方面的疗效。

《易筋经·总论》曰："易者变也，筋者劲也，原夫人身骨髓，以外皮肉，以内四肢百骸，无处非筋，无用非筋，无动非筋，联络周身，通行气血，助翼精神，提挈动用，试观筋弛则痪，筋缩则痪，筋靡则委，筋弱则懈，筋绝则亡，再观筋壮者强，筋舒者长，筋劲者刚，筋和者康……令以人功，变弱为强，变挛为长，变柔为刚，变衰为康，易之力也，身之利也，圣之基也。"可见易筋经锻炼具有健脾强肾、增强体质的功效，可使机体发生本质性变化。有研究发现，易筋经锻炼可改善左心室每搏射血量及心室的舒缩功能。进一步研究发现，易筋经锻炼对中老年锻炼者的体质有着积极的改善作用。因此，易筋经锻炼针对本病脾肾阳虚、痰瘀阻脉的病机特点，可起到健脾强肾、外壮筋骨、活血通络的作用。

同时，本功法主要采用静止性用力（等长收缩）进行锻炼，具有简、便、廉、验等特点，避免了传统运动疗法（等张收缩）易给老年人群带来的安全隐患。因此，该传统保健功法有待进一步深入研究，以期在临床上推广应用。

总而言之，不管采取哪种运动方法，贵在坚持，要树立信心，勤学苦练。练功一定要符合客观规律，选择最适合自己的功法，领悟练功要领，由浅入深，由简到繁，不能急于求成，只有练到一定程度，才能收到一定的效果。

五、艾灸疗法

艾灸在中医理论中具有温经散寒、温阳通脉、温煦内脏、鼓舞阳气、散瘀止痛之功效。通过热和艾条协同作用于体表的腧穴，以达行气通络、扶阳固脱、升阳举陷之功效。艾叶属草本植物，气味芳香，辛苦微温，辛温散寒，苦可开通，具有温经通络，行气活血之功效。目前，艾灸法广泛运用于不同类型的骨质疏松症治疗中，常见的穴位主要有：大椎、肝俞；中脘、膻中、足三里；脾俞、肾俞、命门；神阙、关元。配穴可选择痛处所属经脉的络穴。主要用于缓解骨质疏松症患者局部疼痛，运用艾灸治疗时，根据不同灸量、灸法和施术部位，又有热敏灸、天灸、铺灸、逆灸、督灸等。部分研究亦证明，长期使用艾灸治疗，对改善患者激素水平以及 BMD 含量，有较好疗效，但均须配合针刺、药物、按摩等手段。

（一）热敏灸

全称为"腧穴热敏化悬灸疗法"，是以经络理论为指导，采用艾条温和灸体表"热敏化穴"，激发经络感传，促进经气运行，使气至病所，从而提高临床疗效的一项全新的艾灸疗法。应用热敏灸的方法，并在中医治疗原则的指导下，能够比普通艾灸更好地起到补肾健脾，温经通督的治疗作用。临床用于针灸替代疗法，疗效显著，治疗范围广泛，对临床 100 多种常见病、疑难杂症有独特的疗效。应用热敏灸技术治疗 20 余种病症，如肌筋膜疼痛综合征、膝关节骨性关节炎、腰椎间盘突出症、枕神经痛、慢性腰肌劳损等，大幅度提高了临床灸疗疗效，开创了一条治疗疾病的内源性热敏调控新途径。

通过观察热敏灸对骨质疏松症骨代谢因子OPG的影响及生活质量的测定，进一步了解该疗法对OP的治疗机制及临床效应。结果表明，热敏灸可明显提高血清OPG含量，干预OB的代谢，在骨质疏松症的发生发展中对骨代谢有一定的影响。艾灸可提高血清中内源性雌激素含量，具有双向调节作用，能够达到雌激素替代治疗的同样临床效果，又可避免长期使用外源性雌激素的副作用。热敏灸能大幅度提高艾灸疗效，根据针灸理论"刺之要，气至而有效"，以其腧穴的温热效应，以腧为枢，激发经络感传，通过"小刺激大反应"的神经—体液反应影响着人体免疫功能、血液循环及神经内分泌系统，改善骨组织内环境，调节骨吸收及骨形成失衡，改善骨代谢，达到防治骨质疏松症发生发展的目的。

（二）天灸

天灸疗法是中医传统的外治疗法，又称发疱灸。它是借助药物对穴位的刺激，使局部皮肤发红充血，甚至起疱，以激发经络、调整气血而防治疾病的一种方法。通过将特殊调配的药物贴敷于特定的穴位，可使药物持续刺激穴位，通经入络，达到温经散寒、疏通经络，活血通脉，调节脏腑功能的效果，既可改善临床症状，又可提高机体免疫力。临床研究中证实，天灸与钙剂合用有正协同作用，目前的相关研究结果均表明天灸联合钙剂组，对于维持骨的形成与吸收保持动态平衡，调节骨的正常代谢有疗效。钙的足量摄入是维持正常骨骼发育的必备条件，维生素D_3对肠钙吸收起重要作用，有研究报道补肾中药可提高肾脏的 $I-\alpha$ 羟化酶活性而提高血清中 $1，25（OH）_2D_3$ 水平，该因子既是骨吸收的调节因子，又是骨代谢的调节因子，这可能也是天灸加药促进骨形成的机制之一。

（三）铺灸

铺灸即长蛇灸，又称蒜泥铺灸，是我国浙江地区的针灸工作者从传统和民间的方法中挖掘和总结出来的一种灸疗方法。其取穴多用大椎至腰俞间督脉段，可灸全段或分段，是目前灸疗中施灸范围最大、一次灸疗时间最长的灸法。本法自20世纪80年代中期报道用于类风湿关节炎治疗以来，已引起针灸界的关注。经研究观察到，长蛇灸在一定程度上，具有调节机体免疫功能的作用，具体表现为能够提高细胞免疫和抑制体液免疫的功能。

铺灸对于骨质疏松症患者，可通过刺激体表穴区，在穴区—经络—脏腑的运转下，激发肾之元气，推动肾中精髓濡养滋润骨骼肌肉。铺灸疗法治疗原发性骨质疏松症应以温阳活血为切入点，以病机关键"肾虚、脾虚、血瘀、肝郁"为立足点，督脉主一身之阳，背俞穴乃为脏腑精气汇聚之处，铺灸涵盖了督脉及两侧膀胱经之间的区域，可振奋一身之阳，恢复五脏之功能，使阳气旺盛、五脏振奋，又可活血化瘀，使气血调和，经脉畅通。有研究证实，针刺背部膀胱经、督脉穴位为主，能起到温补脾肾、提高激素水平、延缓骨丢失作用。生姜、艾绒的药物作用及艾绒燃烧产生的温热效应，刺激体表穴区，通过穴区—经络—脏腑的运转，在经络之气协同作用下，达到温阳、活血、补肾之功。

（四）逆灸

逆灸是中医传统保健方法之一，是指在人体未见明显病症的状况下，在一些具有保健作用或特定的疾病相关腧穴上进行适当程度的艾灸，以期达到防病强身目的的一种行之有效的方法，故《千金方》云："若要安，三里常不干"，该法具有使用简便、价格低廉、无毒副作用的特点。

临床中，逆灸法的运用主要体现于预防骨质疏松症，或防止骨质疏松严重并发症等方面。在中医"治未病"理论指导下，有研究选取胃经合穴足三里、足三阴之交会穴三阴交来预防 PMOP。研究结果证实，基于中医传统经验和理论的逆灸法，使绝经后妇女呈下降趋势的 BMD 和血清雌二醇转而得以一定程度的升高，确实具有良好的保健作用。由此启发，在今后临床中针对骨质疏松症患者不同并发症，以及骨质疏松患者的后期康复治疗，可选取不同穴位施以逆灸法，从而达到已病防传、病后防复的目的。

（五）督灸

督灸是一种来源于民间的传统灸疗方法，是"铺灸""长蛇灸"的一种，但因其直接作用于人体"阳脉之海"督脉，可直达病所，发挥温肾壮阳、通督散结、祛湿止痛的功效，对各种痹阻疼痛类病症效果尤其明显，故单独列出。

现阶段大部分骨质疏松症临床研究，都是以 BMD 及骨代谢生化指标作为观察重点，将患者主观症状列为主要观察指标的研究较少。长期实践证明，督灸是一种极富中医特色的外治疗法，且在临床实践中，患者普遍反映热感传导能从背脊正中灌流至周身，在非常舒适的感受中接受治疗。有研究通过 VAS 评分表明，督灸能够有效改善患者腰背痛症状，并能在疼痛缓解后进一步改善患者各方面的功能障碍。不仅如此，现代研究还将时间医学与督灸相结合。有研究对肝肾阴虚型 PMOP，在酉时施以督灸。《黄帝内经》的"子午流注学说"指出，十二经脉气血于酉时（17：00—19：00）注入肾经，肾气于酉时开始转旺，即酉时为肾所主时，此时肾经气血旺盛，肾藏生殖之精和五脏六腑之精，人体于此时进入注入贮藏精华的阶段，有利于储存一日的脏腑之精华最旺盛。此时施以督灸，对减轻患者腰背部疼痛，有明显疗效。

此外，针对临床不同证型，艾灸过程中可在艾炷中加入淫羊藿、补骨脂、黄芪、杜仲等成分，配合点、揉、滚、擦等按摩手法，或直接在相应穴位实施针刺或温针灸。有研究表明，艾炷中的不同药物成分，如淫羊藿具有补肾阳、强筋骨、祛风湿等作用，既能抑制 OC 活性，又能促进骨细胞的功能，使钙化骨形成增加；补骨脂有强雌激素样作用；黄芪有增加免疫力、抗衰老等作用；通过肾俞等穴能振奋阳气、培元补肾、强筋健骨、健脾和胃。同时，通过柔和手法，点、揉、擦、等手法，不仅直接刺激俞穴，发挥穴位作用，并能促进局部气血运行，改善被阻滞的气机，舒筋活络、缓急止痛，骨组织能根据受机械刺激情况通过重建活动达到结构和力学性能的最佳结合。在临床上患者会感到舒适、轻松感觉，疼痛即时缓解。更重要的是，艾灸治疗相较于药物治疗来说，无明显毒副作用和不良反应，患者较乐于接受。

六、药膳膏方

（一）中医药膳

1. 中医药膳简介　药膳发源于我国传统的饮食和中医食疗文化，药膳是在中医学、烹饪学和营养学理论指导下，严格按药膳配方，将中药与某些具有药用价值的食物相配伍，采用我国独特的饮食烹调技术和现代科学方法制作而成的具有一定色、香、味、形的美味食品。它是中国传统的医学知识与烹调经验相结合的产物。它"寓医于食"，既将药物作为食物，又将食物赋以药用，药借食力，食助药威，二者相辅相成，相得益彰；既具有较高的营养价值，又可防病治病、保健强身、延年益寿。

中国自古就有"医食同源"之说。骨质疏松症属中医"骨痿"范畴，中医认为"肾主骨""腰为肾之府"，因此本病发病的关键是肾虚髓液不足。根据临床表现可分为肾阳虚证、肝肾阴虚证、脾肾阳虚证和血瘀气滞证。中医认为，食物也具有类似中药的四气五味、归经、功效等性能，可以养生治病。孙思邈《备急千金要方·食治》："药性刚烈，犹若御兵，若能用食平疴，适性遣疾者，可谓良工，为医者当须先洞晓病源，以食治之，食疗不愈，然后命药。"可根据个人具体情况选用药膳，即根据不同的中医证型，采取相应的饮食治疗方案。

2. 中医膏方调治骨质疏松症

（1）乌骨鸡汤

配方：乌骨鸡半只，新鲜山药 600g，莲子 50g，仙草干 50g，红枣 5 颗。

制法：仙草干洗净，山药削皮洗净并切块，莲子用水泡软备用。乌骨鸡用滚水煮 2~3 分钟，取出用冷水冲洗去血水及油，剁块备用。锅中加 2000cc 的水煮开，放入仙草干用小火熬 2~3 小时，取出仙草干丢弃，并将仙草汁过滤去渣。将乌骨鸡、新鲜山药、莲子、红枣放入仙草汁中用小火煮 1 小时即可。

功效：补益肝肾、健脾止泻。

用法：定期服用。

（2）当归羊肉汤

配方：当归 30g，生姜 15g，羊肉 200g。

制法：加水适量，共煮至羊肉熟烂。

功效：温阳补肾、温经通络。

用法：定期服用。

（3）猪血瘦肉豆腐汤

配方：猪血 250g，猪瘦肉、豆腐、胡萝卜、山药各 100g，调料适量。

制法：将猪瘦肉洗净、切丝、勾芡；猪血、豆腐切块，胡萝卜及山药切片。同加清水适量煮沸后，调入姜末、食盐等，待熟后调入葱花、味精、猪油适量，稍煮即成。

功效：健脾补肾、益气养血。

用法：定期服用。

（4）芝麻核桃粉

配方：黑芝麻、核桃仁各 250g，白砂糖 50g。

制法：先将黑芝麻、核桃仁炒熟，同研为细末，加入白糖，拌匀后装瓶备用。

功效：对各型骨质疏松症均有效。

用法：定期服用。

（5）豆腐鸡蛋虾皮汤

配方：猪骨汤 1000ml，豆腐 2 块，鸡蛋 1 个，虾皮 25g，调料适量，山药片 50g。

制法：将鸡蛋去壳，加清水及食盐适量调匀，蒸熟；豆腐切块。锅中放植物油适量烧热后，放入葱花、蒜略炒，然后调入猪骨汤、虾皮，待沸后将蒸蛋以汤匙分次舀入，再加豆腐、山药，调入食盐、味精等，煮沸后即成。

功效：补肾壮骨。

用法：定期服用。

（6）黄豆芽炖排骨

配方：黄豆芽 500g，排骨 1000g，山药 250g，调料适量。

制法：将排骨洗净、剁块，加山药调味以高压锅蒸熟后，取出煮沸，放入黄豆芽，煮熟后，调入食盐、味精。

功效：补肾壮骨、填精生髓。

用法：定期服用。

（7）猪骨炖海带

配方：猪排骨 1000g，猪大骨 2000g，海带 250g，调料适量，枸杞子 10g。

制法：将猪骨洗净，排骨剁块，大骨捶破，海带洗净，同入高压锅中。加清水适量及葱、姜、花椒、精盐、米醋、料酒等，文火蒸烂后，调入味精。

功效：补肾壮骨、强腰益精。

用法：定期服用。

（二）膏方

1. 中医膏方简介　中医膏方，渊源悠久。膏方，又称膏剂，以其剂型为名，属于中医的丸、散、膏、丹、酒、露、汤、锭 8 种剂型之一，它是在大型复方汤剂的基础上，根据人的不同体质、不同临床表现而确立不同处方，经浓煎后掺入某些辅料而制成的一种稠厚状半流质或冻状剂型。其中，处方药物尽可能选用道地药材，全部制作过程操作严格，只有经过精细加工的膏方最终才能成为上品。《山海经》中谓："言味好皆滑为膏"，如指内容以为物之精粹，如指作用以滋养膏润为长。膏剂有外敷和内服两种，其中内服膏剂又称为膏方，因其具有滋补的作用，又称其为滋补药，广泛地使用于内、外、妇、儿、骨伤等科疾患及大病后体虚者。近现代膏方被广泛地应用于养生保健领域中，可起到调节免疫、加强人体免疫功能等作用。

2. 中医膏方调治骨质疏松症　目前临床上治疗骨质疏松症，多以西药治疗为主，如抗骨吸收药、促骨形成药等，但长期服用这些药物可能会影响胃肠功能。因此，研究具有服用方便、利于保护胃肠等特点的中药防治骨质疏松症是非常必要的。膏方的药性较缓和，药力持久，标本兼治。长期使用，有利于保护胃肠功能，能够满足治疗该病的需要。

目前，中药复方制剂治疗骨质疏松有多层面、多靶点的优势，但以膏方制剂作为中药复方制备方式防治骨质疏松症的临床研究极少。有研究根据大样本的骨质疏松症中医药临床资料检索和多年来的临床经验发现，其主要病机是肝脾肾亏为本，气血不足，继而出现气虚血瘀、骨髓失养，这也与《原发性骨质疏松症中医临床实践指南》《中医药防治原发性骨质疏松症专家共识（2015）》等文献资料得出的结果基本相同。故在膏方调治骨质疏松症时，应以补肾、健脾、益气、活血立法。

《素问·生气通天论》曰："阴平阳秘，精神乃治。"中医认为，疾病的发生是阴阳偏盛或偏衰的结果。原发性骨质疏松症的病因病机主要与肾亏、脾虚、血瘀等因素有关，具有多虚多瘀的特点。为此，骨质疏松症需要较长的疗程进行调理，而滋补膏方适合长期服用，药效绵长。健脾益气、生髓强骨法可使 BMD 和骨矿含量明显升高，活血祛瘀、补肾通络法可以降低骨代谢异常旺盛水平，防止骨量流失。此外，膏方调治骨质疏松症时应注意顾护脾胃、养心安神。

（高景华　魏戌　支英杰　章轶立　彭锦　李晨光　赵东峰）

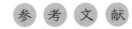

参 考 文 献

［1］ 中华医学会骨质疏松和骨矿盐疾病分会.原发性骨质疏松症诊治指南(2011 年).中华骨质疏松和骨矿盐疾病杂志,2011,4(1):2-17.

［2］ Compston J,Bowring C,Cooper A,et al. Diagnosis and management of osteoporosis in postmenopausal women and older men in the UK:National Osteoporosis Guideline Group(NOGG)update 2013. Maturitas,2013,75(4):392-396.

［3］ Orimo H,Nakamura T,Hosoi T,et al. Japanese 2011 guidelines for prevention and treatment of osteoporosis--executive summary. Arch Osteoporos,2012,7:3-20.

［4］ North American Menopause Society. Management of osteoporosis in postmenopausal women:2010 position statement of The North American Menopause Society. Menopause,2010,17(1):25-54.

［5］ 廖二元,徐苓,朱汉民,等.原发性骨质疏松症干预的疗效监测与评估专家意见.中华骨质疏松和骨矿盐疾病杂志,2015,8(1):1-6.

［6］ Black DM,Rosen CJ. Clinical Practice. Postmenopausal Osteoporosis. N Engl J Med,2016,374(3):254-262.

［7］ 夏维波.骨质疏松症的现状和防治策略.中国医学前沿杂志(电子版),2015,7(10):1-3.

［8］ 章振林.原发性骨质疏松症治疗药物及疗效随访原则.上海医药,2013,34(9):1-5.

［9］ 薛延.骨质疏松症防治指南.北京:人民卫生出版社,2008:1-329.

［10］ 王保平,朱梅.骨形成促进剂及其他防治骨质疏松症药物研究进展.中国临床医生,2013,41(6):11-13.

［11］ 马厚勋.老年骨质疏松症治疗策略.中华临床医师杂志(电子版),2013,7(2):489-493.

［12］ 陈瑾瑜,彭永德,盛正妍.骨质疏松症治疗新选择——唑来膦酸.世界临床药物,2011,32(4):252-256.

［13］ Gambacciani M,Levancini M. Hormone replacement therapy and the prevention of postmenopausal osteoporosis. Prz Menopauzalny,2014,13(4):213-220.

［14］ Boivin G,Doublier A,Farlay D. Strontium ranelate--a promising therapeutic principle in osteoporosis. J Trace Elem Med Biol,2012,26(2-3):153-156.

［15］ 史丽萍,李敏,张健.骨化三醇对老年男性骨质疏松症患者的临床对照研究.中国骨质疏松杂志,2011,17(9):821-823.

［16］ 黄琪仁,李水军,张浩,等.口服维生素 D_3 对维生素 D 不足绝经后妇女血清 25- 羟维生素 D、BMD 和下肢肌力的影响.中华骨质疏松和骨矿盐疾病杂志,2015,8(2):119-125.

［17］ 章振林,胡伟伟.原发性骨质疏松的药物选择原则—临床应关注的一些问题.中国实用内科杂志,2011,31(7):510-511.

［18］ 邵美贞,杨定焯.镁与骨质疏松.中国骨质疏松杂志,2003,9(3):286-289.

［19］ Dawson-Hughes B,Harris SS,Palermo NJ,et al. Potassium Bicarbonate Supplementation Lowers Bone Turnover and Calcium Excretion in Older Men and Women:A Randomized Dose-Finding Trial. J Bone Miner Res,2015,30(11):2103-2111.

［20］ 王占朝,侯树勋,张俐,等.血清铜含量变化在原发性骨质疏松症危险因素中的作用.中国临床康复,2004,8(36):8270-8271.

［21］ 胡智旭,范超领,谢丽华,等.喝牛奶与绝经后妇女 BMD 关系的临床研究.中国骨质疏松杂志,2015,

21(6):719-722.

［22］张玉孝.骨质疏松症防与治.重庆:重庆出版社,2008:35-43.

［23］马先富,黄振武,杨晓光,等.基于 logistic 模型对影响绝经期妇女骨质疏松症的动物性饮食因素研究.中国卫生统计,2012,29(2):206-209,213.

［24］Peters BS,Martini LA. Nutritional aspects of the prevention and treatment of osteoporosis. Arq Bras Endocrinol Metabol,2010,54(2):179-185.

［25］Fujita K,Iwasaki M,Ochi H,et al. Vitamin E decreases bone mass by stimulating osteoclast fusion. Nat Med, 2012,18(4):589-94.

［26］李宁,黄振武,梅菊红,等.饮食因素对绝经期妇女骨质疏松影响.中国公共卫生,2011,27(2):182-184.

［27］孙峰,史晓林.饮食干预与原发性骨质疏松症的研究进展.浙江省骨质疏松与骨矿盐疾病学术年会暨骨质疏松症和骨质疏松性骨折诊治进展专题研讨会,2015:119-125.

［28］Monroe DG,McGee-Lawrence ME,Oursler MJ,et al. Update on Wnt signaling in bone cell biology and bone disease. Gene,2012,492(1):1-18.

［29］Burgers TA,Williams BO. Regulation of Wnt/β-catenin signaling withinand from osteocytes. Bone,2013,54 (2):244-249.

［30］Devlin MJ. Estrogen,exercise,and the skeleton. Evol Anthropol,2011,20(2):54-61.

［31］伍中庆,吴宇峰,张文宙.运动疗法在原发性骨质疏松症中应用的研究进展.中国康复医学杂志, 2011,26(2):198-200.

［32］马艺璇,郭琪,侯安安,等.运动防治老年人骨质疏松的研究进展.中国骨质疏松杂志,2015,21(11): 1385-1388,1411.

［33］杨路昕,郭郡浩,蔡辉.运动干预原发性骨质疏松症:不同运动方式、强度及频率对 BMD 的影响.中国组织工程研究,2014,18(38):6200-6204.

［34］吴运明,郝小波,王喜臣,等.运动干预对老年性骨质疏松的影响.中国老年学杂志,2014,34(14): 4113-4115.

［35］邹军.运动防治中老年女性骨质疏松症.中国实用妇科及产科杂志,2014,30(5):343-347.

［36］邹军,章岚,任弘,等.运动防治骨质疏松专家共识.中国骨质疏松杂志,2015,21(11):1291-1302, 1306.

［37］Marques EA,Wanderley F,Machado L,et al. Effects of resistance and aerobic exercise on physical function, bone mineral density,OPG and RANKL in older women. Exp Gerontol,2011,46(7):524-532.

［38］黄何平,王国祥,赵宝椿.原发性骨质疏松症及其运动处方.中国临床康复,2006,10(32):132-134.

［39］Babatunde OO,Forsyth JJ,Gidlow CJ. A meta-analysis of brief high-impact exercises for enhancing bone health in premenopausal women. Osteoporos Int,2012,23(1):109-119.

［40］姜锦林.中医综合疗法治疗原发性骨质疏松症.湖北民族学院学报(医学版),2007(1):28-30.

［41］周杨礼.补肾健骨法治疗 58 例老年性骨质疏松症.中国康复理论与实践,2003,9(6):382.

［42］薛荣涛,张雄,赖茂廷.六味地黄汤加味综合治疗原发性骨质疏松症.中医正骨,2003,15(8):33-34.

［43］刘浩,程凯,王仲,等.强骨胶囊配合运动疗法治疗原发性骨质疏松症.中国康复,2005,20(2):107.

［44］文锋,鞠洋.补肾健脾法治疗中老年胸腰椎骨质疏松症 89 例.实用中医内科杂志,2008,22(5): 49-72.

［45］黄剑美.补肾健脾活血法治疗绝经后骨质疏松症疗效观察.中国老年保健医学,2008,6(4):21-22.

［46］黄中强,黄国彪,李征.补肾强筋中药治疗骨质疏松症 30 例临床观察.中国中医药科技,2008,15(4):
　　　300-301.

［47］谭清武,陈俊文.补肾健脾法治疗老年性骨质疏松症 47 例.湖北中医杂志,2000,22(11):25.

［48］马文侠,李翠萍.补肾健脾法治疗绝经后骨质疏松症 30 例报告.中医正骨,2003,15(9):32.

［49］史晓,祁丽丽,杨文宏,等.补肾健脾通络方治疗原发性骨质疏松症的临床研究.上海中医药杂志,
　　　2006,40(7):45-46.

［50］王健,李维军,王海燕,等.肝肾同治法治疗妇女绝经后骨质疏松症 38 例疗效观察.新中医,2008,40
　　　(6):54-55.

［51］董远芳.淫羊藿等中药治疗骨质疏松症的临床观察.中药材,2004,27(8):620-622.

［52］孙玉明,王培民,查炜,等.葛根对原发性骨质疏松症患者临床症状影响的研究.中国中医骨伤科杂
　　　志,2008,16(4):14-16.

［53］魏戍,李建鹏,谢雁鸣.绝经后骨质疏松症的中医常用治法及四味中药的研究进展.环球中医药,
　　　2011,4(6):481-485.

［54］张勇,沈霖,杨欢,等.强骨活力片治疗肾虚血瘀型骨质疏松症的临床研究.中国骨质疏松杂志,
　　　2008,14(1):61-64.

［55］熊炎昊,藤蔚然,刘涛,等.健骨颗粒治疗绝经后骨质疏松症随机对照双盲双模拟多中心临床试验.中
　　　国中医骨伤科杂志,2008,16(4):17-19.

［56］邓伟民,杨勤华,沈有高,等.补肾壮骨冲剂治疗绝经后骨质疏松症妇女 5 年观察.中国临床康复,
　　　2003,7(21):2964-2965.

［57］邓伟民,崔伟历,贺扬淑,等.补肾壮骨冲剂对男性骨质疏松症患者骨矿含量和 BMD 的影响:5 年观
　　　察.中国临床康复,2005,9(11):150-151.

［58］王和鸣,葛继荣,石关桐,等.骨疏康胶囊治疗骨质疏松症临床试验总结.中国中医骨伤科杂志,
　　　2006,14(6):10-15.

［59］高美霞,陈康,赵志红.骨疏康对绝经后骨质疏松骨代谢的调节作用.中医正骨,2003,15(11):13.

［60］卢中道,王义生.骨疏康治疗中重度原发性骨质疏松症的疗效观察.中国临床康复,2004,8(18):
　　　3652.

［61］马泉,刘瑞荣,杨印智.骨疏康治疗绝经后骨质疏松症 86 例.陕西中医,2004,25(12):1096-1097.

［62］刘志伟,刚丕寰,尤田,等.骨疏康颗粒治疗原发性骨质疏松症 133 例远期疗效观察.中医药学刊,
　　　2001;19(5):475-476,519.

［63］梁惠贞,陈扬,罗新乐.骨松宝治疗骨质疏松症的临床观察.广州医药,2004,35(4):70-72.

［64］易洪城.骨松宝胶囊治疗原发性骨质疏松症 35 例报告.贵阳中医学院学报,2000,22(2):17-18.

［65］张军,吴林生,孙树椿,等.金天格胶囊治疗原发性骨质疏松症 660 例临床疗效.中国骨质疏松杂志,
　　　2005,11(4):82-87.

［66］高扬,吴征,邬莉娅.金天格胶囊治疗骨质疏松症的临床观察.湖北中医杂志,2006,28(12):43.

［67］张锦,殷松楼,殷寒秋,等.六味地黄丸治疗绝经后骨质疏松的疗效观察.临床内科杂志,2003,20
　　　(10):558.

［68］曹留拴.六味地黄丸加味治疗绝经后骨质疏松症疗效观察.河南中医学院学报,2004,19(4):42.

［69］易剑华,沈霖,杨艳萍,等.密骨胶囊治疗原发性骨质疏松症(肝肾不足证)的临床研究.中国中医骨
　　　伤科杂志,2006,14(5):11-13.

［70］孙捷,诸葛天瑜,王西迅,等.密骨胶囊在治疗老年性骨质疏松症疗效观察.中国中医骨伤科杂志,

2003,11(6):39-42.

[71] 王和鸣,葛继荣,田金洲,等.强骨胶囊治疗原发性骨质疏松症临床试验.中药新药与临床药理,2004,15(4):284-287.

[72] 谢雁鸣,崔天红,高蕊,等.强骨胶囊治疗原发性骨质疏松症(肾阳虚证)的临床研究.中药新药与临床药理,2000,11(4):197-201.

[73] 王颖,介新平,李亚平.强骨胶囊治疗原发性骨质疏松症疗效观察.中医正骨,2005,17(8):52.

[74] 冀孝如.强骨胶囊治疗老年骨质疏松症的临床观察.山西医药杂志,2006,35(4):341-342.

[75] 何正国,徐向阳.强骨胶囊治疗I型原发性骨质疏松症临床观察.中草药,2005,36(8):97-98.

[76] 胡彩仙,程梅芬.仙灵骨葆胶囊治疗骨质疏松症30例的临床观察.中成药,2000,22(3):68-69.

[77] 姚志喜,于小英,孔丽娜.仙灵骨葆治疗骨质疏松性疼痛的临床观察.现代医药卫生,2005,21(21):92-93.

[78] 茅月娟,吴连国,刘康,等.仙灵骨葆胶囊对骨质疏松病人BMD改善情况102例.中国现代应用药学,2006,23(5):416-418.

[79] 石瑛,石关桐,石印玉.固本壮骨胶囊治疗原发性骨质疏松症的临床研究.中国中医骨伤科杂志,2005,13(4):11-15.

[80] 郑文奎,刘春颖,韩翠玉,等.金乌骨通胶囊治疗绝经后骨质疏松症的临床研究.中国中医骨伤科杂志,2007,15(3):30-32.

[81] 李文华,涂忠民.藏药杞鹿温肾胶囊治疗原发性骨质疏松症的临床疗效观察.时珍国医国药,2007,18(3):666-667.

[82] 李仲廉.原发性骨质疏松症的诊疗.中国疼痛医学杂志,2006,12(1):40-43.

[83] 徐桂琴,谢雁鸣,张志斌.原发性骨质疏松症中医病名探讨.中国中医基础医学杂志,2009,15(9):651-655.

[84] 徐桂琴,王树芬,邹建华.古代文献对骨质疏松症病因病机的认识.中医杂志,2008,49(6):568-569.

[85] 赵治友,邹亚军.骨质疏松症的中医辨证思路与治法研究.浙江中医药大学学报,2007,31(3):275-276.

[86] 邹崇祺.六味地黄汤加味治疗绝经后骨质疏松症疗效观察.中国中医药信息杂志,2005,12(8):75-88.

[87] 谢林,姚共和,郭振球,等.金刚健骨片对去势雌性大鼠骨质疏松症模型骨细胞超微结构的影响.中医正骨,1999,11(6):8-9.

[88] 郭兰青,赵文浩,于永兰,等.老年骨质疏松症的防治.中国矫形外科杂志,1998,6(2):78-79.

[89] 陈训华,危剑安,陈燕平,等.肾虚骨痛胶囊对去势大鼠股骨无机元素含量和骨灰重量的影响.中国中西医结合杂志,1998,18(2):101-103.

[90] 梁旭燕,韩凤兰.青娥丸加减治疗绝经后骨质疏松症30例.中国煤炭工业医学杂志,2006,9(10):1101.

[91] 林德健.补肾汤治疗骨质疏松性腰背痛101例.四川中医,2000,18(4):24-25.

[92] 胡文,刘荷梅.青娥丸对实验性骨质疏松代谢的调节作用.中国临床药学杂志,2002,11(6):336-338.

[93] 王志超,李志毅.鹿角胶丸对骨质疏松模型大鼠影响的实验研究.中医正骨,2003,15(11):16-17.

[94] 刘静仪,林如平.虎潜丸加减治疗骨质疏松症30例疗效观察.成都医药,2004,30(3):134-135.

[95] 李洪成,郭素华,林如平,等.补肾药虎潜丸对肾虚患者BMD的影响.中国中西医结合杂志,1997,17

(11):669-670.

［96］ Yeh GY,Kaptchuk TJ,Shmerling RH. Prescribing Tai Chi for Fibromyalgia-Are We There Yet. N Engl j Med,2010,363(8):783-784.

［97］ 朱静栋,孔西建.针灸治疗骨质疏松症的研究进展.中医正骨,2016,28(5):25-26.

［98］ 但洪映.针灸推拿法治疗原发性骨质疏松症临床研究.世界最新医学信息文摘,2016,16(18):90.

［99］ 宋亚文,浪万英,王亚军.针灸治疗绝经后骨质疏松症临床研究进展.中华中医药学刊,2016,6(34):1323-1325.

［100］ 刘献样,沈霖,吴明霞,等.针灸对去卵巢大鼠骨组织 TGF-p1 mRNA、VEGF mRNA 表达及凋亡基因 Fas 的影响.中医杂志,2003,44(11):830.

［101］ 吴隆奇.非药物疗法治疗绝经后骨质疏松症的理论与实践.中国临床康复,2003,7(5):807.

［102］ 全国高等中医药教材编审委员会.针灸学.上海:上海科学技术出版社,1996:68.

［103］ 高云飞,蔡卫华,夏东斌,等.薄氏腹针治疗绝经后骨质疏松症的临床观察.辽宁中医杂志,2008,35(12):1906.

［104］ 李沛,纪峰,林莺,等."髓会"穴透刺为主对绝经后骨质疏松症患者生存质量的影响.甘肃中医学院学报.2010,27(1):45.

［105］ 李毅.中医药不同剂型治疗绝经后骨质疏松症概况.浙江中医药大学学报,2009,33(2):290.

［106］ 齐亮,文利,罗文轩.温针灸结合中药内服治疗原发性骨质疏松症 74 例临床研究.江苏中医药,2013,45(5):56-57.

［107］ 徐亚莉,金建军,徐登玉,等.针刺加穴位贴敷对原发性骨质疏松症患者 BMD 及疼痛的影响.中国针灸,2006,26(2):87-90.

［108］ 杨瑾.西时督灸改善肝肾阴虚型绝经后骨质疏松症患者腰背疼痛的效果观察.中国临床护理,2015,7(6):508.

［109］ 邢燕,毕宏焱,尹丽梅,等.中医药治疗骨质疏松症的进展.中国骨质疏松杂志,2011,17(12):1115-1118.

［110］ 欧阳建江,梁冬波,庞向华.热敏灸疗法对原发性骨质疏松症患者骨保护素及生存质量的影响.中国中医基础医学杂志,2013,19(7):812.

［111］ 万国强,刘学俊,周国香.热敏灸治疗原发性骨质疏松症疗效观察.现代中医药,2010,30(6):71.

第五章

骨质疏松症预防

　　"不治已病治未病"的学术思想是中医"治未病"理论的核心概括，其形成与发展源远流长，源于中医经典著作《黄帝内经》，历代医家作了大量的研究和实践，积累了丰富的经验，使之不断发展和完善。中医"治未病"理论是中医预防思想的精髓，尤其是预防慢性非传染性疾病的发生、发展具有重要指导意义。"治未病"理论的核心思想，就是预先采取各种调养干预措施，防止疾病的发生、发展与传变。"治未病"理论是中医预防养生理论的精髓和指导原则，其内涵广泛，归纳起来主要具有三方面的内容：未病先防，既病防变，已变防渐。

　　骨质疏松前期（骨量正常或骨量减少）、骨质疏松症、骨质疏松伴骨折是疾病发生发展过程中的三个重要阶段，而在中医药干预的临床实践过程中，会根据疾病的不同发展阶段采用不同的治疗方法。因病情复杂，单一治疗方法往往难以取效，骨质疏松症中医药研究与实践应在中医"治未病"思想指导下制订切实有效的中医、中西医综合防治方案。本章在介绍中医"治未病"理论内涵的基础上，重点阐释骨质疏松前、骨质疏松、骨质疏松伴骨折阶段的三级预防策略。

第一节　骨质疏松症前期预防

一、未病先防

　　《素问·四气调神大论》从正反两方面阐述了治未病的重要性："是故圣人，不治已病治未病，不治已乱治未乱……夫病已成而后药之，乱已成而后治之，譬犹渴而穿井，斗而铸锥，不亦晚乎！"《素问·八正神明论》进一步指出："上工救其萌芽，必先见三部九候之气，尽调不败而救之，故曰上工。下工救其已成，救其已败。"《素问·刺热》论述较为详细："肝热病者，左颊先赤；心热病者，颜先赤；脾热病者，鼻先赤；肺热病者，右颊先赤；肾热病者，颐先赤。病虽未发，见赤色者刺之，名曰治未病。"《灵枢·逆顺》则对"治未病"的含义作了高度概括："上工，刺其未生者也；其次，刺其未盛者也；其次，刺其已衰者也……故曰上工治未病，不治已病，此之谓也。"人体由健康向患病的转化是一个渐进的过程，在此过程中，早期预防、早期发现、早期干预具有积极意义。

《素问·疟论》指出："疟之未发也，阴未并阳，阳未并阴，因而调之，真气得安，邪气乃亡。"指出疟疾的治疗，攻邪应在未发病之前。人类生活在自然环境中，外有风、寒、暑、湿、燥、火六淫的侵袭，内有喜、怒、忧、思、悲、恐、惊七种情志的伤害，还有饮食起居之过时失节，意外之创伤和虫兽侵袭等，无不有伤及于人之元气，甚则累及生命。因此，强调"治未病"的预防思想，就是从健康的根本着想，以积极的态度和方法"防患于未然"。

《黄帝内经》《伤寒杂病论》以后，诸多中医经典著作中常有论述。张仲景在《金匮要略·脏腑经络先后病脉证》中指出"未病先防"的基本原则是：注意"养慎，不令邪风干忤经络"；精神内守，"无犯王法、禽兽灾伤"，避免"金刃、虫兽"的伤害；劳逸有度，饮食有节，"房室勿令竭乏，服食节其冷热苦酸辛甘"，"不遗形体有衰，病则无由入其腠理"。提倡适量运动，"若四肢才觉重滞，即导引吐纳，针灸膏摩"。元代著名医家朱震亨在《丹溪心法》卷前指出："与其救疗于有疾之后，不若摄养于无疾之先，盖疾成而后药者，徒劳而已。是故已病而不治，所以为医家之法；未病而先治，所以明摄生之理。……此圣人不治已病治未病之意也。……故宜夜卧早起于发陈之春，早起夜卧于蕃秀之夏，以之缓形无怒而遂其志，以之食凉食寒而养其阳，圣人春夏治未病者如此。与鸡俱兴于容平之秋，必待日光于闭藏之冬，以之敛神匿志而私其意，以之食温食热而养其阴，圣人秋冬治未病者如此。"告诫后世治未病应内养正气，外避风寒，重视精神情志调节及真气保养，使志无怒，使志安宁，顺应自然四时气候变化，调饮食，慎起居，春养生气，夏养长气，秋养收气，冬养藏气，使"正气存内，邪不可干"。明代张介宾在《类经·针刺类十三》诠释《黄帝内经》"治未病"理论："救其萌芽，治之早也。救其已病，治之迟也。早者易，功收万全；迟者难，反因病以败其形，在知与不知之间耳，所以有上工下工之异"。清代名医徐春圃在《古今医统大全·翼医通考》中则强调："圣人治未病不治已病，非谓已病而不治，亦非谓已病而不能治也。盖谓治未病，在谨厥始防厥微以治之，则成功多而受害少也。惟治于始微之际，则不至于已著而后治之，亦自无已病而后药之。今人治已病不治未病，盖谓病形未著，不加慎防，直待病势已著，而后求医以治之，则其微之不谨，以至于著，斯可见矣。"

二、一级预防策略

（一）预防目标

对骨量正常或者骨量减少人群实行早期防治，延缓骨质疏松的发生。

（二）预防措施

1. 促进峰值骨量积累 峰值骨量是人一生中骨成熟末期达到的最大骨量，是骨最坚硬、骨矿含量最高的时期。峰值骨量的形成受遗传控制和环境因素决定。年轻时期的峰值骨量高低对老年骨量至关重要，是决定中老年时期能否发生骨质疏松症的重要因素。在骨量增长的年龄段，应尽量使骨峰值加大，并使骨峰值维持较长时间。在各个年龄阶段都应预防骨质疏松症，自幼年起摄入足够钙、维生素 D、维生素 B、维生素 K、蛋白质等。少年时代应有适量运动，尤以负重锻炼可获得理想的骨峰值。

2. 消除诱因 纠正不良的生活方式，主要包括饮食、运动、嗜好等。比如增加富钙食品的摄入，平衡膳食中蛋白质、钙、磷三者之间的比例，避免不合理的配餐以及其他影响钙吸收的因素。足量钙的摄入在成年期可维持骨量，绝经后和老年期可减少骨量的丢失降低骨折发生的危险性。坚持规律的运动、适当的日光照射、端正坐姿、控制体重，以增加肌肉的数量和灵活性、维持骨量、保护关节等功能。适量规则运动，尤其是负重运动，可以增加骨峰值和减少及延缓骨量丢失。运动还可以提高睾酮和雌激素水平使钙的利用和吸收增加，还可适当增加骨皮质血流量。戒除烟酒嗜好，减少咖啡、可乐或碳酸水等饮品的摄入。青少年和成人吸烟者易造成低骨量，有吸烟习惯的妇女绝经期 BMD 低于不吸烟者 5%~10%。过量酒精影响肠道对脂肪、维生素 D 和钙剂的吸收，还直接作用于 OB。过量摄入咖啡因会增加尿钙的排出，还能轻度减弱肠钙吸收。

消除导致骨丢失加速的疾病，针对性地治疗各种内分泌疾病、风湿性疾病、严重的肝肾疾病和消化吸收障碍性疾病等。尽量减少应用诱发骨质疏松的药物糖皮质激素、抗癫痫药、甲状腺素、肝素、抗惊厥药等药物能够抑制 OB 的增殖，骨胶原的合成减少。糖皮质激素为最易引起骨质疏松的药物，主张应用 3 月后就检查 BMD，监测骨质疏松的发生；抗癫痫药应尽量使用最小剂量并注意监测发生骨质疏松的可能。

3. 有效控制中西医危险因素　骨质疏松症是多因素（如生活行为、机体状况、环境、遗传因素）影响的复杂过程，既往研究认为吸烟、低体重、绝经时间早、绝经年限长、年龄增长等是常见的危险因素，均衡膳食、合理的功能锻炼是保护因素。国内有研究开展连续 3 年随访北京和上海地区 6774 例次 40~65 岁社区妇女发现，绝经年限和骨折发生次数、下肢拘挛频次、经常食用动物肝脏等是骨质疏松的危险因素，维持一定体重与经常食用海带是保护因素。因此，除传统的危险因素影响疾病的发生发展外，还应重视患者症状和中医证候。骨质疏松人群常常出现功能性改变，如腰膝酸软、腰背冷痛、下肢抽筋、乏力等症状，而这些改变与肾虚、血瘀、肝虚、脾虚等病因病机关系密切。

在一级预防方面，以社区为研究场所开展大规模的临床流行病学调查，首先通过 DXA 为社区 40~65 岁居民统一检测 BMD，主要测量腰椎、双髋部位。随后采用问卷形式现场调查居民一般信息、生活习惯（饮食、锻炼、日光照射、吸烟、饮酒等）、重要影响因素（体重、身高、体重指数、绝经与否及其年限、骨折史等）、躯体状况（症状信息）、个人史（服药史、其他治疗史）、中医辨证。目的是筛选中、西医危险因素，提取可靠信息建立骨质疏松早期预测模型，为采取有效的干预措施提供科学依据。同时，定期随访与个人动态健康信息档案建立应贯穿于骨质疏松症研究的全过程。至少对每位受访者随访 2~3 年，每年追踪检查居民的 BMD 值，研究人员详细填写调查问卷并建立社区居民的个人档案，将健康信息及时录入并分析 BMD 的变化情况，使社区居民知晓骨量状态，为下一步预防或治疗方案的制订提供依据。

4. 开展健康教育　应开展多种形式的健康教育活动，充分讲解有效控制危险因素是骨质疏松症防治的关键，尤其要了解临床症状或证候特征是本病发生发展的重要信号。健康教育是医疗卫生服务中最有效、最省、效率最高的手段，形式多样的健康教育活动有利于居民增加卫生知识、培养良好的卫生习惯、改变不良卫生行为等。社区卫生服务的主要功能之一是为社区居民提供各种类型的健康教育，包括就诊患者和一般社区居民。以社区居民作为研究对象，开展健康教育活动，内容包括骨质疏松症流行病学特点与危害、病因、中西医认识、预防与治疗、饮食调护，同时发放健康宣传手册，邀请中医专家解答社区居民关注的健康问题，必要时给予个体化指导。在生活方式改善的基础上，传统功能锻炼是主要干预措施。传统功能锻炼包括八段锦、太极拳、五禽戏、气功、易筋经等，目前针对骨量减少人群的循证证据有待进一步验证。

（三）评价指标

骨质疏松的发生率应作为主要疗效评价指标，疼痛、中医证候评分是次要疗效指标。

第二节　骨质疏松症预防

一、既病防变

对于已发生的疾病，中医"治未病"思想强调"既病防变"。对此，《难经·七十七难》从中医理论的整体观出发，阐述道："所谓治未病者，见肝之病，则知肝当传之与脾，故先实脾，无令得受肝之邪，故曰治未病焉。中工者见肝之病，不晓相传，但一心治肝，故曰治已病也。"对于已经发生的疾病，张仲景非常重视既病防变，在《金匮要略·脏腑经络先后病脉证》指出："夫治未病者，见肝之病，知肝传脾，当先实脾。"根据五行生克制化理论和脏腑经络传变规律，以治肝实脾为例阐明了已病后对未病脏腑在治疗上的预防措施，强调肝之病，多传变至脾，治疗当"先安未受邪之地"，指出在治疗疾病时应注意照顾未病的脏腑，防止疾病的传变，先治或先安未病的脏腑，截断疾病的传变途径，防其蔓延为患，使疾病向痊愈方面转化。张仲景在《金匮要略》中还谈到肝虚病宜用甘味以培土荣木的生克制化规律："夫肝之病，补用酸，助用焦苦，益用甘味之药调之。酸入肝，焦苦入心，甘入脾。脾能伤肾，肾气微弱，则水不行，水不行，则心火气盛，心火气盛，则伤肺，肺被伤，则金气不行，金气不行，则肝气盛。故实脾，则肝自愈。"正如徐大椿在《医学源流论·防微论》中所指出："病之始生，浅则易治，久而深入则难治……故凡人少有不适，必当即时调治，断不可忽为小病，以致渐深；更不可勉强支持，使病更增，以贻无穷之害。此则凡人所当深省，而医者亦必询明其得病之故，更加意体察也。"强调了忌小患成疾、重防微杜渐的重要意义。因此，一脏有病，必然会按照五行生克制化规律影响其他脏器，出现顺传或逆传等发展变化趋势。《素问·玉机真脏论》云："五脏受气于其所生，传之于其所胜，气舍于其所生，死于其所不胜"，"五脏有病则各传其所胜。"并例举外邪入客于肺，进而按五行相胜规律而发生肝痹、脾风、癥瘕、癫疝等其他四脏的疾病。

随着明清时期温病学的迅速发展，诸多温病学家亦将治未病的思想运用于温病的治疗中，如吴又可在《温疫论》中提出"客邪贵乎早逐"，"欲为万全之策，不过知邪之所在，早拔去病根为要耳"。清代医家叶天士创立卫气营血辨证，在治未病思想的指导下，叶天士在对温病的治疗中，为恐邪深入传变，提出"先安未受邪之地"的原则，在治疗中常常根据患者的体质情况结合温邪的特点，辨证用药，以阻断病势的发展。例如，在《温热论》中提出肾水素亏而患温病者，邪虽未及下焦，治疗时宜于甘寒之中加入咸寒之品，以防其变。又如对"平素心虚有痰者"，不论邪在卫、气、营哪一阶段，治法总兼以养心化痰，主张用菖蒲、郁金、牛黄丸、至宝丹等开其闭，以防其"昏厥为痉"；对素有"瘀伤宿血"之人，若热传营血，则加入散血之品，如琥珀、丹参、丹皮、桃仁等品，以防其"瘀血与热为伍，阻遏正气，遂变成如狂发之证"。叶天士这种未雨绸缪之举，是控制温病发展的有效措施，对于温病的防治具有重要的指导意义。20 世纪 70 年代末期，姜春华教授提出"扭转""截断"学说，是在叶天士这一思想的基础上，对治未病理论的进一步发展，所谓截断疗法就是以拦截病势，阻断恶变为目的的治疗方法，它集中反映了中医"察病因、辨体质、审病势、治未病"的学术思想。

二、二级预防策略

（一）预防目标

选择骨质疏松人群实施干预，重点是预防 OF 的发生，其次是改善疼痛、活动功能和生存质量以及骨转化生化指标，提高 BMD。

（二）预防措施

1. 改善 BMD　骨质疏松症又称为"静悄悄的疾病"，骨量丢失在很长一段时间中不易被察觉。当出现腰背酸痛、身高变矮、驼背等显著症状时已不是处于疾病早期，而诊断骨质疏松症最好的方法是 BMD 测量。BMD 是骨质量的一个重要标志，反映骨质疏松程度，预测骨折危险性的重要依据。骨量减少和骨质降低使骨组织的物理性能（机械强度）减弱，骨折的易感性明显增高。

均衡营养、食物多样化是营养疗法的基础，饮食上应多吃含钙及蛋白质的食物，进食乳制品、黄豆、鱼类、新鲜蔬菜、水果和海藻类产品，坚持低盐饮食，并应多饮水，保持大便通畅，这样可增进食欲，促进钙的吸收。要注重饮食的合理搭配，注意多摄取含钙、磷丰富的食物。牛奶是钙质和维生素 D 的良好来源，吸收率高，成人每天应摄取 250~500ml 牛奶，并注意将牛奶、深绿色蔬菜、肉禽类合理配餐，全面营养。忌高盐、高脂肪饮食。同时，增加负重与非负重运动，加强肌肉锻炼，提高肌肉的数量和力量，增加骨骼应力；调整骨重建速率，纠正异常的骨重建，增加骨结构的稳定性；增强骨的修复能力，促进新生骨小梁的形成，增加骨小梁的连接。

2. 中西医干预　临床实践指南是通过系统收集、评价、综合临床研究证据而制作的声明性文件，经过严格方法学评价获得的高强度证据，旨在帮助临床医生和患者针对特定临床情况做出恰当处理的指导性意见。2011 年，《原发性骨质疏松症诊治指南》由中华医学会骨质疏松和骨矿盐疾病分会发布，该指南推荐骨质疏松但未发生骨折人群以药物治疗与运动治疗为主。同年，《原发性骨质疏松症中医临床实践指南》（以下简称为《2011 中医指南》）也相继发布。

《2011 中医指南》中指出，预防原发性骨质疏松症强调整体调节，采取中药防治与一般性预防措施如饮食、运动等相结合，治疗方法有中药、针灸、推拿、功能锻炼，根据患者的不同临床特点和病情而选择具体的治疗方法，以综合治疗方案为宜。在所有治疗手段中，中医药干预是骨质疏松症治疗的核心。

中医治疗方案多选择中药、传统运动疗法，定期接受健康教育。基于骨质疏松症患者"多虚多瘀"的特点，"补肾壮骨、健脾益气、活血通络"是本病的治疗法则，补肾是骨质疏松症治疗的核心。系统梳理历代文献发现，以青娥丸、左归丸、右归丸为代表的中药治疗骨质疏松症具有显著的优势与特色，目前以金天格胶囊、强骨胶囊、仙灵骨葆胶囊为代表的中药新药也在临床中广泛应用。然而，中药高级别的临床证据仍然有限，国内外主流的循证临床实践指南中，任何一种中药制剂作为骨质疏松症的治疗药物尚未以高级别证据推荐。因此，未来应开展更多样本量大、疗效评价标准公认、试验方案设计合理的中药临床研究来产生高级别的循证医学证据。近年来，中药复方制剂与传统运动疗法治疗骨质疏松症的研究逐渐得到国际重视。对照应选择公认的西医干预方案，以西药治疗、常规运动疗法为主。治疗干预时间至少应达到半年以上。有研究采用中医综合治疗方案治疗 PMOP 患者，包括中药配方颗粒（淫羊藿、枸杞、丹参）、传统运动疗法八段锦、药膳乌骨鸡汤，对照组给予钙尔奇 D 及常规饮食、运动疗法，结果显示中医综合疗法在改善下肢拘挛、畏寒肢冷、骨痛、腰膝酸软等症状，减缓腰椎 BMD 下降方面均优于对照组。

（三）评价指标

在症状改善的基础上，结局指标是指对患者影响最大、最直接，患者最关心、最想避免的临床事件，包括疾病终点（如死亡、残疾、功能丧失）和某些重要的临床事件（如骨质疏松症引起的骨折，高血压引起的心、脑血管事件）。骨质疏松症最常见且严重的结局就是骨折，设计临床试验时应有较长的疗程，首要观察骨折的发生率，重点考查骨折的原因（跌仆、闪挫）、部位（脊柱、髋部、桡骨）、次数。此外，疼痛是主要症状，选用国际公认的疼痛评分方法来观察疼痛程度。2015 年新发布的《中药新药治疗原发性骨质疏松症临床研究技术指导原则》推荐评价腰背疼痛、腰膝酸软无力、下肢抽筋、步履艰难、持重困难等典型中医症状。BMD 是客观测量的指标，但通常不及骨代谢标志物变化敏感，目前骨形成指标 1 型原胶原 N- 端前肽与骨吸收指标血清 1 型胶原交联 C- 末端肽已用于评价骨代谢状态、骨质疏松诊断分型、预测骨折风险，观察药物治疗疗效。同时针对药物特点设立相应的安全性指标。

与此同时，必须重视对前瞻性随机对照研究、队列研究的骨质疏松症患者组织样本的采集与监测。近年来，"转化医学"与"精准医疗"已经成为国际医学领域的重要概念，而注重临床研究的疾病生物样本库和临床流行病学研究的人群队列标本库备受关注。组织标本、基因、代谢组学、蛋白质组学等疾病信息是骨质疏松研究生物样本资源库的重要组成。目前，中国学者已经在骨转换标志物参考区间、骨质疏松易感基因、OF 易感基因研究方面取得了进展，对于评估疾病发生发展的风险具有重大意义。在可客观测量的生物样本信息基础上，融合标准化的中医症状学、证候学信息，用于疾病的预测、诊断、治疗、预后，势必对骨质疏松症研究带来更大的突破。以骨转换标志物为例，基于远期随访，重点对前瞻性随机对照研究、队列研究的骨质疏松症患者组织样本进行检测，记录患者的症状、运用客观方法对中医证候进行总结，结合 BMD 值综合评价骨折发生风险。实施前要制定严谨的标本提取流程，建立标本库，规范标本的采集、制作、观察、评价流程。检测过程中严格按照《骨代谢标志物临床应用指南》中提出的"骨代谢标志物分析前影响因素"和"骨代谢标志物分析的注意事项及质量控制"要求，进行受试者血清样本的采集、保存及检测。

第三节　骨质疏松伴骨折预防

一、已变防渐

任何事物都具有循序渐进、由微至著发展变化的特点，这是事物发展的必然规律。疾病的发生和发展也不例外，无论何种疾病都不可能突然发生，它必然要经过或短或长的隐伏阶段。因此，无论在疾病哪一阶段，都要强调早期预防和及时治疗，从而防止疾病的深入。《素问·阴阳应象大论》曰："邪风之至，疾如风雨，故善治者治皮毛，其次治肌肤，其次治筋脉，其次治六腑，其次治五脏。治五脏者，半死半生也。"《灵枢·玉版》针对痈疽的治疗指出："圣人自治于未有形也，愚者遭其已成也。……圣人弗使已成。"《素问·离合真邪论》曰："夫圣人之起度数，必应于天地……夫邪之入于脉也，寒则血凝泣，暑则气淖泽，虚邪因而入客，亦如经水之得风也，经之动脉，其至也亦时陇起，其行于脉中循循然，其至寸口中手也，时大时小，大则邪至，小则平，其行无常处，在阴与阳，不可为度，从而察之，三部九候，卒然逢之，早遏其路。"正如孙思邈在其《备急千金要方》中所谓："夫欲理病，先察其源，候其病机。五脏未虚，六腑未竭，血脉未乱，精神未散，服药必活；若病已成，可得半愈；病势已过，命将难全。"

对于疾病发生后预防再发的描述，以中风为代表的重大疾病在古代医籍中有较深入的描述。明代秦景明《症因脉治·内伤中风证》提到："中风之证……一年半载，又复举发，三四发作，其病渐重。"沈金鳌《杂病源流犀烛·中风源流》论述："若风病即愈，而根株未能悬拔，隔一二年或数年必再发，发则必加重或致丧命，故平时宜预防之。"

二、三级预防策略

（一）预防目标

选择 OF 人群实施干预，重点是促进骨折愈合和防止骨折再发生，提高生活质量，降低致残率和致死率。

（二）预防措施

当患者处于骨质疏松症再发骨折危险状态或严重骨质疏松时，要预防随时可能发生的再次骨折。具体的有防止跌倒、提高抗骨折能力增加机体平衡性和提高肌肉功能，常规采用中西药物治疗。

1. 防止跌倒　摔倒常为再次发生骨折的直接诱因，老年人肌力软弱，反应和平衡能力降低，容易发生摔倒，应加强防范。中老年人 OF 大多发生在家中，主要因滑倒、搬运重物、弯腰拾物、单腿站立高处取物，甚至浴后单腿站立穿裤时出现。因此，家中地面要平整，谨防地毯不平、卷曲，家中地板要防滑，地毯要平整，杂物要有序，卧室至卫生间的通道要通畅，卫生间装节能灯，夜间有照明，浴室和厕所要装扶手；跨越台阶应小心，要穿防滑鞋，避免抬举重物，避免单腿站立取高处物体，浴室内放椅子以用于更换衣物之用。走路时应注意地面障碍物，下雨下雪天避免外出，夜间忌在照明条件不好的地方步行。

2. 提高抗骨折能力　户外活动要使用拐杖或可移动性扶手以协助运动，老年人使用髋部防护套，是预防股骨颈骨折的简单实用的方法。

3. 增加机体平衡性锻炼（如打太极拳）可以减少老年人跌倒的机会；尽量避免或减少服用增加跌倒倾向的药物，如镇静安眠药、肌肉松弛药、抗过敏药等；对中风后遗症要保持适当的康复治疗；服用可能引起体位性低血压药物者，当改变体位时动作要缓慢；服安眠药者切莫过量，当完全清醒后再迈步行走；有视力障碍或帕金森病者活动时应有人在旁照顾。

4. 提高肌肉功能锻炼或肌肉用力收缩可以增加骨量和骨强度，但过度用力则可造成骨痛、骨伤甚至骨折。采用非负重锻炼逐渐提高抗骨折能力是预防再次骨折、提高抗骨折能力的安全有效途径。

5. 中西医干预　最新版指南强调 OF 的治疗基本原则是复位、固定、功能锻炼和抗骨质疏松，其中更明确指出可选择补肾壮骨类中药、含黄酮类生物活性成分。在中医药临床实践中，2008 年版《骨质疏松骨折诊疗指南》提出椎体压缩程度较轻、高度丢失 <1/3、疼痛不剧烈者，可采用非手术治疗。2015 年版《中国骨质疏松性骨折诊疗指南》推荐骨折患者实施手术后全身情况稳定、或者保守治疗全身创伤反应稳定时，建议适时进行抗骨质疏松治疗。因此，在西医常规治疗的基础上，中医药应着眼于这两类患者人群进行早期干预，防止患者再次发生骨折。

（三）评价指标

骨折愈合评价，骨折治疗后是否达到临床愈合标准，愈合时间如何。再发骨折率和生活质量评价。致残率和致死率的远期随访，也是 OF 患者和临床医生最为关注的终点事件，尤其是髋部骨折患者。

（魏戌　申浩　高景华　杨秋莉　谢雁鸣）

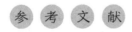

［1］ 肖建德. 实用骨质疏松学. 北京:科学出版社,2004.

［2］ 陈家旭.《黄帝内经》"治未病"理论研究. 中国中医科学院博士学位论文,2008 :1-80.

［3］ 石陨. 治未病理论渊源与发展初探. 天津中医药大学学报,2012,31(1):7-9.

［4］ 殷克敬.《黄帝内经》归来—中医"治未病"观探析. 中国中医基础医学杂志,2015,21(6):634-636.

［5］ 吴鸿,高水波. 张仲景"治未病"思想浅析. 中国中医基础医学杂志,2012,18(5):468-469.

［6］ 范晔,段延萍,周杰,等. 从《内》《难》经入手看"治未病"思想的源流及价值. 陕西中医,2009,30(2):222-223.

［7］ 林宁. 试论明清温病学家的"治未病"思想. 中医文献杂志,2010,28(5):34-35.

［8］ 侯浩彬,刘兰林. 叶天士《外感温热篇》治病思想. 江西中医药,2007,38(299):18-19.

［9］ 陈超. 叶天士温病学说之"治未病"思想及其用药特色赏析. 环球中医药,2013,6(11):835-837.

［10］ 赵刚. 骨质疏松症的基层预防—社区干预及防治. 昆明医科大学学报,2015,36(1):1-3.

［11］ 陶天遵,邱贵兴,朱汉民,等. 原发性骨质疏松症的治疗与预防. 中华骨与关节外科杂志,2015,8(5):377-384.

［12］ Nicita-Mauro V,Maltese G,Nicita-Mauro C,et al. Non smoking for successful aging:therapeutic perspectives. Current pharmaceutical design,2010,16(7):775-782.

［13］ Kim SJ,Yang WG,Cho E,et al. Relationship between Weight,Body Mass Index and Bone Mineral Density of Lumbar Spine in Women. Journal of bone metabolism,2012,19(2):95-102.

［14］ Jiang Y,Zhang Y,Jin M,et al. Aged-Related Changes in Body Composition and Association between Body Composition with Bone Mass Density by Body Mass Index in Chinese Han Men over 50-year-old. PLoS one,2015,10(6):e0130400.

［15］ Levis S,Lagari VS. The role of diet in osteoporosis prevention and management. Current osteoporosisreports, 2012,10(4):296-302.

［16］ Zhu K,Prince RL. Lifestyle and osteoporosis. Current osteoporosisreports,2015,13(1):52-59.

［17］ Zhou XH,Li SL,Tian F,et al. Building a disease risk model of osteoporosis based on traditional Chinese medicine symptoms and western medicine risk factors. Statisticsin medicine,2012,31(7):643-652.

［18］ Hu WW,Zhang Z,He JW,et al. Establishing reference intervals for bone turnover markers in the healthy shanghai population and the relationship with bone mineral density in postmenopausal women. International journal of endocrinology,2013,2013:513925.

［19］ Ke YH,Xiao WJ,He JW,et al. Association of ALOX15 gene polymorphisms with obesity-related phenotypes in Chinese nuclear families with male offspring. Acta Pharmacologica Sinica,2012,33(2):201-207.

［20］ Wang C,Zhang Z,Zhang H,et al. Susceptibility genes for osteoporotic fracture in postmenopausal Chinese women. Journal of bone and mineral research,2012,27(12):2582-2591.

［21］ Zhu HM,Qin L,Garnero P,et al. The first multicenter and randomized clinical trial of herbal Fufang for treatment of postmenopausalosteoporosis. Osteoporosis international,2012,23(4):1317-1327.

［22］ Deng WM,Zhang P,Huang H,et al. Five-year follow-up study of a kidney-tonifying herbal Fufang for prevention of postmenopausal osteoporosis and fragility fractures. Journal of bone and mineral metabolism, 2012,30(5):517-524.

［23］ Wei X,Xu A,Yin Y,et al. The potential effect of Wuqinxi exercise for primary osteoporosis:A systematic review and meta-analysis. Maturitas,2015,82(4):346-354.

［24］ 国家食品药品监督管理总局.中药新药治疗原发性骨质疏松症临床研究技术指导原则［EB/OL］. http://www. sda. gov. cn/directory/web/WS01/CL1616/134583. html.［2016-5-17］

［25］ Orimo H,Nakamura T,Hosoi T,et al. Japanese 2011 guidelines for prevention and treatment of osteoporosis-executive summary. Archives of osteoporosis,2012,7:3-20.

［26］ 中华人民共和国卫生部.骨代谢标志物临床应用指南.中华人民共和国卫生行业标准,2011:1-9.

［27］ 中华医学会骨科学分会.骨质疏松骨折诊疗指南.中华骨科杂志,2008,28(10):875-878.

［28］ 邱贵兴,裴福兴,胡侦明,等.中国骨质疏松性骨折诊疗指南(骨质疏松性骨折诊断及治疗原则).中华骨与关节外科杂志,2015,8(5):371-374.

［29］ 何健能,王昌兴,董黎强,等.中医对骨质疏松性骨折的认识及单味中药对骨质疏松性骨折愈合的研究.中国中医骨伤科杂志,2010,18(7):67-69.

［30］ 贾军,冯世庆,张超,等.骨质疏松及其预防.国际骨科学杂志,2012,33(5):315-317,333.

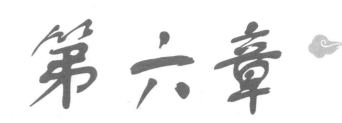

骨质疏松症中医临床实践指南与中药新药指导原则

中医药临床实践指南、医疗或者药品管理部门发布的指导原则均是针对具有中医特色的相关技术、临床疗效、经济学特性和社会适应性等进行研究，为各层次的决策者提供合理的科学信息和决策依据，从而合理配置中医卫生资源，提高中医药科研的质量和效率。本章主要介绍骨质疏松症的中医临床实践指南和中药新药指导原则（2015 版）。

第一节　原发性骨质疏松症中医临床实践指南

2007 年，中国中医科学院与世界卫生组织（WHO）西太区达成合作意向，编写一套基于证据、有中医诊疗特色和优势的中医临床实践指南。在 WHO 西太区的资助支持下，中国中医科学专题立项，国家中医药管理局国际合作司和政策法规司的指导下，总共制定28 部中医临床实践指南和 5 部针灸临床实践指南。作为 WHO 系列指南之一，《原发性骨质疏松症中医临床实践指南》于 2011 年由中国中医药出版社编辑出版。

一、指南

（一）范围
《原发性骨质疏松症中医临床实践指南》（以下简称本指南）规定了骨量减少、原发性骨质疏松症无并发骨折者的中医预防、诊断和治疗，适用于专业中医师使用。

（二）必要性及背景
制定本指南的目的是促进专业医生规范进行以中医药为主要内容的原发性骨质疏松症的预防、诊断和治疗，提高传统医学防治原发性骨质疏松症临床疗效和减少不规范使用中医药情况的发生。

本指南编写依据：指南编写组基于循证医学评价和专家共识法对 1949 年 1 月至 2009年 12 月的中文文献，1996 年 1 月至 2009 年 12 月的英文文献进行了较全面的查询检索和评价，其中随机对照试验类文献质量采用 Cochrane 的简易法评价；Meta 分析类文献采用柳叶刀杂志发表的《随机对照试验荟萃分析报告质量》（quality of reporting of meta-analysis，QUOROM）评价，证据强度等级分为五级，建议强度等级分为四级。在每个建议之后的右上角方括号中提供了证据强度和建议强度，通过这种方法，使用者可以了解到每个建议的证据级别和建议强度。

中医药领域在原发性骨质疏松症的预防和治疗等方面进行了系统研究，包括病因病机、辨证论治规律、中药有效治疗药物、中药新药临床研究、中医综合治疗方案等多个方面。在运用中医药治疗原发性骨质疏松症的模式与方法上专家们基本达成了共识，逐步形成了针对原发性骨质疏松症的中医药治疗方案。根据上述研究成果和相关标准制定本指南。

本指南的编写基于三个原则：

1. 必须与临床实际密切相关，以便向临床医生提供有用的信息。

2. 所提出的每一项建议必须具有表明其在临床诊治过程中重要性的明确等级。

3. 所提出的每一项建议必须具有表明其证据强度的明确的等级，这些证据强度能支持所提出的建议，反映目前可利用的中医药最好的证据。

本指南制定工作组：由中医老年病专业、中医骨伤专业、中医妇科专业、内分泌专业、临床流行病学专业等人员组成。由高层专家指导委员会、同行资深专家委员会参与进行总体方案的制定和技术指导；有中医学、中西医结合、临床一线医师、循证医学、临床流行病学、文献编辑等知识背景的人员撰写指南；由领域专家指导并由临床流行病学和中医学知识背景的人员进行文献检索和评价，历经 4 年撰写成稿。

（三）临床特征

依据《原发性骨质疏松症中医临床实践指南》，节选其中相关内容对骨质疏松症的临床特征加以阐述。

1. 病史　原发性骨质疏松症是一种慢性、渐进性发展的疾病，病情较轻时，常无症状，或症状轻微。随着病情的缓慢进展，临床症状和体征会逐渐加重，主要表现为疼痛、身长缩短、驼背及骨折。

2. 症状　疼痛是原发性骨质疏松症最常见的早期症状，常以腰背部为主，亦可表现为全身骨骼疼痛或髋、膝、腕关节疼痛。腰背疼痛最初发生在从静息状态转为运动状态时，以后逐渐发展为持续性；较长时间采取同一姿势，疼痛可加重；若压缩骨折累及神经，可出现肢体麻木、乏力、挛缩、疼痛，或肋间神经痛，甚至腹痛。有时骨质疏松即使很明显，也可无明显腰背痛。

在该病的早期（骨量减少），当腰椎骨量丢失小于 24% 时，可没有任何症状，称为"静悄悄的病"；即使出现腰背部疼痛，也常因 X 线检查无明显异常发现，而未被诊断。若腰背疼痛突然加剧，可能发生椎体压缩骨折，此时骨折部位的棘突有压痛和叩击痛，但常因没有明显外伤史或仅有轻微外伤史而被患者所忽略，只有经 X 线检查发现椎体压缩骨折时，才意识到骨质疏松症的存在；此时，骨质疏松已相当严重，腰椎骨量丢失大于25%。因此，对于骨质疏松症患者，若排除其他原因引起的疼痛，疼痛可作为其骨折阈值的临床特征。严重骨质疏松症患者，腰背部容易疲劳，疼痛常持续存在。

3. 体征

（1）身长缩短、驼背：身长缩短、驼背是继腰背痛后出现的重要体征。骨质疏松时，变形轻者只累及 1~2 个椎体；重者可累及整个脊椎椎体。经过数年，会使整个脊椎缩短

10~15cm，头到耻骨与耻骨到跟骨的比小于 1.0，从而导致身长缩短。椎体压缩，特别是那些活动度和负重量较大的椎体，如第 11 胸椎、第 12 胸椎和第 3 腰椎等变形显著或出现压缩性骨折，均可使脊柱前倾、背屈加重，形成驼背。驼背的程度越重，则腰背痛越明显。椎体压缩性骨折会导致胸廓畸形、腹部受压及影响心肺功能等。

（2）骨折：骨折是原发性骨质疏松症严重的并发症，其发生与年龄、绝经时间有一定的关系。轻微创伤甚至无创伤的碰撞也能引起骨折，脊柱椎体压缩性骨折、髋部骨折和桡骨远端骨折是原发性骨质疏松症患者最常发生的三种骨折。骨折的发生与年龄、绝经年限有一定的关系。

4. 生活能力下降　由于病情的进展，临床症状和体征逐渐加重，尤其骨痛、腰膝酸软、下肢无力等症状，导致原发性骨质疏松症患者生活质量及行动能力下降，严重者可有行走困难，不能负重，甚至骨折，影响中老年人的健康和日常生活。

（四）理化检查

1. 诊断性检查　原发性骨质疏松症的诊断主要依靠 BMD 测量。

（1）BMD 测量：采用双能 X 线吸收法（dual energy X-ray absorptiometry，DXA）。人群筛查可以使用单光子吸收法（SPA）、单能 X 线吸收法（single energy X-ray absorptiometry，SXA），CTBMD 测量。

（2）骨 X 线平片检查：在没有条件做 BMD 检测的地区，可参考 X 线平片检查。X 线平片检查诊断骨质疏松的准确度较差，骨骼的矿物质丢失 30% ~40% 才能在 X 线平片上辨认出来，因此轻度的骨质疏松症在 X 线平片上难以诊断。除跟骨摄侧位片外，其他部位骨结构应摄正、侧位片。照片的清晰度、对比度、细致度应较高，软组织、骨组织层次结构清楚。

2. 判断病因检查　PMOP 患者血雌二醇降低，男性老年性骨质疏松症患者血睾酮降低。

（五）诊断标准

1. 西医诊断及鉴别诊断

（1）西医诊断标准：1994 年 WHO 公布以 BMD 为指标的骨质疏松症诊断标准，这一诊断标准仅适用于欧美白人妇女，其他人群是否采用此分级标准存在争议（M 为峰值骨量均值）。骨量减少者为骨质疏松症的高危人群。

> M-1SD 骨量正常

M-1SD~-2.5SD　　　　　　　　　　骨量减少

<M-2.5SD 以上　　　　　　　　　　骨质疏松症

<M-2.5SD 以上，伴有一处或多处骨折　　严重骨质疏松症

> M-12%　　　　　　　　　　　　骨量正常

M-13%~-24%　　　　　　　　　　骨量减少

<M-25%　　　　　　　　　　　　骨质疏松症

<M-25%，伴有一处或多处骨折　　　严重骨质疏松症

<M-37%，无骨折　　　　　　　　严重骨质疏松症

（2）临床分型：原发性骨质疏松症分为两型，Ⅰ型为 PMOP，Ⅱ型为 SOP，都属于退行性的骨质疏松症。

2. 中医证候诊断依据　中医基础理论，以阴阳为纲，辨虚实、脏腑、气血，参考

《中医内科常见病诊疗指南—骨质疏松症》、临床流行病学调查结果及专家共识，可将原发性骨质疏松症分为以下四个证候类型：

（1）肾阳虚证：腰背冷痛，酸软乏力，甚则驼背弯腰，活动受限，畏寒喜暖，遇冷加重，尤以下肢为甚，小便频多，舌淡，苔白，脉沉细或沉弦。

（2）肝肾阴虚证：腰膝酸痛，膝软无力，下肢抽筋，驼背弯腰，患部痿软微热，形体消瘦，眩晕耳鸣，或五心烦热，失眠多梦，男子遗精，女子经少或经绝，舌红少津，少苔，脉沉细数。

（3）脾肾阳虚证：腰髋冷痛，腰膝酸软，甚则弯腰驼背，双膝行走无力，畏寒喜暖，纳少腹胀，面色萎黄，舌淡胖，苔白滑，脉沉弱。

（4）血瘀气滞证：骨节疼痛，痛有定处，痛处拒按，筋肉挛缩，骨折，多有外伤或久病史，舌质紫黯，有瘀点或瘀斑，脉涩或弦。

（六）预防和早期监测

原发性骨质疏松症的危害是潜在性的，早期通常没有症状，对它的防治往往不能引起人们的重视。而潜在性的危害一旦发展到一定程度，后果就会变得非常严重。因此，对于原发性骨质疏松症的防治，总的原则应当是防重于治。

1. 健康教育　健康教育是预防原发性骨质疏松症经济、有效的手段。通过健康教育，提高人们对骨质疏松症的认识，了解其危害性和早期预防措施。原发性骨质疏松症对人体造成的最大危害是骨折，其危险因素主要包括跌仆/骨折史、家族史、吸烟、过量饮酒，与年龄、性别、种族、多育、体重、缺乏体育锻炼、低钙饮食有关。其中年龄、性别、种族、家族史为不可控因素，而生活方式是可以改变的。预防骨质疏松症的措施有：坚持健康的生活方式，改变不良生活习惯；顺应四时气候变化，生活起居有规律；精神上乐观豁达，淡泊名利；饮食上可食用中医特色的药膳；加强体育锻炼可采用五禽戏、八段锦、简化二十四式太极拳等有助于减少骨量丢失；对高危人群如绝经后，身材矮小，体重较轻，孕产多的妇女，地铁工作人员，日光照射少的地区，应定期体检，每6个月体检1次，以早期发现和动态监测骨量变化（推荐强度GPP，证据级别Ⅳ）。

2. 预防措施

（1）中医药膳：骨质疏松症与营养因素密切相关，特别是在老年男性和绝经后妇女中，营养对骨丢失的速率起着关键性作用，食物疗法在骨质疏松症的预防对策中占30%的地位。饮食中应保证足够的钙、维生素D和蛋白质摄入（推荐强度A，证据级别Ⅰa）。

中医认为，食物也具有类似中药的四气五味、归经、功效等性能，可以养生治病。"药性刚烈，犹若御兵，若能用食平疴，适性遣疾者，可谓良工，为医者当须先洞晓病源，以食治之，食疗不愈，然后命药"（孙思邈《备急千金要方·食治》）。推荐药膳可根据个人具体情况选用。

1）怀杞甲鱼汤（推荐强度GPP，证据级别Ⅳ）

适应证：腰膝酸软，五心烦热，潮热盗汗，头晕、耳鸣，口燥舌干等。

配方：怀山药、枸杞、骨碎补、甲鱼。

功效：滋阴补肾，益气健脾。

2）生地黄鸡（推荐强度GPP，证据级别Ⅳ）

适应证：腰膝酸软，时或隐痛，足跟作痛，喜按喜揉，遇劳则甚，休息时减轻，神疲乏力，耳鸣，头昏，齿摇等症。

配方：地黄、乌骨鸡、饴糖。

功效：补肾填精，生髓壮骨。

3）羊脊骨粥（推荐强度GPP，证据级别Ⅳ）

适应证：腰膝酸软，头晕耳鸣，神疲乏力，小腹冷痛，肢冷畏寒等症。

配方：羊脊骨、肉苁蓉、菟丝子。

功效：温肾壮阳，填精补髓。

（2）运动预防：健身法如五禽戏（推荐强度A，证据级别Ⅰa）、简化二十四式太极拳（推荐强度A，证据级别Ⅰa）、八段锦（推荐强度B，证据级别Ⅱa）等，每周2~3次，每次30~45分钟。

（3）生活习惯顺应四时气候变化，生活起居有规律，不妄劳作（推荐强度GPP，证据级别Ⅳ）。

（4）中药预防：补肾健骨中药能预防骨质疏松及其骨折，宜合理运用补肝肾类中药，并根据老年人的生理特点调补后天脾胃，补气活血，以积极预防骨质疏松及其骨折的发生。偏肾阳虚可选用淫羊藿、骨碎补等单味配方颗粒剂（推荐强度A，证据级别Ⅰa）；偏肾阴虚可选用山茱萸、枸杞子等单味配方颗粒剂（推荐强度GPP，证据级别Ⅳ）。

（5）预防跌倒：通过体育锻炼、改善周围不良环境、健康教育等方式以预防老年人跌倒，防止因跌倒而致骨折（推荐强度A，证据级别Ⅰa）；避免应用影响平衡的药物，积极治疗影响身体平衡的疾病；对极易跌倒或摔伤的人应使用髋骨保护器（推荐强度A，证据级别Ⅰa）。

3. 早期监测　较高的峰值骨量能减少老年后患骨质疏松症的危险，儿童青少年期是峰值骨量形成的关键时刻，应当从儿童青少年期开始提倡健康的生活方式，包括定期运动，摄入足够的钙，保持健康体重，避免吸烟及大量饮酒。对于年龄大于70岁的男性及PMOP等高危人群要重点健康管理，早期监测，定期监测BMD。对于出现骨量减少，并且临床出现骨痛、腰膝酸软、行动能力下降、足跟痛、下肢抽搐等症者要及时检查BMD，并采取相应的中医预防措施。（推荐强度GPP，证据级别Ⅳ）

专家共识和建议：原发性骨质疏松的预防要整体调节，在中药、针灸等预防方法之外，还要重视一般性预防措施的应用，包括饮食、运动、生活起居等方面。要做到生活有规律，注意劳逸适度，坚持适量适度的体育锻炼，不吸烟，少饮酒，合理饮食等。

骨量减少者采用运动与药膳相结合的治疗方法，诊断为原发性骨质疏松症者可采取中医辨证论治的方法，疼痛严重者建议加用针灸治疗；并发骨折病情较重者根据具体情况选用中医辨证论治或手术治疗。

（七）治疗原则

中医药预防原发性骨质疏松症强调整体调节，采取中药防治与一般性预防措施相结合；治疗原发性骨质疏松症强调辨证论治，并根据原发性骨质疏松症的中医证候遣方用药。总的治疗原则是补肾壮骨、益肝健脾、活血通络，常用治疗方法有中药、针灸、推拿，根据患者的不同临床特点和病情而选择具体的治疗方法。临床以综合治疗方案为宜，可促进患者全身症状的改善，减轻骨痛，提高患者生活质量，升高BMD。

（八）治疗

1. 辨证论治

（1）肾阳虚证

病机：肾阳不足，骨骼失于温煦、濡养。

治法：补肾壮阳，强筋健骨。

推荐汤剂：补肾壮骨冲剂和右归丸（《景岳全书》）加减。熟地黄，肉桂，鹿角胶，山药，山茱萸，枸杞子，当归，杜仲，菟丝子，巴戟天，骨碎补，三棱等（推荐强度A，证据级别Ⅰa）。

加减：虚寒证候明显者，可加用仙茅、肉苁蓉、淫羊藿、干姜等以温阳散寒。

用法：水煎服，每日1剂，分2次服用。

推荐中成药：仙灵骨葆胶囊，一次1.5g，一日2次，口服（推荐强度A，证据级别Ⅰa）、强骨胶囊，一次0.25g，一日3次，口服（推荐强度A，证据级别Ⅰa）。

（2）肝肾阴虚证

病机：肝肾亏虚，阴精不足，骨骼失养。

治法：滋补肝肾，填精壮骨。

推荐汤剂：六味地黄汤（《小儿药证直诀》）加减。熟地黄，山药，山茱萸，茯苓，牡丹皮，泽泻，骨碎补，续断，仙灵脾等（推荐强度A，证据级别Ⅰa）。

加减：阴虚火旺证明显者，可加知母、黄柏；疼痛明显者，可加桑寄生补肾壮骨。

用法：水煎服，每日1剂，分2次服用。

推荐中成药：固本壮骨胶囊，一次2粒，一日3次，口服（推荐强度A，证据级别Ⅰb）、金天格胶囊，一次1.2g，一日3次，口服（推荐强度A，证据级别Ⅰa）。

（3）脾肾阳虚证

病机：脾虚不健，脾精不足，则肾精乏源，骨骼失养。

治法：补益脾肾，强筋壮骨。

推荐汤剂：金匮肾气丸（《金匮要略》）加减。山药，茯苓，白术，附子，熟地黄，山茱萸，牛膝，淫羊藿，骨碎补，杜仲，菟丝子，甘草等（推荐强度B，证据级别Ⅱa）。

骨立饮：党参，白术，茯苓，淫羊藿，蛇床子，丹参，补骨脂，熟地，怀牛膝加减（推荐强度B，证据级别Ⅱa）。

用法：水煎服，每日1剂，分2次服用。

（4）血瘀气滞证

病机：气滞血瘀，阻滞经络，骨骼失养。

治法：理气活血，化瘀止痛。

推荐汤剂：上述三种证候出现血瘀疼痛或骨折时，除骨折治疗外可采用以下治疗：身痛逐瘀汤（《医林改错》）加减。秦艽，羌活，香附，川芎，桃仁，红花，当归，没药，牛膝，地龙，甘草，五灵脂等（推荐强度GPP，证据级别Ⅳ）。

加减：骨痛以上肢为主者，加桑枝、姜黄；下肢为甚者，加独活、防己以通络止痛；久病关节变形、痛剧者，加全蝎、蜈蚣以通络活血。

用法：水煎服，每日1剂，分2次服用。

推荐中成药：骨疏康胶囊，一次4粒，一日2次，口服（推荐强度A，证据级别Ⅰa）、骨疏康颗粒，一次 10g，一日 2 次，口服（推荐强度 A，证据级别 I a）。

以上治疗根据患者病情，疗程可为 6~12 个月；服药 1 年以上者需监测肝肾功能；严重骨质疏松症可配合西药治疗。

妇女 PMOP 常常以肝肾阴虚证为主，临床表现为腰膝酸软，四肢或腰背痛，或足跟痛，疼痛时不能久立，遇劳更甚，手足心发热，烦躁易怒，潮热盗汗，眩晕耳鸣，失眠多梦等症状。常用药物为熟地黄，山萸肉，鹿角胶（烊化），枸杞，淫羊藿，肉苁蓉，山药，白芍，牛膝，黄芪，茯苓等（推荐强度 A，证据级别 I a）。

老年性骨质疏松症发病年龄女性大于 65 岁，男性大于 70 岁；常常以肾阳虚证为主，常表现为腰、髋、膝等关节处冷痛，畏寒肢冷，面色白或黧黑，气衰神疲，小便清长等症状。常用药物为淫羊藿，骨碎补，川续断，补骨脂，杜仲，菟丝子，丹参，当归，鸡血藤，巴戟天，肉苁蓉，肉桂等（推荐强度 A，证据级别 I a）。

2. 推荐使用的中成药

（1）2009 年国家基本药物中成药制剂品种目录药物

仙灵骨葆胶囊（国药准字 Z20025337）

功能主治：滋补肝肾，接骨续筋，强身健骨。

适应证：用于骨质疏松和骨质疏松症，骨折，骨关节炎，骨无菌性坏死等。

用法：口服，一次 1.5g，一日 2 次。（推荐强度 A，证据级别 I a）

（2）中国国家食品药品监督管理局审批药物

1）强骨胶囊（国药准字 Z20030007）

功能主治：补肾，壮骨，强筋，止痛。

适应证：用于原发性骨质疏松症、骨量减少患者的肾阳虚证候，症见：腰背四肢酸痛，畏寒肢冷或抽筋，下肢无力，夜尿频多等。

用法：口服，一次 0.25g，一日 3 次。（推荐强度 A，证据级别 I a）

2）补肾健骨胶囊（国药准字 Z20020056）

功能主治：滋补肝肾、强筋健骨。

适应证：用于原发性骨质疏松症的肝肾不足证候，症见：腰脊疼痛、胫软膝酸。

用法：口服，一次 2g，一日 3 次。（推荐强度 A，证据级别 I a）

3）骨松康合剂（国药准字 Z20025505）

功能主治：补益肝肾，壮骨止痛。

适应证：用于肝肾不足所致的骨质疏松症，症见：腰背肢体疼痛，无力。

用法：口服，一次 30ml，一日 3 次。（推荐强度 A，证据级别 I a）

4）金天格胶囊（国药准字 Z20030080）

功能主治：改善骨质疏松患者的临床症状，促进骨形成，增加 BMD，降低骨折发生率。

适应证：用于腰背疼痛，腿膝瘫软，下肢痿弱，步履艰难等症状的改善。

用法：口服，一次 1.2g，一日 3 次。（推荐强度 A，证据级别 I a）

5）骨松宝胶囊（国药准字 Z20030084）

功能主治：补肾活血，强筋壮骨。

适应证：用于骨痿（骨质疏松症）引起的骨折、骨痛及预防更年期骨质疏松。

用法：口服，一次2粒，一日3次。（推荐强度A，证据级别Ⅰa）

6）六味壮骨颗粒（国药准字Z20025232）

功能主治：养肝补肾，强筋壮骨。

适应证：用于骨质疏松证属肝肾不足者，症见腰脊酸痛，足膝酸软，乏力。高血压、心脏病、肝病、肾病等慢性病严重者应在医师指导下服用。

用法：口服，日服20g，分3次服用。（推荐强度A，证据级别Ⅰa）

7）骨疏康颗粒（国药准字Z2003255）

功能主治：补肾益气，活血壮骨。

适应证：肾虚，气血不足所致的中老年骨质疏松症，伴有腰脊酸痛，足膝酸软，神疲乏力。

用法：口服，一次10g，一日2次。（推荐强度A，证据级别Ⅰa）

（3）《中华人民共和国药典》药物（2010年版）

1）六味地黄丸

功能主治：滋阴补肾。

适应证：用于头晕耳鸣，腰膝酸软，遗精盗汗。

用法：口服，一次6g，一日2次。（推荐强度A，证据级别Ⅰa）

2）知柏地黄丸

功能主治：滋阴清热。

适应证：用于潮热盗汗，耳鸣遗精，口干咽燥。

用法：口服、一次8丸，一日3次。（推荐强度A，证据级别Ⅰa）

3）青娥丸

功能主治：补肾强腰。

适应证：用于肾虚腰痛，起坐不利，膝软乏力。

用法：口服，水蜜丸一次6~9g，一日2~3次。（推荐强度A，证据级别Ⅰa）

以上药物长期服用未见有明显肝肾功能损害，但高血压、心脏病、肝病、肾病等慢性病严重者应在医师指导下服用，定期监测肝肾功能。

3. 针灸治疗　腰背痛症状明显的原发性骨质疏松症患者加用针刺治疗，畏寒肢冷症状明显的原发性骨质疏松症患者加用灸法治疗。

（1）针刺

取穴：足三里ST36，肾俞BL23，脾俞BL20，关元RN4，太溪KI3，三阴交SP6，大椎DU14，太白SP3。配穴：为痛处所属经脉络穴（推荐强度B，证据级别Ⅱa）。

操作方法：根据病证虚实采用强弱不同的刺激手法，一日针刺1次，留针20分钟，10日为1个疗程。

（2）灸法

取穴：①大椎DU14、大杼BL11、肝俞BL18；②中脘RN12、膻中RN17、足三里ST36；③脾俞BL20、肾俞BL23、命门DU4；④神阙RN8、关元RN4。配穴：为痛处所属经脉络穴。采用补肾填精、温阳壮骨、疏通经络等中药，如补骨脂、当归、熟地黄、仙茅、淫羊藿、丁香、肉桂等，压制成药饼（推荐强度B，证据级别Ⅱa）。

操作：用直接灸或隔药灸法。每日灸1组穴，每穴灸5壮，15日为1个疗程。

（九）建议

原发性骨质疏松症的主要病机为肾虚，与肝虚、脾虚、血瘀有关。其治疗原则是"补肾壮骨，益肝健脾，活血通络"。在此治疗原则指导下，补肾法、益肝、补脾法、活血化瘀法在本病的治疗中发挥着重要作用。

1. 补肾法的应用　肾虚是原发性骨质疏松症的主要病机，补肾法在本病的治疗中占据了重要的地位。现代临床报道温肾壮阳法、补肾阳辅以滋肾阴法均有改善原发性骨质疏松症腰背四肢骨痛及 BMD 的作用，且安全性好。代表方剂如骨松宝胶囊、青娥丸等。

建议：补肾法是中医治疗原发性骨质疏松症的重要方法，对于改善 BMD，提高患者生存质量显示很好的临床疗效（推荐强度 A，证据级别Ⅰa）。

2. 滋补肝肾法的应用　肝肾同源，现代临床报道，滋补肝肾法具有改善原发性骨质疏松症腰背疼痛、腰膝酸软、下肢抽筋等症状，提高 BMD 的作用，且安全性好。代表方剂如补肾健骨胶囊、骨松康合剂、六味壮骨颗粒。

建议：滋补肝肾法是中医治疗原发性骨质疏松症的方法之一，对于改善临床症状、提高 BMD，显示了较好的临床疗效（推荐强度 A，证据级别Ⅰa）。

3. 温肾补脾法的应用　肾与脾胃关系密切，肾为先天之本，脾为后天之本，肾精依赖脾精源源不断的滋养补充。若脾不运化，脾精不足，肾精乏源，或肾精本虚，骨骼失养，则骨骼脆弱无力，终致骨质疏松症。现代临床报道中，温肾补脾法、补肾健脾法对改善患者临床症状、体征的效果明显，对 BMD 也有一定的改善作用。

建议：温肾补脾法对于原发性骨质疏松症的治疗有较肯定的疗效，在本病的治疗中应用较广泛（推荐强度 A，证据级别Ⅰa）。

4. 活血化瘀法的应用　血瘀的产生主要是因虚致瘀，肾阴、肾阳的偏衰，脾虚气血生化乏源，气虚推动无力均可导致血瘀，另外，外伤亦可致血络受损，瘀血停滞。而瘀血作为致病因素，又会加重脾肾的虚衰，使精微不布，而致"骨不坚"，促进骨质疏松的发生。中医文献研究报道补肾健脾活血法、补肾活血法对改善 BMD 有一定的作用。

建议：活血化瘀法可以与补肾法、温肾补脾法合用，是中医治疗原发性骨质疏松症的主要治法之一（推荐强度 B，证据级别Ⅱa）。

5. 推拿法的应用　推拿是治疗原发性骨质疏松症的有效方法，目前已广泛为临床医生所采用。腰背痛、骨痛症状明显的原发性骨质疏松症患者采用推拿治疗，可以显著提高临床疗效。具体的推拿手法及穴位，可以根据患者的病情，由专科医生酌情选用。但推拿治疗原发性骨质疏松症存在一定风险，只能采用轻度推拿手法，慎用深度推拿手法，禁用活络关节等重手法。

建议：腰背痛、畏寒肢冷症状明显的原发性骨质疏松症患者可以采用推拿治疗（推荐强度 B，证据级别Ⅱa）。

6. 并发症处理　原发性骨质疏松症并发骨折，病情较重，建议参照有关骨折的临床指南及时救治患者，在此基础上建议尽早采取中医辨证论治的方法，无法通过保守治疗的患者，建议手术治疗（推荐强度 A，证据级别Ⅰa）。

7. 护理　骨质疏松症患者由于腰背痛等原因导致生活质量降低，应给予患者积极的止痛护理。一般疼痛护理可予以中药离子导入（推荐强度 B，证据级别Ⅱa）、中药烫疗（推荐强度 GPP，证据级别Ⅳ）、穴位注射中药治疗（推荐强度 B，证据级别Ⅲb）等处理。

8. 随访 采用中药治疗的患者，要定期随访，对骨痛、BMD、生存质量进行评估，利用双能 X 线 BMD 仪检测 BMD 以反映药物治疗的效果。一般情况下应 6~12 个月监测一次 BMD；BMD 检测的部位为腰椎和股骨颈。如果治疗后骨痛减轻、行动能力提高、BMD 稳定或增高表示治疗有效，临床症状没有改善、BMD 显著降低要重新制订有效的治疗方案。中药的使用根据病情变化随证加减，服药 1 年以上者要监测肝肾功能（推荐强度 GPP，证据级别 Ⅳ）。

9. 结局 临床疗效评价从骨痛、BMD、生存质量三个方面进行评估。骨痛采用视觉模拟评分法（visual analogue scale，VAS），计分减少应 ≥ 3，BMD 采用双能 X 线 BMD 仪测量，BMD > M-1SD，生存质量采用健康调查简表（the MOS item short from survey，SF-36）测量，量表分值越高，健康状况越好。

二、指南形成过程

（一）证据的检索策略

采用计算机和手工相结合的方法进行检索，主要包括：

检索 PubMed、BioMed、Databases@Ovid 等数据库；检索 IOF、NOF、NACCM；WHO 及 WHO 西太区成员相关网站（新加坡骨质疏松症协会、韩国骨质疏松症协会、日本骨质疏松症协会、中国香港骨质疏松症协会、泰国骨质疏松症协会、马来西亚骨质疏松症协会、越南骨质疏松症协会等）；检索世界著名制药公司相关网站：默沙东、辉瑞、礼来等。

以 "osteoporosis" "senile osteoporosis" "postmenopausal osteoporosis" 为关键词，检索 1996—2009 年十余年的文献；选用中国期刊全文数据库（CNKI）、中国中医药文献数据库、中国医用信息资源系统（维普）和中国疾病知识总库等数据库、中国台湾 CPES 中文电子期刊服务网站，以 "骨质疏松症、原发性骨质疏松症" 为关键词，检索 1949—2009 年的文献；借鉴美国、英国、澳大利亚、新加坡和新西兰等国家的原发性骨质疏松症临床实践指南和 2005 年中华中医药学会内科分会制定的《中医内科常见病诊疗指南》；参考中国、日本、韩国等亚太国家的中医古代医籍文献。

（二）证据强度和质量评价

根据纳入标准、排除标准纳入相关文献，所有纳入的证据均使用结构性摘要表并按照本指南选用的分级体系来进行评价。其中随机对照试验类文献质量采用 Cochrane 的简易法评价；Meta 分析类文献采用柳叶刀杂志发表的 QUOROM 法评价，将证据依次划分为 Ⅰa、Ⅰb、Ⅱa、Ⅱb、Ⅲa、Ⅲb、Ⅳ、Ⅴ几个等级。如果为 Ⅰ级证据，根据证据的观点则指南做出 "推荐使用或者禁止使用"；如果为 Ⅱ、Ⅲ级证据，根据证据的观点则指南做出 "有选择性地推荐或者建议不要使用"。如果证据级别为Ⅳ、Ⅴ级，但是来源于临床实践且在临床中广泛应用，则指南做出 "专家共识"。

（三）推荐等级

采用的证据级别参照中国刘建平教授提出的关于传统医学证据分级的建议，推荐分级参照 GRADE 工作组 2004 年发表的专家共识。

（四）评议和咨询过程

指南初稿形成后，指南编写组于 2007 年 10 月 9 日在中国中医科学院中医临床基础医学研究所 440 会议室召开了第一次专家论证会，参加会议的有中国中医科学院骨伤科研究所孙树椿、董福慧、张军，中国中医科学院西苑医院中医妇科蔡连香、老年病科李跃华。本次会议中，专家主要对原发性骨质疏松症相当于中医的"骨痿"还是"骨痹"产生了意见分歧。在第一次专家论证会的基础上，2007年10月16日，指南编写组通过电子邮件的形式针对指南内容中的预防措施、中医证候分型、辨证治疗的推荐方药及其指南的总体评价等内容，征求中国中医科学院吕爱平、北京中医药大学刘建平、北京大学医学部詹思延、广州中医药大学附属骨伤科医院刘庆思、福建中医医院王和鸣的意见。多数专家要求精炼指南的内容，但对中医证候分型等内容有不用意见。指南编写组根据专家意见对指南进行修改，并对专家的分歧意见进行归纳。在第二次专家论证会的基础上，指南编写组于2007年10月25日召开第三次专家论证会，参加会议的有中国中医科学院王永炎、曹洪欣、刘保延、王明、邹建华，中国中医科学院骨伤科研究所孙树椿、董福慧，中国中医科学院西苑医院周文泉，北京中医药大学刘建平，北京大学医学部詹思延，北京市中医医院许昕，福建中医学院王和鸣，广州中医药大学附属骨伤科医院刘庆思。本次会议达成共识：原发性骨质疏松症相当于中医的"骨痿"，中医证型分为4型。会后指南编写组将指南修改稿通过电子邮件的形式再次发给上述专家，征求专家的意见，反复修改，最终指南内容得到了上述专家的共识。在得到专家共识的基础上，指南编写组通过专家推荐的形式，选取北京市三级甲等医院中的中医妇科专业、中医老年病专业、中医骨伤科专业的一线临床医师及西医医院的资深妇产科专家，征求临床医师对指南临床适用性和可操作性的意见。2007年11月1—5日，分别将指南送至中国中医科学院西苑医院中医妇科的黄欲晓、老年病科的刘芳，北京市中医医院中医妇科的朱梅，中国中医科学院广安门医院骨伤科的崔全起，北京协和医院妇产科的徐苓，在2007年11月15—20日收回的临床医师意见表总体反映该指南有较好的临床指导价值，可操作性较好。指南编写组经过四轮专家论证，一轮临床医师使用，反复修改、论证于2007年12月最终形成指南定稿，后于2008年、2009年根据指南新的编写体例和研究进展，对指南进行修改完善和文献更新。

（五）宣传

本指南出版后，拟通过专业学会、学术会议、医师培训和继续教育项目等进行进一步宣传和推广。

（六）执行

通过专业学会、学术会议、医师培训和继续教育项目等方式宣传和鼓励进行本指南的临床应用，将应用情况及存在问题通过电子邮件、电话、信件等形式反馈给指南工作小组，工作小组参考反馈意见进行进一步的修订和完善。

（七）更新

本指南根据本学科研究进展情况，如有新的干预方法产生并有最佳证据，发现现有干预有严重缺陷等，要对本指南进行修订，拟定3年修订一次。届时将由指南编写委员会和相关人员对新出现的证据加以收集、整理和分析，最后由指南编写组决定是否对指南予以修订。

此外，2015年，由中国老年学学会骨质疏松委员会中医药与骨病学科组在前期原发性骨质疏松症临床实践指南和专家共识的基础上，检索和评价相关文献资料，通过临床医师的问卷调查和学科组讨论，结合临床实际情况，并咨询我国中医骨伤科界名老专家意见，制定《中医药防治原发性骨质疏松症专家共识（2015）》。与 2011 年指南不同的是，该专家共识将原发性骨质疏松症分为六种证型，分别为肾阳虚证、肝肾阴虚证、脾肾阳虚证、肾虚血瘀证、脾胃虚弱证。具体内容可参见《中医药防治原发性骨质疏松症专家共识（2015）》一文。

第二节　中药新药治疗原发性骨质疏松症临床研究技术指导原则

骨质疏松症是一种以骨量低下、骨微结构损坏，导致骨脆性增加、易于发生骨折为特征的全身性骨病。2001 年美国国立卫生研究院提出骨质疏松症是以骨强度下降、骨折风险性增加为特征的骨骼系统疾病，骨强度反映骨骼的两个主要方面，即骨矿密度和骨质量。中药新药治疗原发性骨质疏松症临床研究技术指导原则（以下简称本指导原则），主要阐述原发性骨质疏松症的 PMOP 和 SOP 两种类型。

根据原发性骨质疏松症的临床表现和发病特点，与中医学医籍中记载的"骨痿""骨痹""腰背痛"等近似。中年之后，烦劳过度，耗损肾阴，水不胜火，虚火内盛，二者互为因果，终致虚者愈虚，盛者愈盛，肾精匮乏，髓无以生，骨失所养而发骨痿。腰为肾之府，腰痛的病因虽多，但终与肾虚有关。可见与骨质疏松症相近的骨痿、腰痛等症，其本皆为肾虚。至于疼痛的原因，中医学认为"不通"和"不荣"均可引起疼痛，肾阴亏虚，骨失濡养，虚火内盛，灼伤脉络，可致疼痛；肾气不足，鼓动乏力，气虚血瘀，闭阻经脉，亦可引发疼痛。临床常见的中医证候有肾阳亏虚证、肝肾阴虚证、脾肾两虚证、血瘀气滞证。

考虑到骨质疏松症的疗程较长，在立题之初，应遵循中医药学理论，充分考虑长期用药可能出现的不良反应，注意组方合理，方证相应。

一、指导原则适用范围

本指导原则旨在用于指导中药新药治疗原发性骨质疏松症临床试验的设计。由于 PMOP 和 SOP 的病理机制各有不同，临床表现、证候类型、治则治法等有一定区别，因此，临床试验应作为两个病种分别设计和观察。

本指导原则所提出的要求，只是药品监管部门目前较为一致的看法和认识，具有阶段性的特点。除了药品监管法规和技术要求中所规定的内容以外，其他不要求必须强制执行。如果申请人能够有充分的科学证据说明临床试验具备科学性、合理性，也同样获得认可。同时，随着医学科学和医疗实践的发展，疾病诊断、治疗的手段会不断改进，临床试验的要求也会随之更新，因此，本指导原则也会随着医学科学的进步，在更加科学、合理和方法公认的基础上，及时更新修订。需要特别说明的是，本指导原则不能代替申请人根据具体药物的特点进行有针对性的、体现药物作用特点的临床试验设计。申请人应根据所研究药物的特点和临床定位，在临床前研究结果的基础上，结合学科进展以及临床实际，并遵照药物临床试验质量管理规范要求，以科学的精神、严谨的态度，设计与实施临床试验，以客观评价中药新药治疗原发性骨质疏松症的有效性与安全性。

二、临床试验要点

中药新药临床试验需根据立题依据和目的，确定临床定位，制订药物的临床试验计划，明确不同阶段的临床试验目的而制订相应的临床试验方案，各期临床试验之间应进行合理衔接和有效地推进，依据前期研究获得信息来设计下一期的临床试验，并根据不同阶段的临床试验研究结果不断地进行风险／受益评估，尽可能在早期淘汰毒性大、风险高或无效的药物，以控制药物研发风险。

中药新药在临床试验前，应充分了解药物处方特点、研究基础、研究背景、疾病的特点和临床实际治疗情况等，确定合理的临床试验目的。根据试验目的，确定科学、合理和可行的临床试验方案。临床试验设计和实施过程中还应注重观察中药新药在同类药物中的作用特点，以期体现出药物的上市价值。

中药有效成分、有效部位制剂需进行中医证候、剂量探索等研究，应采取最新、公认的中医证候研究设计方法，为Ⅲ期临床试验确证性研究提供依据。

中药新药临床治疗骨质疏松症的终点目标是避免脆性骨折或降低骨折发生率，阶段性目标包括升高骨量或减少骨丢失、调节骨代谢、减轻或缓解临床症状和改善中医证候、降低跌倒风险（包括增加肌肉力量和平衡能力）或发生率等。

（一）定位于降低骨折风险

以骨折发生率为主要疗效指标，观察时限至少 3 年，以及足够的样本量。需要提供充分的长疗程用药的前期安全性研究资料。鉴于定位于降低骨折风险的临床试验疗程过长，早期探索性试验可以采用替代指标（如 BMD、骨转换标志物等）作为主要疗效指标。

1. 诊断标准

骨质疏松症诊断标准：根据中华医学会骨质疏松和骨矿盐疾病分会制定的《原发性骨质疏松症诊治指南（2011 年）》进行诊断。

1）在没有外伤或轻微外伤情况发生了脆性骨折，即可诊断为骨质疏松症。

基于 BMD 测量的诊断标准：目前通行可靠的方法是 DXA，检测结果与同性别、同种族峰值骨量比较，其标准偏差（T值）≥ –1.0SD 为正常；–2.5SD<T值<–1.0SD 为骨量低下；T值≤ –2.5SD 为骨质疏松；T值≤ –2.5SD，同时伴有骨折者为严重骨质疏松。以上标准适用于绝经后女性和 50 岁以上的男性。

2）证候诊断标准：中药复方制剂中医证候的选择应符合方证相应的基本原则，按照权威、公认的原则拟定证候诊断标准。

2. 受试者选择

（1）纳入标准：作为治疗用药，纳入受试者需符合骨质疏松症诊断标准［脆性骨折或（和）T值≤ –2.5SD 者］。根据试验目的、处方特点及临床前研究结果制定合适的受试者纳入标准，包括原发性骨质疏松症的分型、证候、是否有脆性骨折史等。应充分考虑选择已发生过脆性骨折或脆性骨折高危人群作为受试人群。

以 PMOP 为目标人群者，年龄应 > 45 周岁、且自然绝经 1 年以上。以老年骨质疏松症为目标人群者，年龄应≥ 70 岁。受试者的年龄原则上不设上限，但受试者的选择应符合伦理学要求。

（2）排除标准：排除标准需根据药物的特点、目标适应证的情况，考虑有效性、安全性及伦理学等因素合理制定。

一般应排除合并严重心脏病、严重肝肾功能不全、恶性高血压、严重心衰、严重心律失常、腰椎或髋部有内置物、骨软化症、原发性甲状旁腺功能亢进症、糖尿病、精神病及其他影响骨代谢的疾病和药物应用者。

3. 退出 / 中止标准

（1）受试者的退出：根据原发性骨质疏松症疾病特点，制定退出试验标准和紧急处理措施。试验过程中受试者新发骨折时，该受试者一般应退出试验，并采取必要的治疗措施。试验开始前，申请人应拟定病情恶化（如 BMD 持续下降等）时是否决定受试者退出的具体标准，并会同研究者讨论核准。

（2）试验的中止：临床试验中发现药物治疗效果太差甚至无效，不具有临床价值；或临床试验中发生严重安全性问题等，应及时中止试验。

4. 对照选择　在符合医学伦理学原则的前提下，应尽量进行安慰剂对照试验，可采用加载试验设计，即基于基础治疗的安慰剂对照，基础治疗包括每日服用适量的元素钙和维生素 D，试验组和安慰剂组的剂量应保持完全一致。如果选择阳性药物对照时，阳性药物应具有充分的临床有效性证据；还应考虑药物与阳性药物在功能主治、中医辨证分型上的可比性。若采用等效或非劣效设计，界值的确定应该有充分依据。

5. 疗程与有效性指标观测时点设计　根据前期探索性临床试验结果、临床试验目的、药物处方特点和主要疗效指标的变化特点，设定合理的疗程、给药方案和观测时点。观察时限至少为 3 年。在 3 年观察过程中统计骨折发生率。同时，BMD 每年检测 1 次；骨转换标志物 3~6 个月检测 1 次；临床症状每月观察记录 1 次。

6. 有效性评价　以脆性骨折发生率为主要疗效指标。椎体骨折可测量胸、腰椎侧位相 X 线片和身高，非椎体骨折可观察骨折部位的 X 线片。同时，选择适当的时点检测 BMD 和骨转换标志物。

BMD 的疗效评价应事先选定观察部位，通常选择腰椎和髋部，如果有充分的药理学试验证据支持药物主要的作用部位是皮质骨，也可选择其他部位作为 BMD 疗效观察的目标部位。

骨转换标志物检测，应至少分别选择一项特异性反映骨形成和骨吸收的骨转换标志物，根据目前的研究进展，推荐测定血清Ⅰ型原胶原氨基端前肽（PINP）和血清Ⅰ型胶原交联羧基末端肽（S-CTX），根据检测值评估骨转换状态的变化。骨转换标志物的检测需注意中心一致性，充分保证基线、临床试验期间及临床试验结束后的可评价性。

此外，可考虑增加跌倒发生率、下肢肌肉力量、身体平衡能力等观察指标。在评价药物的有效性时，应详细分析主要疗效指标与其他观察指标变化的内在逻辑关系，并作出充分的解释与讨论。

7. 安全性评价　首先，应关注一般状况、生命体征（体温、呼吸、心率、血压），血、尿、便常规，血钙、血磷，肝功能、肾功能和心电图等安全性指标。

其次，应根据临床试验目的、处方组成、工艺、临床前药理毒理研究结果、既往临床实践经验、早期临床试验结果以及适应证特点、受试人群特点等选择或增加必要的、有针对性的、敏感性高的安全性检测指标。同时，设计合理的安全性指标检测时点，检测时点的具体设置参照相关指导原则。

常规安全性实验室检测时间间隔一般不应大于 3 个月，中药有效成分、有效部位制剂常规检测时间间隔不应大于 1 个月；即使没有潜在的肝损害风险及前期的肝损害信号，推荐肝功能基本检测项目也至少应包括 ALT、AST、TBIL（当 TBIL 增高时，应追查直接和间接胆红素）、ALP 和 γLP。

考虑到骨质疏松症多为老年人群，应特别注意对心功能、肾功能的监测，选择相应的安全性指标及合理的检测时点。心脏功能相关检测指标：十二导联心电图（需常规观察 ST-T 改变、病理性 Q 波、各种心律失常、QT/QTc 间期）。肾功能相关检测指标：尿常规及尿沉渣镜检、微量白蛋白尿（推荐使用即刻尿白蛋白与尿肌酐的比值，UACR）、Scr 和（或）eGFR（推荐使用简化 MDRD 公式或 CKD-EPI 公式）、尿 NAG 酶。

临床试验期间着重观察可预期的不良反应，并应注意随时观察和记录非预期的不良反应。试验过程中若出现不良事件和实验室指标的异常，应及时观察受试者伴随症状，并及时复查、跟踪，分析原因。如有必要及时增加其他相关的安全性检测指标以判断受试者的转归、与药物的相关性。

应及时记录和报告不良事件，尤其是严重不良事件或研究者认为的重要不良事件。不良事件的分析与判定参照相关的指导原则。

8. 合并用药　原发性骨质疏松症的发病年龄段常常合并高血压、高脂血症、冠心病等内科疾病，应注意评价合并药对药物疗效和安全性的影响。应预先明确规定对有效性和安全性评价有影响的、不应使用的相关药物。应注意对合并用药进行如实详细的记录。

9. 试验的质量控制　原发性骨质疏松症发病与患者生活方式有密切关系，若临床试验前与临床试验时受试者活动量、饮食习惯有较大的变化，则可影响对受试者病情的客观判断。因此，在临床试验过程中，应保持试验前后每天活动量和饮食习惯相对一致，注意生活方式对疗效评价的影响，保证组间可比性，以避免因活动量和饮食习惯的变化而影响疗效评价。

对于需要主观评价的指标，质量控制至关重要。要重视对研究者评价一致性的质量控制，尤其是在多中心试验时，在临床试验实施前应对所有研究者进行统一培训，并应通过一致性检测。

通常受试者在试验前已服用其他治疗原发性骨质疏松症的药物，因此在受试者纳入临床试验之前，应设计足够长的导入期，如既往治疗所用的骨质疏松药物已有药物代谢动力学数据，一般至少需 5 个半衰期以上，或者根据既往药物的特点延长导入期时间，以消除已经服用类似药物的延迟作用，并达到稳定基线水平的目的。

以 BMD 为评价指标时，尤其要注意 BMD 检测的质量控制和测量误差的校正。

10. 统计方法　应符合统计学相关指导原则要求。样本量应根据统计学和法规的要求（如有）设定。

11. 随访　根据试验目的的不同，决定是否进行随访及随访的方式、时点、内容等。若以骨折发生率为主要疗效指标，有必要进行长期随访。

（二）定位于减少骨丢失

以骨量变化为主要疗效指标，观察时限至少 1 年，以及足够的样本量。需要提供充分的长疗程用药的前期安全性研究资料。

定位于减少骨丢失的中药新药临床试验，其疾病诊断标准、中医证候诊断标准、排除标准、退出/中止标准、对照选择、安全性评价、质量控制要求、统计学要求、随访等与定位于降低骨折发生率的要求一致。临床试验中还需特别关注以下内容：

1. 受试者纳入标准　根据试验目的、处方特点及临床前研究结果制定受试者纳入标准，包括原发性骨质疏松症的分型、证候、是否有脆性骨折史等。应充分考虑选择脆性骨折高危人群作为受试人群。

定位于减少骨丢失的中药新药临床试验，应以 PMOP 为目标人群，年龄应 > 45 周岁，且自然绝经 1 年以上。受试者的年龄原则上不设上限，但所有的受试者选择皆应符合伦理学要求。

2. 疗程与有效性指标观测时点设计　根据探索性临床试验结果、临床试验目的、处方药物特点和主要疗效指标的变化特点，设定合理的疗程、给药方案和观测时点。观察时限至少为 1 年。在 6 个月末、12 个月末时检测 BMD。同时，检测骨转换标志物 2~3 次，临床症状每月观察记录 1 次。

3. 有效性评价　以 BMD 和（或）骨转换标志物等为主要疗效指标。骨转换标志物变化应具有临床意义。同时，观察中医证候变化。BMD 的疗效评价、骨转换标志物检测与评价，以及跌倒发生率、下肢肌肉力量、身体平衡能力等指标观察与定位于降低骨折发生率的要求一致。在评价中药新药的有效性时，应详细分析主要疗效指标与其他观察指标变化的内在逻辑关系，并做出充分的解释与讨论。

（三）定位于减轻或缓解临床症状

选择与原发性骨质疏松症密切相关的临床症状为主要疗效指标，至少需要 3 个月的疗程和观察周期。需要提供充分的长疗程用药的非临床安全性研究资料。定位于减轻或缓解原发性骨质疏松症临床症状的中药新药临床试验，其疾病诊断标准、中医证候诊断标准、排除标准、退出/中止标准、对照药选择、安全性评价、质量控制要求、统计学要求等与定位于降低骨折发生率的要求一致。临床试验中需特别关注以下内容：

1. 受试者纳入标准　根据试验目的、处方特点及临床前研究结果制定受试者纳入标准，包括原发性骨质疏松症的分型、证候、是否有脆性骨折史等。应考虑选择以骨质疏松引起的骨痛为主要症状者作为受试人群。PMOP 和老年骨质疏松症应作为两个病种分别观察。以 PMOP 为目标人群者，年龄应 > 45 周岁、且自然绝经 1 年以上。以老年骨质疏松症为目标人群者，年龄应 ≥ 70 岁。受试者的年龄原则上不设上限，但所有的受试者选择皆应符合伦理学要求。

2. 疗程与有效性指标观测时点设计　根据临床试验目的、药物处方特点和主要疗效指标的变化特点，设定合理的疗程、给药方案和观测时点。至少需要 3 个月的疗程和观察周期。临床症状每月观察记录 1 次；同时，检测骨转换标志物和 BMD 以监测病情变化。

3. 有效性评价　对于改善临床症状有效的药物，应该是在改善症状的同时，骨质疏松病情（骨转换标志物、BMD 等变化）不出现加重。在评价中药新药的有效性时，应详细分析主要疗效指标（临床症状）与其他观察指标变化（骨转换标志物、BMD 等）的内在逻辑关系，并作出充分的解释与讨论。

以临床常见症状积分值变化率为主要疗效指标，根据骨质疏松症的病理变化，对腰背疼痛的诱发或加重因素进行更为细致的观察，如静息痛、活动痛、翻身痛、负重痛等。还可根据药物和证候特点增加相关症状进行观察。

针对临床症状和中医证候要素积分值的变化，根据减分率界值，采用二分法进行疗效判定和评价，建议与疾病病理变化密切相关的临床症状减分率界值定义为不低于90%。中医证候要素积分值减分率界值定义为不低于75%。临床症状及中医证候的评价建议采用研究者评价和患者评价相结合等方式（如患者日记卡），保证评价的客观性。

同时，选择适当的观测时点检测骨转换标志物和BMD，以监测骨质疏松症的病情变化。

骨转换标志物检测与评价、BMD的疗效评价，以及跌倒发生率、下肢肌肉力量、身体平衡能力等指标观察与定位于降低骨折发生率的要求一致。

三、临床试验评价指标

（一）证候诊断标准

在证候诊断时，腰背疼痛为必备症状，同时兼有其他症状2项、舌脉支持者即可诊断。

1. 肾阳亏虚证　腰背冷痛，酸软乏力，甚则驼背弯腰，活动受限，畏寒喜暖，遇冷加重，尤以下肢为甚，小便频多，或大便久泄不止，或浮肿，腰以下为甚，按之凹陷不起，舌淡，苔白，脉沉细或沉弦。

2. 肝肾阴虚证　腰膝酸痛，膝软无力，下肢抽筋，驼背弯腰，患部痿软微热，形体消瘦，眩晕耳鸣，或五心烦热，失眠多梦，男子遗精，女子经少经绝，舌红少津，少苔，脉沉细数。

3. 脾肾两虚证　腰髋冷痛，腰膝酸软，甚则弯腰驼背，畏寒喜暖，面色苍白，或五更泄泻，或下利清谷，或小便不利，面浮肢肿，甚则腹胀如鼓，舌淡胖，苔白滑，脉沉弱或沉迟。

4. 血瘀气滞证　骨节疼痛，痛有定处，痛处拒按，筋肉挛缩，骨折，多有外伤或久病史，舌质紫黯，有瘀点或瘀斑，脉涩或弦。

（二）BMD仪精确性误差测量规范

精确性评估应成为规范化临床工作必不可少的一部分。精确性评估并不仅仅是为了研究的精确性，而且对患者临床诊断也有着潜在的好处。测量时具备良好的精确性对于监测BMD临床有意义的改变是非常必要的。国际BMD测量学会（ISCD）已经在其官方网站（www.iscd.org）发布了一个免费自动计算工具，利用它可以计算精确性误差及LSC（最小有意义变化值）。每个检测中心应该有自己的精确性误差或LSC，厂家提供的精确性误差仅供参考。

对于多个技术员的检测中心，应使用所有技术员平均精确度。这些技术员的精确度必须在事先确定的精确度范围内。每个技术员应选择具有临床人群代表性的患者进行精确性评价。每个技术员应在接受基本技能培训和测量100人次后进行一次检测精确性评估。如果系统更新或技术员水平显著提高后，应该再次进行检测精确性评估。

精确性评估方法：15个病人测量3次，或30个病人测量2次。每次扫描需重新摆位。计算每个受检者平均值、标准差和变异系数（15位受检者，每人3次，共15组数据；30位受检者，每人2次，共30组数据）。计算全组均数平方和平方根RMS（root mean square）的标准差（SD）。计算95%置信限的LSC（LSC=2.77n精确性误差）。

对每个技术员可接受的最小精确性误差为：腰椎1.9%（LSC=5.3%），全髋1.8%

（LSC=5.0%），股骨颈 2.5%（LSC=6.9%）。

如果技术员的精确性不能满足上述最低标准，应该接受再培训。

举例说明：多少 BMD 变化是真的变化？

已知精确性的绝对值（g/cm^2）和已知 LSC 的绝对值（g/cm^2），此次 BMD 值减去前次 BMD 值（基线 BMD 值或最近一次测量值），观察此差值是否超过 LSC？如超过 LSC，则表明变化是有意义的真性变化。

例：基线腰椎 BMD 为 0.866g/cm^2，治疗后重复腰椎 BMD 为 0.832g/cm^2，二者差值为 0.034g/cm^2，LSC 为 0.028g/cm^2，是否超过 LSC？是。结论：变化是有意义的真性变化。

注：应以变化百分比的方式表达，即变化百分比 ±LSC。

不同 BMD 仪的测量结果不能比较，因此随访时，患者应在同一 BMD 仪上进行测量。

（三）临床症状分级量化标准（表 6-1，表 6-2）

表 6-1　骨质疏松症中医主症评分

症状	无（0分）	轻（1分）	中（2分）	重（3分）
腰背疼痛	无	1~3 度	4~6 度	7~10 度

注：疼痛程度采用疼痛标尺法由受试者在研究者指导下自行评定。计算总分时得分 ×3。

表 6-2　骨质疏松症中医次症评分

症状	无（0分）	轻（1分）	中（2分）	重（3分）
腰膝酸软无力**	无	多行走（≥1km）后偶有腰膝酸软无力	行走（300~1000m）后感腰膝酸软无力	站立、行走（<300m）后即感腰膝酸软无力
下肢抽筋**	无	每月 ≤2 次	介于轻重之间	每月 ≥10 次
步履艰难*	无	偶有行走不便感，100m 之内无不适感	短距离行走（10~100m）即感困难	行走困难，不能超过 10m，或不能站立
持重困难*	无	持重无力	介于两者之间	无法持重

注：研究者和受试者互相沟通之后由研究者进行评定。计算总分时 ** 得分 ×2；* 得分 ×1。

（四）常用骨转换标志物（表 6-3）

表 6-3　常用骨转换标志物一览表

骨形成标志物	骨吸收标志物
血清 I 型原胶原氨基端前肽（PINP）	血清 I 型原胶原交联羧基末端肽（S-CTX）
血清骨钙素（OC）	血清抗酒石酸酸性磷酸酶（TRACP）
血清骨碱性磷酸酶（BAP）	尿吡啶啉（PYD）
血清 I 型原胶原羧基端前肽（PICP）	脱氧吡啶啉（D-PYD）
	尿 I 型胶原交联羧基末端肽（U-CTX）
	尿 I 型胶原交联氨基末端肽（U-NTX）

（谢雁鸣　宇文亚　章轶立）

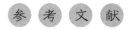

参 考 文 献

［1］Xie YM,Yuwen Y,Dong FH,et al. Clinical practice guideline of traditional medicine for primary osteoporosis. Chin J Integr Med,2011,17(1):52-63.

［2］李幼平,杨克虎. 循证医学. 北京:人民卫生出版社,2014:240.

［3］Lu AP,Chen KJ. Improving clinical practice guideline development in integration of traditional Chinese medicine and Western medicine. Chin J Integr Med,2015,21(3):163-165.

［4］Liu JP,Chen KJ. Methodology guideline for clinical studies investigating traditional Chinese medicine and integrative medicine:executive summary. Complement Ther Med,2015,23(5):751-756.

［5］廖星,谢雁鸣. 共识法在传统医学临床实践指南制定过程中的应用探讨. 中西医结合学报,2008,6(6):555-560.

［6］宇文亚,韩学杰,史楠楠. 专家共识法在中医临床指南研究中的应用现状分析. 上海中医药杂志,2011,45(1):15-19.

［7］葛继荣,郑洪新,万小明,等. 中医药防治原发性骨质疏松症专家共识(2015). 中国骨质疏松杂志,2015,21(9):1023-1028.

［8］郑筱萸. 中药新药临床研究指导原则(试行). 北京:中国医药科技出版社,2002:356-360.

［9］中华中医药学会. 中医内科常见病诊疗指南·西医疾病部分. 北京:中国中医药出版社,2008:242.

［10］葛继荣,陈可,王和鸣. 原发性骨质疏松症的中医辨证分型研究. 福建中医学院学报,2005,15(1):9-11.

［11］张亚军,张鹏,刘忠厚. 骨质疏松症证候诊断. 中国骨质疏松杂志,2011,17(4):352-354.

［12］董元龙,李跃华. 国家机关270名老干部骨质疏松发病率及其中医证关系的调查. 骨质疏松研究与防治文集,北京:北京化工出版社,1994:106-109.

［13］国家食品药品监督管理总局. 国家食品药品监督管理总局关于发布中药新药临床研究一般原则等4个技术指导原则的通告(2015年第83号)[EB/OL]. http://www.sda.gov.cn/WS01/CL1036/134581.html.［2016-5-18］

［14］中华医学会骨质疏松和骨矿盐疾病分会. 原发性骨质疏松症诊治指南. 中华骨质疏松和骨矿盐疾病杂志,2011,4(1):2-17.

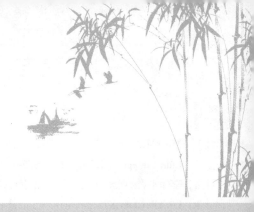

第七章

骨质疏松症系统评价

　　系统评价是循证决策与实践的重要证据来源，它是临床实践、医学教育、循证决策的证据基础，也是促进证据转化、连接研究与实践的重要纽带。这种纽带不仅包括证据内容，还包括证据生产、应用及传播的方法学支撑。系统评价从方法学上可分为随机对照试验的系统评价、非随机对照试验的系统评价、病例对照研究的系统评价、诊断性试验的系统评价及系统评价的再评价；从内容上可分为基础研究的系统评价、临床干预措施和预后的系统评价、公共卫生领域里的系统评价、政策研究的系统评价、经济学研究的系统评价、伦理研究的系统评价、教育研究的系统评价等。高质量系统评价是医生、研究者、决策者和消费者决策的最佳证据。本章着力从骨质疏松症的危险因素、诊断、药物疗法方面，综述该病相关系统评价的最新研究进展。同时，结合四个干预性系统评价范例，从不同角度总结中医药治疗骨质疏松症的有效性、安全性，为临床决策、科学研究提供思路与借鉴。

第一节　骨质疏松症系统评价研究进展

一、诊断性系统评价

（一）脂肪因子与骨质疏松症具有相关性

　　脂肪因子属于细胞因子的一种，是由脂肪细胞、骨骼肌细胞、骨髓组织等分泌的一类小分子多肽的总称，包括瘦素、脂联素、抵抗素等。脂肪因子通过自分泌、旁分泌以及内分泌的形式，与细胞表面的脂肪因子受体结合，参与机体糖代谢等复杂的代谢平衡调节。自 Klein 和 Yokota 分别在 1998 年、2002 年报道血清瘦素水平、脂联素水平与骨矿密度存在相关性以来，多家研究中心在更大规模的临床对照研究中观察了血清瘦素及脂联素水平与骨质疏松症的相关性。多数研究结果表明，血清瘦素水平与骨质疏松症存在正相关、血清脂联素水平与骨质疏松症存在负相关，但也有研究表明二者不存在相关性。近年研究发现，脂肪因子受体在机体的 OB 和 OC 表面高表达，在分子水平上支持了脂肪因子可能参与机体骨代谢平衡调节的理论，提示低血清瘦素水平和高血清脂联素水平可以在一定程度上反映患有骨质疏松症的风险，丰富了骨质疏松症的早期诊断依据，并为将来发现新的治疗靶点提供基础。

（二）骨折史、吸烟史、绝经年限诱导绝经后骨质疏松发生

根据文献研究，影响 PMOP 发病的因素有遗传、环境、膳食等。2009 年，国内研究者对国内外有关 PMOP 影响因素的文献研究结果综合评价，以更准确地探索它的危险因素。最终纳入分析的 13 篇文献研究分别在美国、英国、中国、瑞典、韩国、伊朗、加拿大、摩洛哥、西班牙 9 个国家完成，2 篇以中文发表，11 篇以英文发表。根据 Meta 分析获得的数据提示，家族骨折史（OR=2.57，95%CI［1.31，5.04］）、个人骨折史（OR=2.27，95%CI［1.73，2.92］）、绝经年限（OR=2.34，95%CI［1.71，3.21］）、吸烟史（OR=1.41，95%CI［1.11，1.78］）、文化程度低（OR=2.30，95%CI［1.36，3.89］）能够促进 PMOP 的发生。

20 世纪 80 年代末，Hosie 等首次在体外实验中将宽频超声衰减（broadband ultrasoundattenuation，BUA）技术用于评估 BMD。其后，伴随着超声传导速度（speed of sound，SOS）和骨强度指数（stiffness index，SI）等参数相继应用于骨质疏松症的临床诊断，QUS 凭借其无放射性、能很好地反映骨的材料及结构特性、便于携带、操作简便、检查费用较低等优点成为国内外临床医生关注的焦点。近年来，针对 QUS 检查与 DXA 二者用于诊断骨质疏松症的临床对照研究在国内外多有开展，但各研究机构得出的敏感性和特异性差异较大，缺乏对此类临床数据进行的系统评价。

采用的 QUS 分析参数包括骨强度指数、超声传导速度、宽频超声衰减、定量指数等；测量部位包括左侧跟骨、右侧跟骨和双侧跟骨。相关 Meta 分析结果表明，QUS 用于诊断骨质疏松症的汇总敏感性 76%，汇总特异性为 70%，ROC 曲线下面积为 0.8232，Q 值为0.7565，具有较高的诊断效能。此结果表明，QUS 用于骨质疏松症的诊断时敏感性较高，特异性尚可。提示 QUS 可用于骨质疏松症的人群筛查和用药后的定期复查，加之与传统的 DXA 法相比具有费用较低，无辐射等优点，在基层医疗机构更便于开展。

二、干预性系统评价

近年来，国内外对于中药治疗骨质疏松症的相关系统评价日趋增多，不仅干预措施多种多样，对于原发性骨质疏松症、继发性骨质疏松症也均有涉及。骨质疏松症的中药药物疗法主要包括中药汤剂和中成药治疗。

以治疗骨质疏松症的中成药强骨胶囊为例，尽管相关杂志上有关强骨胶囊治疗原发性骨质疏松症（primary osteoporosis，POP）的报道较多，但由于各临床报道的病例数较少、质量参差不齐，存在诸多不足之处。为进一步观察其真实疗效及安全性，有相关系统评价针对强骨胶囊治疗原发性骨质疏松症的疗效进行了研究。分析得出，目前证据初步表明强骨胶囊治疗 POP 有效，能够改善患者 BMD，对改善骨痛有明显作用。

中医药防治骨质疏松症是一种对机体整体的调整过程，作用于多个环节，从而达到纠正机体激素失衡和负钙平衡作用的功效，显示出了一定的优势。然而，目前中医师在中医临床时继承不足、发挥有余，自拟方剂日趋增多，一是影响了中医临床处方规范性，二是导致大方频出，增加患者负担。故有系统评价针对中医经典古方干预骨质疏松症疗效进行研究，发现经典古方在治疗骨质疏松症方面有着较好的疗效。通过单纯的经典古方和西药或中药成方的总体疗效比较来看，经典古方在辨证准确的时候可以起到相对较优的疗效。从近期发表的 4 项临床试验对比研究发现，经典古方治疗骨质疏松症疗效不亚于成方，从而提示在进行中药剂型转化或开发时应本着继承为主的原则，保持中医组方的相对稳定性。

总之，系统评价是循证医学重要的研究方法和最佳证据的重要来源之一，是当前临床医学各专业使用最频繁的研究工具之一。Cochrane 协作网对随机临床试验进行的系统评价被国际公认为高质量的系统评价。本章主要以原发性骨质疏松症作为研究范例，介绍代表性中医药疗法治疗骨质疏松症的系统评价。

第二节　强骨胶囊治疗原发性骨质疏松症系统评价

强骨胶囊是以骨碎补总黄酮为主要有效成分的，被 CFDA 批准用于治疗 POP（药品批准文号：Z20030007）的上市中成药，具有补肾、强骨、止痛的功效，适用于辨证为肾阳虚证的原发性骨质疏松症。现代研究证明，强骨胶囊能提高腰椎和股骨的 BMD，提高血清钙，发挥镇痛作用，调控血清 IL-6 和 TNFα 的水平，促进大鼠 IL-4 的分泌。近年来，已经发表了大量强骨胶囊以及强骨胶囊联合抗骨质疏松药物治疗 POP 的临床研究。因此，本系统评价基于现有临床随机对照试验，为强骨胶囊治疗 POP 提供循证证据。

一、研究特征

通过检索策略，共纳入 332 篇文献。删除重复后，余下 220 篇。通过浏览题目和摘要排除 192 篇文献，原因主要包括：①动物实验；②传统综述或研究对象非 POP 患者；③未设立对照组。其余 28 篇文献通过全文进一步评估。最终纳入 10 篇文献，排除 18 篇文献。排除的原因包括：非随机对照试验（$n=8$），干预措施不恰当（$n=10$）。所有研究均发表在中国期刊上（2004—2013 年）。

纳入的 10 篇文献中，研究对象共 806 名，详见表 7-1。8 个试验采用中国骨质疏松症的诊断标准，另外 2 项试验虽然未报告详细的纳入标准，但采用了公认的 BMD 来进行诊断和疗效评价，因此也考虑纳入。研究对象平均年龄 57.9~70.4 岁，只有 2 项试验报告了病程。

为减少研究间的临床异质性，按干预措施分成 7 个亚组：①强骨胶囊对比葡萄糖酸钙；②强骨胶囊对比利维爱；③强骨胶囊联合钙尔奇 D 对比钙尔奇 D；④强骨胶囊对比维生素 D_2 加磷酸氢钙片；⑤强骨胶囊对比 α-D3 胶囊；⑥强骨胶囊联合钙片对比强骨胶囊安慰剂联合钙片；⑦强骨胶囊联合阿仑磷酸钠对比阿仑磷酸钠。疗程不超过 12 个月。

所有研究均报告不同部位的 BMD 值，3 项研究使用骨生化指标作为替代指标，7 项研究报告了药品不良反应。此外，所有试验未评价骨质疏松性骨折、国际公认的疼痛量表和生活质量等结局。

二、质量评价

原始研究的方法学质量评价较低。只有 1 项研究以随机数表作为随机化方法，1 项研究实施了随机、盲法、安慰剂对照试验，其余研究未见报告随机分配方案的隐藏和双盲的具体实施细节。2 项研究未提及脱落等相关信息，所有研究均未注册及发表研究方案，故是否存在选择性发表未知。此外，3 项研究因未报告基线信息而存在其他偏倚的风险。

表 7-1　纳入试验的一般特征

研究 ID	样本量（试验组/对照组）	诊断标准	年龄（均值）性别（男/女）	病程	试验组	对照组	疗程	结局评价
Gu and Guo 2004	82 (41/41)	中国骨质疏松诊断标准	试验组：63.2 (26/15)　对照组：62.7 (29/12)	未报告	强骨胶囊 (0.25g, 日三次)	葡萄糖酸钙片 (3 片, 日三次)	3 月	BMD（腰椎）、不良反应
Zhao et al 2004	69 (34/35)	未报告	试验组：未报告　对照组：未报告	未报告	强骨胶囊 (0.25g, 日三次)	替勃龙片 (125mg, 日一次)	6 月	BMD（腰椎、股骨颈）、不良反应
Xia and Chen 2006	58 (29/29)	中国骨质疏松诊断标准	试验组：58.6 (0/29)　对照组：57.9 (0/29)	未报告	强骨胶囊 (0.25g, 日三次) + 对照组疗法	钙尔奇 D (600mg, 日一次)	12 月	BMD（腰椎、股骨颈、wards 三角区、大转子）、不良反应
Ji 2006	62 (40/22)	中国骨质疏松诊断标准	试验组：65.3 (12/28)　对照组：65.2 (6/16)	试验组：3.6 年　对照组：3.5 年	强骨胶囊 (0.25g, 日三次)	维 D$_2$ 磷酸氢钙片 (0.15g, 日三次)	3 月	BMD（尺骨、桡骨）
Shan and Zhou 2006	62 (32/30)	中国骨质疏松诊断标准	试验组：60.32 (13/19)　对照组：60.96 (12/18)	未报告	强骨胶囊 (0.25g, 日三次)	α-D3 胶囊 (0.5μg, 日三次)	3 月	BMD（腰椎、股骨颈）、血钙、血磷、血碱性磷酸酶、不良反应
Wang et al 2007	54 (28/26)	未报告	试验组：61.8 (0/28)　对照组：62.3 (0/26)	未报告	强骨胶囊 (0.25g, 日三次)	α-D3 胶囊 (0.5μg, 日二次)	6 月	BMD（腰椎、股骨颈）、血钙、血磷、血碱性磷酸酶、空腹尿 I 型胶原交联氢基末端肽与肌酐比值、不良反应

续表

研究ID	样本量（试验组/对照组）	诊断标准	年龄（均值）性别（男/女）	病程	试验组	对照组	疗程	结局评价
Li and Zhao 2008	60（30/30）	中国骨质疏松诊断标准	试验组：61.8（0/30）对照组：62.3（0/30）	未报告	强骨胶囊（0.25g，日三次）+钙片（1片，日一次）	强骨胶囊安慰剂（0.25g，日三次）+钙片（1片，日一次）	6月	BMD（腰椎）、骨钙素、降钙素、雌二醇、甲状旁腺激素、尿羟脯氨酸与肌酐比值
Gao 2008	128（64/64）	中国骨质疏松诊断标准	试验组：66.23（24/40）对照组：65.14（26/38）	未报告	强骨胶囊（0.25g，日三次）	α-D3胶囊（0.5~1μg，日二次）	6月	BMD（腰椎、股骨颈、wards三角区、大转子）、不良反应
Xu et al 2010	80（40/40）	中国骨质疏松诊断标准	试验组：未报告（0/40）对照组：未报告（0/40）	未报告	强骨胶囊（0.25g，日三次）+对照组疗法	阿仑膦酸钠（70mg，一周一次）	6月	BMD（腰椎、wards三角区）、不良反应
Zeng et al 2013	150（75/75）	中国骨质疏松诊断标准	试验组：70.4（39/36）对照组：70.0（41/34）	试验组：6.8年对照组：6.7年	强骨胶囊（0.25g，日三次）+对照组疗法	钙尔奇D（600mg，日一次）	12月	BMD（腰椎、股骨颈、大转子）

三、干预措施效应

所有纳入的研究均比较了单用强骨胶囊或联合抗骨质疏松药物的作用。根据不同的干预方案，干预措施可分为以下几个亚组。

1. 强骨胶囊 VS 葡萄糖酸钙　强骨胶囊治疗 3 个月后在改善腰椎 BMD 方面疗效有显著统计学差异（$P<0.05$）。

2. 强骨胶囊 VS 替勃龙片替勃龙　片治疗 6 个月后，提高了腰椎和股骨颈 BMD 但与对照组相比无显著统计学差异（$P>0.05$）。

3. 强骨胶囊联合钙尔奇 DVS 钙尔奇 D　2 项研究荟萃分析发现，强骨胶囊联合钙尔奇 D，在提高腰椎 BMD（MD=0.05g/cm^2；95%CI：0.02~0.07；$P=0.0004$，详见图 7-1）、股骨颈 BMD（MD=0.03g/cm^2；95%CI：0.01~0.05；$P=0.001$，详见图 7-2）、股骨大转子 BMD（MD=0.04g/cm^2；95%CI：0.03~0.06；$P<0.001$，详见图 7-3）方面有显著疗效。

4. 强骨胶囊 VS 维生素 D$_2$ 加磷酸氢钙片　强骨胶囊治疗 3 个月后在改善尺、桡骨 BMD 方面疗效有显著统计学差异（$P<0.05$）。

5. 强骨胶囊 VS α-D3 胶囊　荟萃分析表明，强骨胶囊与 α-D3 胶囊相比，对腰椎 BMD 无明显的抗骨质疏松作用（MD=0.05g/cm^2；95%CI：−0.01~0.11；$P=0.09$，详见图 7-4），对股骨颈 BMD（MD=0.03g/cm^2；95%CI：0.01~0.05；$P=0.003$，详见图 7-5），股骨粗隆部 BMD（MD=0.07g/cm^2；95%CI：0.02~0.12；$P=0.006$，详见图 7-6）有显著的改善作用。

另两项研究表明，在提高钙（MD=0.01mmol/L；95%CI：−0.04~0.06；$P=0.69$），磷（MD=0.01mmol/L；95%CI：−0.04~0.06；$P=0.67$）和碱性磷酸酶（MD=3.05 U/L；95%CI：−4.66~10.76；$P=0.44$）方面无显著统计学差异（$P>0.05$）。

6. 强骨胶囊联合钙片 VS 强骨胶囊安慰剂联合钙剂　钙片作为基础治疗，强骨胶囊是治疗 6 个月，在改善腰椎 BMD 值（$P<0.01$，$P<0.05$）方面疗效优于安慰剂。强骨胶囊和钙片组也能显著提高骨钙素水平，血中降钙素和雌二醇（$P<0.01$）；另一方面，降低尿羟脯氨酸排泄和 PTH 水平（$P<0.01$）。

7. 强骨胶囊联合阿仑磷酸盐 VS 阿仑磷酸盐　治疗 6 个月后，治疗组腰椎及 ward 区 BMD 水平明显高于对照组（$P<0.01$）。

此外，6 项试验报告了单独使用强骨胶囊产生了不良反应。所有的不良反应并不严重，便秘和口干最为常见，一般停药后自行缓解。

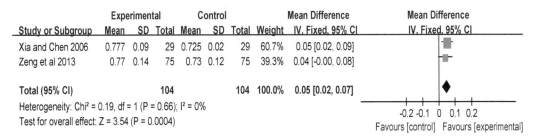

图 7-1　强骨胶囊联合钙尔奇 D VS 单用钙尔奇 D− 腰椎 BMD

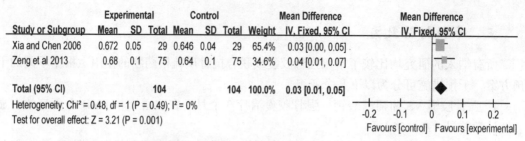

图 7-2 强骨胶囊联合钙尔奇 D VS 单用钙尔奇 D– 股骨颈 BMD

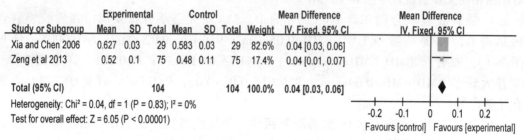

图 7-3 强骨胶囊联合钙尔奇 D VS 单用钙尔奇 D– 股骨大转子 BMD

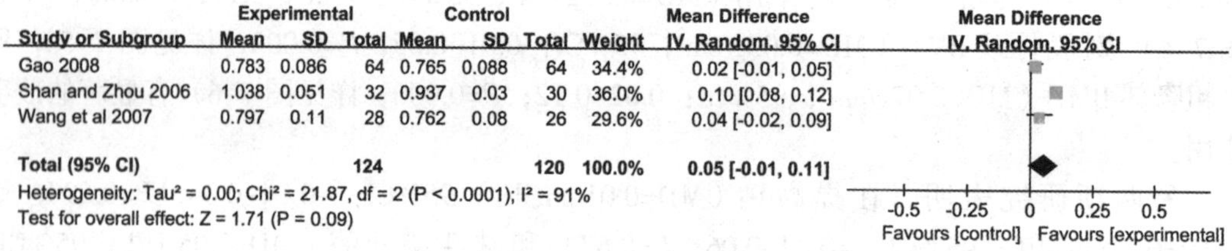

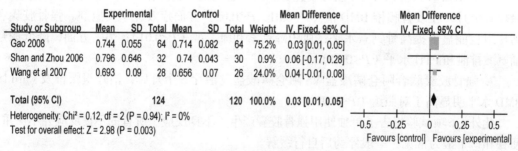

图 7-4 强骨胶囊 VS α-D3 胶囊 – 腰椎 BMD

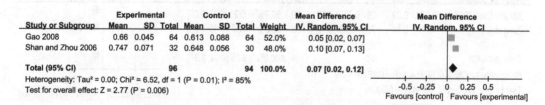

图 7-5 强骨胶囊 VS α-D3 胶囊 – 股骨颈 BMD

图 7-6 强骨胶囊 VS α-D3 胶囊 – 股骨粗隆部 BMD

四、干预措施临床应用

（一）研究结论

越来越多的中草药用于治疗骨代谢疾病并具有抗骨质疏松的疗效。骨碎补及其提取物已引起了研究者的广泛关注。本系统评价对强骨胶囊（骨碎补）在治疗骨质疏松症有效性和安全性进行评价。Meta 分析表明，强骨胶囊联合钙尔奇 D 比单用钙尔奇 D 改善腰椎、股骨颈、股骨大转子 BMD 方面疗效更佳。此外，强骨胶囊与 α-D3 胶囊相比能够更显著改善股骨颈、股骨粗隆部 BMD。未发现严重不良反应，且常见的不良反应一般停药后即可缓解。

至 2017 年 3 月，只有一项系统综述报告强骨胶囊治疗 POP。与以前的研究相比，本研究严格遵循 Preferred Reporting Items for Systematic Reviews and Meta-Analyses（PRISMA）声明并纳入更多随机对照试验。其次，将对照组进行限制，只纳入空白对照，安慰剂对照和常规治疗对照。鉴于补充替代疗法循证证据有限，因此尚未作为对照组纳入。第三，研究还总结和分析了客观量化的指标，包括骨形成和吸收标志物等。

（二）研究分析

本研究中，因实验数量有限，故在亚组中不能得出明确的结论。根据现有的数据，OF、生活质量，以及相关的症状，尚未在纳入的实验中评价。BMD 和代谢标志物是最常见的结局指标。然而 Meta 分析结果受高风险的偏倚影响，造成了研究的最终证据质量水平偏低。因此，本研究的阳性结果应注意。

另一方面，Meta 分析并没有证实骨代谢生化指标的有效性。可能与样本含量较小以及疗程较短有关。同时，一些重要的骨代谢指标未用于原始研究的诊断或评价中。因此，建议今后将血清 I 型前胶原氨基端肽（PINP）和血清 I 型胶原羧基端肽（CTX）作为一个重要的指标，尤其在评价中考虑使用。

原始研究还存在较多方法学缺陷。大多数原始研究未报告随机方法和分配隐藏。在本系统评价纳入的文献中，只有 1 个试验采用安慰剂对照试验设计。此外，多数研究没有采用盲法进一步减小偏倚。缺乏安慰剂组设计的随机临床试验可能会产生假阳性结果，2 项试验没有报告失访与脱落信息。在试验前均未提及样本量估算。本系统评价纳入的原始文献，均不是大样本的随机临床试验。所有的文献都发表在中国期刊上，故不能排除潜在的发表偏倚。

今后的研究应更加注重方法学质量。在证实强骨胶囊治疗 POP 有效性、安全性方面，应采用大样本、高质量的随机对照实验进一步证实。由于 POP 是一种慢性代谢性疾病，研究应更加关注药物的远期疗效。

第三节　仙灵骨葆胶囊治疗原发性骨质疏松症系统评价

仙灵骨葆胶囊由著名骨伤科专家时光达教授对苗族验方进行收集、整理和筛选，最终将淫羊藿，续断，补骨脂，地黄，丹参，知母等九味中药配伍而成，主要用于治疗骨质疏松、骨折、骨关节炎、骨无菌性坏死等。目前作为防治骨质疏松症的首选药物入选 2012 版《国家基本药物目录》。

该药的系统评价目前有 4 篇，其中 1 篇对仙灵骨葆胶囊辅助治疗骨质疏松性疼痛疗效与安全性进行了 Meta 分析，另 1 篇对治疗膝骨关节炎进行了系统评价，2 篇系统评价结果显示在有效率、治愈率等疗效方面试验组优于对照组。但尚未针对原发性骨质疏松症的结局指标进行系统评价，为此，本研究将从仙灵骨葆胶囊治疗骨质疏松症临床疗效结局评价方面开展系统评价。

一、研究特征

（一）研究设计
仅纳入随机对照试验，无论是否采用盲法，语种不限。

（二）研究对象
明确诊断为骨质疏松症的患者，年龄、性别、种族、临床分期不限。

（三）干预措施
试验组为仙灵骨葆胶囊（剂量、用法及疗程不限），对照组为常规治疗；试验组为仙灵骨葆胶囊（剂量、用法及疗程不限）+ 常规治疗，对照组为常规治疗。

（四）结局指标
本系统评价主要结局指标关注脆性骨折发生情况和 BMD，次要结局指标主要着眼于临床有效率、疼痛 VAS 评分和不良反应。各项研究基本情况见表 7-2。

二、质量评价

纳入的 54 项研究中，有 22 项研究采用了随机数字表的方法进行分组。仅有 1 个研究提及了分配方案隐藏和盲法，1 个研究只提及了研究采用的是单盲，余 53 篇均未提及分配方案和盲法。有 7 个研究报告了失访和退出。由于未获知每个研究的研究方案，故不清楚是否存在选择性报告偏倚，当然在无法获取研究方案时，如果研究没有报告应该报告的重要指标，也可以认为存在"选择性报告偏倚"。ROB 量表中的其他偏倚为无样本量的估算、诊断标准不一、检出偏倚等。根据 Cochrane 手册"对随机对照试验偏倚风险的评估工具（Version 5.1.0）"对纳入的研究进行方法学质量评价得出的结果，均为中低质量（B 或者 C级）的 RCT，见图 7-7。

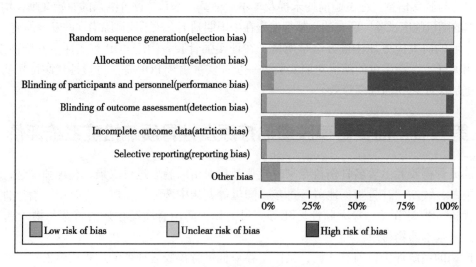

图 7-7　纳入研究的方法学质量

表7-2　纳入研究一般特征

文献来源	疾病	男/女	年龄/岁	样本量 T	样本量 C	试验组干预措施	对照组干预措施	疗程/m	结局
2017 曹启辉	OP	T: 12/13 C: 12/13	57±0.7	25	25	XLGB (2粒, tid) +CT	CT	12	②
2016 郑海群	OP	T: 10/39 C: 9/40	56.61±10.36 55.33±11.49	49	49	XLGB (3粒, bid)	CT	3	①②⑤
2016 王旭霞	POP	T: 50 C: 50	49.76±10.16 49.46±10.62	50	50	XLGB (3粒, bid) +CT	CT	3	①②
2016 侯晓升	OP	T: 23/33 C: 20/36	67.73±11.03 69.13±10.23	56	56	XLGB (3粒, tid) +CT	CT	3	①②⑤⑥⑨ IL-6
2016 吴彬	SOP	24/36	58.2±10.8	30	30	XLGB (3粒, bid) +CT	CT	6	①②③
2016 张志强	OP	T: 52/50 C: 49/52	T: 61.4±3.7 C: 61.3±3.6	102	101	XLGB (3粒, bid) +CT	CT	3	①
2016 符楚迪	OP	/	T: 74.31±16.28 C: 73.95±15.54	150	150	XLGB (3粒, bid) +CT	CT	12	①②④⑤⑦?
2016 岳波	PMOP	T: 40 C: 40	65±4.34	40	40	XLGB (2粒, bid) +五禽戏 +CT	CT	6	②③
2015 李红	POP	T: 15/15 C: 16/14	T: 62.36±3.18 C: 62.65±3.45	30	30	XLGB (3粒, tid) +CT	CT	12	② (a, b, c)
2015 曾文丛	OP	T: 18/22 C: 15/24	74.36±6.03	40	39	XLGB (3粒, bid) +CT	CT	12	①②④⑤⑥⑦
2015 陈鑫	PMOP	T: 30 C: 30	T: 54.86±5.19 C: 56.45±5.33	30	30	XLGB (3粒, bid) +CT	CT	6	①② (a, b) OPG, RANKL
2015 鲍军国	SOP	28/36	75.19±5.07	32	32	XLGB (3粒, bid) +CT	CT	12	①②④⑤⑦

续表

文献来源	疾病	男/女	年龄/岁	样本量 T	样本量 C	试验组干预措施	对照组干预措施	疗程/m	结局
2015 冯孟明	OP	T: 男30 C: 男30	87.9	30	30	XLGB (3粒, tid) +CT	CT	12	②④⑤⑦⑧⑫ PINP
2015 位情	OP	87/57	67.54±8.53	72	73	XLGB (2粒, bid) +CT	CT	/	③⑩⑫
2015 路春海	SOP	T: 22/38 C: 20/40	T: 68.5 C: 68.6	60	60	XLGB (3粒, bid) +CT	CT	2	①②③⑫
2015 陈涛平	OP	T: 21/38 C: 23/36	T: 71.6±10.3 C: 72.1±11.2	59	59	XLGB (3粒, bid) +CT	CT	3	①② (a) ⑤⑥⑨
2015 王锦兰	PMOP	T: 女37 C: 女35	T: 61.13±2.27 C: 62.26±3.15	37	35	XLGB (3粒, bid) +CT	CT	2	①③
2014 金建峰	OP	T: 34/46 C: 31/49	T: 70.25±8.39 C: 69.84±9.02	80	80	XLGB (未报道服法)	CT	3	①② (a, b) ⑥ β-胶原系列
2014 张智达	OP	T: 19/26 C: 17/28	T: 68.35±9.56 C: 67.91±8.74	45	45	XLGB (3粒, bid) +CT	CT	6	①②⑨ ATP
2014 林荣桓	SOP	T: 40/20 C: 38/22	T: 72.32±2.97 C: 71.84±2.99	60	60	XLGB (3粒, bid) +CT	CT	2	①
2014 柳炳吉	OP	T: 17/14 C: 16/15	–	31	31	XLGB (3粒, bid) +CT	CT	6	①②⑫
2014 陈俊	OP	T: 28/42 C: 32/38	T: 67 C: 65.4	70	70	XLGB (3粒, tid) +CT	CT	6	①
2014 陈晓敏	SOP	T: 6/26 C: 5/27	T: 72.21±5.35 C: 72.13±5.86	32	32	XLGB (3粒, bid) +CT	GY 200IU, qd+CT	6	②③
2014 王明刚	OP	T: 女45 C: 女45	T: 65.4±7.3 C: 64.7±8.2	45	45	XLGB (3粒, bid) +CT	CT	6	②③⑧

续表

文献来源	疾病	男/女	年龄/岁	样本量 T	样本量 C	试验组干预措施	对照组干预措施	疗程/m	结局
2014 冯孟明	SOP	40/20	86.2±2.7	30	30	XLGB（3粒，tid）+CT	CT	12	②③⑤⑧⑩
2014 方芳	OP	T: 24/16 C: 22/18	T: 62.68±6.84 C: 63.58±6.85	40	40	XLGB（3粒，tid）+CT	阿仑膦酸钠 1片，qw+CT	12	①②⑥⑧
2013 史历	OP	T: 16/30 C: 18/28	T: 63.34±8.54 C: 60.38±9.05	46	46	XLGB（3粒，bid）+CT	CT	3	①②④⑤⑦⑫
2013 宋青龙	SOP	T: 24/21 C: 25/20	T: 68.9±4.5 C: 69.4±4.1	45	45	XLGB（3粒，bid）+推拿	CT	1	①
2013 魏韦亭	OP	T: 3/47 C: 6/42	T: 71.4 C: 72.6	50	48	XLGB（3粒，bid）+CT	CT	3	①
2012 金建义	OP	T: 19/17 C: 21/15	–	36	36	XLGB（3粒，bid）+CT	CT	3	①⑫
2012 黄炜	SOP	T: 13/30 C: 11/32	T: 60.3 C: 61.2	43	43	XLGB+推拿	CT	1	①
2012 王世东	OP	10/50	–	30	30	XLGB（3粒，bid）+CT	CT	1	①②③⑫
2012 余武	SOP	男 35 男 34	T: 82.8±4.8 C: 80.6±5.2	35	34	XLGB（3粒，bid）+CT	CT	6	②⑫
2012 李文静	OP	T: 14/18 C: 17/15	T: 61.4 C: 60.5	32	32	XLGB（3粒，bid）+CT	CT	6	①⑫
2012 巴哈德尔	PMOP	T: 25 C: 25	T: 59.2±7.3 C: 60.7±8.1	25	25	XLGB（3粒，qd）+CT	CT	6	①②③

续表

文献来源	疾病	男/女	年龄/岁	样本量 T	样本量 C	试验组干预措施	对照组干预措施	疗程/m	结局
2012zhuhanmin	POP	L-XLGB: 61 H-XLGB: 58 C: 61	L-XLGB: 65.4±6.3 H-XLGB: 65.1±7.5 C: 64.9±6.0	61/58	61	L-XLGB（3g, qd）/ H-XLGB（6g, qd）	安慰剂	12	②
2011袁临益	OP	T: 23/17 C: 19/21	T: 59.4±7.35 C: 58.3±3.2	40	40	XLGB（3粒, bid）+CT	CT	2	②TNF, IL-4, TF-6, IGF, QQL
2011张田	SOP	T: 18/28 C: 20/26	T: 69.2±5.49 C: 70.6±5.62	46	46	XLGB（3粒, bid）+CT	CT	2	①②③④⑤⑦?
2011张晓红	SOP	T: 30/10 C: 32/8	75	40	40	XLGB（3粒, bid）+CT	CT	3	①②
2011李百成	OP	T: 12/18 C: 14/16	–	30	30	XLGB（3粒, bid）+CT	CT	2	②③
2010吴中琴	PMOP	女 37 女 38	T: 51.2±3.2 C: 56.3±3.5	37	38	XLGB（3粒, bid）+CT	CT	1	①④⑤⑦
2010仇志学	SOP	T: 21/46 C: 24/45	T: 63.2 C: 62.8	67	69	XLGB（2粒, tid）+CT	CT	12	②
2010梁义男	OP	–	–	60	60	XLGB（3粒, bid）	CT	3	①
2010陈彦平	SOP	T: 16/14 C: 15/15	T: 76.60±5.2889 C: 78.20±5.0814	30	30	XLGB（3粒, bid）+CT	CT	6	②⑥
2010梁学群	OP	T: 31/12 C: 29/14	T: 64.3±5.1 C: 63.9±4.8	43	43	XLGB（3粒, tid）+CT	CT	6	①②
2010董艳	PMOP	–	T: 61.43±8.22 C: 60.89±9.12	54	53	XLGB（3粒, bid）+CT	CT	3	①②④⑤⑥⑦?

续表

文献来源	疾病	男/女	年龄/岁	样本量 T	样本量 C	试验组干预措施	对照组干预措施	疗程/m	结局
2009 龙友余	OP	T: 5/36 C: 12/30	T: 62.9±5.99 C: 64.63±6.69	41	42	XLGB (2粒, bid)	CT	1.5	①②④⑤⑦
2009 彭国华	OP	T: 11/24 C: 9/26	T: 61.51 C: 63.87	35	35	XLGB (3粒, bid)	CT	3	①
2009 聂达荣	OP	–	T: 59.8 C: 60.3	35	35	XLGB (3粒, bid) +CT	CT	2	①②
2009 何云峰	OP	T: 14/16 C: 11/19	T: 60.37±5.87 C: 62.49±4.05	30	30	XLGB (3粒, bid)	CT	3	①③
2009 王旭凯	PMOP	T: 女58 C: 女63	60.97±2.37	58	63	XLGB (2粒, bid)	CT	6	①②
2009 徐敏	POP	T: 女性52 C: 女性52	58.2±2.8	52	52	XLGB (3粒, tid) +CT	CT	6	③
2007 吴鹏强	SOP	20/38	–	29	29	XLGB (3粒, tid)	CT	6	①
2007 尚玉敏	PMOP	–	–	30	30	XLGB	CT	6	②

注: OP: 骨质疏松症; POP: 原发性骨质疏松症; PMOP: 绝经后骨质疏松症; SOP: 老年性骨质疏松症; GY: 鲑鱼降钙素; CT: 鲑鱼降钙素鼻喷剂; ①临床有效率; ② BMD (a–L2~4, b–股骨颈, c–股骨大转子); ③ hurt; ④ S–Ca; ⑤ ALP; ⑥ BGP; ⑦ S–P; ⑧ TRACP; ⑨ U–Ca; ⑩ SF–36 评分。

三、干预措施效应

主要结局指标报告情况中，1项研究提及未有脆性骨折的发生，1项研究提及对照组发生了脊柱压缩性骨折1例，余52项研究均未报告。其他结局指标均在54项研究中有所报告，下面对 OP，POP，PMOP，SOP 4 个亚人群分别分析并报告。

（一）BMD

仙灵骨葆胶囊 VS 常规治疗干预措施下，4 项研究均是骨质疏松症人群，在进行异质性检验时，1 项研究的可信区间与其他 3 项研究不重叠，故对其他 3 项研究进行合并，试验组和对照组均为 279 例，$I^2=0\%$，$P=0.54$，故采用固定效应模型，MD=0.08，95%CI（0.06，0.10），$P<0.00001$，2 组具有统计学差异，试验组优于对照组，见图 7-8。

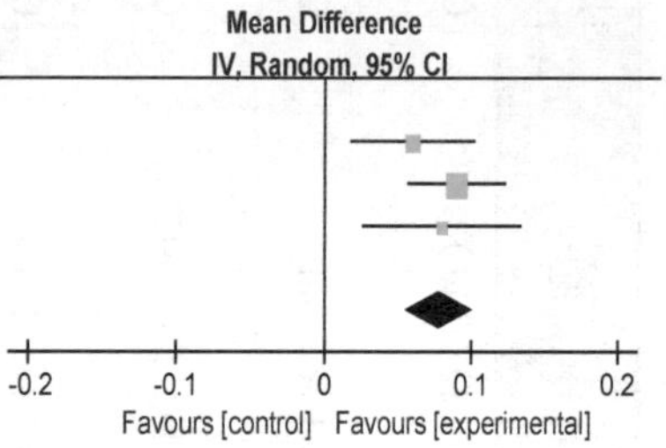

图 7-8　仙灵骨葆胶囊 VS 常规治疗骨质疏松症时 BMD 的变化

在仙灵骨葆胶囊＋常规 VS 常规治疗的干预措施下，OP 的 11 个研究中，试验组 444 例，对照组 443 例，$I^2=22\%$，$P=0.24$，故采用固定效应模型，MD=0.04，95%CI（0.03，0.05），$P<0.00001$，2 组具有统计学差异，试验组优于对照组，见图 7-9。

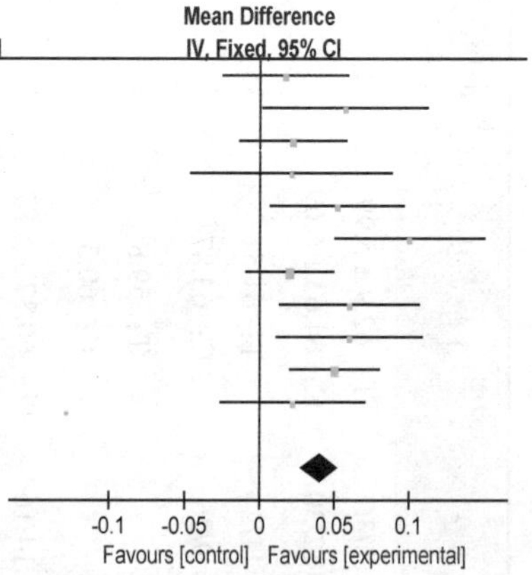

图 7-9　仙灵骨葆胶囊＋常规治疗 VS 常规治疗措施下 OP 人群 BMD 的情况分析

POP 的 2 项研究中，试验组和对照组均为 82 例，$I^2=50\%$，$P=0.16$，故采用固定效应模型，MD=0.08，95%CI（0.05，0.10），$P<0.00001$，2 组具有统计学差异，试验组优于对照组，见图 7-10。

PMOP 的 2 项研究中，试验组 104 例，对照组 103 例，均为计量资料，$I^2=72\%$，$P=0.06$，故采用随机效应模型，MD=0.04，95%CI（-0.02，0.09），$P=0.19$，无统计学意义。

SOP 的 8 项研究中，试验组 265 例，对照组为 262 例，I^2=0%，P=1.0，故采用固定效应模型，MD=0.06，95%CI（0.04，0.08），P<0.00001，2 组具有统计学差异，试验组优于对照组，见图 7-11。

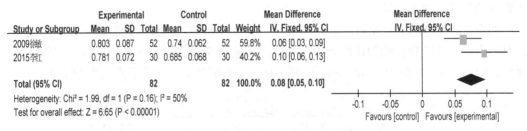

图 7-10　仙灵骨葆胶囊 + 常规治疗 VS 常规治疗措施下 POP 人群 BMD 的情况分析

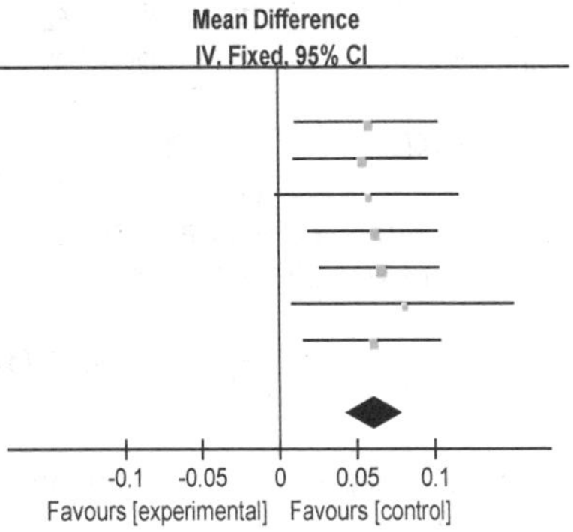

图 7-11　仙灵骨葆胶囊 + 常规治疗 VS 常规治疗措施下 SOP 人群 BMD 的情况

在仙灵骨葆胶囊 + 常规治疗 VS 常规治疗的干预措施中，有 4 项研究对股骨颈的 BMD 进行了报告，试验组 115 例，对照组 114 例，异质性检验 I^2=100%，异质性较大，RR=0.23，95%CI（0.22，0.25），分别对其描述，其异质性原因可能与服药疗程中，2 项研究为 6 个月，1 项研究为 12 个月，1 项研究疗程为 2 个月，且 4 项研究服药药量也不同，存在方法异质性，故不进行合并分析。

有 6 项研究对腰椎 L_{2-4} 的 BMD 进行了测量，其中研究的可信区间与其余 4 项研究无重叠，对其余 4 项研究进行合并分析，试验组 141 例，对照组 140 例，I^2=17%，故采用固定效应模型，RR=0.09，95CI%（0.07，0.12），P<0.00001，具有统计学意义，试验组腰椎 L_{2-4}BMD 的升高优于对照组，见图 7-12。

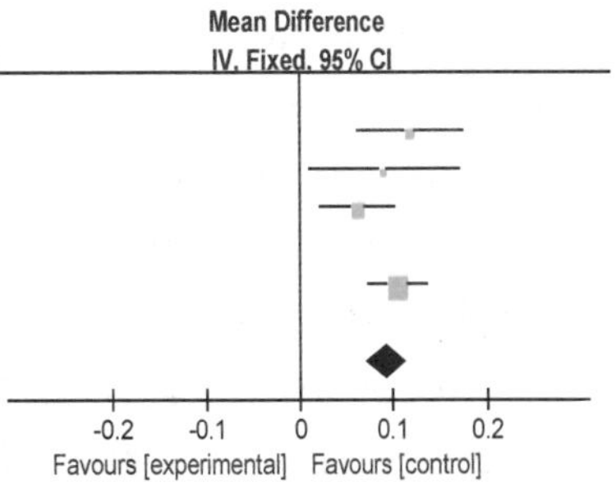

图 7-12　仙灵骨葆胶囊 + 常规治疗 VS 常规治疗骨质疏松症时腰椎 L_{2-4}BMD 的变化

（二）临床有效率

临床有效率在纳入的研究中皆参照《中药新药研究指导原则》和《中药新药治疗骨质疏松症的临床研究指导原则》中的疗效判定标准，以后者为多，两者均以 BMD 的值和临床症状的缓解程度为测量标准。

仙灵骨葆胶囊 VS 常规治疗干预措施下，有 5 项研究报告了 OP 临床有效率，试验组和对照组均为 235 例，均为计数资料，异质性检验结果 I^2=9%，P=0.35，故采用固定效应模型，OR=2.39，95%CI（1.49，3.86），P=0.0003，2 组具有统计学意义，见图 7-13。

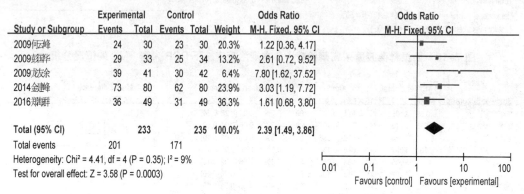

图 7-13　仙灵骨葆胶囊 VS 常规治疗 OP 的临床有效率分析

有 3 项研究报告了 SOP 的有效率，均为计数资料，试验组和对照组均为 117 例，异质性检验结果 I^2=0%，P=0.38，故采用固定效应模型，OR=6.1，95%CI（2.9，12.84），P<0.00001，2 组具有统计学意义，见图 7-14。

Study or Subgroup	Experimental Events	Total	Control Events	Total	Weight	Odds Ratio M-H, Fixed, 95% CI
2007 吴鹏强	27	29	17	29	18.1%	9.53 [1.89, 47.93]
2012 黄炜	40	43	25	43	26.9%	9.60 [2.56, 35.95]
2013 宋青龙	40	45	32	45	54.9%	3.25 [1.05, 10.07]
Total (95% CI)		117		117	100.0%	6.10 [2.90, 12.84]
Total events	107		74			

Heterogeneity: Chi² = 1.94, df = 2 (P = 0.38); I² = 0%
Test for overall effect: Z = 4.76 (P < 0.00001)

图 7-14　仙灵骨葆胶囊 VS 常规治疗 SOP 的临床有效率分析

15 项研究对 OP 人群的治疗有效率进了报告，试验组 822 例，对照组 818 例，均为计数资料，异质性检验结果 I^2=0%，P=0.58，故采用固定效应模型，OR=4.93，95%CI（3.63，6.69），P<0.00001，2 组具有统计学差异，见图 7-15。

5 项研究报告了 PMOP 的临床有效率，试验组 197 例，对照组 195 例，均采用的是计数资料，异质性检验结果为 I^2=19%，P=0.30，故采用固定效应模型，结果显示 OR=3.78，95%CI 为（1.91，7.50），P=0.0001，具有统计学意义，试验组临床有效率高于对照组，见图 7-16。

7 项研究报告了 SOP 人群的有效率，试验组 298 例，对照组 296 例，均采用的是计数资料，异质性检验结果为 I^2=19%，P=0.97，故采用固定效应模型，结果显示 OR=3.03，95%CI（1.79，

5.12)，*P*<0.0001，具有统计学意义，试验组临床有效率高于对照组，见图 7–17。

Study or Subgroup	Experimental Events	Experimental Total	Control Events	Control Total	Weight	Odds Ratio M-H, Fixed, 95% CI
2009聂达荣	34	35	27	35	1.8%	10.07 [1.19, 85.57]
2012李文静	30	32	25	32	3.7%	4.20 [0.80, 22.06]
2012王世东	29	30	25	30	2.0%	5.80 [0.63, 53.01]
2012金建义	31	36	26	36	8.5%	2.38 [0.72, 7.86]
2013史历	45	46	26	46	1.3%	34.62 [4.39, 273.11]
2013魏书亭	46	50	39	48	7.5%	2.65 [0.76, 9.29]
2014张志达	41	45	33	45	6.9%	3.73 [1.10, 12.64]
2014方芳	38	40	31	40	3.7%	5.52 [1.11, 27.43]
2014柳炳吉	27	31	21	31	6.4%	3.21 [0.88, 11.70]
2014陈俊	64	70	32	70	6.5%	12.67 [4.85, 33.08]
2015曾文丛	38	40	29	39	3.5%	6.55 [1.33, 32.23]
2015陈涛平	56	59	46	59	5.5%	5.28 [1.42, 19.64]
2016侯晓升	52	56	41	56	6.9%	4.76 [1.47, 15.42]
2016张志强	96	102	80	101	11.2%	4.20 [1.62, 10.91]
2016符楚迪	136	150	112	150	24.7%	3.30 [1.70, 6.39]
Total (95% CI)		**822**		**818**	**100.0%**	**4.93 [3.63, 6.69]**
Total events	763		593			

Heterogeneity: Chi² = 12.29, df = 14 (P = 0.58); I² = 0%

Test for overall effect: Z = 10.22 (P < 0.00001)

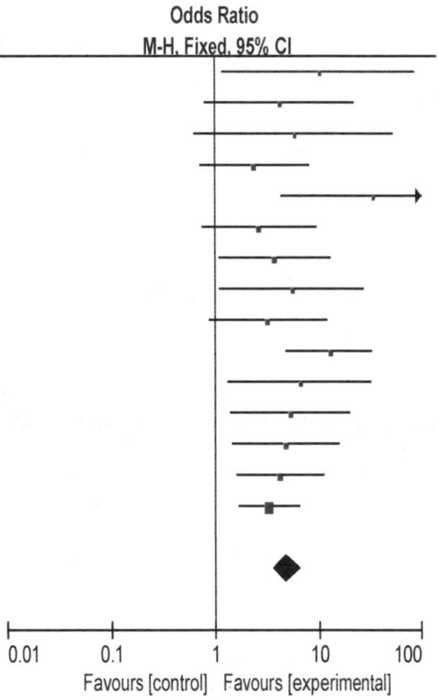

图 7–15　仙灵骨葆胶囊 + 常规治疗 VS 常规治疗在 OP 中的有效率分析

Study or Subgroup	Experimental Events	Experimental Total	Control Events	Control Total	Weight	Odds Ratio M-H, Fixed, 95% CI
2010吴中琴	33	38	31	37	43.9%	1.28 [0.35, 4.61]
2010董艳	53	54	51	53	10.1%	2.08 [0.18, 23.63]
2012巴哈德尔	23	25	19	25	16.2%	3.63 [0.66, 20.11]
2015陈鑫	28	30	21	30	14.9%	6.00 [1.17, 30.72]
2016王旭霞	48	50	35	50	14.9%	10.29 [2.21, 47.90]
Total (95% CI)		**197**		**195**	**100.0%**	**3.78 [1.91, 7.50]**
Total events	185		157			

Heterogeneity: Chi² = 4.91, df = 4 (P = 0.30); I² = 19%

Test for overall effect: Z = 3.81 (P = 0.0001)

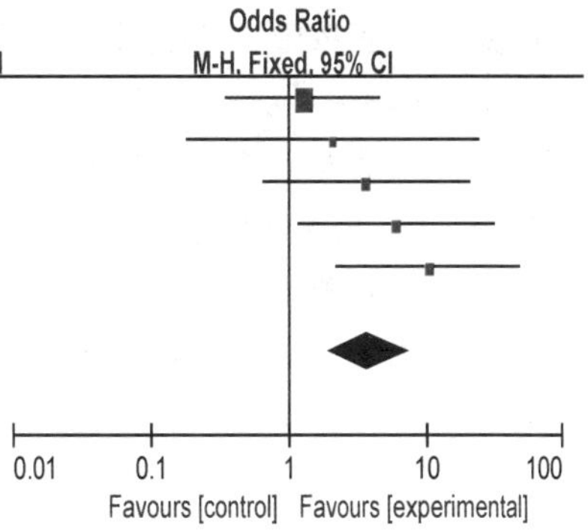

图 7–16　仙灵骨葆胶囊联合常规治疗 VS 常规治疗治疗 PMOP 的临床有效率分析

Study or Subgroup	Experimental Events	Experimental Total	Control Events	Control Total	Weight	Odds Ratio M-H, Fixed, 95% CI
2010陈彦萍	26	30	23	30	17.7%	1.98 [0.51, 7.63]
2011张晓红	38	40	35	40	10.1%	2.71 [0.49, 14.90]
2011张田	44	46	41	44	10.5%	1.61 [0.26, 10.13]
2014林荣桓	55	60	46	60	22.2%	3.35 [1.12, 9.99]
2015路春海	55	60	45	60	21.7%	3.67 [1.24, 10.86]
2015鲍军国	29	32	24	32	13.0%	3.22 [0.77, 13.50]
2016吴彬	29	30	25	30	4.8%	5.80 [0.63, 53.01]
Total (95% CI)		**298**		**296**	**100.0%**	**3.03 [1.79, 5.12]**
Total events	276		239			

Heterogeneity: Chi² = 1.34, df = 6 (P = 0.97); I² = 0%

Test for overall effect: Z = 4.14 (P < 0.0001)

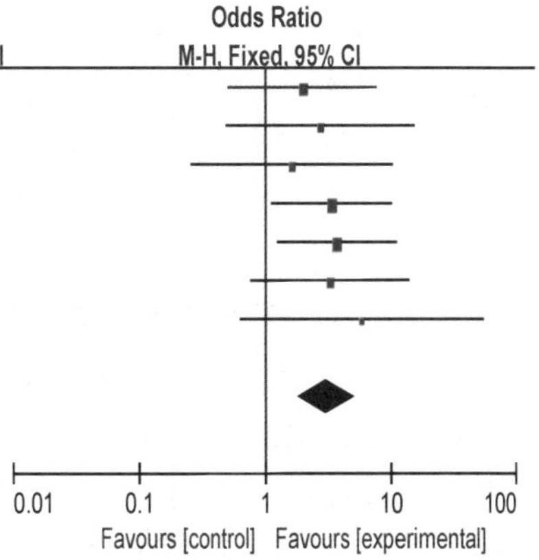

图 7–17　仙灵骨葆胶囊 + 常规治疗 VS 常规治疗对 SOP 的临床有效率分析

（三）疼痛

在仙灵骨葆胶囊 VS 常规治疗的措施下，2 项研究中，试验组和对照组均为 62 例，异质性检验结果是 I^2=73%，P=0.06，故采用随机效应模型，RR=–0.58，95%CI 为（–1.24，0.08），P=0.09，二者无统计学差异。

在仙灵骨葆胶囊 + 常规治疗 VS 常规治疗的干预措施下，6 项研究对 OP 人群的疼痛指标进行了报告分析，研究 95%CI 与其他研究不重合，故对其余 4 个研究进行合并分析，试验组和对照组均为 162 例，I^2=0%，P=0.51，故采用固定效应模型，MD=–0.93（–1.16，–0.70），P<0.00001，具有统计学意义，仙灵骨葆胶囊联合钙剂（鲑鱼降钙素、钙尔奇等）对疼痛指标的减轻程度优于单纯应用钙剂，见图 7–18。

	Experimental			Control				Mean Difference
Study or Subgroup	Mean	SD	Total	Mean	SD	Total	Weight	IV, Fixed, 95% CI
2011李百成	4.4	1.6	30	5.2	1.4	30	9.3%	-0.80 [-1.56, -0.04]
2012王世东	1.37	1.1	30	2.38	1.22	30	15.6%	-1.01 [-1.60, -0.42]
2014冯孟明	3.12	0.65	30	4.25	0.83	30	37.9%	-1.13 [-1.51, -0.75]
2014张志达	4.065	1.031	32	4.281	1.224	32	0.0%	-0.22 [-0.77, 0.34]
2014王明钢	4.16	1.51	45	4.19	1.09	45	0.0%	-0.03 [-0.57, 0.51]
2015位倩	3.92	0.99	72	4.65	1.32	72	37.1%	-0.73 [-1.11, -0.35]
Total (95% CI)			**162**			**162**	**100.0%**	**-0.93 [-1.16, -0.70]**

Heterogeneity: Chi² = 2.32, df = 3 (P = 0.51); I² = 0%

Test for overall effect: Z = 7.86 (P < 0.00001)

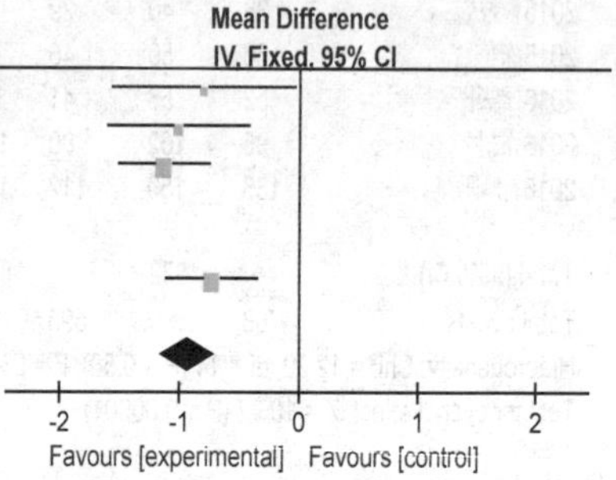

图 7–18 仙灵骨葆胶囊 + 常规治疗 VS 常规治疗措施下 OP 人群疼痛减轻程度情况

1 项研究对 POP 人群的缓解疼痛程度进行了分析，试验组和对照组均为 52 例，疼痛积分别为（6.43 ± 1.95），（8.29 ± 2.74）分，P<0.00001，具有统计学意义，说明仙灵骨葆胶囊合阿仑磷酸钠优于单纯使用阿仑磷酸钠。

2 项研究对 PMOP 人群的缓解疼痛程度进行了分析，对其合并后异质性较大 I^2=76%，对二者进行描述性分析，一项研究 2 组均为 40 例患者，试验组疼痛积分为（4.76 ± 0.95）分，对照组为（5.32 ± 1.04）分，P<0.01，说明仙灵骨葆胶囊 + 西医常规治疗效果优于单一西医治疗。另一研究仙灵骨葆胶囊 + 钙尔奇 –D 的治疗效果优于单用钙尔奇 –D。

3 项研究对 SOP 人群缓解疼痛程度进行了分析，通过异质性检验后 I^2=92%，进行描述性分析。研究试验组和对照组疼痛积分分别为（0.72 ± 0.94），（0.67 ± 0.71）分，MD=0.05，95%CI（–0.29，0.39），研究试验组和对照组疼痛积分分别是（4.07 ± 1.10），（4.31 ± 1.25）分，MD=–0.24，95%CI（–0.83，0.35），二者无统计学意义。研究试验组仙灵骨葆胶囊 + 鲑鱼降钙素 + 钙剂 + 维生素 D（2.15 ± 1.05）分的缓解疼痛的程度优于对照组鲑鱼降钙素 + 钙剂 + 维生素 D（3.26 ± 1.12）分，MD=–1.11，95%CI（–1.50，–0.72）。

（四）不良反应

15 项研究报告了用药后不良反应情况，4 项研究报告 2 组均未发生不良反应，1 项研究报告不良反应中肝损伤及胃肠道症状是最主要的，在低剂量组中有 3 例患者出现了轻度的肝损伤，高剂量组 4 例出现肝损伤，对照组出现 2 例。其余 14 项研究均报告了不同程度的不良反应，试验组出现口干、恶心呕吐、腹泻、食欲减退等胃肠道症状 19 例，头痛、心悸 2 例，面部潮红 2 例，皮疹 5 例，脂代谢异常 1 例，对照组中胃肠道症状 28 例，其中便秘 12 例，头痛、心悸 9 例，皮疹 9 例，脊柱压缩性骨折 1 例。

四、干预措施临床应用

在仙灵骨葆胶囊对比常规治疗组中，4项研究采用另一中成药（骨疏康颗粒、骨松宝胶囊）作为对照组，此种设置并不合理，会使研究内部真实性下降。所有的试验均没有进行临床注册及提交研究计划。因此，可能会出现选择性报告，进而影响研究结论的真实性。有7个研究报告了失访和退出的例数，所有研究均未报告是否采用意向性分析（intention-to-treat，ITT）。

目前，国内外临床实践指南中所关注的该病的结局指标主要为是否有脆性骨折的发生，54项研究中1项研究报告未有脆性骨折的发生，1项研究报告对照组发生了脊柱压缩性骨折1例。次要结局指标方面，与西医常规治疗相比，联合应用仙灵骨葆胶囊对治疗骨质疏松症有更好的疗效，特别是对于提高BMD，减轻骨质疏松性疼痛，提高患者血钙、骨钙素、血磷含量等方面疗效显著。

15项研究对发生不良反应的情况进行了报告，其中最主要的是肝损伤和胃肠道症状。与此同时，CFDA国家药品不良反应监测数据分析结果显示，仙灵骨葆口服制剂可能导致肝损伤风险，临床表现包括乏力、食欲不振、厌油、恶心、上腹胀痛、尿黄、目黄、皮肤黄染等，并伴有谷丙转氨酶、谷草转氨酶、胆红素等升高，严重者可出现肝衰竭，长期连续用药、老年患者用药等可能会增加这种风险。针对仙灵骨葆制剂引起肝损伤的风险，CFDA于2017年发布了仙灵骨葆胶囊转换成处方药的规定，提示临床用药应注意其安全性，合理用药。

第四节　温肾类汤剂治疗绝经后骨质疏松症系统评价

温肾类药物配伍组成的汤剂，经实验研究证明，能显著提高骨矿含量及血清骨钙素水平，降低尿脱氧吡啶、造模后血清P^{2+}水平。在中医学整体观念、辨证论治理论指导下，总结归纳温补肾阳类方剂对PMOP的临床疗效及安全性，有利于从治疗大法角度，整体把握"温补法"在该病中的应用。

一、研究特征

（一）研究设计

最终纳入44项随机对照试验。各项研究周期1个月至半年不等，所有研究均在中国内地进行。

（二）研究对象

44项研究共纳入患者3878例，均为绝经后女性。其中，试验组患者1958例，对照组患者1915例。最小样本量30例，最大样本量240例。

（三）干预措施

共有32项研究采用温肾类汤剂或温肾类汤剂加常规西药与常规西药对照，8项研究采用中药汤剂与中药（中成药或中药汤剂）对照，2项研究设有空白对照组，1项研究采用中药汤剂加常规西药对比中成药加常规西药，1项研究既有中药汤剂对比常规西药治疗，又有中药汤剂对比中西医结合治疗。各项研究试验组采用的中药汤剂，既有经典名方也有后世自拟方；西药对照组多采用临床常用的阳性药物（钙尔奇 D、阿仑磷酸钠片、鲑鱼降钙素等）。

（四）结局指标

纳入文献中，包含的结局指标主要包括 BMD、雌二醇、实验室检查指标、疼痛 VAS 评分等，但判定疗效的标准不一。各项研究基本情况见表 7-3。

二、质量评价

纳入的 44 项临床研究设计，方法学质量不一。其中，20 项研究报告了随机序列的产生方法，余研究仅提及"随机"二字；1 项研究考虑了分配隐藏；3 项研究明确提及"单盲"，其余研究未交代盲法；6 项研究存在脱落、失访病例，其余研究均有完整结局报告；所有研究均不清楚有无选择性发表及其他偏倚。文献质量评价见图 7-19。

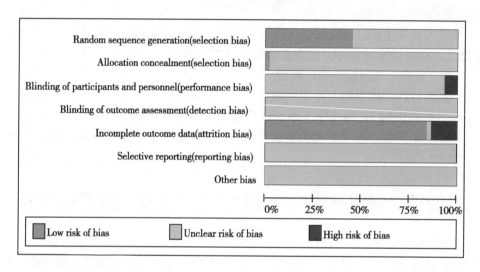

图 7-19 对所有纳入研究产生偏倚风险的项目所占百分比的判断

三、干预措施效应

以各研究选取的结局指标，主要包括：BMD、血清雌二醇、血钙、血磷，结合不同干预措施和疗程，对温肾类汤剂治疗 PMOP 有效性进行分析。

（一）BMD

1. 腰椎

（1）温肾类汤剂 VS 常规西药治疗：21 项研究对比了温肾类汤剂与西药治疗 PMOP 的疗效，试验组 906 人，对照组 862 人。根据疗程分为 4 个亚组（小于 3 个月、3 个月、6 个月、大于 6 个月），涉及不同 BMD 单位的研究，分开进行分析，以 WMD 为合并统计量，其中一项研究未说明具体疗程。

疗程小于 3 个月的 4 项研究，试验组 221 例，对照组 208 例。经第一次图测，两项研究与其他研究可信区间无重叠，$P<0.00001$、$I^2=98\%$。故仅合并其余两项研究，异质性结果示：$P=0.63$，$I^2=0\%$，随机效应模型结果显示：WMD=-0.01，95%CI（0.00，0.02），$P=0.07$，两组疗效差异无统计学意义。

表 7-3　纳入研究一般特征

研究 ID	PMOP 中医分型 [a]	样本量			干预措施		结局指标		
		试验组	对照组	总样本量	试验组	对照组	相关疗效评判标准	疗效指标	不良反应
PJG 2015	-	93	87	180	补肾益骨方（肾阴虚患者加用杜仲、肉桂）+利维爱、钙尔奇 D	利维爱片、钙尔奇 D	-	BMD、血总钙、维生素 D、尿钙	-
ZY 2014	1	72	72	144	龟鹿羊骨汤	骨化三醇胶丸	-	BMD、ALP、血清雌二醇、IL-6、中医证候积分、前后后症状	-
JH 2014	-	35	35	70	二仙汤煎剂 + 碳酸钙 D3、骨化三醇	碳酸钙 D3、骨化三醇	b	BMD、血清中钙、磷、ALP、中医症状积分	未见
SH 2014	2	15	15	30	强骨康疏方	仙灵骨葆胶囊	b	BMD、血清钙、血磷、血碱性磷酸酶	未见
LM 2014	-	120	120	240	壮骨方	尼尔雌醇片	-	BMD、血清 Ca、P、ALP、血清雌二醇、疼痛改善情况	-
DWX 2013	-	60	30	90	养血固肾汤 / 养血固肾汤 + 骨化三醇胶丸	骨化三醇胶丸、碳酸钙 D3	-	BMD、治疗前后 VAS 评分	-
ZSY 2013	2	30	30	60	巴戟密骨饮	芪骨胶囊	b	BMD、血清 OPG、RANKL、临床症状、体征	-
ZP 2013	-	60	60	120	龟鹿养骨汤	骨化三醇胶丸	-	疼痛程度、中医症状、生存质量、BMD、ALP、血清雌二醇、IL-6	-

续表

研究 ID	PMOP中医分型 a	样本量 试验组	样本量 对照组	总样本量	干预措施 试验组	干预措施 对照组	相关疗效评判标准	结局指标 疗效指标	结局指标 不良反应
ZP 2013 (2)	1	60	60	120	龟鹿荣骨汤	骨化三醇胶丸	-	骨钙素、BMD、雌二醇、IL-1、IL-6、IL-8	-
HJW 2013	-	32	30	62	补肾健骨汤	阿仑膦酸钠片	-	BMD、雌激素	-
LZ 2012	1	33	33	66	自拟方（甘草、土鳖虫、黄芪、川芎、当归、女贞子、淫羊藿、续断、补骨脂、骨碎补）+钙尔奇 D	钙尔奇 D	b	血钙水平、BMD、临床症状	对照组 1 例出现恶心、呕吐等胃肠道不良反应
ZQA 2012	-	35	35	70	二仙汤	鲑鱼降钙素	b	临床症状、BMD、ALP、骨钙素（BGP）、降钙素（CT）、血清雌二醇	-
QHT 2012	2	30	30	60	疏肝益肾汤	阿仑膦酸钠片	b	疼痛评分、疗效判定标准	未见
LDB 2012	-	45	45	90	朴阳还五汤 + 骨化三醇胶丸、钙 D3	骨化三醇胶丸、钙 D3	b	疼痛感觉、BMD	-
LYN 2012	2	69	69	138	加味二仙汤 + 钙尔奇 D、骨化三醇	钙尔奇 D、骨化三醇	b	BMD（2~4 腰椎、股骨颈）、血 Ca、血磷、ALP	试验组：腹胀 1 便秘 3 胃部不适 2 对照组：腹胀 5 便秘 7 胃部不适 6
CMC 2012	1	49	32	81	自拟加味阳和汤	仙灵骨葆胶囊	-	中医主要症状或体征的疗效、BMDT 值检测	试验组：2 例恶心、便秘症状；1 例经度头晕症状，对照组：2 例恶心、3 例口腔溃疡

续表

研究ID	PMOP中医分型ᵃ	样本量			干预措施		相关疗效评判标准	结局指标	
		试验组	对照组	总样本量	试验组	对照组		疗效指标	不良反应
CSQ 2012	-	43	42	85	固肾健脾方	钙尔奇D	-	BMD、血清内脂素和抵抗素水平	-
ZL 2011	-	31	31	62	自拟中药强骨饮	钙尔奇D	-	雌二醇、BMD	-
LXS 2011	2	30	30	60	自拟疏肝益肾汤	阿仑膦酸钠片、阿法D3胶丸钙尔奇D	b	BMD（L1-4）、疼痛缓解、临床疗效	未见
TW 2011	-	69	66	135	补肾健脾壮骨方	不接受其他治疗视个人情况补充适量钙剂和维生素D	-	BMD、常见症状	-
CST 2011	1	28	25	53	骨康煎剂+钙尔奇D	仙灵骨葆胶囊+钙尔奇	中国人原发性骨质疏松症临床疗效评定标准；b	BMD、血清雌二醇、OPG、IGF-I	试验组一例出现胃肠道不适感；对照组有两例恶心、一例便秘
LHW 2011	-	25	20	45	补肾壮骨方+钙尔奇D、密钙息	钙尔奇D、鲑鱼降钙素注射液	-	临床疗效、雌二醇、BMD	-
JQQ 2010	-	73	71	144	生髓饮II号+迪巧	碳酸钙D3	-	BMD	-
LY 2009	-	47	46	93	益骨饮	碳酸钙咀嚼片、阿法D3软胶囊	b；《中医病症诊断疗效标准》	BMD、疼痛程度、血钙、P、ALP、ACP、血清雌二醇、睾酮	试验组2例上火、咽喉不适；对照组1例便秘、腹胀
XZM 2009	1	36	25	61	自拟黄芪三仙汤	钙尔奇D	《中国人骨质疏松症建议诊断标准》	肾阳虚症状积分、BMD、血清雌二醇、IL-6、Ca/Cr、Hop/Cr	-

续表

研究ID	PMOP中医分型[a]	样本量			干预措施		相关疗效评判标准	结局指标	
		试验组	对照组	总样本量	试验组	对照组		疗效指标	不良反应
LWJ 2009	–	33	33	66	补肾健脾活血汤	复方氨基酸螯合钙胶囊	《中国人原发性骨质疏松诊断标准》	BMD、疼痛评分	–
XZM 2009 (2)	1	42	41	83	黄芪三仙汤	骨疏康	文献、《骨质疏松学》	BMD及骨矿物质含量变化BMC	–
WJ 2008	–	38	27	65	补肝益肾汤	阿法D3、复方氨基酸螯合钙胶囊	b	症状积分、BMD	–
HJH 2008	2	34	33	67	二仙养骨汤＋福善美	阿仑膦酸钠片	–	BMD、血清骨钙素、钙素	降
LJY 2008	2	30	30	60	补肾壮骨方	阿仑膦酸钠片	b	临床症状BMD骨代谢、性激素	–
QRB 2008	–	60	60	120	健骨方	阿仑膦酸钠片	文献	BMD、GBP、雌激素、IL-6、综合疗效分析	–
LXL 2008	–	69	39	108	健脾、补肾方	龙牡壮骨颗粒	–	BMD	–
ZYP 2007	–	30	60	120	实骨饮	钙尔奇D	–	BMD、骨钙素、尿吡啶酚、症状评分	对照组：便秘
HMT 2007	–	80	80	160	补肾健脾活血方	阿仑膦酸钠片	《中医病证诊断疗效标准》	性激素、骨代谢指标、骨代谢指标	–
ZML 2007	–	20	20	40	补肾养血汤	阿仑膦酸钠片	《骨质疏松症》	BMD、性激素、骨代谢指标	–

续表

研究ID	PMOP中医分型 a	样本量			干预措施		相关疗效评判标准	结局指标	
		试验组	对照组	总样本量	试验组	对照组		疗效指标	不良反应
LYH 2006	—	33	32	65	益气健脾活血补肾中药（生黄芪、山药、赤芍、杜仲、骨碎补、仙灵脾）	鲑鱼降钙素+钙剂	—	BMD、血骨钙素BGP、血钙、P、ALP、血清雌二醇	—
ZZK 2006	2	30	20	50	黄芪三仙汤	尼尔雌醇	b	临床疗效、肾虚症状积分、BMD、血清雌二醇、骨代谢指标	—
HXQ 2006	—	32	28	60	补肾养血汤	钙尔奇D	b	临床疗效、BMD	—
WX 2006	2	50	30	80	芪藿丹健骨方	强骨胶囊	《骨质疏松症》	临床综合疗效、BMD	—
LYM 2005	—	30	30	60	补肾活血剂	钙尔奇D片	—	BMD、血钙、P、ALP、尿Ca、肌酐（Cr）、尿羟脯氨酸（HOP）、尿脱氧吡啶啉（DPD）	—
LL 2004	—	32	68	100	补肾生髓汤	倍美力+安宫黄体酮	—	肾虚证评分、血清雌二醇、孕酮、睾酮、黄体生成素促卵泡生成素	西药组3例阴道点滴样出血；5例乳腺胀痛
ZZR 2004	—	68	38	106	骨疏汤	龙牡壮骨颗粒	—	BMD	—
ZG 2002	1	25	20	45	滋肾方+钙尔奇D+密钙息	钙尔奇D和鲑鱼降钙素注射液	—	临床疗效、雌二醇、腰椎BMD	—
CFS 2001	1	32	32	64	自拟方固肾汤+钙尔奇D、阿法D	钙尔奇D、阿法D	—	血钙、血磷、BMD、性激素雌二醇	未见

注："—"为未报告；a表示PMOP的中医分型：1为肾阳虚型，2为其他类型（肝肾不足型、肾虚型、肾虚血瘀型）等；b代表《中药新药临床研究指导原则》。

对另外两项研究进行描述分析：李明等研究发现，自拟壮骨方对比尼尔雌醇片，随机效应模型显示：WMD=0.07，95%CI（0.03，0.11），Z=4.012，P=0.021，治疗前后差值比较有显著统计学意义，壮骨方疗效可能优于尼尔雌醇片；李真研究发现，治疗后试验组BMD较治疗前有所改善，且试验组改善幅度高于对照组，随机效应模型显示：WMD=0.26，95%CI（0.22，0.30），Z=13.1，P<0.00001，差异有显著统计学意义，中药汤剂疗效可能优于西药钙尔奇D。

疗程为3个月的7项研究，试验组262例，对照组248例。经第一次图测，2项研究与其余研究可信区间无重叠，P<0.00001、I^2=94%，故合并其余4项研究。异质性结果示：P=0.53，I^2=0%，WMD=0.02，95%CI（0.01，0.04），P=0.002，两组疗效差异有统计学意义，提示疗程3个月时，温肾类汤剂对于提高患者BMD方面疗效可能优于常规西药，详见图7-20。

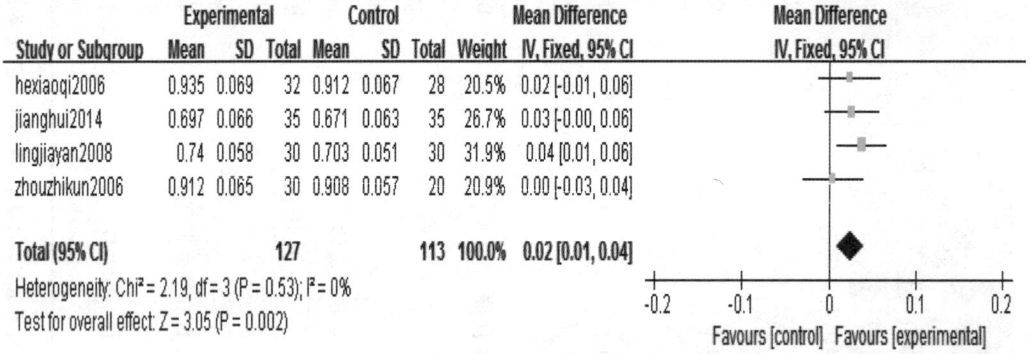

| Study or Subgroup | Experimental | | | Control | | | | Mean Difference | Mean Difference |
	Mean	SD	Total	Mean	SD	Total	Weight	IV, Fixed, 95% CI	IV, Fixed, 95% CI
hexiaoqi2006	0.935	0.069	32	0.912	0.067	28	20.5%	0.02 [-0.01, 0.06]	
jianghui2014	0.697	0.066	35	0.671	0.063	35	26.7%	0.03 [-0.00, 0.06]	
lingjiayan2008	0.74	0.058	30	0.703	0.051	30	31.9%	0.04 [0.01, 0.06]	
zhouzhikun2006	0.912	0.065	30	0.908	0.057	20	20.9%	0.00 [-0.03, 0.04]	
Total (95% CI)			127			113	100.0%	0.02 [0.01, 0.04]	

Heterogeneity: Chi² = 2.19, df = 3 (P = 0.53); I² = 0%
Test for overall effect: Z = 3.05 (P = 0.002)

Favours [control]　Favours [experimental]

图 7-20　温肾类汤剂对比西药腰椎 BMD Meta 分析（疗程 3 个月）

对其他 2 项研究作描述分析：刘宇宁将自拟加味二仙汤 VS 钙尔奇 D，随机效应模型显示：WMD=0.13，95%CI（0.08，0.18），Z=4.86，P<0.0001，两组比较差异有显著统计学意义，提示疗程为 3 个月时，加味二仙汤在提高患者腰椎 BMD 测量值方面疗效可能优于钙尔奇 D；赵稜将自拟强骨饮对比钙尔奇 D，随机效应模型显示：WMD=0.28，95%CI（0.22，0.33），Z=9.44，P<0.0001，两组比较差异有显著统计学意义，提示疗程为 3 个月时，自拟强骨饮疗效可能优于钙尔奇 D。

朱庆翱采用 BMDT 值计分法，将二仙汤对比鲑鱼降钙素，随机效应模型显示：WMD=0.2，95%CI（0.12，0.28），Z=5.19，P<0.00001，两组比较差异有显著统计学意义，提示疗程为 3 个月时，二仙汤在提高患者腰椎 BMD 测量值方面疗效可能优于鲑鱼降钙素。

疗程为 6 个月的 6 项研究，2 项研究采用 BMDT 值计分，试验组 66 例，对照组 65 例。异质性检验示：P=0.27、I^2=19%，随机效应模型结果显示：WMD=0.77，95%CI（0.53，1.02），P<0.00001，两组疗效差异有统计学意义，提示疗程 6 个月时，温肾类汤剂在提高患者腰椎 BMD 计分方面可能优于西药治疗。

其余 4 项研究中，3 项采用 BMD 测量值作为指标，试验组 136 例，对照组 134 例。异质性检验示：P=0.32、I^2=13%，随机效应模型结果显示：WMD=0.03，95%CI（0.01，0.06），P=0.006，两组疗效差异有统计学意义，提示疗程为 6 个月时，温肾类汤剂在提高患者腰椎 BMD 测量值方面可能优于西药治疗，详见图 7-21。

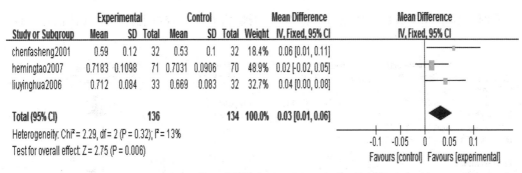

图 7-21 温肾类汤剂 VS 西药腰椎 BMD Meta 分析（疗程 6 个月）

1 项研究未给出具体测量数值，只提及治疗 6 个月后，试验组 20 例与治疗前比较，13 例患者腰椎骨骼骨皮质较前变厚，骨小梁增加，骨透亮度减轻；对照组与治疗前比较骨小梁进一步减少，治疗后组间有显著性差异。

疗程大于 6 个月的 1 项研究中，试验组 73 例，对照组 71 例，对比了生髓饮 II 号与迪巧钙的疗效差异，随机效应模型结果显示：WMD=0.21，95%CI（0.18，0.25），Z=11.3，$P<0.00001$，差异有显著统计学意义，提示生髓饮 II 号疗效可能优于迪巧钙。

（2）温肾类汤剂 VS 中成药：8 项研究对比了温肾类汤剂与中成药治疗 PMOP 的疗效，试验组 319 人，对照组 234 人。根据疗程分为两个亚组（3 个月、6 个月），涉及不同 BMD 单位的研究，分开进行分析，以 WMD 为合并统计量。

疗程为 3 个月的两项研究，试验组 92 例，对照组 71 例。异质性检验示：$P=0.48$、$I^2=0\%$，随机效应模型结果显示：WMD=-0.01，95%CI（-0.05，0.02），$P=0.52$，两组疗效差异无统计学意义。

疗程为 6 个月的 6 项研究中，两项研究采用 BMDT 值计分，试验组共 64 例，对照组共 47 例，对照药物均为仙灵骨葆胶囊。异质性检验示：$P=0.0008$、$I^2=91\%$，且考虑到两项研究样本量均未超过 60 例，故放弃 Meta 合成，采用描述性分析。结果显示：两种试验药物自拟加味阳和汤（WMD=1.38，95%CI（0.13，1.63），$P<0.00001$）和中药强骨疏康方剂（WMD=0.47，95%CI（0.00，0.94），$P=0.05$）对比仙灵骨葆胶囊，均有显著统计学意义，疗效可能优于仙灵骨葆胶囊。

其余 3 项采用 BMD 测量值作为指标，试验组 193 例，对照组 126 例。异质性检验示：$P=0.09$、$I^2=58\%$，分别对三项研究进行描述。柴生颐对比骨康煎剂与仙灵骨葆胶囊疗效，随机效应模型显示：WMD=0.00，95%CI（-0.04，0.04），Z=0.05，$P=0.096$，两组比较差异无统计学意义，提示疗程为 6 个月时，尚不能说明温肾类汤剂在提高患者腰椎 BMD 测量值方面疗效优于中成药治疗，详见图 7-22。

罗小玲将自拟健脾补肾方与龙牡壮骨颗粒疗效作对比，随机效应模型显示：WMD=0.05，95%CI（0.02，0.08），Z=3.68，$P=0.0002$，两组比较差异有显著统计学意义，提示疗程为 6 个月时，提示健脾补肾汤剂在提高患者腰椎 BMD 测量值方面疗效可能优于中成药治疗，详见图 7-22。

钟子茹将骨疏汤与龙牡壮骨颗粒疗效作对比，随机效应模型显示：WMD=0.05，95%CI（0.02，0.08），Z=3.64，$P=0.0003$，两组比较差异有显著统计学意义，提示疗程为

6 个月时，提示骨疏汤在提高患者腰椎 BMD 测量值方面疗效可能优于中成药治疗，详见图 7-22。

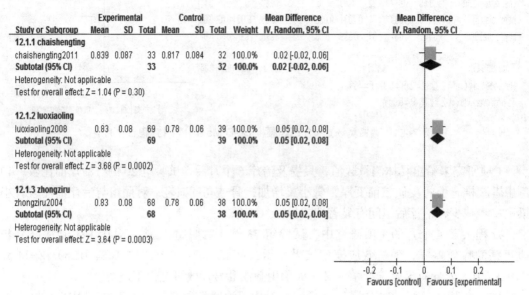

图 7-22　温肾类汤剂对比中成药腰椎 BMD Meta 分析（疗程 6 个月）

2. 股骨颈　4 项研究以治疗前后股骨颈 BMD 变化情况作为结局指标，对比了中药汤剂与西药疗效。6 项研究共涉及试验组 257 人，对照组 256 人。

温肾类汤剂 VS 常规西药疗效的 4 项研究，包括疗程为 1 个月和 6 个月的研究各一项，疗程为 3 个月的研究两项。李明等报道，在疗程为 1 个月时，2 组患者股骨颈 BMD 的差值比较，随机效应模型结果显示：WMD=0.44，95%CI（0.39，0.49），Z=17.35，$P<0.00001$，差异有显著统计学意义。刘英华等人表明，治疗 6 个月后，比较 2 组 PMOP 患者股骨颈差异 BMD 测量值差异，随机效应模型结果显示：WMD=0.02，95%CI（-0.02，0.06），Z=1.04，P=0.3，差异无统计学意义。

疗程为 3 个月的 2 项研究，试验组 104 例，对照组 104 例。异质性检验示：P=0.13、I^2=56%，随机效应模型结果显示：WMD=0.04，95%CI（0.00，0.09），P=0.04，两组疗效差异有统计学意义，提示疗程 3 个月时，温肾类汤剂对于提高患者股骨颈 BMD 方面疗效优于西药。

3. 桡骨远端　2 项研究以治疗前后桡骨远端 BMD 变化情况作为结局指标，对比了中药汤剂（补肾健脾活血汤、补肾活血汤）与西药治疗疗效，疗程均为 6 个月，涉及试验组 63 例，对照组 63 例。异质性检验示：P=0.68、I^2=0%，随机效应模型结果显示：WMD=0.05，95%CI（0.02，0.08），P=0.0006，两组疗效差异有统计学意义，提示疗程 6 个月时，温肾类汤剂对于提高患者桡骨远端 BMD 方面疗效优于西药。

4. 踝关节　蒲俊贵等对比了补肾益骨方与钙剂联合雌激素治疗对踝关节 BMD 的影响。随机效应模型结果显示：WMD=-0.05，95%CI（-0.07，-0.03），Z=5.83，$P<0.00001$，提示补肾益骨方疗效优于钙剂联合雌激素。

5. 其他部位 BMD（股骨上端、髋部、大粗隆、转子间）

（1）温肾类汤剂对比常规西药：一项研究对比了鹿龟养骨汤与骨化三醇胶丸治疗对股骨上端 BMD 的影响。随机效应模型结果显示：WMD=0.01，95%CI（-0.01，0.04），P=0.34，尚不能说明龟鹿养骨汤疗效优于骨化三醇胶丸。一项研究将中药汤剂实骨饮与钙尔奇 D 疗效作比较，随机效应模型结果显示：WMD=0.03，95%CI（-0.01，0.08），P=0.13，两组疗效差异无统计学意义，尚不能说明实骨饮疗效优于钙尔奇 D。

疏肝益肾汤 VS 阿仑磷酸钠片的随机效应模型结果显示：WMD=0.00，95%CI（-0.02，0.03），P=0.77，两组疗效差异无统计学意义，尚不能说明疏肝益肾汤在针对髋部 BMD 的改善方面疗效优于阿仑磷酸钠片。

（2）温肾类汤剂 + 常规西药对比常规西药：自拟补肾健骨汤联合阿仑磷酸钠片 VS 阿仑磷酸钠片的随机效应模型结果显示：WMD=0.63，95%CI（0.27，0.99），P=0.0006，两组疗效差异有显著统计学意义，提示自拟补肾健骨汤联合阿仑磷酸钠片疗效可能优于单用阿仑磷酸钠片治疗。1 项研究将二仙养骨汤联合福善美与福善美作疗效对比，随机效应模型结果显示：WMD=0.91，95%CI（0.57，1.25），P<0.00001，两组疗效差异有显著统计学意义，提示二仙养骨汤联合福善美疗效可能优于单用福善美治疗。

（3）温肾类汤剂对比中成药：在改善髋部 BMD 方面，强骨康疏方剂 VS 仙灵骨葆胶囊的随机效应模型结果显示：WMD=0.47，95%CI（0.00，0.94），P=0.05，两组疗效差异有统计学意义，提示强骨康疏方剂疗效可能优于仙灵骨葆胶囊。

加味阳和汤 VS 仙灵骨葆胶囊的随机效应模型结果显示：WMD=1.38，95%CI（1.13，1.63），P<0.00001，两组疗效差异有显著统计学意义，提示加味阳和汤疗效可能优于仙灵骨葆胶囊。

（二）血清雌二醇（E_2）

17 项研究的结局指标涉及血清雌二醇，干预措施分为温肾类汤剂对比西药、汤剂联合西药对比西药、温肾类汤剂对比中成药，包含试验组 825 例，对照组 756 例，疗程 1 个月至 1 年不等。

1. 温肾类汤剂 VS 常规西药　根据疗程分为 4 个亚组（1 个月、3 个月、6 个月、大于 8 个月）。

李明等采用壮骨方连续服用 1 个月，对比尼尔雌醇片治疗。随机效应模型结果显示：WMD=2.50，95%CI（-0.02，5.02），P=0.05，两组疗效差异有统计学意义，提示壮骨方提高血清雌二醇水平疗效可能优于尼尔雌醇片。

4 项研究疗程为 3 个月，试验组 126 例，对照组 126 例。经第一次图测，一项研究与其他研究可信区间无重叠，P<0.00001、I^2=99%，仅合并其余三项。异质性结果显示：P=0.74，I^2=0%，随机效应模型结果显示：WMD=6.52，95%CI（4.98，8.05），P<0.00001，两组疗效差异有显著统计学意义，提示温肾类汤剂疗效可能优于常规西药治疗。

对另一项研究作描述性分析，周志昆等将黄芪三仙汤与尼尔雌醇片对比，随机效应模型结果显示：WMD=-121.23，95%CI（-140.66，-10），P<0.00001，两组疗效差异有统计学意义，提示壮骨方提高血清雌二醇水平疗效劣于尼尔雌醇片。

2 项研究疗程为 6 个月，试验组 107 例，对照组 95 例。异质性检验结果示：P=0.89，I^2=0%，随机效应模型结果显示：WMD=3.2，95%CI（0.43，5.97），P=0.02，两组疗效差异有显著统计学意义，提示温肾类汤剂疗效可能优于常规西药治疗。

疗程 8 个月以上的两项研究，其可信区间无重叠，$P<0.00001$、$I^2=96\%$，仅作描述性分析。黎汉文等在疗程 8 个月时，将自拟补肾壮骨方与钙尔奇 D 比较，随机效应模型结果显示：$WMD=23.21$，95%CI（14.46，31.96），$P<0.00001$，两组疗效差异有显著统计学意义，提示补肾壮骨方提高血清雌二醇的疗效可能优于钙尔奇 D。

邱仁斌等将自拟补肾壮骨方与钙尔奇 D 比较，随机效应模型结果显示：$WMD=64.48$，95%CI（51.27，77.69），$P<0.00001$，两组疗效差异有显著统计学意义，提示健骨方提高血清雌二醇的疗效可能优于阿仑磷酸钠片。

2. 温肾类汤剂 + 常规西药 VS 常规西药　两项研究疗程均为 6 个月，试验组共 65 例，对照组 64 例。异质性检验结果示：$P=0.1$，$I^2=62\%$，随机效应模型结果显示：$WMD=5.85$，95%CI（2.11，9.60），$P=0.002$，两组疗效差异有显著统计学意义，提示中药汤剂联合常规西药治疗，对于提高患者雌二醇方面疗效可能优于单纯常规西药治疗。

3. 温肾类汤剂 VS 中成药　1 项研究对比了温肾类汤剂骨康煎剂对比仙灵骨葆胶囊在提高患者雌二醇水平的疗效。随机效应模型结果显示：$WMD=1.46$，95%CI（-2.20，5.13），$P=0.43$，两组结果差异无统计学意义，尚不能说明骨康煎剂提高血清雌二醇疗效优于仙灵骨葆胶囊。

（三）血磷（P）

8 项研究的结局指标涉及患者血磷水平，干预措施包括温肾类汤剂对比西药、温肾类汤剂 + 常规西药对比常规西药治疗、温肾类汤剂对比中成药治疗包含试验组 381 例，对照组 379 例，疗程 1~6 个月不等。

1. 温肾类汤剂对比常规西药　李明等采用壮骨方连续服用 1 个月，对比尼尔雌醇片治疗。随机效应模型结果显示：$WMD=-0.35$，95%CI（-0.42，-0.28），$P<0.00001$，两组疗效差异有显著统计学意义，提示壮骨方降低血磷水平疗效可能优于尼尔雌醇片。

李毅等用汤剂益骨饮对比阿法迪 3 治疗，2 个月后检测患者血磷水平。随机效应模型结果显示：$WMD=0.01$，95%CI（-0.08，0.1），$P=0.83$，尚不能说明益骨饮疗效优于阿法迪 3。

李煜明等运用补肾活血剂对比钙尔奇 D 治疗，6 个月后检测患者血磷水平。随机效应模型结果显示：$WMD=-0.03$，95%CI（-0.21，0.15），$P=0.75$，尚不能说明疗程 6 个月时，补肾活血剂在降低患者血磷水平方面疗效优于钙尔奇 D。

2. 温肾类汤剂 + 常规西药对比常规西药　根据疗程可分为两个亚组（3 个月、6 个月）。

两项研究疗程为 6 个月，试验组 65 例，对照组 64 例。异质性检验结果示：$P=0.09$，$I^2=64\%$，故采用随机效应模型。结果显示：$WMD=-0.05$，95%CI（-0.17，0.07），$P=0.43$，两组疗效差异无统计学意义，故尚不能说明温肾类汤剂联合常规西药治疗，对于降低患者血磷水平方面疗效优于单纯西药治疗。

两项研究疗程为 3 个月，试验组 104 例，对照组 104 例。异质性检验结果示：$P=0.06$，$I^2=71\%$，经图测两研究可信区间重叠较少，故分别对其进行描述。蒋辉对比加味二仙汤与碳酸钙 D3 疗效，随机效应模型结果显示：$WMD=-0.22$，95%CI（-0.32，-0.12），$P<0.00001$，差异有显著统计学意义，提示加味二仙汤降低血磷疗效可能优于碳酸钙 D3；刘宇宁将加味二仙汤与钙尔奇 D 作对比，随机效应模型结果显示：$WMD=-0.33$，95%CI

（-0.4，-0.26），$P<0.00001$，差异有显著统计学意义，提示加味二仙汤对于降低患者血磷水平可能优于钙尔奇 D。

3. 温肾类汤剂对比中成药　石昊等将强骨康疏方剂对比仙灵骨葆胶囊，随机效应模型结果显示：WMD=-0.1，95%CI（-0.22，0.02），$P=0.09$，差异无统计学意义，尚不能说明强骨康疏方剂疗效优于仙灵骨葆胶囊。

（四）血钙（Ca）

10 项研究的结局指标涉及患者血钙水平，干预措施包括温肾类汤剂联合西药对比西药治疗、温肾类汤剂对比西药，温肾类汤剂对比中成药治疗包含试验组 507 例，对照组 499 例，疗程 1~6 个月不等。

1. 温肾类汤剂对比常规西药　根据疗程分为 3 个亚组（1 个月、2 个月、6 个月），每组有 1 项研究，故仅采用描述性分析。

李明等采用壮骨方连续服用 1 个月，对比尼尔雌醇片治疗。随机效应模型结果显示：WMD=1.01，95%CI（0.97，1.05），$P<0.00001$，两组疗效差异有显著统计学意义，提示壮骨方提高血钙水平疗效可能优于尼尔雌醇片。

李毅等用汤剂益骨饮对比阿法迪 3 治疗，2 个月后检测患者血磷水平。随机效应模型结果显示：WMD=0.01，95%CI（-0.07，0.09），$P=0.81$，尚不能说明益骨饮疗效优于阿法迪 3。

李煜明等运用补肾活血剂对比钙尔奇 D 治疗，6 个月后检测患者血磷水平。随机效应模型结果显示：WMD=-0.02，95%CI（-0.11，0.07），$P=0.65$，尚不能说明疗程 6 个月时，补肾活血剂在提高患者血钙水平方面疗效优于钙尔奇 D。

2. 温肾类汤剂 + 常规西药对比常规西药　根据疗程分为两个亚组（3 个月、6 个月）。

两项研究疗程为 3 个月，试验组 104 例，对照组 104 例。异质性检验结果示：$P=0.60$，$I^2=0\%$，随机效应模型结果显示：WMD=0.20，95%CI（0.15，0.24），$P<0.00001$，两组疗效差异有显著统计学意义，提示中药汤剂联合常规西药治疗 3 个月，对于提高患者血钙水平方面疗效可能优于单纯西药治疗。

三项研究疗程为 6 个月，试验组 65 例，对照组 64 例。异质性检验结果示：$P<0.00001$，$I^2=97\%$，放弃 Meta 分析，采用描述性分析。

李真等对比自拟温肾类汤剂与钙尔奇 D 提高血钙水平疗效，随机效应模型结果显示：WMD=0.37，95%CI（0.32，0.42），$P<0.00001$，疗效差异有显著统计学意义，提示自拟温肾类汤剂在提高患者血钙水平方面疗效可能优于钙尔奇 D。

陈发胜等对比自拟固肾汤与钙尔奇 D、阿法 D3 提高血钙水平疗效，随机效应模型结果显示：WMD=0.05，95%CI（-0.02，0.12），$P=0.18$，疗效差异无统计学意义，尚不能说明自拟固肾汤在提高患者血钙水平方面疗效优于钙尔奇 D。

刘英华等对比自拟温肾类汤剂与钙剂 + 鲑鱼降钙素提高血钙水平疗效，随机效应模型结果显示：WMD=-0.01，95%CI（0.11，0.09），$P=0.85$，疗效差异无统计学意义，尚不能说明自拟温肾类汤剂在提高患者血钙水平方面疗效优于钙剂 + 鲑鱼降钙素。

3. 温肾类汤剂对比中成药　石昊等将强骨康疏方剂对比仙灵骨葆胶囊，随机效应模型结果显示：WMD=-0.02，95%CI（-0.12，0.08），$P=0.70$，差异无统计学意义，尚不能说明强骨康疏方剂提高血钙疗效优于仙灵骨葆胶囊。

（五）不良反应

7项研究提及不良反应，4项研究在治疗过程中提及未出现不良反应。各研究涉及的不良反应报道，主要集中于对照组。其中，有6项研究提及胃肠道症状（包括恶心、呕吐、腹胀、便秘等），1项研究报道对照组受试者服药后出现口腔溃疡，一项研究报道对照组受试者服药后出现乳房胀痛症状；对照组有8例受试者未能完成试验，其余各不良反应，经药物剂量减少或对症治疗后缓解，无严重不良反应。试验组方面，1项研究试验组出现1例腹胀、3例便秘、2例胃部不适症状；一项研究试验组出现2例恶心、便秘症状，1例轻度头晕症状；一项研究试验组患者出现胃肠道不适症状；一项研究出现2例上火、咽喉不适症状。其余37篇文献均未提及不良反应等相关问题。

（六）发表偏倚评估

由于每种评价结局所纳入的研究数量较少，故未作漏斗图评价发表偏倚风险。通过分析发现，所有研究均发表于中国内地，均为阳性结果报告，且无大样本研究，可高度怀疑存在一定的发表偏倚。

四、干预措施临床应用

目前国内大量临床研究受经费、周期等因素限制，往往研究者完成的研究偏于"小型"，如样本量较小，周期较短等。这类研究就某个单一研究来说，由于检验效能不高，导致获得的研究价值不高。然而，对于样本量较小，干预措施、结局指标、研究设计类型等因素类似的一类研究可考虑Meta分析，通过定量的汇总分析，提高检验效能，从而有利于发现最佳证据。

从药物剂型角度来说，本系统评价通过对比温肾类汤剂与温肾类中成药的疗效，发现汤剂较成药对改善患者部分症状效果更佳。《备急千金要方》云："凡古方治疾，全用汤法，百十之中未有一用散者。"汤剂是中医学中应用历史悠久、运用广泛的剂型，不仅具有制备简易、吸收快等特点，更能体现中医学辨证论治、随证加减的优势，对于复杂疾病，汤剂处方较为灵活，方中的不同药物相互促进制约，以达减毒增效目的。故对于PMOP的临床治疗，宜适当加大汤剂的运用比例。

今后的临床研究中，可以增加某一具体方剂治疗PMOP的研究数量，以便综合分析；或以探求单味药或多味药配伍与PMOP治疗的关系为切入点，增加相关研究的数量，总结具体药物与PMOP的疗效关系。

从分析结果来看：本文43项研究（97.7%）对患者治疗前后BMD（腰椎、股骨颈、桡骨远端、股骨上端、髋部、大粗隆、转子间、踝关节）改善情况进行了报告：除温肾类汤剂对比中成药（腰椎BMD，疗程3个月）、温肾类汤剂对比常规西药（腰椎密度，疗程<3个月）两组研究，尚不能说明温肾类汤剂在改善BMD方面疗效优于对照组，其余研究均表明温肾类汤剂可以提高患者BMD水平。

结局指标方面：本系统评价纳入的研究中，结局指标均采用了BMD检测；17项研究（38.6%）涉及患者治疗前后血清雌二醇改善情况；8项研究（18.1%）对患者治疗前后血磷水平进行讨论；10项研究（22.7%）对患者治疗前后血钙水平改善情况进行分析。值得注意的是，纳入的研究中对于BMD的检测，临床分为BMD测量原始值以及BMD的T值计分，因二者计量单位不同，故进行统计分析时不宜合并，不利于总样本量的累积。在临床研究中，应结合实际尽量使用国内外公认的推荐指标及其单位，以利于后期的统计分析。

总之，中医药对骨质疏松症的治疗具有积极作用，但基于国内临床研究普遍存在的不确定潜在偏移风险，以及现有文献中缺乏相关临床结局指标且证据等级较低，故有待于更多设计严谨、实施规范的临床试验来证明中医药疗效的临床意义。临床干预措施虽然是影响疗效的直接因素，但疾病自身转归、疗程长短、药物起效时间、结局指标的选取也是不可忽视的重要因素。应遵循疾病客观发展规律，提高对研究病种或药物的认识；其次，在治疗中应将干预措施与疗程长短结合起来，保证治疗周期，选择最佳治疗方案，确保得出的临床数据真实可靠，为科研提供可信的基础；最后，诊治过程中可以选取不同结局指标验证不同方面的疗效，除常规的 BMD、血清雌二醇、血生化指标外，患者疼痛 VAS 评分、骨折率、IL-6、BGP 等都可作为临床结局指标，扩大药物作用效用的验证范围，有利于全面了解药物有效性与安全性。

中医学的特色是辨证论治的整体观，中医学文献汗牛充栋，对于其继承与发展，不能照搬循证医学模式，而是要以循证医学思想为指导，创立具有中医特色的循证中医药体系。从治则治法角度凝炼某一类方剂的有效性与安全性，为临床医生提供了辨证论治时的宏观证据；降低了临床医生诊治疾病的思辨难度；提高了处方用药的准确性；为临床实践指南的制定提供了必要的参考，易形成统一标准。今后可以结合中医学中"同病异治""异病同治"思想，运用"以方统证""以证统方"方法。如此，将方证相互对应，既能提高临床效率，又能为后期科研统计提供同质性好、疗效确切可信的样本量。此外，需要更规范的随机对照试验临床研究，进一步评估其他类型中药汤剂（补气类、补血类等）治疗绝经后骨质疏松的疗效，为不同证型的 PMOP 临床用药提供可靠证据。同时，临床医生也应严格遵循循证医学证据施治，为临床实践指南及相关系统评价的修订、完善提供高质量的临床实践积累与信息反馈。

第五节　五禽戏治疗原发性骨质疏松症系统评价

运动锻炼疗法已经成为防治骨质疏松症的重要措施，五禽戏作为传统功能锻炼的代表功法，历史悠久，是以调气、调息与动静结合，具有调节脏腑，疏通血脉，强筋壮骨的作用，是我国医疗体育的瑰宝之一，至今仍为广大群众所喜爱，运动强度和动作的编排次序符合运动学和生理学规律，适用于中老年骨质疏松患者。本系统评价是基于现有临床随机对照试验，为五禽戏传统功法对治疗 POP 提供循证证据。

一、研究特征

（一）研究类型

在研究设计方面，仅纳入单独五禽戏功能锻炼或五禽戏功能锻炼联合常规治疗的前瞻性随机对照试验，排除未发表的研究（如会议摘要等），预实验和观察性研究也被排除在外。

（二）研究对象

双能 X 线 BMD 仪经常被用来测量在不同部位的 BMD。该研究纳入研究对象，均依据标准化诊断基础，确诊为原发性骨质疏松症的中老年患者（老年性骨质疏松症、PMOP），如：WHO 诊断标准为 T 值 ≤ –2.5 或低于青年人 BMD 平均值；中国诊断标准为 T 值 ≤ –2.0 或低于 75% 青年人 BMD 平均值；日本诊断标准为低于 70% 青年人 BMD 平均值。

（三）干预措施类型

纳入干预措施为五禽戏的，或五禽戏联合常规治疗 VS 常规治疗（如五禽戏和维生素 D 片与维生素 D 片）。同时，若该研究以预防 POP 为主要临床目的，则被排除在外。

（四）对照组类型

对照组可包括假手术治疗，常规西医治疗或无治疗。若对照组干预措施包含其他非西医常规治疗方法，如中药、针灸、艾灸、按摩等，即不予纳入。

（五）结局指标类型

主要结局指标包括：腰椎、股骨和前臂 BMD 值的变化。次要结局指标包括：VAS 评分、骨转换生化标志物和不良事件。有效的疼痛测量的结局指标，包括疼痛视觉模拟评分（VAS 疼痛）、疼痛数字评分法（NRS 疼痛），或麦吉尔疼痛问卷（MPQ）进行评价。

数据库检索 113 篇相关文章。通过补充搜索又纳入两篇会议论文。通过阅读和筛选的标题摘要，删除重复文献后，剩余 9 篇进行全文阅读。其中的 5 篇再被排除，主要原因为研究对象不符合（n=2）；干预措施不正确（n=1）；对照组不正确（n=1）；重复（n=1）。最终 4 项随机对照试验符合纳入标准，研究一般特征详见表 7–4。

表 7–4　纳入研究一般特征

研究 ID	样本量（试验组 / 对照组）	年龄（均值）性别（女性，%）	诊断标准	试验组	对照组	疗程	结局评价
Chen 2009	试验组：30 对照组：30	试验组：62.67 女性（73%）对照组：62.81 女性（67%）	中国骨质疏松诊断标准	五禽戏（每次 60 分钟，每周 5 次）+ 对照组疗法	钙片 + 降钙素（用法未知）	6 月	BMD（腰椎、股骨）VAS 评分 骨钙素、血清磷酸梅、血钙、血磷
Luo et al 2012	试验组：40 对照组：40	试验组：66.5 女性（60%）对照组：67.5 女性（58%）	中国骨质疏松诊断标准	五禽戏（早晚各二次）	无治疗	12 月	BMD（腰椎）
Feng 2013	试验组：93 对照组：95	试验组：68.69 女性（54%）对照组：69.25 女性（55%）	中国骨质疏松诊断标准	五禽戏（每次 45 分钟，每周 6 次）	布洛芬缓释胶囊（1 片，日二次）+ 钙尔奇 D（1 片，日二次）	6 月	BMD（腰椎）VAS 评分 骨钙素、血清磷酸梅、尿吡啶啉、血钙、血磷

续表

研究 ID	样本量（试验组/对照组）	年龄（均值）性别（女性，%）	诊断标准	试验组	对照组	疗程	结局评价
Li et al.2014	试验组：28 对照组：28	试验组：55.10 女性（100%）对照组：55.03 女性（100%）	WHO 骨质疏松诊断标准	五禽戏（每次 30~60 分钟，每周 5~7 次）+ 对照组疗法	钙尔奇 D（600mg，日一次）+ 阿法骨化醇（0.25μg，日一次）	6月	BMD（腰椎）VAS 评分 I型原胶原 N 端前肽、I型胶原羧基末端肽

二、质量评价

纳入研究的方法学质量如图 7-23 所示。根据 Cochrane 评价标准试验报告，纳入研究质量普遍偏低。2 项研究报告了具体的随机方法，包括随机数表法和分层随机方法。另外 2 项研究虽然写明"患者被随机分配到不同的组别"，但没有提供具体细节。此外，所有研究均未提及分配隐藏。盲法质量普遍虽普遍偏低，但值得注意的是，纳入研究的干预措施涉及传统功法锻炼干预，本身就较难实现盲法。此外，只有 1 项研究说明了退出病历，所有研究均未提及样本量估算。在选择性报告和其他偏移方面，纳入的所有研究均未明确。

三、干预措施效应

五禽戏运动治疗效果评价可以分为不同的压组：五禽戏与无干预措施对比，五禽戏与抗骨质疏松药物对比，五禽戏联合抗骨质疏松药物与抗骨质疏松药物对比。在三个亚组中，分别对原发性骨质疏松症和继发性骨质疏松症的结果进行了评估。

（一）五禽戏功能锻炼 VS 无治疗

主要结局指标：只有一项研究以腰椎 BMD 作为结局指标。BMD 结果显示，试验组治疗后 BMD 值呈稳步上升趋势，而对照组在治疗 1 年后呈逐渐下降趋势。然而，该差异仅有临床意义，试验组与对照组在改结局指标方面差异无统计学意义（MD=0.02g/cm^2；95%CI：−0.03~0.07；P=0.47）。

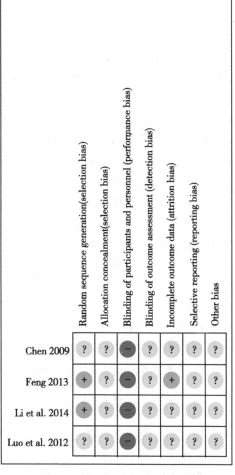

图 7-23 纳入研究的方法学质量

次要结局指标：无。

（二）五禽戏功能锻炼 VS 抗骨质疏松药物

主要结局指标：只有 1 项研究以腰椎 BMD 为主要结局指标，对比了五禽戏与抗骨质疏松药物。研究发现对五禽戏具有很好的抗骨质疏松作用，对提高患者 BMD 水平有显著统计学意义（MD=0.02g/cm^2；95%CI：0.01~0.03；P<0.0001）。

次要结局指标：在 VAS 评分方面，显示五禽戏功能锻炼与抗骨质疏松药物相比有显著统计学意义（MD=0.7；95%CI：0.31~1.09；P=0.0004）。对于骨代谢指标，6 个月后两组间无显著性差异。

（三）五禽戏功能锻炼联合抗骨质疏松药物 VS 抗骨质疏松药物

主要结局指标：两项研究对比了五禽戏联合抗骨质疏松药物与抗骨质疏松药物针对腰椎 BMD 的治疗效果。因 BMD 在这 2 项研究中运用了不同单位，故使用 SMD 加以计算。然而，Meta 分析表明，治疗 6 个月后，联合疗法对比抗骨质疏松药物在提高腰椎 BMD 方面差异无统计学意义（SMD=0.81；95%CI：–0.58~2.20；P=0.25）。此外，试验还评估了联合疗法对股骨 BMD 的影响。结果表明，联合疗法在改善股骨 BMD 方面有更好的疗效（MD=0.24g/cm^2；95%CI：0.18~0.30；P<0.00001）。

次要结局指标：6 个月后，Meta 分析表明，五禽戏功能锻炼联合抗骨质疏松药物对比抗骨质疏松药物，在治疗腰痛效果方面，疗效具有优势（MD=1.06；95% 可信区间：0.57~1.55；P<0.0001，如图 7-24 所示。一项研究报告了骨钙素、血清碱性磷酸酶、血钙、血磷治疗前后的差异。联合疗法对改善骨钙素有明显作用（MD=1.68μg/L；95%CI：0.89~2.47；P<0.0001）。两组均明显提高血清碱性磷酸酶水平，但两组之间无统计学差异（MD =6.73μ/L；95%CI：–4.63~18.09；P=0.25）。两组治疗 6 个月后，血钙、血磷水平没有改变。另一项研究描述了血清组治疗前后 PINP 和 sCTX 水平。这两个指标在 6 个月后均有显著下降，但两组间无显著统计学意义（MD=11.94ng/ml；95%CI：–26.14~50.01；P=0.54）；SCTX（MD=0.02ng/ml；95%CI：–0.01~0.04；P=0.19）。

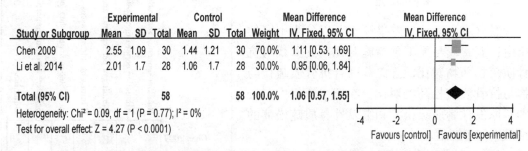

图 7-24 五禽戏联合抗骨质疏松药物与单用抗骨质疏松药物比较 –VAS 疼痛评分

四、干预措施临床运用

补充和替代医学一直是骨质疏松症研究领域的热门，传统功能锻炼、草药等干预措施也逐渐作为 POP 的治疗方式之一。2014 年，曾有一篇 Cochrane 系统评价，总结了中草药治疗 POP 的有效性、安全性。然而，现有文献中却很少涉及传统功能锻炼治疗 POP 的相关报道。五禽戏作为一种传统功能锻炼方法，已被临床运用于 POP 的治疗。通过此篇系统评价，第一次完整梳理并总结了所有五禽戏治疗 POP 的随机对照试验，治疗周期从 6 个月至1年不等，且频率至少每周5次，每次30~60分钟。主要关注的结局指标包括BMD值、骨代谢生化指标等。

从目前系统评价结果显示，五禽戏治疗POP疗效优于无任何治疗，疗效差异具有统计学意义（MD=0.02g/cm^2；95%CI：−0.03~0.07）；五禽戏联合抗骨质疏松药物对比抗骨质疏松药物在提高腰椎BMD方面，疗效差异无显著统计学意义（SMD=0.81；95%CI：−0.58~2.20）。然而，在五禽戏对比抗骨质疏松药物在提高患者腰椎BMD方面，疗效差异有显著统计学意义（MD=0.02g/cm^2；95%CI：0.01~0.03）。在五禽戏联合抗骨质疏松药物对比抗骨质疏松药物，提高患者股骨BMD方面，疗效差异具有统计学意义（MD=0.24g/cm^2；95%CI：0.18~0.30）。显然，五禽戏单一使用和联合抗骨质疏松药物治疗对BMD的改善效果是不一致的。但在改善患者疼痛方面，五禽戏单独治疗（MD=0.7；95%CI：0.31~1.09）或联合疗法（MD=1.06；95%CI：0.57~1.55）疗效差异均有统计学意义。在骨代谢生化指标方面，五禽戏联合抗骨质疏松药物在BGP的改善方面疗效差异有统计学意义（MD=1.68μg/l；95%CI：0.89~2.47）。此外，目前所有随机对照试验中，未发现与五禽戏疗法相关的不良事件报告。

（谢雁鸣　魏戌　章轶立）

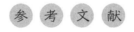

参　考　文　献

［1］　Khosla S, Amin S, Orwoll E. Osteoporosis in men. Endocr Rev, 2008, 29（4）: 441–464.

［2］　Crandall CJ. Risk Assessment Tools for Osteoporosis Screening in Postmenopausal Women: A Systematic Review. Curr Osteoporos Rep, 2015. ［Epub ahead of print］.

［3］　Cooper C, Cole ZA, Holroyd CR, et al. Secular trends in the incidence of hip and other osteoporotic fractures. Osteoporos Int, 2011, 22: 1277–1288.

［4］　Lin X, Xiong D, Peng YQ, et al. Epidemiology and management of osteoporosis in the People's Republic of China: current perspectives. Clin Interv Aging, 2015, 10: 1017–1033.

［5］　Xia WB, He SL, Xu L, et al. Rapidly increasing rates of hip fracture in Beijing, China. J Bone Miner Res, 2012, 27（1）: 125–129.

［6］　Xie Z, Burge R, Yang Y, et al. Posthospital Discharge Medical Care Costs and Family Burden Associated with Osteoporotic Fracture Patients in China from 2011 to 2013. J Osteoporos, 2015, 2015: 258089.

［7］　Bernabei R, Martone AM, Ortolani E, et al. Screening, diagnosis and treatment of osteoporosis: a brief review. Clin Cases Miner Bone Metab, 2014, 11（3）: 201–207.

［8］　Nazrun AS, Tzar MN, Mokhtar SA, et al. A systematic review of the outcomes of osteoporotic fracture patients after hospital discharge: morbidity, subsequent fractures, and mortality. Ther Clin Risk Manag, 2014, 10: 937–948.

［9］　Huang Y, Liu X, Zhao L, et al. Kidney tissue targeted metabolic profiling of glucocorticoid–induced osteoporosis and the proposed therapeutic effects of Rhizoma Drynariae studied using UHPLC/MS/MS. Biomed Chromatogr, 2014, 28（6）: 878–884.

［10］　Chen YH, Li ZH, Cui XL, et al. A systematic review of Qianggu capsule for treatment of primary osteoporosis.

Chin J Osteoporosis, 2010, 16(9):652–654, 665.

[11] Vasikaran S, Eastell R, Bruyère O, et al. Markers of bone turnover for the prediction of fracture risk and monitoring of osteoporosis treatment:a need for international reference standards. Osteoporos Int, 2011, 22(2):391–420.

[12] Dai Z, Wang R, Ang LW, et al. Bone turnover biomarkers and risk of osteoporotic hip fracture in an Asian population. Bone, 2016, 83 :171–177.

[13] Liu Y, Liu JP, Xia Y. Chinese herbal medicines for treating osteoporosis (Review). Cochrane Library, 2014, Issue 3.

[14] Assessment of fracture risk and its application to screening for postmenopausal osteoporosis:report of a WHO [R]Study Group. Geneva:WHO;1994. Tech. rep. series.

[15] Doggrell SA. Recent important clinical trials of drugs in osteoporosis. Expert Opin Pharmacyother, 2004, 5(7):1635–1637.

[16] 聂海,彭超,郝杰,等. 唑来膦酸预防绝经妇女骨质疏松性骨折的meta分析. 第二军医大学学报,2011,32(9):985–990.

[17] 徐桂琴,谢雁鸣,张志斌. 原发性骨质疏松症中医病名探讨. 中国中医基础医学杂志,2009,15(9):651–655.

[18] 谢雁鸣,宇文亚,董福慧. 原发性骨质疏松症中医临床实践指南(摘录). 中华中医药杂志,2012,27(7):1886–1890.

[19] 范引科,李雅,姜姗姗,等. 补肾方防治原发性骨质疏松实验研究. 陕西中医,2015,36(6):760–761.

[20] 谢雁鸣,朱芸茵,吴泰相,等. 中医药治疗绝经后骨质疏松的疗效及安全性系统评价. 中国循证医学杂志,2005,5(1):29–41.

[21] Shea BJ, Grimshaw JM, Wells GA, et al. Development of AMSTAR:a measurement tool to assess the methodological quality of systematic reviews. BMC Med Res Methodol, 2007, 7 :10.

[22] 蒲俊贵,陈翠. 补肾益骨方加减辨治绝经后骨质疏松症临床研究. 河南中医,2015,8(35):1868–1870.

[23] 赵勇. 龟鹿羊骨汤治疗肾阳虚型绝经后骨质疏松症临床研究. 中医学报,2014,3(29):440–441.

[24] 蒋辉. 加味二仙汤治疗绝经后骨质疏松症35例疗效观察. 中国药房,2014,27(25):2569–2571.

[25] 石昊. 补肾活血法治疗绝经后骨质疏松症的临床研究. 湖北民族学院硕士学位论文,2014.

[26] 李明. 自拟壮骨方治疗绝经后骨质疏松症的疗效及作用机制研究. 中医正骨,2014,9(26):21–24.

[27] 刁伟霞. 养血固骨汤对绝经后骨质疏松症患者疼痛评分和BMD的影响. 新中医,2013,6(45):64–66.

[28] 郑素玉. 自拟方巴戟密骨饮治疗绝经后骨质疏松症(肝肾不足证)临床研究. 福建中医药大学硕士学位论文,2013.

[29] 周萍. 龟鹿养骨汤治疗肾阳虚型绝经后骨质疏松症疗效观察. 中国现代应用药学,2013,5(30):529–534.

[30] 周萍. 龟鹿养骨汤治疗绝经后骨质疏松症对照研究. 中华中医药学刊,2013,5(31):1137–1139.

[31] 黄建武,黄建华,林爱菊. 补肾健骨汤合阿伦磷酸钠对绝经后骨质疏松症患者BMD和性激素水平的影响. 中医正骨,2013,8(25):30–31.

[32] 李真. 中西医结合治疗绝经后骨质疏松症66例疗效观察. 亚太传统医药,2012,4(8):88–89.

[33] 朱庆翔,顾敏琪. 二仙汤合鲑鱼降钙素治疗绝经后骨质疏松症的临床观察. 中华中医药学刊,2012,12(30):2806–2809.

[34] 邱宏韬. 疏肝益肾汤治疗肝郁肾虚型绝经后骨质疏松症临床疗效评价. 广州中医药大学硕士学位论

文,2012.

［35］梁冬波.补阳还五汤治疗绝经后骨质疏松症疗效观察.现代中西医结合杂志,2012,8(21):829-830.

［36］刘宇宁.加味二仙汤治疗绝经后骨质疏松症的疗效观察.中国中医基础医学杂志,2012,8(18):886-899.

［37］陈墨川.加味阳和汤对绝经后骨质疏松症肾阳虚证患者骨密度的影响.中医正骨,2012,8(24):12-14.

［38］陈树清.固肾健脾方对绝经后骨质疏松妇女血清抵抗素、内脂素的影响.中国中医药科技,2012,2(19):107-108.

［39］赵稜.自拟强骨饮对绝经后骨质疏松患者血清雌激素水平及骨密度影响的临床观察.浙江中医药大学学报,2011,4(35):529-531.

［40］林晓生.疏肝益肾汤治疗绝经后骨质疏松的临床疗效观察.中国骨质疏松杂志,2011,3(17):236-238.

［41］唐蔚.补肾健脾壮骨方为主防治妇女绝经后骨质疏松症3年观察.中外医疗,2011(18):128-129.

［42］柴生颐.冯新送教授论治骨质疏松症的经验总结及补肾健脾活血思想的临床研究.广州中医药大学博士学位论文,2011.

［43］黎汉文,刘锋,杜嫦燕.补肾壮骨方治疗绝经后骨质疏松症疗效观察.内蒙古中医药,2011(22):31-32.

［44］简勤勤,徐燕.中西医结合治疗绝经后妇女骨质疏松的疗效观察.四川中医,2010,28(9):82-83.

［45］李毅.益骨饮治疗绝经后骨质疏松症的临床观察.浙江中医药大学学报,2009,1(33):53-54.

［46］徐忠明,周志昆.黄芪三仙汤治疗绝经后骨质疏松症36例临床研究.中医药导报,2009,5(15):9-11.

［47］刘维嘉.补肾健脾活血汤治疗绝经后骨质疏松症33例.安徽中医学院学报,2009,4(28):33-35.

［48］徐忠明,周志昆.黄芪三仙汤对绝经后骨密度及骨矿含量指标影响的研究.深圳中西医结合杂志,2009,2(19):84-86.

［49］王健.肝肾同治法治疗妇女绝经后骨质疏松症38例疗效观察.新中医,2008,6(40):54-55.

［50］黄建华.二仙养骨汤合福善美对绝经后骨质疏松症骨钙素、降钙素及骨密度水平的影响.中医正骨,2008,9(20):4-6.

［51］凌家艳,刘庆.补肾壮骨方治疗绝经后骨质疏松症的临床研究.中国中医骨伤科杂志,2008,4(16):22-23.

［52］邱仁斌.健骨方治疗绝经后骨质疏松症临床研究.中华中医药学刊,2008,7(26):1529-1530.

［53］罗小玲.健脾、补肾方药对绝经后妇女骨质疏松症69例临床观察.医学理论与实践,2008,1(21):64-65.

［54］张银萍.实骨饮对绝经后骨质疏松症患者骨形成、破坏指标的影响及疗效观察.新中医,2007,1(39):30-31.

［55］何铭涛.补肾健脾活血方治疗绝经后骨质疏松症临床研究.山东中医杂志,2007,7(26):447-449.

［56］战美玲.补肾养血汤治疗绝经后骨质疏松症疗效观察.甘肃中医,2007,2(20):37-38.

［57］刘英华.益气健脾活血补肾中药与鲑鱼降钙素联用治疗绝经后骨质疏松症.广东医学,2006,9(27):1407-1409.

［58］周志昆.黄芪三仙汤治疗绝经后骨质疏松症30例疗效观察.新中医,2006,6(38):40-41.

［59］何小琦.补肾养血汤治疗绝经后妇女骨质疏松症疗效观察及对BMD的影响.新中医,2006,4(38):42-43.

〔60〕 王新等.芪藿丹健骨方治疗绝经后骨质疏松症50例疗效观察.新中医,2006,5(38):22-23.

〔61〕 李煜明.补肾活血剂治疗绝经后骨质疏松症60例.南京中医药大学学报,2005,1(21):56-57.

〔62〕 廖琳.补肾生髓法治疗绝经后骨质疏松症的临床研究.中国中医药信息杂志,2004,4(11):287-290.

〔63〕 钟紫茹.骨疏汤治疗绝经后妇女骨质疏松症68例临床观察.湖南中医药导报,2004,7(10):31-32.

〔64〕 赵刚.滋肾方治疗绝经后骨质疏松症25例临床研究.中医杂志,2002,6(43):444-445.

〔65〕 陈发胜,魏爱生,郎江明.中西医结合治疗绝经后骨质疏松症32例疗效观察.新中医,2001,11(33):42-43.

〔66〕 王家良,吴一龙.循证医学.北京:人民卫生出版社,2005:60.

〔67〕 林晓斐.用中医药为中老年人加"骨"劲.中国中医药报,2016-01-27(002).

〔68〕 邹碧云,田心义,魏毅.滋肾密骨丹治疗老年性骨质疏松症的临床观察.中国医药学报,1996,3(11):25-26.

〔69〕 窦志芳,郭蕾,张俊龙,等.运用循证医学思维建立具有中医特色的系统评价理论体系.中华中医药学刊,2008,26(2):267-268.

〔70〕 邵云侠.老年人常见的西药不良反应与防治策略初探.临床合理用药,2014,7(11):84-85.

〔71〕 罗国安,王义明,饶毅.中药中成药现代化进程.中成药,2000,1(22):73-81.

〔72〕 邹碧云,田心义,魏毅.滋肾密骨丹治疗老年性骨质疏松症的临床观察.中国医药学报,1996,3(11):25-26.

〔73〕 叶竹,刘坚,王应立,等.补肾壮骨冲剂对老年男性骨量减少及骨质疏松患者骨代谢指标影响的临床观察.中国骨质疏松杂志,2012,18(10):887-891.

〔74〕 谭新,黄海,刘泽,等.补肾壮骨冲剂治疗老年男性骨质疏松症骨转换指标的对比分析.中国中医骨伤科杂志,2010,7(18):17-20.

〔75〕 赖祥林,袁世惠.骨疏宁治疗老年性骨质疏松症:2007北京·国际骨坏死、骨质疏松及骨关节疾病学术论坛.中国北京,2007.

〔76〕 苏成海,崔同海,桑士标,等.壮骨胶囊及碳酸钙和维生素D治疗老年性骨质疏松的效果比较.中国临床康复,2004,29(8):6429-6431.

〔77〕 孙捷,诸葛天瑜,王西迅,等.密骨胶囊在治疗老年性骨质疏松症疗效观察.中国中医骨伤科杂志,2003,6(11):39-42.

〔78〕 赵文韬,陈涛,王琦,等.金天格胶囊治疗107例老年性骨质疏松症近期疗效观察.临床医药实践,2009,2(2):1359-1360.

〔79〕 唐建明,刘珂军.健骨冲剂治疗老年性骨质疏松症的临床研究.湖南中医杂志,1994,6(10):19-20.

〔80〕 胡钢,张钟爱.骨仙胶囊治疗老年性骨质疏松症.中国中医药信息杂志,2002,11(9):39-40.

〔81〕 李莉,刘延东,明萍.疏康灵胶囊治疗老年性骨质疏松症40例临床观察.中国中医药科技,2003,3(10):185-186.

〔82〕 眭承志.骨碎补总黄酮对老年性骨质疏松症成骨作用影响的临床与实验研究.福建中医学院博士学位论文,2008.

〔83〕 冀孝如.强骨胶囊治疗老年骨质疏松症的临床观察.山西医药杂志,2006,4(35):341-342.

〔84〕 李金学,赵敏,曹勇,等.补肾壮骨治疗老年性骨质疏松症及其疼痛的疗效观察.北京中医药,2010,6(29):433-435.

〔85〕 朱庸代,孙孝先,黄俊玲.老年性骨质疏松的中西医治疗.中国骨质疏松杂志,1997,3(1):70.

〔86〕 董月灵.浓缩六味地黄丸配合西药治疗肾阴虚型老年性骨质疏松症60例临床观察.中医药临床杂志,

2004,2(16):135-136.

[87] 仇志学.仙灵骨葆胶囊治疗老年性骨质疏松67例疗效观察.中国中医骨伤科杂志,2010,8(18):52.

[88] 路春海.中西医结合治疗老年性骨质疏松症临床分析.实用中医药杂志,2015,1(31):27-28.

[89] 冯孟明,史成龙,谷鹏,等.仙灵骨葆联合钙剂治疗高龄患者老年性骨质疏松症的临床研究.天津药学,2014,26(2):44-47.

[90] 张田.仙灵骨葆联合密盖息治疗老年性骨质疏松症的疗效观察.成都中医药大学硕士学位论文,2011.

[91] 陈彦平.活血通脉胶囊与仙灵骨葆胶囊联合钙制剂对老年性骨质疏松症骨形成影响的临床评价.福建中医药大学硕士学位论文,2010.

[92] 张鹏飞,王瑶.中西医结合治疗老年性骨质疏松症56例临床疗效观察.中医临床研究,2010,11(2):60-61.

[93] 陈云花.中西医结合治疗老年性骨质疏松症临床疗效观察.海峡药学,2010,4(22):128-129.

[94] 丁广甫.中西医结合治疗老年骨质疏松疗效研究.中医临床研究,2011,9(3):35-36.

[95] 张学昌,黄洪,储辉,等.鲑鱼降钙素联合金天格胶囊治疗老年性骨质疏松症的临床观察.中国骨质疏松杂志,2014,6(20):673-675.

[96] 石章海,李金莲.骨愈灵胶囊联合阿仑膦酸钠治疗老年性骨质疏松症50例临床观察.中外健康文摘,2013(1):98-99.

[97] 陶映雪,李霞,许桂萍.医学论文发表偏倚现象、原因、后果及改进措施.中国现代医学杂志,2011,35(21):4480-4482.

[98] 李宗玉,高和荣.中医药治疗骨质疏松的疗效观察.中国医药指南,2010,36(8):239-240.

[99] 申洪波,白云静,张立群.中医药治疗骨质疏松症的机理探析.中国矫形外科杂志,2002,3(9):67-69.

[100] 徐峰,龚丽红,高长玉.单味补肾中药防治骨质疏松症的研究概述.中医药学报,2006,4(34):47-50.

[101] 邢燕,毕宏焱,张倩楠,等.骨质疏松常用中成药介绍.中国骨质疏松杂志,2013,1(19):83-85.

[102] 张秀珍.骨质疏松症基础与临床研究.上海:上海科技教育出版社,2003:31.

[103] 王新祥.对骨质疏松症中医主要病机和现代病因学的认识与探讨.中西医结合学报,2010,12(8):1119-1123

[104] 马俊岭.骨质疏松症的病因、分型及防治.社区医学杂志,2012,10(11):14-15.

[105] 支英杰.传统医学对绝经后骨质疏松症病因病机的认识.辽宁中医药大学学报,2010,12(6):144-146.

[106] 葛瑞.从络病学说论治骨质疏松症.辽宁中医药大学学报,2010,12(1):65-66.

[107] 辛小玲.骨瘘的病因病机.中国中医基础医学杂志,2012,18(5):470.

[108] 刘保新.浅论绝经后骨质疏松症穴位埋线疗法的辨证取穴论治.中国中医骨伤科杂志,2011,19(4):56-57.

[109] 岳荣超.骨质疏松症病因病机探讨.山东中医杂志,2012,31(1):3-5.

[110] 郑筱萸.中药新药临床研究指导原则.北京:中国医药科技出版社,2002:355-358.

[111] 谢强.中医骨病学.北京:人民卫生出版社,2005:121-123.

[112] 刘庆思.中西医结合诊治骨质疏松症.北京:中国中医药出版社,2001:88-89.

[113] 谢雁鸣.基于临床流行病学调查的原发性骨质疏松症中医基本证候研究.世界科学技术—中医药现代化,2007,9(2):38-44.

[114] 施晓芬.原发性骨质疏松症证候分布研究.内蒙古中医药,2012,6:63-64.

［115］ 张亚军.骨质疏松症证候诊断.中国骨质疏松杂志,2011,17(4):352-354.

［116］ 胡志俊.骨质疏松的中医辨证分型研究.中国中医骨伤科杂志,2012,20(1):23-25.

［117］ 李东涛.骨质疏松症常见中医证候诊断规范研究.中西医结合学报,2011,9(12):1326-1332.

［118］ 程伟.强骨灵胶囊治疗原发性骨质疏松症病情分级疗效观察.中华中医药杂志,2011,26(8):1842-1844.

［119］ 程晓东.中医治疗老年骨质疏松患者164例临床探讨.中医临床研究,2011,3(3):94-95.

［120］ 盛彤.原发性骨质疏松症从脾论治及相关机制探讨.中华中医药杂志,2012,27(7):1922-1926.

［121］ 杨芳.中医不同治法对骨质疏松症大鼠BMD及骨骼肌Ca^{2+}-Mg^{2+}-ATP酶影响的比较研究.中国骨质疏松杂志,2011,17(1):56-59.

［122］ 闵文.补肾通络对原发性骨质疏松症中医证候影响的临床研究.南京中医药大学学报,2010,26(5):344-346.

［123］ 杨文宏.补肾通络方结合西药治疗肾虚血瘀型原发性骨质疏松症的临床研究.上海中医药杂志,2010,44(7):36-37.

［124］ 吴犀翎.原发性骨质疏松症中医药内治法文献研究.辽宁中医药大学学报,2011,13(11):137-140.

［125］ 赵振.阳和胶囊治疗老年原发性骨质疏松症30例临床观察.世界中西医结合杂志,2010,5(8):698-700.

［126］ 张学娅.从"肝肾同源"论探讨骨质疏松症病因病机及其治疗原则.辽宁中医杂志,2011,38(12):2362-2363.

［127］ 林晓生.疏肝益肾汤治疗绝经后骨质疏松的临床疗效观察.中国骨质疏松杂志,2011,17(3):236-238.

［128］ 王彤.原发性骨质疏松中医针灸推拿治疗的理论基础及思路.中国中医基础医学杂志,2010,16(7):594-595.

［129］ 何劲.针刺悬钟、肾俞、命门穴对原发性骨质疏松症患者BMD的影响及疗效.中医杂志,2009,50(2):147-149.

［130］ 邹忠.捏脊治疗原发性骨质疏松症50例.中医外治杂志,2010,19(1):36-38.

［131］ 李燕燕.中医食疗对老年骨质疏松症患者临床症状和BMD的影响研究.护士进修杂志,2010,25(6):490-492.

［132］ 费文献.中医食疗药膳辅助治疗原发性骨质疏松症临床价值的分析.求医问药,2012,10(3):606-607.

［133］ 王青平.出院后延续健康教育对老年骨质疏松症预后的影响.浙江中西医结合杂志,2011,21(5):369-370.

［134］ 李玲.护理干预对老年骨质疏松症患者生活质量及预后影响.数理医药学杂志,2010,23(5):567-568.

［135］ Mike Clarke.怎样用系统评价帮助临床决策.中国循证医学杂志,2009,9(11):1135-1138.

［136］ 李幼平,刘雪梅.系统评价的起源、发展和作用.中国循证医学杂志,2011,11(1):2-6.

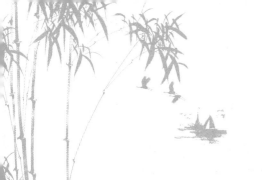

第八章

骨质疏松症中医证候临床流行病学调查

骨质疏松症的中医证候分型尚未统一，目前中医证候及辨证分型多种多样。近年来，国家食品药品监督管理总局发布的《中药新药治疗原发性骨质疏松症临床研究技术指导原则》中，采纳2011年《原发性骨质疏松症中医临床实践指南》的证型分类标准，指出骨质疏松症以腰背疼痛为必备症状，同时将中医证型分为肾阳亏虚证、肝肾阴虚证、脾肾两虚证、血瘀气滞证四型；2015年发布的《中医药防治原发性骨质疏松症专家共识（2015）》，根据原发性骨质疏松症的中医病因病机，辨证分为肾阳虚证、肝肾阴虚证、脾肾阳虚证、肾虚血瘀证、脾胃虚弱证和血瘀气滞证6个证型。

不同的辨证分型在一定范围、一定时间内对临床具有指导意义，但临床上仍然缺乏统一的骨质疏松症证型判定标准加以规范。为了对骨质疏松症的中医证候学内容有更清晰的认识，本章着重对骨质疏松症中医证候的现代研究进行归纳总结，并基于研究实例，提供骨质疏松症证候研究方法，为今后进一步规范研究该病证候学相关内容提供参考。

第一节 中医证候系统生物学研究

随着时代的发展，有学者借鉴系统生物学的理念与方法，从基因组学、蛋白组学、代谢组学等多个方面，试图揭示骨质疏松症证候的内在本质，从而为更好地发挥中医药的疗效提供理论支撑。

一、基因组学研究

基因组学是研究生物基因组的组成，组内各基因的精确结构、相互关系及表达调控的科学，是微观的、相对稳定的；证候是机体在疾病发展过程中的某一阶段的病理概括，是宏观的、动态变化的，当不同的个体患同一种疾病时，所表现的证候是有个体差异性的，即"同病异证"。证候作为机体对致病因素做出反应后所处的一种功能状态，不但与致病因素的性质及强弱有关，更与患者的体质、年龄等因素有关。基因组学则认为由于基因序列的多态性及群体中正常个体基因在相同位置上基因表达出现了差别，最终导致个体表现的差异。由此可见，证候与基因表达差异及基因多态性之间存在着密切的联系。在中医证候理论指导下，运用基因组学的方法，通过探讨OP的证候，特别是同病异证或异病同证时基因的差异表达情况，可以发现与 OP 证候形成相关的基因及其功能，有利于从生命活动的本质上揭示 OP 的证候。

研究发现，维生素 D 受体基因 Bsm I多态性及中医证型分类与 PMOP 骨密度存在相关性，维生素 D 受体基因多态性联合中医证型有助于临床筛选低骨密度易感人群和影响骨密度的因素。从线粒体 DNA（mt DNA）角度探讨 OP 中医证型的生物学特征，发现 mt DNA 拷贝数和 8-OHd G 含量与 OP 中医证型存在相关关系，其中脾肾阳虚与 8-OHd G，肝肾阴虚与 mt DNA 拷贝数关系最为密切。研究人员基于中医学"肾藏精生髓主骨"、骨的生长发育与肾精—脑髓—骨髓密切相关的藏象理论，研究肾虚 OP 大鼠的相关病理机制以及补肾益髓中药调控作用机制，结果提示肾虚 OP 病理机制之一在于 TGF-β1 与 TIEG1mRNA 及蛋白表达异常；补肾益髓中药可以通过对下丘脑—肾—骨反馈机制的调控作用，来预防 OP 的发生、发展，进而阐明了中医学"肾藏精生髓主骨"藏象理论。有研究者通过探讨摘除卵巢致肾虚 OP 的病理机制，并研究补肾中药对肾虚 OP 大鼠骨、肾、下丘脑组织中 Smurf1/Smurf2 的 mRNA 表达影响，结果提示 OP 的发生可能与骨、肾、下丘脑组织中 Smurf1/Smurf2 的 m RNA 表达的异常变化有关，补肾中药通过调控肾组织中 Smurf2 的 mRNA 和蛋白表达，对于 OP 有一定的防治作用。此外，通过探讨绝经后妇女肾虚证与骨代谢、雌激素及载脂蛋白 E（Apo E）基因多态性的内在联系，结果提示绝经后妇女肾虚证与 ApoE 等位基因 ε4 频率升高相关，且 ApoE 等位基因 ε4 可能是肾虚证的危险因子。还有相关研究发现 PMOP 肾阳虚证与骨钙素基因（Hind Ⅲ）多态性、雌激素受体（Xba Ⅰ）基因多态性及 LTBP1 基因表达下调存在关联；绝经后 OP 肾阴虚证的发生与 lincRNA uc431+ 的表达下调、LRG1 mRNA 表达水平升高、hsa-miR-655 调控基因 CLCF1 的表达的相关；LINC00334 等 8 条 lncRNAs 通过调控 Jak/STAT、MAPK、胰岛素通路和钙离子代谢等信号通路参与 PMOP 肾阴虚证的发生发展过程。

机体疾病的产生是由多种因素作用的结果。从基因层面讲，就是相关的致病物质，打破了机体内部基因表达平衡，促进了相关易感基因的调控与表达，引发一系列的连锁反应，进而导致疾病的发生。由于个体在基因层面"异""同"并存，导致在具体临床症状表现方面，也会出现"相同"和"差异"的表现。这种多基因表达的异同，不仅体现了中医学的整体观念（从整个群体的角度，既要看到整体具有的相似特征，更要看到具体个体表现的差异），也体现着中药复方的整体调节的优势。要想把握证候的实质，单凭从不同角度观察某一个或几个基因的多态性是远远不够的，不足以从全局分析和解释它的实质。目前针对 OP 证候的基因组学研究仍停留个别基因对 OP 证候的关联，并未从整体的角度，深究 OP 证候发生、发展的本质问题；且围绕的证候以肾虚证型的报道居多，较少涉及到其他的证候，后续的研究不仅要求我们构建 OP 证候的基因差异表达谱，筛选出与之有关的基因，并从功能基因组学的角度对其调控网络进行分析；还需要我们从"同病异证"和"同证异病"的角度比较基因表达谱的差异，寻找 OP 证候的共同性和差异性，进而揭示 OP 证候的科学内涵，并为其客观化诊断提供依据和方法。

二、蛋白质组学研究

蛋白质组学（proteomics）是基于整体的角度，分析细胞内动态变化着的蛋白质组成、表达水平和修饰状态，了解不同蛋白质之间存在的相互作用关系，揭示蛋白质功能与细胞生命活动规律的一门新的学科。蛋白质组学通过对机体、组织等不同层次"整体"的蛋白质活动的规律的研究，揭示和阐明证候形成与发展的基本规律，其整体性、动态性的核心思想，与中医学的"整体观"和"辨证观"等理论体系有着共通之处。OP 证候的蛋白组学研究有助于从蛋白组学层面揭示其疾病发生、发展的动态衍变规律，并可能为中药治疗OP 提供作用的靶点。

相关研究已经证实，PMOP 肾阳虚证与 LTBP1 蛋白表达下调相关联，与碱基突变无关；PMOP 肾阴虚证与 CLCFI 蛋白下调、SRC 蛋白表达升高存在关联。此外，通过对肾虚骨质疏松症大鼠股骨、肾、下丘脑 OPG/RANKL 的 mRNA 及蛋白表达的实验研究，发现肾虚骨质疏松症大鼠的骨、肾组织 OPG/RANKL 的基因、蛋白表达水平下降和下丘脑组织OPG/RANKL 基因、蛋白表达水平升高，提示可能是肾虚骨质疏松症发生的机制之一；补肾壮骨方药可以上调骨、肾组织 OPG/RANKL 的基因与蛋白表达，下调下丘脑组织中 OPG/RANKL 的基因与蛋白表达，进而起到防治肾虚骨质疏松症的作用。研究者对去卵巢骨质疏松症模型大鼠股骨、肾、下丘脑中 Smurf1 信号转导蛋白的活性变化进行研究，发现肾虚 OP 模型大鼠股骨、肾中 Smurf1 的表达降低，下丘脑中表达水平升高；纳米钙补肾中药可能通过改善和调控股骨、肾、下丘脑中 Smurf1 表达，而起到防治原发性 OP 的作用。另有学者通过对肾虚骨质疏松症模型大鼠肾、下丘脑 PKCα，β-2 蛋白表达的研究，发现肾虚骨质疏松症大鼠肾组织 PKCα 与 PKCβ-2 蛋白表达降低，提示下丘脑组织中的 PKCα 与PKCβ-2 蛋白表达升高，补肾中药能够上调肾虚骨质疏松症大鼠肾组织 PKCα 与 PKCβ-2的蛋白表达，下调下丘脑组织中的 PKCα 与 PKCβ-2 的蛋白表达，从而对肾虚骨质疏松症具有防治效果。

综上，目前针对骨质疏松症证候的蛋白组学研究，初步揭示了骨质疏松肾虚证候的发生机制及补肾类中药可能作用的靶点。然而，目前针对骨质疏松症蛋白组学的研究对象多为动物，其模型的可靠性与准确性值得进一步的商榷；另外，由于蛋白组学相关技术的限制、实验数据的缺乏，骨质疏松症蛋白组学的研究尚未完全系统化、规范化，对作用于骨质疏松症发生的重要蛋白的研究还不够深入，尚不能完全明确骨质疏松症的发病机制及药物作用的靶点，仍需要后续的研究进一步探讨。

三、代谢组学研究

代谢组学（metabolomics）是继基因组学和蛋白质组学之后新近发展起来的一门学科，其效仿基因组学和蛋白质组学的研究思想，对生物体内所有代谢物进行定量分析，并寻找代谢物与生理病理变化的相对关系的研究方式，是系统生物学的组成部分。代谢组学研究一般着眼于机体正常生命过程中代谢产物的合成与分解，目前广泛应用于疾病诊断、医药研制开发、毒理学等与人类健康护理密切相关的领域。中医证候具有包括生理、病理、生物化学、分子、代谢等各方面特定的生物学基础，每一个疾病的证候都有其外延与内涵，外延就是对四诊信息进行整理分析做出的对疾病本质的判断，内涵也就是每个证候支持的生物学背景。运用代谢组学的方法，通过测定不同证候间代谢产物的差异，可以为中医理论的客观化、定量化开辟一条新途径。近年来随着代谢组学及相关技术的发展，多位学者对 OP 的证候进行了客观化指标的研究。

研究通过 OP 肾虚血瘀证与骨吸收标志物的相关性研究，证实 OP 中医证型与骨吸收标志物 S-CTX 及骨密度、25 羟维生素 D、雌二醇等检测值呈一定的相关性，且肾虚血瘀型与其他型各检测值比较，均有显著性差异。通过检测女性 OP "肾虚血瘀" 证患者不同年龄段血细胞参数及骨代谢标志物水平，探讨 "血瘀" 与骨代谢相关性，发现 OP 患者血瘀引起骨代谢异常，骨转换和骨量丢失加快，易发生 OP。另有研究通过探索 OP 患者中医证候与血清骨转换标志物 β-Cross laps、N-MID 和 PINP 水平、血清 IL-6、TNF-α 含量及疼痛分级的相关性，证实骨转换标志物 β-Cross laps 及血清 IL-6、TNF-α 含量与中医 "本痿标痹" 证候积分存在正相关，可作为病情进展评价及疗效判定的指标，为阐述 "本痿标痹" 的病机提供部分临床依据。研究通过探讨骨代谢生化指标中 β-Crosslaps、PINP 与 OP 中医证型的关系，证实骨代谢生化指标 β-Crosslaps、PINP 水平可作为区别 OP 气滞血瘀型与其他证型的客观检测指标之一。研究者通过原发性骨质疏松肾虚三证（肾气虚证、肾阴虚证、肾阳虚证）与性激素变化关系的临床研究，结果发现女性 OP 患者性激素 T、T/E2 的变化按肾气虚、肾阴虚、肾阳虚逐渐升高，E2 则逐渐降低，提示性激素水平变化可作为判断原发性 OP 肾虚证的客观指标，并且可以为肾虚证 OP 治疗效果的观察提供参考依据。另外，通过探讨绝经后 OP 患者常见中医证型与血清护骨素的关系，证实绝经后 OP 中医证型与 OPG 水平相关，血清护骨素水平可作为区别绝经后 OP 气滞血瘀证型与其他证型的客观检测指标。

综上，利用代谢组学的研究，通过与骨代谢指标相关产物的检测，发现了多个与 OP 证候相关的代谢指标，促进了 OP 辨证的定量化和科学化。然而，由于目前研究的局限性，多数研究未能对代谢的终端产物进行多元化的综合分析，仅仅采用单一指标或少数几个指标研究骨质疏松证候，缺乏整体的统筹与考量。

基因组学、蛋白质组学、代谢组学是系统生物学的重要组成部分，随着科学技术的发展，国内外的学者深刻地认识到将中医证候研究引入系统生物学可以更好地阐明证候实质，高通量的基因组学、蛋白质组学、代谢组学等系统生物学技术的发展为中医证本质的研究提供了新的技术平台。通过以上的研究我们可以看到，运用基因组学、蛋白质组学、代谢组学的技术方法探究 POP 的证候本质是很有必要的。这不仅丰富了骨质疏松症证候的理论内涵，拓宽了研究思路，而且还架起了微观研究（基因、蛋白质、代谢组学研究）与整体研究（证候研究）的桥梁，为后续的深入研究提供了可以参考的方法与实例，也为 POP 证候的客观化提供了依据。与此同时，我们同样应该看到，目前针对骨质疏松症证候中医基因、蛋白质、代谢组学的研究主要侧重于个别基因或蛋白质的相关性的研究，尚未从整体的角度形成影响 POP 证候发生、发展的基因、蛋白质或代谢指标的网络结构图，仍需进一步的系统研究，以更好地从 "组学" 层面揭示 POP 证候动态衍变规律。

第二节　原发性骨质疏松症中医证候

无论原发性骨质疏松症还是继发性骨质疏松症，其中医证候总以肾虚为主，兼有其他证候。然而，由于证候是机体在疾病发展过程中某一阶段的病理概括，是宏观、动态变化、不稳定的，因此针对骨质疏松症中医证候分类，容易受观察者主观因素影响，进而导致研究结果出现偏差。同时，针对继发性骨质疏松症中医证候的研究，由于目前所涉及的文献较少，涉及病种也相对局限，针对甲状腺功能亢进、糖尿病、类风湿关节炎等合并骨质疏松症的中医证候研究尚未涉及，因此仍需后续进一步的研究。本节基于原发性骨质疏松症，系统展示中医证候调查工具的研制、临床流行病学调查的方法，以及最终中医证候特征分析的完整过程。

一、调查问卷的制定

量表的制定是一个复杂的系统工程，包括从测定概念的确立及操作化定义、条目的形成及筛选、直到量表的考评及修订等一系列过程中涉及的各种方法。本节中的原发性骨质疏松症中医证候调查问卷，是前期通过大量文献调研、专家咨询和内部多次会议讨论制定而成的，并以此为基础进行了预调查。同时，为了考核该问卷的有效性和稳定性，已对其信度和效度进行评价。

（一）资料来源

通过招募符合条件的志愿者并为其免费检测 BMD、骨科门诊及 BMD 室现场调查等方法，选择 2004 年 9 月至 2005 年 1 月在中国中医科学院望京医院、中国中医科学院西苑医院进行 BMD 检测且符合西医诊断标准的 122 例原发性骨质疏松症患者进行问卷调查。

（二）方法

1. 调查问卷的制定　通过计算机检索和手工检索，对大量公开发表的文献、期刊及其他相关资料如行标、国标、《中药新药临床研究指导原则》、教科书等描述的中医症状进行分析，并结合骨质疏松症专家的多年临床经验，以及反复的会议探讨和咨询量表学、流行病学等方面的专家，制定《原发性骨质疏松症中医证候调查问卷》。为便于数据的收集和处理，问卷设计为封闭式，有单选题和多选题两种形式，症状条目以频度性条目为主，条目答案采用五级分类法进行评分，部分不易量化的症状条目则采用两级分类法。问卷结构如下图（图 8-1）所示：

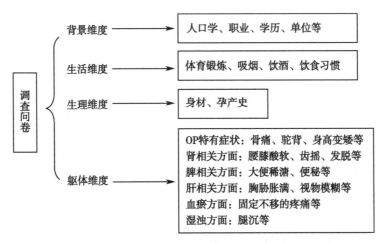

图 8-1　《原发性骨质疏松症中医证候调查问卷》结构图

2. 调查资料的收集和要求　为保证资料的客观性和真实性，问卷的一般资料和症状部分由患者自己填写，舌象、脉象等体征部分由调查员当面观察和检查后填写。

缺失数据 <1% 的问卷为合格问卷；对于缺失数据 > 1% 的不合格问卷，应视缺失数据的类型予以不同处理：若缺失数据为可以追踪的（如出生日期），应对患者进行再次调查，追踪原始数据直至问卷合格为止；若缺失数据为无法溯源的资料（如患者当时的症状、感受等），则应剔除该问卷。

3. 统计分析　应用 Epidata2.0 建立数据库，经数据录入和核查，确认数据准确无误后，应用 SPSS11.5 统计软件包分析问卷基本信度和效度。

（1）信度分析：信度指测量结果的可靠性或多次测量结果的一致性。良好的信度来自于量表良好的内部一致性，量表中的问题之间相关性好，则内部一致性好。信度分析通常采用重测信度、分半信度和克朗巴赫系数 α。

重测信度是指在调查中对一部分较合作的对象（达 1/10 即可）在第一次测试后间隔 1~3 天再次进行测试，计算两次测量的相关系数，若达到 0.7 以上则认为信度好。

分半信度（R）是指将问卷根据条目顺序，按其序号的奇偶数拆分成两个部分，通过 Person 相关分析获得两部分之间的相关系数（Rh），然后按公式 R=2Rh/（1 + Rh）计算整个问卷的分半信度。

克朗巴赫系数 α 的计算公式：$\alpha=N（1-\Sigma S_i^2/S^2）/（N-1）$。其中 N 为条目总数，$S^2$ 为调查问卷总分的方差，S_i^2 为第 i 个条目得分的方差，ΣS_i^2 是全部条目得分的方差，即随机误差的度量。

（2）效度分析：效度是反映一个测定工具是否有效地测定到了它所打算测定的内容，或测定工具测定结果与预测结果的符合程度。效度分析包括内容效度、标准效度和结构效度的考核。

内容效度是指所选的条目是否能够代表所要测量的内容或主题。内容效度涉及量表语言表达的问题，通常以专家评议为依据。通过分析与归纳专家填写的问卷意见反馈表（如一致率的计算）和召集相关领域专家、问卷访问员及部分被调查者座谈会，就问卷内容、结构及填写问卷过程操作性、可行性等问题进行评价，了解问卷的内容效度。

标准效度即以一个公认有效的量表作为标准，检验新量表与标准量表测定结果的相关性，相关系数高则认为标准效度好。

结构效度又称构想效度，即根据研究者所构想的量表结构与测定结果的吻合程度。通常以量表中的每一个问题作为一个指标，对这些指标进行因子分析。若因子分析提取的若干公因子所包含的条目存在设计者所预想的连带关系或逻辑关系，可认为该量具有结构效度，同时具有内容效度。

（三）问卷评价

1. 可行性　主要解决问卷是否容易被人接受及完成问卷的质量问题。本问卷全部采用现场调查的方式，问卷的接受率和完成率均在 95% 以上，说明该问卷宜于被人们接受；完成问卷的时间在 20 分钟以内，保证了问卷完成的质量。可以认为，本问卷具有很高的可行性。

2. 信度评价——内部一致性　本问卷采用克朗巴赫系数 α 评价问卷的内部一致性。专家认为，如果评价等级或连续性条目的信度时，最好选用组内相关系数（intraclass correlation coefficients，ICC）作为评测指标。这种统计学方法可同时排除偶然一致性和系统性误差的干扰，要比一般的相关系数更好。本研究内相关系数的计算采用双因素混合模型，按绝对一致模式确定条目值。经分析，21 个条目的平均测量类内相关系数为 0.7784，95% 可信区间为 0.7170~0.8318，F 值为 4.5133，$P<0.05$；克朗巴赫系数 $\alpha=0.7786$。平均测

量类内相关系数和克朗巴赫系数均大于 0.7，提示各条目的可靠性较高，本问卷一般症状方面的信度较好。

3. 效度评价　鉴于研究时尚无公认有效的原发性骨质疏松症中医证候调查问卷和其他相关的生存质量量表，且结构效度通常被认为是最强有力的效度评价，故采用因子分析法评价问卷的结构效度。具有较好结构效度的问卷应符合：①公因子应与设计时假设的量表的几个重要主题一致，且公因子的累积方差贡献率至少达到 40%；②每个问题条目都应在其中一个公因子上有较高负荷值（＞0.4），而对其他公因子的负荷值较低。若一个条目在所有的因子上负荷值均较低，说明其意义不明确，应修改或删除。

因子分析调用 SPSS11.5 中数据简化分析的 Factor 过程，提取方法采用主成分法，经过平均正交旋转法，迭代 15 次而得。本资料 KMO 检验统计量为 0.719＞0.5，数据可做因子分析。Bartlett's 检验（Bartlett's test of sphericity）的近似卡方值 =562.693，df=210，$P<0.05$，可认为问卷的总体相关矩阵为非单位阵，该因子模型适宜。

表 8-1　解释总方差表

Component	Initiale Eigenvalues			Extraction Sums of Squared Loadings			Rotation Sums of Squared Loadings		
	Total	% of Variance	Cumulative%	Total	% of Variance	Cumulative%	Total	% of Variance	Cumulative%
1	4.375	20.835	20.835	4.375	20.835	20.835	2.230	10.619	10.619
2	1.882	8.961	29.797	1.882	8.961	29.797	2.163	10.300	20.920
3	1.629	7.757	37.554	1.629	7.757	37.554	2.087	9.939	30.859
4	1.400	6.666	44.219	1.400	6.666	44.219	1.620	7.714	38.573
5	1.173	5.584	49.803	1.173	5.584	49.803	1.607	7.653	46.226
6	1.133	5.397	55.200	1.133	5.397	55.200	1.586	7.550	53.776
7	1.118	5.326	60.526	1.118	5.326	60.526	1.417	6.750	60.526

表 8-1 显示的是初始特征值、提取因子载荷平方和、旋转因子载荷平方和的特征值、方差百分比和累积方差百分比。一个公因子所占方差百分比越大，说明该因子对原全部变量的贡献越大。本分析共提取了 7 个初始特征值大于 1 的公因子，累积方差贡献率达到60.526%，第一个因子所占方差百分比为 20.835%，第二个因子为 8.961%，第三个因子为7.757%，越往后因子所占方差百分比越小，对原变量的贡献也就越小。

7 个公因子分别是 F1，症状条目是腰膝酸软、腿沉、倦怠无力、气短，反映内容是肾气虚兼有湿浊；F2，症状条目是夜间发热、盗汗、五心烦热、自汗、怕热，反映内容是气阴两虚；F3，症状条目是胸胁胀满、烦躁易怒、自汗、怕热、眼睛干涩、气短，反映内容是肝郁气滞兼气虚；F4，症状条目是怕热、耳鸣、胸胁胀满、发脱，反映内容是肾阴虚兼气滞；F5，症状条目是目眩、头晕、视物模糊，反映内容是肝阴虚；F6，症状条目是便秘、大便稀溏、齿摇，反映内容是脾胃不和与肾精不足；F7，症状条目是畏寒肢冷、视物模糊，反映内容是肝肾亏虚。

按旋转因子矩阵表（表 8-2）各变量的载荷大小提取症状，得出 7 个因子（F_1~F_7）的主要变量及反映内容。可见，7 个公因子包含的条目在一定程度上反映了问卷设计时的几个重要主题，具有其内在的逻辑联系，可以认为该问卷具有一定的结构效度，同时具有较好的内容效度。

表 8-2　旋转因子矩阵表

	Component						
	1	2	3	4	5	6	7
腰膝酸软	.773						
腿沉	.757						
倦怠乏力	.722						
夜间发热		.719					
盗汗		.716					
五心烦热		.676					
自汗		.471	.458				
怕热		.463	.436	−.431			
烦燥易怒			.820				
眼睛干涩			.496				
气短	.434		.467				
耳鸣				.665			
胸胁胀满			.428	.613			
发脱				.468			
目眩					.739		
头晕					.672		
便秘						.752	
大便稀溏						−.649	
齿摇						.542	
畏寒肢冷							.789
视物模糊					.490		.577

注：表中仅列出大于 0.4 的因子系数（按系数大小排序）。

（四）结论及分析

问卷性质的考评是问卷在广泛应用之前必须进行的一项工作，本研究使用的调查问卷属自制量表，故有必要对其可行性及信度、效度进行考核。分析结果表明，该问卷具有很好的可行性和较高的信度。效度方面，因子分析所提取的 7 个公因子反映了调查对象的大部分信息且具有其内在的逻辑联系，可以认为问卷具有一定的结构效度和内容效度。但须注意的是，公因子较为分散，除因子 1 和因子 2 外，各因子所占的方差百分比较小。

另外，气短在因子 1 和因子 3 上均有较大系数，怕热在因子 2、因子 3 和因子 4 上均有较大系数，自汗在因子 2 和因子 3 上均有较大系数，胸胁胀满在因子 3 和因子 4 上都有较大系数，视物模糊在因子 5 和因子 7 上都有较大系数，这可能与这些条目缺乏代表性有关，也可能与证候本身错综复杂、证候之间易于互相兼夹有关。

量表的信度可受条目类型的影响，大量研究认为，经常遇到的信度（0.4~0.9）将随着所用的级数的减少而降低。Nagata 等用"四级式""五级式""七级式"和 VAS 4 种具体的量表调查了患者，认为"五级式"量表最适合于健康测量。本研究一般症状方面的条目信度达 0.7786，这可能与其全部为五级式条目有关，说明在中医证候量表的设计中，采用五级式条目比较合适。另外，信度还与条目数量、调查样本量有关：一般来说量表的条目越多，信度越高；在其他条件不变的情况下，样本量越大，估计出的信度越准确。但这并不是说，我们应盲目增加条目的数量，因为随着条目数的增加，被测者可能会出现疲劳或注意力不集中，反而使误差增大。调查的样本量也应根据研究的需要，通过一定的公式计算出合适的数目，否则只会增加人力、物力和财力的不必要浪费。

效度是考核量表的有效性，较之于信度而言，效度更为重要。条目的筛选是量表制定中的一个关键问题，亦是影响量表效度的决定因素。一般而言，应先用主观评价法、Delphi 法从众多指标（条目）中筛选出公认的重要指标，再用初筛出的指标进行预调查，然后通过离散趋势法、相关系数法、因子分析法、逐步回归分析法等分析指标的敏感性、代表性和独立性，并以此为基础对量表进行修改和完善。当然，用因子分析法得到的统计结构是清晰的，但不是唯一的，条目代表性的评价和因子所反映主题的解释还有赖于专业知识。此外，本研究仅对问卷进行了小样本的预调查，尚需扩大样本量进行聚类和因子分析等来探讨其内部结构。

如前所述，量表的制定是一个严格而复杂的过程，由于症状的主观性和不易量化的特点，加之证候概念、命名、分类等的不明确性和不规范化，致使中医证候问卷的制定显得尤为困难。SF-36 生存质量量表虽然具有普遍的适用性，但显然不可能运用于所有的疾病研究中。此外，如何将舌、脉等具有中医特色的内容合理有效地加入到量表中也是一个值得深入研究的问题。经初步考核，本研究所制定的《原发性骨质疏松症中医证候调查问卷》具有一定的可行性、内部一致性和有效性。

二、中医证候特征

明确疾病人群的症状、体征、证候等的分布特征，是疾病诊断和治疗的前提。基于流行病学研究理念的问卷调查研究方法，是探索疾病主要症状、证候要素及证候特征的重要途径。骨质疏松症作为中老年人常见的慢性疾病，其症状常和其他疾病的症状相互混淆，从而导致其辨证分型极不统一。

（一）对象

问卷调查的对象来自于 2003 年至 2005 年 1 月在福建省中医药研究院和中国中医科学院望京医院、西苑医院进行 BMD 检测且符合西医诊断标准的 520 例原发性骨质疏松症患者。

（二）选择标准

1. 诊断标准　选用 1999 年 1 月中国老年学学会骨质疏松委员会第一届全国骨质疏松诊断标准研究班会议通过的《中国人原发性骨质疏松症诊断标准》。

2. 纳入标准　符合原发性骨质疏松症的诊断标准；愿意接受调查者。

3. 排除标准　药物或其他疾病（如甲状腺功能亢进症、肾炎、糖尿病、化脓性脊髓炎等）引起的继发性骨质疏松症；有严重的冠心病、高血压、肿瘤、中风、痴呆等疾病及各种老年性骨关节病，影响证候判断者；不愿意合作者。

（三）方法

1. 调查方式　本研究采取横断面调查的方法，由经过统一培训的调查员对符合条件的调查对象进行现场调查。现场调查程序如图 8-2 所示。

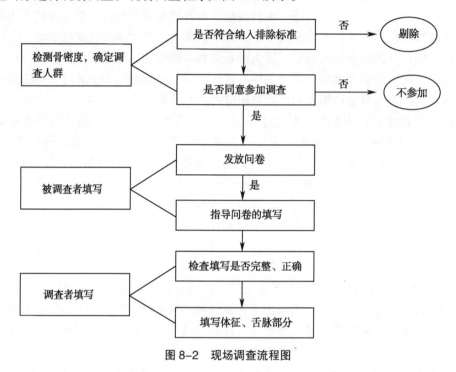

图 8-2　现场调查流程图

2. 标准操作规程　为保证资料搜集的准确性、真实性、可靠性和完整性，制定了调查各个环节的标准操作规程。

3. 质量控制　调查前，制定调查各个环节的标准操作规程；对调查员进行调查技巧、医学知识等的统一培训，规范调查程序。

调查过程中，调查表的内容应以被调查者自填和调查员的客观观察为准，不应随意更改；调查表填写应认真、完整，并将相应的检查报告附后，数据如有更改必须详细注明更改原因；调查前应征得被调查者同意，调查过程中对被调查者不理解的条目做必要的解释工作，但应避免诱导性和暗示性话语；调查员应详细记录被调查者的姓名、住址、联系方式等基本资料，以便抽样复查和回访。

4. 缺失数据的处理　缺失数据 <1% 的问卷为合格问卷，对于缺失数据 > 1% 的不合格问卷，应视缺失数据的类型予以不同处理：若缺失数据为可以追踪的（如出生日期），应对患者进行再次调查，追踪原始数据直至问卷合格为止；若缺失数据为无法溯源的资料（如患者当时的症状、感受等），则应剔除该问卷。

5. 数据录入和核查　应用 Epidata 2.0 建立数据库，进行数据录入和核查，确保数据准确无误。

6. 统计分析方法　分别用 SPSS11.0 和 SAS8.2 对相应数据进行统计学处理和分析。描述性统计分析，定性资料以频数表、百分率或构成比描述；定量资料以均数、标准差、中位数、最小值、最大值描述。多因素分析采用决策树和聚类分析。

（1）决策树：是一种类似二叉树或多叉树的树结构。树中的每个非叶节点（包括根节点）对应于训练样本集中一个非类别属性的测试，非叶节点的每个分枝对应属性的一个测试结果，每个叶节点代表一个类或类分布。从根节点到叶子节点的一条路径形成一条分类规则。决策树从节点来寻找分枝定类的思想就是逐步找到更具有确定类别意义的，更"纯"的节点。基本过程是：

设 $P(j|t)$ 为类别 j 在节点 t 处的相对频率。定义一个不纯性的度量 $i(t)$，使得 $i(t)$ 为非负函数且当所有样例在类别中均匀分布时值最大（不纯性最大），而当只包含一个类别时值最小（纯性最大）。

设 s 为任一候选分枝，且 s 将 t 分为 t_L 和 t_R，使得在节点 t 中比例为 P_L 的样例分配到 t_L 中，比例为 P_R 的样例分配到 t_R 中。

定义不纯性的减少量为：

$$\Delta i(s,t)=i(t)-P_L i(t_L)-P_R i(t_R).$$
（公式 8-1）

设 $s*$ 为给出最大不纯性减少量的分枝，则 t 将依照 $s*$ 被分为 t_1 和 t_2，同样的过程又分别在 t_1 和 t_2 中进行。若一个节点的不纯性不能够继续减少或基于某种事先定好的终止条件而停止分裂成为叶节点。

估计分类法的错误率是评价分类算法最重要的指标。决策树模型评价的主要方法有：①保持法：运用保持法时，将数据集随机划分为两个独立的部分——训练集和测试集，用训练集建模型，用测试集评估模型。②交叉验证法：用交叉验证集的分类错误率来评估。③自我评价法：用训练集的错误分类率来评估。

（2）聚类分析：又称集群分析，是研究"物以类聚"的一种统计方法。它是根据某些个体或变量的若干特征，按照一定的类定义准则对其进行归类，使得同一类中的个体或变量有高度的同质性，不同类之间的个体或变量具有高度的异质性。聚类分析的方法有系统聚类法、快速聚类法、模糊聚类法、分割聚类法等。

（四）结论与分析

1. 一般情况

（1）年龄及性别：除 1 例缺失外，519 例患者平均年龄 61.60±6.43 岁，以 51 岁以上年龄段人群为主（占 95.6%），这正是原发性骨质疏松症的易患人群。调查对象中，男性患者共计 85 例，占 16.4%；女性患者共计 434 例，占 83.6%。6 个不同年龄段女性患者人数及所占比例均高于男性。

（2）女性患者绝经情况：434 例女性患者中，绝经年龄最小为 30 岁，最大为 60 岁，女性患者平均绝经年龄 48.97±3.60，以绝经 46~55 岁年龄段人群为多（占 83%），与文献报道及《素问·上古天真论》所记载的女性生理特征一致。

（3）体育锻炼情况：被调查者中有 37.7% 的人平时未进行体育锻炼，进行锻炼者的每天锻炼时间大都在 2 小时以下；锻炼类型以散步为主（67.1%），其次为太极拳（剑）、跳舞、骑车和健身（体）操，爬山、游泳、慢跑，但人数及所占比例均较少。

（4）孕产史、身材：被调查者中生育 1 个孩子的占 41%；2 个占 49%；3 个占 4%；3 个以上占 5%，没有生育的为 1%。身材瘦小占 11%；一般 78%；肥胖 11%。身高变矮占 73%。

（5）职业：被调查者中退休人员占75%；其他为少数，如工人4%；农民1%；教师4%；医务人员4%；技术人员3%；服务人员1%；行政管理人员3%；其他2%。

（6）吸烟、饮酒习惯：被调查者中不吸烟占93%；<5支／日占3%；6~10支／日占1%；11~20支／日1%；>1包／日1%。不喝酒占82%；偶尔喝16%；一半的日子喝1%，每天都喝1%。

原发性骨质疏松症患者的发病情况及可能的影响因素，520例调查对象中，女性患者434例，占总调查人数的83.46%，其平均绝经年龄48.97±3.60岁，与已有研究和报道一致；年龄分布情况显示，51岁以上年龄段人群占95.6%，且随着年龄段的增大，患者的人员构成比也逐渐增大，加强绝经后妇女和老年人的骨质疏松症防治工作刻不容缓。

就调查对象的生活习惯而言，超过1/3的人平时未进行体育锻炼，进行体育锻炼者也多以散步为主。在提供免费BMD检测的过程中我们也发现，坚持体育运动的人群BMD值普遍较高，有的甚至远远超出峰值BMD的范围，这也从一个侧面证实了体育运动是影响原发性骨质疏松症发病不可或缺的因素。

2. 四诊信息

（1）骨质疏松特有症状：骨痛部位主要为腰部（72.1%）、背部（42.6%）、下肢（32.0%）、足跟（22.1%）和髋部（20.5%）。骨折130人次，占25%，有驼背的104例，占20.0%。

（2）症状：部分患者的症状采用五级分类法进行调查，对于均数大于2的症状，分别以均数和频率为纵、横坐标绘制散点图，以发现两者之间的相关性，并根据拟合线性回归线来寻找原发性骨质疏松症的主要症状，具体见图8-3。

从图8-3可发现，患者症状的出现频率和其均数之间呈正相关关系，即频率越高，均

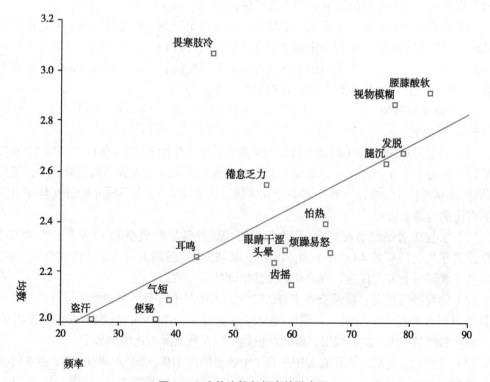

图8-3　症状均数和频率的散点图

数往往越大。根据医学知识可以认为，症状越靠近拟合线性回归线的右上方，其越具有代表性。结果发现，除了常见症状如骨痛、驼背、身高变矮、骨折外，腰膝酸软、视物模糊、发脱、腿沉、倦怠乏力、畏寒肢冷为原发性骨质疏松症的主要症状（频率大于70%，均数大于2.5的症状），怕热、眼睛干涩、烦躁易怒、头晕、齿摇、耳鸣、气短、便秘、盗汗为原发性骨质疏松症的次要症状。另外，舌质以舌淡（52.7%）、舌红（32.1%）多见；苔色以白苔（36.9%）多见，苔质以厚腻苔为主；脉象以细脉（47.8%）、沉脉（43.5%）多见。

3. 证候要素

（1）证候要素研究思路：分析证候要素首先要判断患者是否具有某种证候要素，这实际上也就是分类问题，所以用决策树能有助于分析证候要素。一般情况下单一决策树能很好地解决分类问题，但当类的个数增多时，所产生的单一决策树就容易变得复杂同时概括能力降低。而分析的证候要素，就恰恰存在多分类问题。由于在处理多类问题时，层次分解的决策树比传统的单一决策树有更多的优势。所以根据证候要素之间的层次对应关系，研究人员采用基于层次分解的方法通过产生多棵决策树来处理多类问题。

部分证候要素变量由于0和1的取值差距较大，会严重影响决策树的预测效果。故本研究仅针对如下两种情况的变量予以分析：①取值为0或1的比例在30%到70%之间；②若不满足上面这个条件，但若在10%~30%（或70%~90%）之间，也可以产生决策树——仅产生训练数据集，将比例较小的取值样本全部纳入，在比例较大的取值样本中进行简单随机抽样，使得两者比例大体相当。

一般地，为了保证得到的模型有较好的精确度和健壮性，需要以一个定义完善的训练——验证协议。其主要思想是先用一部分数据建模，然后用剩下来的数据验证和测试得到的模型。本次POP证候要素的研究，鉴于统计方法的要求，对"阴虚""阳虚"仅产生训练集进行探讨，其结果仅供参考。其他由于出现频次较少，不作讨论。

（2）证候要素研究结果：每例调查问卷后面都附有证候要素的专家诊断结果，520例患者证候要素分布情况如下：阴虚313例（60.2%），阳虚265例（52.0%），气虚100例（19.2%），气滞96例（18.5%），血瘀58例（11.2%），寒湿15例（2.9%），湿热12例（2.3%），湿浊8例（1.5%）。

1）阴虚：训练集的误判率为0.28%，模型效果较好。

阴虚决策树模型的主要判断规则为：

① 规则成立数：154

IF 五心烦热 = 1 THEN　　是否阴虚1：88.3%

0：11.7%

② 规则成立数：69

IF 盗汗 = 1 AND 五心烦热 = 0 THEN 是否阴虚1：79.7%

0：20.3%

③ 规则成立数：207

IF 便秘 = 0 AND 盗汗 = 0 AND 五心烦热 = 0 THEN 是否阴虚1：38.6%

0：61.4%

对判断是否阴虚，各变量的重要性为：五心烦热1.0000，盗汗0.7466，便秘0.7456。

由判断规则及变量的重要性可见，POP 阴虚的诊断模型以五心烦热、盗汗和便秘三个变量为主。模型的误判率很低，效果较好，但因为样本量的限制未能进行测试和验证，其外推性需要进一步的研究来证实。

2）阳虚：训练集的误判率为 0.13%，模型效果较好。

阳虚决策树模型的主要判断规则为：

① 规则成立数：221

IF 腰膝酸软 = 1 AND 畏寒肢冷 = 1 THEN 是否阳虚 1：89.6%

0：10.4%

② 规则成立数：231

IF 大便稀溏 = 0 AND 畏寒肢冷 = 0 THEN 是否阳虚 1：9.5%

0：90.5%

③ 规则成立数：6

IF 气短 = 1 AND 腰膝酸软 = 0 AND 畏寒肢冷 = 1 THEN 是否阳虚 1：100.0%

0：0.0%

④ 规则成立数：13

IF 气短 = 0 AND 腰膝酸软 = 0 AND 畏寒肢冷 = 1 THEN 是否阳虚 1：46.2%

0：53.8%

⑤ 规则成立数：31

IF 头晕 = 1 AND 大便稀溏 = 1 AND 畏寒肢冷 = 0 THEN 是否阳虚 1：80.6%

0：19.4%

⑥ 规则成立数：18

IF 头晕 = 0 AND 大便稀溏 = 1 AND 畏寒肢冷 = 0 THEN 是否阳虚 1：44.4%

0：55.6%

对判断是否阳虚，各变量的重要性为：畏寒肢冷 1.0000，大便稀溏 0.5247，腰膝酸软 0.2714，头晕 0.2543，气短 0.1533。

由判断规则及变量的重要性可见，POP 阳虚的诊断模型以畏寒肢冷、大便稀溏、腰膝酸软、头晕和气短五个变量为主。模型的误判率很低，效果较好，但因为样本量的限制未能进行测试和验证，其外推性需要进一步的研究来证实。

4. 证候特征分析

（1）聚类分析思路：聚类分析（cluster analysis）又称集群分析，是研究"物以类聚"的一种统计方法。它是根据某些个体或变量的若干特征，按照一定的类定义准则对其进行归类，使得同一类中的个体或变量有高度的同质性，不同类之间的个体或变量具有高度的异质性。聚类分析的方法有系统聚类法、快速聚类法、模糊聚类法、分割聚类法等。本研究拟采用快速聚类法对资料进行样本聚类，然后对每类样本进行判断以找出 POP 的证候特征。

（2）聚类分析结果：聚类分析用 K-Means Cluster 过程进行样本聚类，使用 SPSS11.5 统计软件包完成。520 例患者共聚为 7 类，因为样本较多，聚类图的篇幅较大且图示繁杂，本处暂不列图。每类样本数及其证候判断结果见表 8-3。

表 8-3　POP 调查人群样本聚类结果

样本类别	例数	证候判断
1	109	肾阳虚证
2	66	肾精不足证
3	53	肾气虚证
4	80	肾阴阳两虚证
5	71	脾肾阳虚证
6	64	肾阴虚证
7	77	肝肾阴虚证

由表 8-3 可见，POP 主要有 7 个证候类型：肾阳虚证、肾精不足证、肾气虚证、肾阴阳两虚证、脾肾阳虚证、肾阴虚证和肝肾阴虚证。

证候临床流调聚类结果和文献调研结果对比见表 8-4。

表 8-4　POP 证候临床流调和文献调研结果对比表

证候	临床流调（N=520）		文献调研（N=81）	
	例数	频率（%）	例数	频率（%）
肾阳虚证	109	21.0	42	51.9
肾阴阳两虚证	80	15.4	16	19.8
肝肾阴虚证	77	14.8	34	42.0
脾肾阳虚证	71	13.7	11	13.6
肾精不足证	66	12.7	28	34.6
肾阴虚证	64	12.3	36	44.4
肾气虚证	53	10.2	3	3.6
气滞血瘀证			15	18.5
气血两虚证			14	17.3

由表 8-4 可见，证候流调和文献调研结果基本一致，两者均显示，POP 患者的证候以肾阳虚证为多见。就证候的出现频率而言，除肾气虚证外，文献调研的结果均高于临床流调。

综合文献调研、因子分析、决策树模型及专家意见，得出 7 个常见证候的主要症状组成见表 8-5。

表 8-5　POP 证候组成列表

证候	组成
肾阳虚证	畏寒肢冷、腰膝酸软、头晕、气短、舌淡、苔白、脉沉细
肾精不足证	耳鸣、齿摇、发脱、舌淡、苔白、脉细
肾气虚证	倦怠乏力、自汗、气短、舌淡、苔白、脉沉

续表

证候	组成
肾阴阳两虚证	畏寒肢冷、五心烦热、盗汗、腰膝酸软、头晕、舌淡或红、苔白、脉沉
脾肾阳虚证	腰膝酸软、畏寒肢冷、大便稀溏、舌淡、苔白、脉沉细
肾阴虚证	五心烦热、盗汗、腰膝酸软、便秘、舌红、苔少、脉细数
肝肾阴虚证	烦躁易怒、眼睛干涩、目眩、头晕、视物模糊、舌红、苔少、脉细数

综合证素和证候研究结果，可以发现，POP的发病与阴虚、阳虚、气虚、气滞、血瘀等因素有关，病位主要集中在肾、肝、脾三脏。肾为先天之本，主骨生髓。髓藏于骨中滋养骨骼，肾精充足，则骨髓生化有源，骨骼强劲有力，反之则疏松易折。同时先天之精有赖于后天之精的不断充养，脾胃虚损则四肢百骸失养，发为骨痿。肝藏血，主痛，在体合筋。若肝血不足，脉络空虚，筋脉失濡；或肝失疏泄，脉道闭阻，气血壅塞，则血不荣筋，筋病及骨，骨失血养，致骨脆弱不健。老年人体质多趋虚衰，久病必瘀，瘀血阻骨不可避免。POP是以肾、肝、脾三脏虚损为本，气滞、血瘀为标的本虚标实之证。

三、临床分析与应用

采用聚类分析方法对资料进行样本聚类，对每类样本进行判断以找出原发性骨质疏松症的证候特征。

聚类分析用K-Means Cluster过程进行样本聚类，使用SPSS11.5统计软件包完成。520例患者共聚为7类，因为样本较多，聚类图的篇幅较大且图示繁杂，本处暂不列图。每类样本数及其证候判断结果是第1类是肾阳虚证（109例），第2类是肾精不足证（66例），第3类是肾气虚证（53例），第4类是肾阴阳两虚证（80例），第5类是脾肾阳虚证（71例），第6类是肾阴虚证（64例），第7类是肝肾阴虚证（77例）。

由上可知，原发性骨质疏松症主要有7个证候类型：肾阳虚证、肾精不足证、肾气虚证、肾阴阳两虚证、脾肾阳虚证、肾阴虚证和肝肾阴虚证。

证候临床流行病学调查（以下简称证候流调）聚类结果和文献调研结果对比，证候流调共520例，文献调研共81例，肾阳虚证临床流调和文献调研结果分别为109例（21%）、42例（51.9%），肾阴阳两虚证分别为80例（15.4%）、16例（19.8%），肝肾阴虚证分别为77例（14.8%）、34例（42%），脾肾阳虚证分别为71例（13.7%）、11例（13.6%），肾精不足证分别为66例（12.7%）、28例（34.6%），肾阴虚证分别为64例（12.3%）、36例（44.4%），肾气虚证分别为53例（10.2%）、3例（3.6%），气滞血瘀证文献调研15例（18.5%），气血两虚证文献调研结果为14例（17.3%）。

证候流调和文献调研结果基本一致，两者均显示，原发性骨质疏松症患者的证候以肾阳虚证为多见。就证候的出现频率而言，除肾气虚证外，文献调研的结果均高于证候流调。

综合文献调研、因子分析、决策树模型及专家意见，得出7个常见中医证候的主要症状组成为肾阳虚证，证候组成为畏寒肢冷、腰膝酸软、头晕、气短、舌淡、苔白、脉沉细；肾精不足证，证候组成为耳鸣、齿摇、发脱、舌淡、苔白、脉细；肾气虚证，证候组成为倦怠乏力、自汗、气短、舌淡、苔白、脉沉；肾阴阳两虚证，证候组成为畏寒肢冷、五心烦热、盗汗、腰膝酸软、头晕、舌淡或红、苔白、脉沉；脾肾阳虚证，证候组成为腰膝酸软、畏寒肢冷、大便稀溏、舌淡、苔白、脉沉细；肾阴虚证，证候组成为五心烦热、盗汗、腰膝酸软、便秘、舌红、苔少、脉细数；肝肾阴虚证，证候组成为烦躁易怒、眼睛干涩、目眩、头晕、视物模糊、舌红、苔少、脉细数。

第三节　原发性骨质疏松症中医证候要素

本节拟对 397 例北京和上海社区 40~65 岁妇女原发性骨质疏松症中医证候相关调查数据进行隐类分析，在横断面调查数据的基础上，建立隐树模型，探索社区 40~65 岁妇女原发性骨质疏松症中医证候要素特征。隐类分析（latent class analysis）是一个基于隐类模型的聚类方法。作为隐类分析的一种工具，隐树模型（latent tree model），即多层隐类（hierarchical latent class，HLC）模型，已经被探索性地应用于中医证候的定量化研究领域中，比较适合于中医证候的定量研究分析。

一、调查问卷的研制

在前期设计的《原发性骨质疏松症中医证候调查问卷》的基础上，结合问卷信度、效度分析和中医证候分析结果，根据量表学和临床流行病学方法，结合骨质疏松症专家的临床经验，以及反复专家论证，基于已完成的 520 例原发性骨质疏松症中医基本证候研究的结果，《中医内科常见病诊疗指南：西医疾病部分》的中医证候辨证内容，制定《社区 40~65 岁妇女骨质疏松危险因素及证候调查问卷》。整个问卷包括一般信息、生活习惯、发病相关因素、躯体状况、临床体征五个领域的内容，共 65 个条目，为封闭式设计。筛检问卷在调查前由独立的中国中医科学院中医临床基础医学研究所伦理委员会对其内容进行了医学伦理论证，同意使用。

二、中医证候要素特征

（一）资料来源

2009 年 3—8 月期间，在上海市徐汇区和北京市东城区社区医疗服务中心开展 40~65 岁妇女原发性骨质疏松症高危人群筛选，对符合纳入标准的人员进行现场问卷调查，并指导被调查者分别到上海市大华医院和北京市东直门医院进行 BMD 检测。应用"骨质疏松症健康管理系统"网络数据采集平台，将合格问卷独立双录双核，进行一致性检验后，获得合格的问卷和 BMD 检测数据。

（二）方法

1. 被调查者选择标准

纳入标准：①女性；②年龄 40~65 岁；③意识清楚，可用言辞表达，有阅读能力，与调查人员沟通无障碍者；④愿意接受筛检问卷调查和 BMD 检测，并在"卷首页"签名同意者。

排除标准：①药物或其他疾病引起的继发性骨质疏松症；②有恶性肿瘤、痛风、类风湿关节炎等疾病影响中医证候判断者；③精神障碍、认知障碍者。

诊断标准根据 2008 年中华中医药学会发布的《中医内科常见病诊疗指南：西医疾病部分》中以 BMD 检测 T 值为指标的骨质疏松定性诊断标准，T 值 > M–1SD 为骨量正常，

M-1SD~-2.0SD 为骨量减少，<M-2.0SD 以上为骨质疏松。

2. 统计分析方法

（1）隐树模型：隐树模型是一种含有多个隐变量和隐结构的树状形贝叶斯网，其中，所有叶节点是可观测的变量，称为显变量；所有内节点是不可观测的变量，称为隐变量。隐树模型中的所有变量都是离散型变量，能够发现并挖掘出变量之间的隐结构即局部依赖关系且利用概率方法很好地展现自变量之间的相互依赖关系。如图 8-4 所示，箭头表示直接的概率依赖性。比如，从变量 X1 到变量 X2 有一个箭头，这意味着 X2

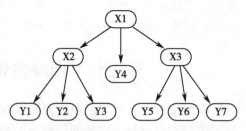

图 8-4　HLC 模型：X_1，X_2，X_3 是隐变量，Y_1，Y_2，…，Y_7，是显变量

直接依赖于 X1，这种依赖性通过条件概率 P（X2 |X1）来刻画，即对于每一个 X1 的取值都给出 X2 的一个分布。

Zhang 给出了如何从给定的数据中挑选出最匹配数据的 HLC 模型的方法，文中通过实证研究选用最合适的贝叶斯信息准则（Bayes information critedon，BIC）进行模型学习。隐树模型的 BIC 评分计算公式为：

$$\text{BIC}(G|\Sigma)=\log P(\Sigma|G, \Theta^*)-\frac{d(G)}{2}\log m \qquad \text{（公式 8-2）}$$

其中，Σ 是一组数据，m 是 Σ 中的样本个数，G 是一个隐树模型，而 Θ^* 是 G 中参数的一个最大似然估计，$d(G)$ 是 G 中独立参数的个数。最终目的就是通过 BIC 评分准则找到所有可能模型中 BIC 评分最高的 HLC 模型。通过可见的"症状显变量"来探求内在的不可见的"证素隐变量"，并建立"证素隐变量"之间的隐树结构，分析原发性骨质疏松症的基本中医证候要素及其相互关系。

（2）统计分析软件：运用 Lantern 1.5 软件（由香港科技大学张连文教授授权）隐树模型分析，通过 BIC 评分准则找到所有可能模型中 BIC 评分最高的隐树模型。

（三）结果

1. PMOP 隐树模型结构　397 例符合"骨质疏松"定性诊断标准的数据纳入分析。躯体症状共有 50 个条目，由于"驼背"是原发性骨质疏松症的重要体征，故将其纳入分析，共 51 个条目。分析时首先排除身痛、腰痛、背痛、足跟痛、下肢骨痛等疼痛的性质和时间 10 个条目，其他症状 1 个条目，对剩余的 40 个条目分析其发生频率，将低于 15% 的 8 个躯体症状条目（包括便溏、目眩、午后潮热、腹胀、胸胁苦满、完谷不化、五更泄、足跟痛等）进行排除，以免影响中医证候信息的提取和判断。最终纳入隐树模型分析的有 32 个条目，即筛选 32 个躯体症状变量纳入分析。除"驼背"外，躯体症状的程度分为"没有""偶尔有""时有时无""经常有""总是有"五级，即每个症状变量都有 5 个可能的取值。

利用启发式单重爬山（heuristic single hill-climbing，HSHC）算法学习得到 BIC 评分最高的隐树模型 M，其 BIC 评分为 -15671。根据模型中各个躯体症状之间的局部相关性，进行原发性骨质疏松症中医证候要素定量化分析研究。

在隐树模型 M（图 8-5）中，V1~V32 是来自原始数据的症状显变量，Y0~Y9 是数据分析过程中引入的隐变量，每个隐变量后面括号里的取值表示所对应隐类的取值个数。

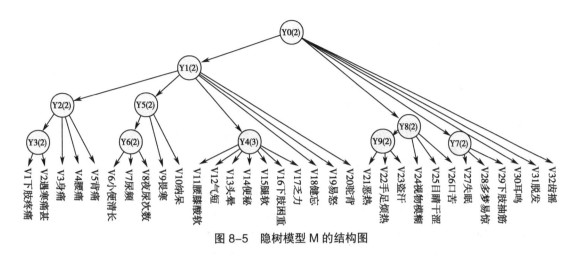

图 8-5 隐树模型 M 的结构图

2. PMOP 隐树模型中隐变量的诠释 从图 8-5 中可以看到，隐变量 Y0 可以当做 40~65 岁北京、上海社区原发性骨质疏松症人群，直接依赖于 Y0 的隐变量有 Y1、Y7 和 Y8。把模型 M 与原发性骨质疏松症的中医证候理论作比较，对这些隐变量进行定性的诠释。

（1）隐变量 Y1 的诠释：隐树模型 M 结构图中，隐变量 Y1 直接影响着健忘（V18）、易怒（V19）和驼背（V20）三个症状的出现及其轻重程度外，还通过隐变量 Y2、Y5 和 Y4 间接影响着相关症状的出现及其轻重程度。

隐变量 Y2 除直接影响身痛（V3）、腰痛（V4）和背痛（V5）的出现及其轻重程度外，还通过隐变量 Y3 影响下肢骨痛（V1）和遇寒痛甚（V2）的出现及其轻重程度。肾中精气不足，日久阳气亏虚，气的推动和温煦功能减退，致使血行不畅，日久成瘀，瘀阻经络，不通则痛，可见身痛、背痛和下肢骨痛等症状。腰为肾之府，肾中阳气不足，温煦失司，不能温养腰府，故可见腰痛和遇寒痛甚。身痛、腰痛、背痛、下肢骨痛和遇寒痛甚是原发性骨质疏松症血瘀证的主要临床症状，隐变量 Y2 可以诠释为血瘀情况。

隐变量 Y5 直接影响着畏寒（V9）和纳呆（V10）的出现及其轻重程度外，还通过隐变量 Y6 间接影响着小便清长（V6）、尿频（V7）和夜尿次数（V8）的出现及其轻重程度。中医理论认为，脾主运化，脾阳不足，运化失司，可见纳呆；肾阳为一身阳气之本，肾阳充盛，脏腑形体官窍得以温煦，若肾阳亏虚，阳气温煦不足，可见畏寒。膀胱为州都之官，肾中阳气与膀胱之气的作用协调，则膀胱开合有度。肾阳亏虚，膀胱之气的固摄作用失常，致膀胱气化失司，关门不利，可出现小便清长、尿频和夜尿次数增多症状。隐变量 Y5 可以诠释为肾阳虚情况。

隐变量 Y4 直接影响着腰膝酸软（V11）、气短（V12）、头晕（V13）、便秘（V14）、腿软（V15）、下肢困重（V16）和乏力（V17）7 个症状的出现及其轻重程度。中医理论认为，肾主骨生髓，只有肾精充足，骨髓生化有源，骨骼得养，才能坚固有力。若肾精不足，骨髓生化乏源，不能荣养骨骼，便会出现腰膝酸软和腿软等症状。肾主纳气，肾精充足，肾气充沛，摄纳有权，则呼吸均匀和调。若肾精亏虚，肾气衰减，摄纳无力，肺吸入之清气不能下纳于肾，则会出现气短和乏力症状。肾主水，肾气对于人体水液代谢具有调节作用，肾气亏虚，气虚无法推动水液的正常运行，日久生湿，阻滞经脉，气血运行不畅，故可见下肢困重。肾阳亏虚，清阳之气不能上达，脑窍失养，可见头晕；不能推动肠道气化，可见便秘。腰膝酸软、气短、头晕、便秘、腿软、下肢困重、乏力等是肾虚证的主要症状，隐变量 Y4 可以诠释为肾虚情况。

"肾藏精，精舍志"，脑的记忆主要由肾主司，其正常功能依赖于肾精对脑髓的充养。若肾精不足，无法荣养脑髓，灵机失运，故可见健忘症状。驼背是骨质疏松症患者的重要体征之一，多是由于肾精亏虚不能荣养骨骼所致。易怒则是绝经期前后妇女常见症状之一，多由肝肾阴虚所致。

隐变量 Y1 所影响的症状可以诠释为肾虚（兼有阳虚、肾精不足和血瘀）证候，可以这样理解，对于 40~65 岁女性骨质疏松人群而言，肾虚是根本的病理基础，不同的人群在此基础上可能在阳虚、精气不足和血瘀三个方面有所侧重，故而在临床症状表现上也有不同偏重或兼夹。隐变量 Y1 在某种程度上体现了 40~65 岁女性骨质疏松人群中医证候的复杂性。

（2）隐变量 Y8 的诠释：隐变量 Y8 直接影响着视物模糊（V24）、目睛干涩（V25）和口苦（V26）症状的出现及其轻重程度，还通过隐变量 Y9 影响着恶热（V21）、手足烦热（V22）和盗汗（V23）的出现及其轻重程度。中医理论认为，肝开窍于目，目受血而能视，"肝肾同源"，肾阴亏虚容易导致肝阴亏虚，目窍失养，可见视物模糊和目睛干涩症状。骨质疏松人群多见肾阴亏虚，阴不制阳，阳热之气相对偏盛而生内热，可以出现口苦、恶热、手足烦热和盗汗等阴虚内热症状。隐变量 Y8 可以诠释为肝肾阴虚情况。

（3）隐变量 Y7 的诠释：隐变量 Y7 直接影响着失眠（V27）、多梦易惊（V28）和下肢抽筋（V29）症状的出现及其轻重程度。肾精亏虚，易致肝阴血不足；肝主筋，肝阴血不足，筋脉失养则可见下肢抽筋。心与肾之间水火升降互济，才能维持两脏生理功能的协调平衡。若肾阴亏虚，阴不制阳，肾中虚火上扰心神，故见失眠和多梦易惊。隐变量 Y7 可以诠释为肾阴虚情况。

隐变量 Y0 直接影响着耳鸣（V30）、脱发（V31）和齿摇（V32）等症状的出现及其轻重程度。肾开窍于耳，肾中精气不足，耳窍失养，故见耳鸣；"肾主骨"，齿为骨之余，骨骼的正常功能有赖于肾精的充养，肾中精气亏虚，骨骼失养，可见齿摇。"发为血之余"，肝主血，肝血充足，可以滋养头发。"精血同源"，若肾精不足，致肝血不足，头发失养，可见脱发症状。耳鸣、脱发和齿摇是骨质疏松肾精不足的具体表现。

就模型 M 整体而言，隐变量 Y0 的下边主要有 Y1、Y7 和 Y8 这 3 个隐变量，涉及多个相关症状，还直接影响耳鸣、脱发和齿摇症状。可以这样理解：就骨质疏松人群而言，隐树模型 M 中的显变量（躯体症状）所展现的隐变量与原发性骨质疏松症常见的肾虚、肝虚、阳虚、阴虚、血瘀等基本证候要素特点相吻合，病变部位以肝肾两脏为主，病性以虚证为主，兼见血瘀。模型 M 表明，肾虚、阳虚、阴虚等证候要素只与部分症状变量直接相关，而不是与全部症状变量直接相关，而且不同证候要素影响不同的症状变量，这是符合中医理论和临床实际的。

3. PMOP 隐树模型中隐类的解释　下面从定量层面把模型 M 与原发性骨质疏松症的中医证候理论作比较，将从两个方面对模型作定量解释。一方面，模型明确规定隐变量的取值个数；另一方面，模型用条件概率分布来定量刻画变量之间的依赖关系。这里以模型 M 中的隐变量 Y4 为例说明，Y4 直接影响腰膝酸软（V11）、气短（V12）、头晕（V13）、便秘（V14）、腿软（V15）、下肢困重（V16）和乏力（V17）7 个症状的出现及其轻重程

度。从定性分析的角度，可以把 Y4 解释为肾虚证。在定量层面，Y4 有 3 个不同取值，分别记为 s0、s1 和 s2，即按照 Y4 这个隐变量，模型 M 把数据样本对应的骨质疏松人群聚成了 3 个大类。由于这些类不是直接观察到的，因此是隐类，其特性可以通过类概率分布（class probability distribution）来刻画。例如，Y4 与 V15 和 V11 的定量关系分别由条件概率分布 $P(V15|Y4)$ 和 $P(V11|Y4)$ 给出。

各症状变量在 Y4 的 3 个不同取值下的条件概率分布情况，就"乏力"症状具体而言，在 Y4=s0 这个类中，"没有""偶尔有""时有时无""经常有""总是有"腿软症状的人群比例大约分别为 60%、29%、8%、3% 和 1%；在 Y4=s1 这个类中，对应的人群比例分别为 4%、64%、20%、12% 和 0%；在 Y4=s2 这个类中，对应的人群比例分别为 2%、0%、23%、61% 和 14%。就"腿软"症状具体而言，在 Y4=s0 这个类中，"没有""偶尔有""时有时无""经常有""总是有"腿软症状的人群比例大约分别为 79%、17%、4%、1% 和 0%；在 Y4=s1 这个类中，对应的人群比例分别为 13%、66%、18%、2% 和 0%；在 Y4=s2 这个类中，对应的人群比例分别为 10%、14%、28%、42% 和 7%。就"腿软"症状而言，在隐类 Y4=s2 这类人群中"时有时无""经常有""总是有"的比例明显偏高，在隐类 Y4=s1 这类人群中"偶尔有"比例明显偏高，而在隐类 Y4=s0 这类人群中"没有"的比例明显偏高。就"下肢困重"症状具体而言，在 Y4=s0 这个类中比例分别为 19%、19%、2%、0%、0%，在 Y4=s1 这个类中比例分别为 15%、55%、22%、6%、2%，在 Y4=s2 这个类中比例分别为 11%、9%、25%、42%、12%；就"气短"症状具体而言，在 Y4=s0 这个类中比例分别为 80%、16%、1%、3%、0%，在 Y4=s1 这个类中比例分别为 21%、57%、14%、7%、1%，在 Y4=s2 这个类中比例分别为 16%、18%、27%、34%、15%；就"腰膝酸软"症状具体而言，在 Y4=s0 这个类中比例分别为 51%、31%、11%、6%、2%，在 Y4=s1 这个类中比例分别为 6%、46%、24%、21%、4%，在 Y4=s2 这个类中比例分别为 7%、11%、16%、53%、13%；就"头晕"症状具体而言，在 Y4=s0 这个类中比例分别为 52%、38%、7%、4%、0%，在 Y4=s1 这个类中比例分别为 15%、58%、19%、7%、0%，在 Y4=s2 这个类中比例分别为 7%、35%、24%、30%、4%；就"便秘"症状具体而言，在 Y4=s0 这个类中比例分别为 63%、23%、2%、1%、2%，在 Y4=s1 这个类中比例分别为 36%、50%、7%、6%、2%，在 Y4=s2 这个类中比例分别为 35%、17%、16%、23%、10%。

累积信息覆盖度决定了所得到的诠释结果覆盖了多少隐变量 Y 所含的信息。累积信息覆盖度越高，选取的显变量就越多，诠释结果所覆盖的 Y 信息也就越多。这里以隐变量 Y4 为例，绘制了信息曲线图（图 8-6），横轴从左至右是所选取的 7 个显变量，左侧的纵轴是互信息的绝对值，而右侧的纵轴则是信息覆盖度的大小。图中红色曲线是各显变量与 Y4 的两两互信息（或者相关度）的大小，从左至右，各显变量与 Y4 的互信息单调下降。图中的蓝色曲线是当截取到各显变量时他们与 Y4 的累积互信息的高低。截取的显变量越多，累积互信息越大。当截取到第 7 个显变量"便秘"时，累积信息覆盖度达到了所要求的 95%，因此曲线在这里停止，不再纳入更多的显变量。

隐变量 Y4 的互信息和信息覆盖度，隐变量 Y4 中，显变量两两互信息、信息覆盖度、累积互信息、信息覆盖度，V17 乏力分别为 0.45、48%、0.45、48%；V15 腿软分别为 0.40、42%、0.67、70%；V16 下肢困重分别为 0.38、40%、0.79、84%；V12 气短分别为 0.28、30%、0.85、90%；V11 腰膝酸软分别为 0.23、24%、0.89、94%；V13 头晕分别为 0.16、

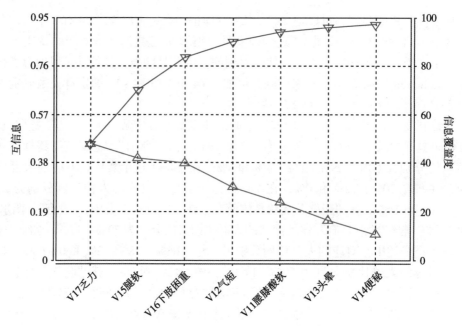

图 8-6　隐变量 Y4 的信息曲线图

17%、0.91、96%；V14 便秘分别为 0.10、10%、0.92、97%，总信息量为 95%。

　　为了直观地展现隐类的特性，可以把上面的类概率分布数值用直方图的形式展示。在类概率直方图中，每个显变量所对应的柱状图反映了其在相应隐类中的条件分布。柱状图中颜色由浅至深各段的长度分别对应于显变量第 1 个状态，第 2 个状态，第 3 个状态，等等的条件概率大小。图 8-7 给出模型 M 中隐变量 Y4 的三个类中，各症状显变量的概率直方图。图中柱体分别表示在类 Y4=s0、Y4=s1、Y4=s2 中，症状变量腰膝酸软（V11）、气短（V 12）、头晕（V13）、便秘（V14）、腿软（V15）、下肢困重（V16）和乏力（V17）的概率分布。变量的取值与柱体的不同深浅颜色相对应，每段对应一个取值，其长度表示取该值的概率。很明显，隐变量 Y4 取值隐类 s1 中的各个症状变量出现的程度要比隐类 s0 中的重，隐类 s2 中的各个症状变量出现的程度要比隐类 s1 中的重。从中医理论来讲，可以解释为肾虚证越重，则相应症状出现越多且程度越重。

　　通过这样的定量方法还可以对模型 M 中其他的隐变量进行一一分析。由此，可以刻画人群处于隐变量下某个特定隐类时，或者说证候处于某个特定轻重程度时，相应症状出现的动态变化情况。一般来说，随着证候程度的加重，则对应的症状出现越多且程度越重。

三、临床分析与应用

（一）PMOP 的基本中医证候要素

　　证素是对病变当前的位置与性质等本质所作的判断，是辨证的基本要素。《中医内科常见病诊疗指南：西医疾病部分》中指出，原发性骨质疏松症的基本病机是由于本虚，病位在骨，证属本虚标实，以肝、脾、肾三脏虚弱，尤以肾虚为本，寒湿、血瘀为标。前期研究表明，原发性骨质疏松症的基本中医证候要素为阴虚、阳虚、气虚、气滞、湿浊和血瘀。本研究隐树模型提示肾虚、阳虚、阴虚等证候要素只与部分症状变量直接相关，而不

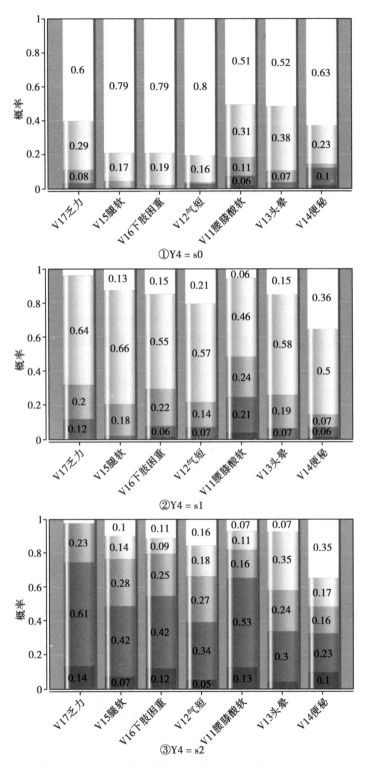

图 8-7 隐变量 Y4 三个隐类下各症状变量的概率直方图

是与全部症状变量直接相关，而且不同证候要素影响不同的症状变量，这是符合中医理论和临床实际的。因此，运用隐树模型进行 PMOP 中医证候要素的分析结果是基本可靠的。

（二）隐树模型在中医证候研究中的优势和不足

聚类分析方法在中医证候研究中的不足，中医辨证是一个多维同时分类问题，聚类分析在原理上是建立客观定量的辨证标准最自然的方法，但是现有的聚类方法是单维的，在处理中医证候的多维性方面具有先天不足之处。通过对骨质疏松人群进行多维聚类，得到的每一个类都是数据在某一特征上的反映，构建的隐树模型可以显示中医证候的客观性。通过分析模型中具有中医辨证意义的隐变量或隐类，明确疾病证候要素；通过模型中相关显变量的类概率分布可以了解症状对于相应证候要素的贡献度。隐树分析方法可以从多维和定量的角度，弥补聚类分析在中医证候研究方法上的先天不足。

现有隐树模型算法在中医证候研究中的局限性，隐树模型分析所用的 HSHC 算法在数据变量处理上有一定的限制性要求，不宜将太多的变量纳入分析，而且所要求的样本量较大。本分析仅纳入与原发性骨质疏松症常见证候相关的 30 个症状变量，样本量为 611 例，模型 M 中有个别症状变量在证候归类上与中医理论存在一定的差异，部分症状变量在证候诠释上比较困难，给模型解释带来一定的困难。可以认为，本研究建立的隐树模型 M 是与 611 例骨质疏松人群数据最匹配的、最可靠的模型，但并非完美无缺，模型中所有隐变量反映出来的数据特征的中医临床意义，需要结合中医理论和临床专家经验来综合考虑和判断。这些问题有待今后通过改进模型算法和增大样本量继续深入研究。

（申浩　田峰　朱芸茵　王桂倩）

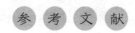

参　考　文　献

［1］葛继荣,郑洪新,万小明,等.中医药防治原发性骨质疏松症专家共识(2015).中国骨质疏松杂志,2015, 21(9):1023-1028.

［2］中华医学会骨质疏松和骨矿盐疾病分会.原发性骨质疏松症诊治指南(2011年).中华骨质疏松和骨矿盐疾病杂志,2011,04(01):2-17.

［3］谢洪端,郑宇韬,张时亮,等.中医药对骨折患者 BMD 影响的 Meta 分析.医药前沿,2015(34):308-310.

［4］许东晨.中医食疗对老年骨质疏松患者临床症状和 BMD 影响研究.中医临床研究,2014(33):101- 102.

［5］张耀武,陈平波,洪汉刚,等.中医补肾活血法对原发性骨质疏松症患者 BMD、骨代谢及脆性骨折发生率的影响.现代中西医结合杂志,2017,26(1):65-67.

［6］何清湖,周兴.从中西医学的异同探讨中医证候基因组学.湖南中医药大学学报,2012,32(3):3-5.

［7］薛梅,殷惠军,陈可冀.从基因组学研究证候实质的若干思考.中国中西医结合杂志,2006,26(1): 88-90.

［8］胡智旭,谢丽华,葛继荣.原发性骨质疏松症中医"证"的三大组学研究进展.中华中医药杂志,2015(9): 3233-3236.

［9］葛继荣,李生强,朱小香,等.不同中医证型及维生素 D 受体基因 Bsm I 多态性与绝经后骨质疏松症患者 BMD 的关系.中国组织工程研究,2006,10(15):42-44.

［10］ 李颖,黄宏兴,吴伙燕,等.线粒体 DNA 相关因子与骨质疏松症中医证型的关系研究.广州中医药大学学报,2015(4):656-660.

［11］ 郑洪新,燕燕,王思程,等."肾藏精生髓主骨"藏象理论研究——肾虚骨质疏松症大鼠转化生长因子相关基因及蛋白表达的异常.世界科学技术:中医药现代化,2010,12(1):57-64.

［12］ 尚德阳,郑洪新,宗志宏,等.补肾中药对肾虚骨质疏松症大鼠肾组织中 Smurf2 的 mRNA 和蛋白表达影响研究.中华中医药学刊,2008,26(8):1684-1687.

［13］ 王爱坚,王大健,裴云,等.绝经后肾虚证与骨代谢、雌激素及 ApoE 基因多态性的相关性研究.辽宁中医杂志,2011(10):1948-1950.

［14］ 李生强,谢冰颖,谢丽华,等.绝经后骨质疏松症肾虚证与基因多态性的相关性研究.康复学报,2012,22(6):1-3.

［15］ 许惠娟,谢丽华,李生强,等.绝经后骨质疏松症肾阳虚证的关联基因 LTBP1 mRNA 的表达研究.中国骨质疏松杂志,2014(5):476-480.

［16］ 李生强,许惠娟,陈娟,等.绝经后骨质疏松症肾阴虚证关联 LincRNA uc431+ 的表达研究.中国骨质疏松杂志,2016,22(8):966-971.

［17］ 陈娟,谢丽华,李生强,等.lncRNA 在绝经后骨质疏松症肾阴虚证中的表达特征及调控网络分析.中国骨质疏松杂志,2015(5):553-559.

［18］ 顾炜峰.蛋白质组学技术及其临床应用研究.中国医药导报,2009,6(16):5-8.

［19］ 申定珠,李家邦,蒋荣鑫,等.证候蛋白质组学与中医证候学相关性探讨.中国中西医结合杂志,2006,26(4):366-368.

［20］ 许惠娟,陈娟,谢丽华,等.绝经后妇女骨质疏松症肾阳虚证的关联蛋白 LTBP1 的表达及其 cDNA 测序的研究.中国骨质疏松杂志,2015,21(8):905-909.

［21］ 谢丽华,陈娟,许惠娟,等.绝经后骨质疏松症肾阴虚证差异表达基因 CLCF1 蛋白表达研究.中国骨质疏松杂志,2015,21(12):1425-1428.

［22］ 许惠娟,李生强,谢丽华,等.绝经后妇女骨质疏松症肾阴虚证与免疫关联基因 LRG1、SRC mRNA 表达的相关性.中华中医药杂志,2017(3):1347-1350.

［23］ 许惠娟,陈娟,李生强,等.绝经后骨质疏松症肾阴虚证的免疫蛋白相关研究.中国骨质疏松杂志,2016,22(12):1509-1512.

［24］ 王思程.肾虚骨质疏松症大鼠股骨、肾、下丘脑 OPG/RANKL 的 mRNA 及蛋白表达的实验研究.辽宁中医药大学,2009.

［25］ 邓洋洋,孙鑫,李佳,等.去卵巢骨质疏松症模型大鼠股骨、肾、下丘脑中 Smurf1 信号转导蛋白的活性变化研究.中华中医药杂志,2014(2):574-578.

［26］ 孙鑫.肾虚骨质疏松症模型大鼠肾、下丘脑 PKCα,β2 蛋白表达的研究.辽宁中医药大学,2009.

［27］ Lv H,Jiang F,Guan D,et al. Metabolomics and Its Application in the Development of Discovering Biomarkers for Osteoporosis Research. International journal of molecular sciences,2016,17(12):2018.

［28］ 王娟,谢世平.中医证候的代谢组学研究现状.中医学报,2013,28(8):1148-1150.

［29］ 刘日,张明雪.代谢组学与证候研究.实用中医内科杂志,2013,6(3):91-93.

［30］ 张波,杨传东,史耀勋,等.骨质疏松症(肾虚血瘀证)与骨吸收标志物的相关性研究.中国医药指南,2013,11(7):279-280.

［31］ 任之强,阎晓霞,晋大祥,等.原发性骨质疏松症血瘀与骨代谢关系研究.中华中医药杂志,2015,30(5):1838-1840.

［32］ 帅波,沈霖,杨艳萍,等.原发性骨质疏松症"本痿标痹"的核心病机研究.中国中医骨伤科杂志,2015,23(5):9-12.

［33］ 龚英峰.β-Cross laps、tP INP 与原发性骨质疏松症中医证型关系的研究.福建中医药大学,2014.

［34］ 何成奇,熊恩富,熊素芳,等.女性原发性骨质疏松肾虚三证与性激素变化的关系.中国组织工程研究,2002,6(3):384-385.

［35］ 章文峰.绝经后骨质疏松症患者常见中医证型与护骨素的相关性研究.福建中医药大学,2011.

［36］ 潘志强,方肇勤.中医证候本质研究现状及引入系统生物学技术新趋势.中国中医药信息杂志,2009,16(1):104-107.

［37］ 孙安会,袁肇凯,夏世靖,等.中医证候系统生物学研究的现状和展望.中华中医药杂志,2016(1):200-204.

［38］ Sundeep K,Iii M L J,Lawrence R B. The Unitary Model for Estrogen Deficiency and the Pathogenesis of Osteoporosis:Is a Revision Needed?. Journal of Bone & Mineral Research the Official Journal of the American Society for Bone & Mineral Research,2011,26(3):441-51.

［39］ 葛继荣,郑洪新,万小明,等.中医药防治原发性骨质疏松症专家共识(2015).中国骨质疏松杂志,2015(9):1023-1028.

［40］ 谢雁鸣,朱芸茵,葛继荣,等.基于临床流行病学调查的原发性骨质疏松症中医基本证候研究.世界科学技术:中医药现代化,2007,9(2):38-44.

［41］ 黄宏兴,邓伟民,万雷,等.原发性骨质疏松症辨证分型的聚类分析研究.世界中西医结合杂志,2014,9(9):959-961.

［42］ 张丽梅,黄九龄,廖伯年.原发性骨质疏松中医证型与性别及年龄的相关性研究.中国现代药物应用,2011,05(10):29-30.

［43］ 张亚军,张鹏,刘忠厚.骨质疏松症证候诊断.中国骨质疏松杂志,2011,17(4):352-354.

［44］ 国家食品药品监督管理总局,中药新药治疗原发性骨质疏松症临床研究技术指导原则,http://www.sda.gov.cn/WS01/CL0087/134581.html

［45］ Xie Y M,Yuwen Y,Dong F H,et al. Clinical practice guideline of traditional medicine for primary osteoporosis. Chinese Journal of Integrative Medicine,2011,17(1):52-63.

［46］ Miyamoto T. Mechanism underlying post-menopausal osteoporosis:HIF1α is required for osteoclast activation by estrogen deficiency. The Keio journal of medicine,2015,64(3):44-47.

［47］ 许惠娟,李生强,陈娟,等.绝经后骨质疏松症不同年龄段中医证型分布特点.中国实验方剂学杂志,2017(12):157-161.

［48］ Jian H,Caiping L I,Wang J. The incidence of osteoporosis and analysis of bone metabolic and biochemical markers in patients with type-2 diabetes mellitus. Chinese Journal of Osteoporosis,2011,17(4):300-303.

［49］ Jung J K,Kim H J,Hong K L,et al. Fracture Incidence and Risk of Osteoporosis in Female Type 2 Diabetic Patients in Korea. Diabetes & Metabolism Journal,2012,36(2):144-150.

［50］ 徐桢莹,王丽娜,王琳,等.上海市延吉社区糖尿病合并骨质疏松症人群中医证候研究.辽宁中医药大学学报,2016(11):100-103.

［51］ 刘振峰,高振,艾力江·阿斯拉,等.新疆慢性阻塞性肺疾病继发骨质疏松症中医证候研究.中国中医药信息杂志,2012,19(11):13-15.

［52］ Aasarød K M,Mosti M P,Stunes A K,et al. Impaired skeletal health in patients with chronic atrophic gastritis. Scandinavian Journal of Gastroenterology,2016,51(7):774.

［53］郑艳,孙云松.127 例慢性萎缩性胃炎伴骨质疏松症的中医证候分布回顾性分析.中国中医药信息杂志,2013,20(9):13-15.

［54］许惠娟,谢丽华,李生强,等.绝经后骨质疏松症肾阳虚证的关联基因 LTBP1 mRNA 的表达研究.中国骨质疏松杂志,2014(5):476-48

［55］邓洋洋,孙鑫,李佳,等.去卵巢骨质疏松症模型大鼠股骨、肾、下丘脑中 Smurf1 信号转导蛋白的活性变化研究.中华中医药杂志,2014(2):574-578.

［56］任之强,阎晓霞,晋大祥,等.原发性骨质疏松症血瘀与骨代谢关系研究.中华中医药杂志,2015,30(5):1838-1840.

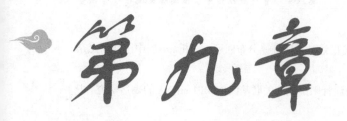

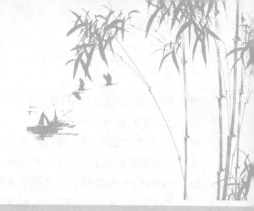

骨质疏松症风险评估

在中医"治未病"理论的指导下，通过恰当的风险预测模型对疾病尤其是慢病的危险人群进行风险评估，预测未来几年内患慢病的危险程度、发展趋势及相关的危险因素，是慢病管理的基础与核心环节。开展病证结合的慢病风险预测模型研究，提供准确的、有针对性的健康指导，在患病前期实施适当的健康干预（未病先防），或者及时控制疾病的发展演变（既病防变），或者防止疾病的复发或产生后遗症（已变防渐），是慢病防治的重要手段。本章主要介绍绝经后骨质疏松症及绝经后骨质疏松性骨折的风险评估方法研究。

第一节　骨质疏松症风险评估模型简介

一、筛检工具

骨质疏松症是多因素疾病，且不同患者易感性不同，因此对个体进行骨质疏松症风险评估能为尽早采取合适的防治措施提供帮助。临床上评估骨质疏松症风险的方法较多，较为常见的两种敏感性较高又操作方便的简易评估方法，可作为初筛工具：

（一）国际骨质疏松症基金会（IOF）骨质疏松症风险一分钟测试题

1. 您是否曾经因为轻微的碰撞或者跌倒就会伤到自己的骨骼？
2. 您的父母有没有过轻微碰撞或跌倒就发生髋部骨折的情况？
3. 您经常连续 3 个月以上服用"可的松、强的松"等激素类药品吗？
4. 您身高是否比年轻时降低了（超过 3cm）？
5. 您经常大量饮酒吗？
6. 您每天吸烟超过 20 支吗？
7. 您经常患腹泻吗？（由于消化道疾病或者肠炎而引起）
8. 女士回答：您是否在 45 岁之前就绝经了？
9. 女士回答：您是否曾经有过连续 12 个月以上没有月经（除了怀孕期间）？
10. 男士回答：您是否患有阳痿或者缺乏性欲这些症状？
只要其中有一题回答结果为"是"，即为阳性。

（二）亚洲人骨质疏松自我筛查工具（osteoporosis self-assessment tool for Asians，OSTA）

此工具基于亚洲 8 个国家和地区绝经后妇女的研究，收集多项骨质疏松危险因素并进行 BMD 测定，从中筛选出 11 个与 BMD 具有显著相关的风险因素，再经多变量回归模型分析，得出最能体现敏感度和特异度的 2 项简易筛查指标，即年龄和体重。

OSTA 指数计算方法是：[体重（kg）- 年龄] × 0.2，当 OSTA 指数 > -1 时，风险疾病为"低"；当 OSTA 指数 -1~-4 时，风险疾病为"中"；当 OSTA 指数 <-4 时，风险疾病为"高"。

二、预测工具

（一）FRAX®

WHO 推荐的 FRAX® 可用于计算 10 年发生髋部骨折及任何重要的 OF 发生概率。FRAX® 可以通过以下网址获得：http://shef.ac.uk/FRAX/。

该工具的计算参数包括股骨颈 BMD 和临床危险因素。在没有股骨颈 BMD 时可以由全髋部 BMD 取代。然而，在这种计算方法中，不建议使用非髋部部位的 BMD。在没有 BMD 测定条件时，FRAX® 也提供了仅用体重指数（BMI）和临床危险因素进行评估的计算方法。

由于我国目前还缺乏系统的药物经济学研究，所以尚无中国依据 FRAX® 结果计算的治疗阈值。临床上可参考其他国家的资料，如美国指南中提到 FRAX® 工具计算出髋部骨折概率 ≥ 3% 或任何重要的 OF 发生概率 ≥ 20% 时，视为 OF 高危患者，而欧洲一些国家的治疗阈值髋部骨折概率 ≥ 5%。我们在应用中可以根据个人情况酌情决定。

不适用人群：临床上已诊断为骨质疏松症的患者，即 BMD（T 值）低于 -2.5，或已发生了脆性骨折，应及时治疗，不必再用 FRAX® 评估。

适用人群：没有发生过骨折又有低骨量的人群（-1 > T 值 > -2.5），因临床难以做出治疗决策，使用 FRAX® 工具，可以方便快捷地计算出每位个体发生骨折的绝对风险，为制定治疗策略提供依据。适用人群为 40~90 岁（男女不限），<40 岁和 > 90 岁的个体可分别按 40 岁或 90 岁计算。

（二）Garvan 骨折风险评估工具

Garvan 骨折风险评估工具（the garvan fracture risk calculators，GFRC）是由澳大利亚国际健康医学研究委员会基于 2216 例调查人群为期 15 年的随访数据，通过 Cox 比例风险模型的方法，建立骨折风险评估模型，进而开发出骨折风险评估工具。

该工具可以计算出 5 年及 10 年发生 PMOP 骨折的概率，适用于年龄在 60 岁以上的女性，其计算参数包括 BMD 和危险因素，在没有 BMD 测量的情况下，该工具提供了运用体重和临床危险因素进行评估的计算方法。临床危险因素主要包括年龄、50 岁以后是否发生骨折及骨折次数（0 次、1 次、2 次、> 2 次）、近 12 个月是否出现跌倒及跌倒次数（0 次、1 次、2 次、> 2 次）等。

（三）FRACTURE Index

FRACTURE Index 是由美国 Black 等通过对 7782 例 65 岁以上的妇女进行 BMD 检测和基线风险评估的基础上，并进行 5 年的跟踪调查研究，收集相关数据，运用多因素 logistic

回归的方法建立的骨折风险评估模型。该模型可用于评估 5 年 PMOP 骨折的发生风险。该模型纳入的危险因素包括年龄、50 岁后骨折史、母亲 50 岁后骨折史、体重、吸烟、站立时是否需要手扶座椅等。该模型在有 BMD 测量的情况下其 AUC（area under the receiver operating characteristic curve）值为 0.766，无 BMD 测量的情况下其 AUC 值为 0.714，提示有较好的预测准确性。

（四）Q Fracture®–2012 算法

Q Fracture®–2012 算法是由 Julia Hippisley-Cox 通过对英格兰和威尔士 118，3663 名女性和 117，4232 名男性，年龄在 30~85 岁人群进行调查之后，主要针对两项结局指标进行计算，即 OF 以及全科医师记录中的髋部骨折事件率。

（五）病证结合风险预测工具

西医辨病与中医辨证论治相结合，是目前中医药界及中西医结合界最为普遍应用的临床诊疗模式。现代危险因素（如长期吸烟、过量饮酒）、西医理化检查、明确诊断的疾病（如高血压、糖尿病）等可归为西医"病"的范畴，中医证候、证候要素、症状、四诊信息等可归为中医"证"的范畴。《中国居民营养与慢性病状况报告（2015 年）》明确提出防治结合、中西医并重的慢病防治体系，广泛开展健康宣传教育，积极推进中医"治未病"健康工程。鉴于此，在中医"治未病"理论的指导下，通过恰当的风险预测模型对疾病尤其是慢病的危险人群进行风险评估，预测未来几年内患慢病的危险程度、发展趋势及相关的危险因素，也是慢病管理的基础和核心环节。

国内外研究多选择疾病的影响因素如年龄、性别、病情严重程度、吸烟、饮酒等进行分析，但疾病的发生、发展常常通过症状来传递信息，中医学理论体系之一即是辨证论治，辨析症状以归纳不同的证候特征，目前在疾病风险预测模型中缺乏中医证候学和症状学等方面的内容。国内学者通过开展社区骨质疏松症的随访研究工作，已经证明将西医危险因素与中医证候特征相结合，能更加精确地识别危险因素和症状暴露后疾病发生、预后的危险度，实现早期监测、早期预警，对于提高公众防治慢病意识具有直接的促进作用。健康风险预测工具能将影响慢病的危险因素及人群的证候特征进行数理化提取及分析，可作为客观的评价方法指导临床实践。病证结合构建慢病风险预测模型的研究思路首先是以疾病发生或疾病终点指标作为目标结局变量，其次确定并采集与目标结局相关的关键信息，然后运用数理方法筛选中、西医危险因素构建风险预测模型，最后评价风险预测模型的预测性能。常用的数学模型包括：Logistic 回归模型、Cox 比例风险模型、人工神经网络、决策树模型、Markov 模型、随机森林等。

第二节　绝经后骨质疏松症风险评估

如果能够在骨质疏松高危人群筛检工具研究的基础上，建立基于马尔科夫模型，以下简称 Markov 模型且融合症状的社区 PMOP 高危人群骨量状态转移早期风险评估模型，运用早期风险评估模型可以有效地对社区 PMOP 高危人群骨量状态转移进行风险评估和监测，为干预社区 PMOP 高危人群提供科学的理论依据。Markov 模型，在分析疾病不同状态间的转移概率以及这些转移概率如何随着协变量变化等方面具有一定的优势。

一、临床信息的采集与风险评估模型选择

（一）研究设计方法

采用注册登记式调查研究设计。

（二）调查人群

遵循本调查研究的设计方案，分别在北京市和上海市社区医疗服务中心，筛选 PMOP 高危人群，开展连续 3 年的注册登记调查研究。

1. 人群筛选标准

（1）纳入标准：①女性；②年龄 40~65 岁；③意识清楚，可用言辞表达，有阅读能力，与调查人员沟通无障碍者；④经调查人员说明研究目的后，本人愿意接受问卷调查和 BMD 检测，并在"卷首页"签名同意者。

（2）排除标准：①药物或其他疾病（如糖尿病、化脓性脊髓炎、肾炎、甲亢等）引起的继发性骨质疏松症；②有恶性肿瘤、痛风、类风湿关节炎等疾病，影响症状判断者；③精神障碍、认知障碍者。

（3）剔除标准：①受访者不符合纳入标准而误纳入者；②对于问卷缺失超过 5% 的数据，且存在重要的无法溯源的资料（如受访者当时的症状、体征等），则视为不合格受访者，电话随访分析原因，并详细记录。

2. PMOP 诊断标准 WHO 推荐的诊断标准，BMD 检测 T 值为骨质疏松定性诊断标准，取 BMD 检测报告单中腰椎 L1~L4、股骨颈、股骨全区 3 个部位的最小 T 值，T 值 > –1SD 为骨量正常，–1SD~–2.5SD 为骨量减少，<–2.5SD 以上为骨质疏松。根据骨质疏松症疾病发展过程及 BMD 定性诊断标准，假定骨质疏松症的疾病进展是一个"骨量正常→骨量减少→骨质疏松"的三状态渐进不可逆性的过程。

（三）问卷设计

在前期设计的《原发性骨质疏松症中医证候调查问卷》基础上，结合问卷信度、效度分析和中医证候分析结果，根据量表学和临床流行病学方法，结合骨质疏松症专家的临床经验，以及反复专家论证，基于《中医内科常见病诊疗指南：西医疾病部分》的中医证候辨证内容，在中医理论的指导下，增加了"躯体症状"条目，及生活习惯、发病相关因素等领域内容，制定了《社区 40~65 岁妇女骨质疏松危险因素及证候调查问卷》（以下简称"问卷"）。

问卷包括一般信息、生活习惯、发病相关因素、躯体状况、临床体征五个领域的内容，共 65 个条目，为封闭式设计，围绕骨质疏松症的危险因素和中医证候等相关问题，遵循筛检问卷设计的一般原则和方法，条目选项采用五级分类法（没有、偶尔有、时有时无、经常有、总是有），部分不易量化的症状条目则采用两级分类法（无、有）。

（四）调查研究实施

1. 调查方式和时间 采取现场调查的方式，分别于 2009 年、2010 年和 2011 年，培训并派出医护人员对北京市和上海市社区凡符合筛选标准的 PMOP 高危人群进行连续 3 年的问卷调查，并指导受访者到医院进行 BMD 检测。

2. 调查质量控制 为保证研究资料的准确性、完整性、真实性和可靠性，本研究制定了随访调查各个环节的标准操作规程。调查前，对随访调查员进行调查技巧、医学知识

等统一培训，规范随访调查程序。调查过程中，调查员对受访者填写过程中存在的疑问进行答疑，并指导受访者规范地填写相应的信息。最终以受访者自填和调查员辅助填写为准。问卷填写完毕后，经两位专业人员核查填写内容完整、清晰后，方可视为合格问卷予以回收。

采用 DXA 检测 BMD，为避免不同操作者引起的操作差异，BMD 检测均分别由同一名医师操作，并在检测前对仪器进行参数校正，符合质控要求再进行 BMD 检测。将检测的 BMD 报告单附在对应的问卷后面。

数据如有更改，必须详细注明更改原因，签字并注明日期。调查员详细记录受访者的姓名、住址、联系方式等基本资料，以备信息核实和回访。

3. 数据录入和核查　在录入数据前对问卷进行逐一人工核查，对不符合纳入标准的问卷予以剔除。对存在缺失数据的问卷处理方法是：①若缺失数据为可以追踪的（如年龄、身高等），应对受访者进行回访调查，追踪原始数据直至问卷合格为止；②调查问卷缺失数据为无法溯源的资料（如受访者当时的症状、体征等），同时缺失数据大于全部数据 5% 的，则视为不合格问卷，予以剔除。这些质控措施确保了问卷数据的真实、可靠。应用自行开发的"骨质疏松症健康管理系统"网络数据采集平台，将合格的问卷进行独立双录入、双核查后，进行两次录入数据的一致性检验，对两次数据录入不一致之处，在核对原始问卷后进行修正，数据库对所有数据的修改和操作均保存痕迹。

（五）统计分析方法

所有的统计分析检验均采用双侧假设检验，假设检验显著性水平取 $\alpha=0.05$，即 P 值小于或等于 0.05 即被认为检验的差别有统计学意义。主要采用 Markov 模型建构方法，构建 PMOP 风险预测模型。数据的描述性分析采用 SAS 9.2 软件包实现，Markov 模型的拟合以及转移强度和转移概率的计算采用 R3.0.1 软件的 msm 程序包（Version 1.2）完成。

二、影响因素的筛选与 Markov 模型建立

（一）调查情况

2009 年 3 月—2011 年 11 月，在北京市和上海市共获得 1021 例连续 3 年完整的 PMOP 高危人群危险因素和症状相关信息及相应的 BMD 检测资料。其中，北京市 424 例，占 41.53%；上海市 597 例，占 58.47%。

在分析 1021 例连续 3 年调查人群以及不同骨量状态转移人群特征的基础上，运用单因素 Markov 模型筛选出影响 PMOP 高危人群骨量状态转移的重要因素，并运用多因素 Markov 模型建构 PMOP 高危人群骨量状态转移风险评估模型。

（二）调查人群特征分析

按照前述 BMD 定性诊断标准对筛查时的 1021 例 PMOP 高危人群 BMD 检测结果进行定性判断。其中，骨量正常人群 468 例（占 45.84%），骨量减少人群 416 例（占 40.74%），骨质疏松人群 137 例（占 13.42%）。

（三）不同骨量状态转移人群特征分析

2009—2011 年间，2009 年诊断为骨量正常的人群在调查期间骨量转移为骨量减少的有 80 人，2009 年诊断为骨量减少的人群在调查期间骨量转移为骨质疏松的有 43 人。

（四）PMOP 骨量状态转移理论模型的构建和初始转移强度的估计

1. PMOP 骨量状态转移理论模型的构建　PMOP 是一种慢性、多发性疾病，骨量下降呈渐进性发展的特点，具有不可逆转性。根据临床专业知识，进行 PMOP 高危人群骨量状态转移理论模型的假定。假定在 PMOP 发生发展进程中，从当前状态到下一个状态的转移仅取决于当前的状态，而不受之前各状态的影响，即符合 Markov 链"无后效性"的特征，因此可以选用 Markov 模型来描述 PMOP 高危人群骨量状态的转移进程。

假设在骨量正常的 PMOP 高危人群向骨质疏松发展的进程中，骨量正常、骨量减少和骨质疏松 3 个状态呈渐进不可逆性，骨质疏松为吸收态，且在观测的各个时间段内状态间的转移强度保持恒定。考虑到本次研究的危险因素、症状相关信息调查及 BMD 检测是在离散时间（以 1 年为时间间隔，连续 3 年）进行，PMOP 高危人群在 2 年的时间间隔内未出现"骨量正常→骨质疏松"的转移。故该模型共有 2 种转移情况："骨量正常→骨量减少"和"骨量减少→骨质疏松"，可以构造一个时间离散、状态离散的三状态齐性 Markov 模型，理论模型结构示意见图 9-1，图中的每个椭圆代表一个疾病状态，箭头表示疾病状态可能的转移方向。

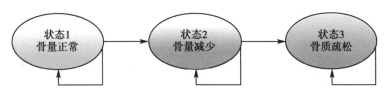

图 9-1　PMOP 高危人群骨量状态转移理论模型图

根据转移强度矩阵各行之和等于 0，及对角线的转移强度等于该行中其他转移强度之和的相反数，该模型的转移强度矩阵 Q 如下，共有 2 个待估计的转移强度：q_{12} 和 q_{23}。

$$Q=\begin{pmatrix} -q_{12} & q_{12} & 0 \\ 0 & -q_{23} & q_{23} \\ 0 & 0 & 1 \end{pmatrix}$$ （矩阵 9-1）

2. 模型初始转移强度的估计假设　PMOP 高危人群在骨量正常向骨质疏松发展的进程中，骨量正常、骨量减少和骨质疏松 3 个状态呈渐进不可逆性。考虑到 PMOP 高危人群在 2 年的时间间隔内未出现"骨量正常→骨质疏松"的直接转移，根据人群的骨量状态转移情况，并结合临床经验，设定模型中"骨量正常→骨量减少"和"骨量减少→骨质疏松"的初始转移强度均为 0.20，模型的初始转移强度矩阵设置如下：

$$Q=\begin{pmatrix} 0.80 & 0.20 & 0 \\ 0 & 0.80 & 0.20 \\ 0 & 0 & 1 \end{pmatrix}$$ （矩阵 9-2）

3. PMOP 高危人群骨量状态转移的高危因素　单因素 Markov 模型筛选。

（1）影响骨量状态转移的危险因素筛选：对可能影响 PMOP 高危人群发生骨量状态转移的危险因素，运用单因素 Markov 模型方法进行筛选。结果显示：年龄、身高变矮、绝经、绝经年限和骨折史对"骨量正常→骨量减少"转移的影响有统计学意义（$P<0.05$）；年龄、新鲜蔬菜膳食和绝经年限对"骨量减少→骨质疏松"转移的影响有统计学意义

（$P<0.05$）。具体结果见表 9-1。

表 9-1　不同骨量状态转移人群危险因素的单因素 Markov 模型分析表

危险因素	骨量正常→骨量减少			骨量减少→骨质疏松		
	β	HR（95%CI）	P	β	HR（95%CI）	P
年龄（岁）	0.062	1.064（1.020，1.109）	0.004*	0.068	1.070（1.096，1.128）	0.000*
BMI	−0.045	0.956（0.892，1.025）	0.210	−0.042	0.959（0.866，1.063）	0.427
身高变矮	0.527	1.694（1.092，2.626）	0.019*	0.127	1.135（0.624，2.064）	0.678
饮食						
大米、面条	0.207	1.23（0.299，5.064）	0.775	1.907	6.733（0.008，5783.111）	0.580
奶制品	0.084	1.088（0.687，1.722）	0.720	−0.400	0.671（0.367，1.224）	0.193
豆制品	−0.334	0.716（0.441，1.163）	0.177	−0.153	0.858（0.423，1.741）	0.671
肉类	0.440	1.553（0.800，3.015）	0.193	−0.185	0.831（0.427，1.619）	0.587
鱼类	0.179	1.196（0.647，2.209）	0.568	−0.183	0.832（0.427，1.623）	0.590
新鲜蔬菜	−0.324	0.723（0.333，1.571）	0.413	−0.990	0.372（0.156，0.883）	0.025*
蛋类	0.502	1.652（0.911，2.993）	0.098	−0.256	0.774（0.390，1.536）	0.464
海藻类	0.247	1.280（0.819，2.003）	0.279	−0.216	0.806（0.397，1.635）	0.550
动物肝脏	−0.224	0.799（0.348，1.835）	0.597	−0.200	0.819（0.295，2.277）	0.702
茶类	0.249	1.282（0.827，1.988）	0.266	0.230	1.259（0.692，2.291）	0.451
咖啡	0.157	1.17（0.633，2.163）	0.617	0.594	1.812（0.807，4.067）	0.150
软饮料	0.767	2.154（0.936，4.956）	0.071	0.462	1.587（0.484，5.203）	0.446
白开水	0.326	1.385（0.733，2.618）	0.315	0.007	1.007（0.467，2.172）	0.986
体育锻炼						
是否体育锻炼	0.065	1.067（0.624，1.823）	0.813	0.285	1.33（0.563，3.143）	0.515
散步	−0.075	0.928（0.596，1.443）	0.739	0.591	1.805（0.942，3.460）	0.075
健身操	0.054	1.055（0.544，2.047）	0.874	−1.735	0.176（0.025，1.269）	0.085
跳舞	0.417	1.518（0.782，2.945）	0.218	−0.914	0.401（0.097，1.648）	0.205
慢跑	−0.855	0.425（0.155，1.169）	0.097	−0.002	0.998（0.309，3.222）	0.998
登楼梯	0.190	1.209（0.604，2.420）	0.591	−0.189	0.827（0.259，2.643）	0.749
爬山	0.378	1.460（0.349，6.109）	0.605	0.946	2.574（0.916，7.234）	0.073
太极拳	−0.223	0.800（0.348，1.836）	0.598	0.741	2.098（0.971，4.534）	0.060

续表

危险因素	骨量正常→骨量减少			骨量减少→骨质疏松		
	β	HR（95%CI）	P	β	HR（95%CI）	P
打球	−0.665	0.514（0.127，2.086）	0.352	0.306	1.358（0.327，5.644）	0.673
游泳	−0.265	0.767（0.188，3.134）	0.712	−0.383	0.682（0.096，4.857）	0.702
骑车	0.062	1.064（0.576，1.967）	0.843	−0.754	0.470（0.169，1.307）	0.148
负重	1.248	3.483（0.482，25.186）	0.216	1.284	3.610（0.495，26.342）	0.206
日光照射时间						
0.5h 以下	−	1	−	−	1	−
0.5~1h	−0.425	0.654（0.381，1.121）	0.122	−0.309	0.734（0.349，1.543）	0.415
1~2h	−0.485	0.615（0.342，1.107）	0.105	−0.527	0.590（0.252，1.381）	0.224
2h 以上	−0.231	0.794（0.360，1.749）	0.567	−0.154	0.857（0.326，2.255）	0.755
是否绝经	0.568	1.765（1.054，2.953）	0.031*	1.189	3.284（0.811，13.296）	0.096
绝经年限	0.058	1.060（1.016，1.105）	0.007*	0.063	1.065（1.005，1.128）	0.033*
怀孕次数						
0 次	−	1	−	−	1	−
1 次	−0.933	0.393（0.090，1.716）	0.214	−0.455	0.634（0.140，2.873）	0.555
2 次	−0.424	0.655（0.153，2.794）	0.567	−0.308	0.735（0.168，3.211）	0.682
3 次及以上	−0.411	0.663（0.152，2.902）	0.586	−0.353	0.703（0.154，3.214）	0.649
生产次数						
0 次	−	1	−	−	1	−
1 次	−0.290	0.748（0.184，3.051）	0.686	−0.279	0.757（0.176，3.258）	0.708
2 次	−0.001	0.999（0.222，4.502）	0.999	0.110	1.116（0.241，5.174）	0.888
3 次及以上	0.546	1.726（0.156，19.068）	0.656	−2.282	0.102（0.230，4.337）	0.563
子宫或卵巢手术	−0.193	0.824（0.379，1.790）	0.625	−0.206	0.814（0.293，2.263）	0.693
骨折史	0.553	1.738（1.028，2.939）	0.039*	−0.346	0.708（0.299，1.677）	0.432
服用药物	−0.303	0.738（0.415，1.315）	0.303	0.361	1.434（0.773，2.662）	0.253

注：*P<0.05。

（2）影响骨量状态转移的症状和体征筛选：对可能影响 PMOP 高危人群发生骨量状态转移的中医症状和体征，运用单因素 Markov 模型方法进行筛选。结果显示：畏寒、便溏、腰膝酸软、耳鸣、下肢困重、脱发、齿摇、多梦易惊、下肢骨痛和遇寒痛甚对"骨量正常→骨量减少"转移的影响有统计学意义（$P<0.05$）；手足烦热和下肢骨痛对"骨量减少→骨质疏松"转移的影响有统计学意义（$P<0.05$）。具体结果见表 9-2。

表 9-2　不同骨量状态转移人群症状和体征的单因素 Markov 模型分析表

症状和体征	骨量正常→骨量减少			骨量减少→骨质疏松		
	β	HR（95%CI）	P	β	HR（95%CI）	P
恶热	0.123	1.131（0.953, 1.342）	0.159	0.085	1.089（0.871, 1.361）	0.456
畏寒	0.509	1.663（1.070, 2.584）	0.024*	0.194	1.214（0.666, 2.216）	0.527
便溏	0.540	1.717（1.005, 2.932）	0.048*	0.274	1.315（0.630, 2.744）	0.466
腰膝酸软	0.195	1.216（1.011, 1.462）	0.038*	0.109	1.115（0.882, 1.411）	0.362
气短	0.179	1.196（0.727, 1.969）	0.480	0.138	1.148（0.578, 2.283）	0.693
头晕	0.281	1.325（0.840, 2.090）	0.226	0.339	1.404（0.750, 2.629）	0.289
耳鸣	0.217	1.242（1.032, 1.495）	0.022*	0.005	1.005（0.767, 1.317）	0.970
手足烦热	−0.199	0.819（0.422, 1.589）	0.555	0.832	2.298（1.215, 4.349）	0.011*
盗汗	0.129	1.137（0.657, 1.967）	0.646	−0.026	0.974（0.436, 2.180）	0.950
便秘	−0.245	0.783（0.439, 1.395）	0.406	0.164	1.178（0.579, 2.395）	0.651
腿软	0.207	1.230（0.758, 1.996）	0.402	−0.260	0.771（0.380, 1.565）	0.472
下肢困重	0.512	1.669（1.058, 2.633）	0.028*	−0.162	0.850（0.429, 1.686）	0.642
乏力	0.132	1.141（0.731, 1.781）	0.562	−0.052	0.949（0.512, 1.761）	0.868
目眩	0.419	1.521（0.784, 2.949）	0.215	0.649	1.914（0.849, 4.314）	0.117
视物模糊	0.335	1.398（0.883, 2.214）	0.153	0.214	1.238（0.668, 2.298）	0.498
目睛干涩	0.394	1.482（0.913, 2.406）	0.111	0.029	1.030（0.529, 2.006）	0.931
脱发	0.704	2.021（1.303, 3.134）	0.002*	0.413	1.512（0.831, 2.749）	0.176
齿摇	0.495	1.64（1.027, 2.619）	0.038*	−0.020	0.980（0.494, 1.944）	0.954
口苦	0.263	1.300（0.761, 2.223）	0.337	−0.003	0.997（0.478, 2.080）	0.994
健忘	0.350	1.420（0.914, 2.206）	0.119	0.409	1.506（0.821, 2.760）	0.186
易怒	0.155	1.168（0.740, 1.843）	0.504	0.554	1.74（0.956, 3.169）	0.070
纳呆	0.208	1.231（0.771, 1.966）	0.384	0.121	1.129（0.603, 2.114）	0.704

续表

症状和体征	骨量正常→骨量减少			骨量减少→骨质疏松		
	β	HR（95%CI）	P	β	HR（95%CI）	P
午后潮热	0.453	1.573（0.683，3.625）	0.287	0.678	1.969（0.826，4.694）	0.126
失眠	0.118	1.125（0.689，1.839）	0.637	0.248	1.281（0.676，2.427）	0.448
多梦易惊	0.602	1.826（1.148，2.902）	0.011*	0.294	1.341（0.699，2.572）	0.377
腹胀	0.301	1.351（0.732，2.493）	0.336	0.241	1.273（0.609，2.660）	0.521
胸胁苦满	0.392	1.480（0.715，3.064）	0.291	0.458	1.581（0.703，3.555）	0.268
小便清长	0.405	1.499（0.939，2.393）	0.090	−0.084	0.920（0.454，1.865）	0.817
尿频	0.268	1.307（0.788，2.168）	0.300	−0.450	0.638（0.251，1.621）	0.345
夜尿	0.235	1.265（0.756，2.118）	0.371	0.044	1.045（0.544，2.005）	0.896
完谷不化	0.481	1.617（0.778，3.360）	0.198	−0.171	0.843（0.263，2.700）	0.773
五更泄	−3.284	0.037（0.237，5.593）	0.561	−3.275	0.038（0.238，9.108）	0.561
下肢转筋	0.306	1.358（0.819，2.253）	0.236	0.046	1.047（0.515，2.127）	0.900
身痛	0.247	1.281（0.778，2.108）	0.331	0.437	1.549（0.808，2.970）	0.188
腰痛	0.317	1.373（0.885，2.129）	0.157	0.324	1.382（0.760，2.514）	0.289
背痛	0.296	1.345（0.828，2.183）	0.231	0.333	1.396（0.745，2.614）	0.297
足跟痛	0.265	1.304（0.732，2.322）	0.367	0.223	1.249（0.555，2.811）	0.590
下肢骨痛	0.522	1.685（1.097，2.521）	0.014*	0.636	1.890（1.219，2.790）	0.003*
遇寒痛甚	0.618	1.855（1.190，2.890）	0.006*	0.103	1.108（0.609，2.015）	0.737
驼背	0.496	1.641（0.600，4.487）	0.334	0.126	1.134（0.350，3.674）	0.834

注：*$P<0.05$。

4. PMOP 高危人群早期风险评估模型的建构　由于年龄和绝经年限在对 PMOP 高危人群骨量状态转移的影响上是本质相同的，从临床角度考虑，绝经年限的影响更直接，因此在进行多因素 Markov 模型拟合时，未将"年龄"变量纳入。在上述单因素 Markov 模型筛选出来可能影响"骨量正常→骨量减少"和"骨量减少→骨质疏松"转移的危险因素（新鲜蔬菜膳食、身高变矮、是否绝经、绝经年限和骨折史）和症状（畏寒、便溏、腰膝酸软、耳鸣、手足烦热、下肢困重、脱发、齿摇、多梦易惊、下肢骨痛和遇寒痛甚）的基础上，将二者有机地相结合，运用多因素 Markov 模型构建风险评估模型。

按照 $\alpha=0.05$ 的检验水准，将上述单因素分析显示对骨量状态转移有统计学意义的"危险因素""症状"等相关协变量，采用似然比检验决定各因素是否引入或剔除，进行多因素分析。

分别以"危险因素""症状"和"危险因素＋症状"的相关协变量构建多因素 Markov

模型。具体的模型拟合过程见表9-3。

表9-3　多因素Markov模型拟合过程分析表

模型	−2lnL	G	P
初始模型（无协变量）	900.057	−	−
"危险因素"相关协变量	880.575	19.482	0.003
"症状"相关协变量	879.167	20.890	0.002
"危险因素+症状"相关协变量	862.901	37.157	<0.001

模型拟合过程显示：分别把"危险因素""症状"和"危险因素+症状"的相关协变量纳入多因素Markov模型，模型均具有统计学意义（$P<0.05$）。多因素Markov模型的具体拟合结果如下：

（1）基于危险因素的PMOP高危人群多因素Markov模型：考虑基于单因素分析筛选出来的新鲜蔬菜膳食、身高变矮、是否绝经、绝经年限和骨折史等危险因素构建模型，模型拟合结果显示：绝经年限、身高变矮和新鲜蔬菜膳食等危险因素对PMOP高危人群骨量状态转移的影响具有统计学意义（$P<0.05$）。其中，绝经年限和身高变矮对"骨量正常→骨量减少"转移的影响有统计学意义（$P<0.05$）；绝经年限和新鲜蔬菜膳食对"骨量减少→骨质疏松"转移的影响有统计学意义（$P<0.05$）。结果见表9-4。

表9-4　基于危险因素的PMOP高危人群多因素Markov模型分析表

危险因素	骨量正常→骨量减少			骨量减少→骨质疏松		
	β	HR（95%CI）	P	β	HR（95%CI）	P
绝经年限（年）	0.054	1.055（1.011，1.101）	0.013*	0.059	1.061（1.001，1.125）	0.048*
身高变矮	0.449	1.566（1.005，2.440）	0.047*	0.046	1.048（0.573，1.917）	0.880
新鲜蔬菜膳食	−0.382	0.683（0.312，1.492）	0.339	−0.934	0.393（0.165，0.935）	0.035*

注：*$P<0.05$。

对于尚处于"骨量正常"状态的PMOP高危人群而言，绝经年限每增加1年，其转变为"骨量减少"状态的风险增高5.5%（$HR=1.055$，$P=0.013$）；在身高变矮的情况下，其转变为"骨量减少"状态的风险增高56.6%（$HR=1.566$，$P=0.047$）；在日常进食新鲜蔬菜的情况下，其转变为"骨量减少"状态的风险降低32.7%（$HR=0.683$，$P=0.339$）。

对于尚处于"骨量减少"状态的PMOP高危人群而言，绝经年限每增加1年，其转变为"骨质疏松"状态的风险增高6.1%（$HR=1.061$，$P=0.048$）；在身高变矮的情况下，其转变为"骨质疏松"状态的风险增高4.8%（$HR=1.048$，$P=0.880$）；在日常进食新鲜蔬菜的情况下，其转变为"骨质疏松"状态的风险降低60.7%（$HR=0.393$，$P=0.035$）。

（2）基于症状的PMOP高危人群多因素Markov模型：考虑基于单因素分析筛选出来的畏寒、便溏、腰膝酸软、耳鸣、手足烦热、下肢困重、脱发、齿摇、多梦易惊、下肢骨

痛和遇寒痛甚等症状构建模型，模型拟合结果显示：腰膝酸软、脱发和下肢骨痛等症状对
PMOP 高危人群骨量状态转移的影响具有统计学意义（*P*<0.05）。其中，腰膝酸软、脱发和
下肢骨痛对"骨量正常→骨量减少"转移的影响有统计学意义（*P*<0.05）；下肢骨痛对"骨
量减少→骨质疏松"转移的影响有统计学意义（*P*<0.05）。结果见表 9-5。

表 9-5　基于症状的 PMOP 高危人群多因素 Markov 模型分析表

症状	骨量正常→骨量减少			骨量减少→骨质疏松		
	β	*HR*（95%CI）	*P*	β	*HR*（95%CI）	*P*
腰膝酸软	0.449	1.566（1.042，2.414）	0.036*	0.186	1.205（0.788，1.959）	0.422
脱发	0.606	1.833（1.162，2.890）	0.009*	0.397	1.487（0.801，2.761）	0.209
下肢骨痛	0.337	1.400（1.187，2.242）	0.038*	0.491	1.634（1.292，2.481）	0.003*

注：*P<0.05。

对于尚处于"骨量正常"状态的 PMOP 高危人群而言，有"腰膝酸软"症状时，其转
变为"骨量减少"状态的风险增高 56.6%（*HR*=1.566，*P*=0.036）；有"脱发"症状时，其
转变为"骨量减少"状态的风险增高 83.3%（*HR*=1.833，*P*=0.009）；有"下肢骨痛"症状
时，其转变为"骨量减少"状态的风险增高 40.0%（*HR*=1.400，*P*=0.038）。

对于尚处于"骨量减少"状态的 PMOP 高危人群而言，有"腰膝酸软"症状时，其转
变为"骨质疏松"状态的风险增高 20.5%（*HR*=1.205，*P*=0.422）；有"脱发"症状时，其
转变为"骨质疏松"状态的风险增高 48.7%（*HR*=1.487，*P*=0.223）；有"下肢骨痛"症状
时，其转变为"骨质疏松"状态的风险增高 63.4%（*HR*=1.634，*P*=0.036）。

（3）基于危险因素和症状的 PMOP 高危人群多因素 Markov 模型：考虑基于单因素
分析筛选出来的新鲜蔬菜膳食、身高变矮、是否绝经、绝经年限和骨折史等危险因素和
畏寒、便溏、腰膝酸软、耳鸣、手足烦热、下肢困重、脱发、齿摇、多梦易惊、下肢骨
痛和遇寒痛甚等症状相结合构建模型，模型拟合结果显示：绝经年限、身高变矮、新鲜
蔬菜膳食、腰膝酸软、脱发和下肢骨痛等危险因素和症状对 PMOP 高危人群骨量状态转
移的影响具有统计学意义（*P*<0.05）。其中，绝经年限、身高变矮、腰膝酸软、脱发和下
肢骨痛对"骨量正常→骨量减少"转移的影响有统计学意义（*P*<0.05）；绝经年限、新鲜
蔬菜膳食和下肢骨痛对"骨量减少→骨质疏松"转移的影响有统计学意义（*P*<0.05）。结
果见表 9-6。

表 9-6　基于危险因素和症状 PMOP 高危人群多因素 Markov 模型分析表

危险因素和症状	骨量正常→骨量减少			骨量减少→骨质疏松		
	β	*HR*（95%CI）	*P*	β	*HR*（95%CI）	*P*
绝经年限	0.049	1.050（1.007，1.095）	0.023*	0.060	1.062（1.002，1.125）	0.042*
身高变矮	0.387	1.472（1.037，2.114）	0.033*	0.036	1.036（0.565，1.899）	0.908
新鲜蔬菜膳食	-0.337	0.714（0.324，1.573）	0.403	-0.822	0.440（0.185，0.847）	0.034*

危险因素和症状	骨量正常→骨量减少			骨量减少→骨质疏松		
	β	HR（95%CI）	P	β	HR（95%CI）	P
腰膝酸软	0.432	1.540（1.163，2.319）	0.014*	0.353	1.423（0.758，2.674）	0.272
脱发	0.517	1.677（1.056，2.663）	0.028*	0.421	1.524（0.812，2.859）	0.189
下肢骨痛	0.360	1.433（1.093，2.101）	0.031*	0.423	1.526（1.187，2.472）	0.024*

注：*$P<0.05$。

对于尚处于"骨量正常"状态的 PMOP 高危人群而言，绝经年限每增加 1 年，其转变为"骨量减少"状态的风险增高 5.0%（$HR=1.050$，$P=0.023$）；在身高变矮的情况下，其转变为"骨量减少"状态的风险增高 47.2%（$HR=1.472$，$P=0.033$）；在日常进食新鲜蔬菜的情况下，其转变为"骨量减少"状态的风险降低 28.6%（$HR=0.714$，$P=0.403$）；有"腰膝酸软"症状时，其转变为"骨量减少"状态的风险增高 54.0%（$HR=1.540$，$P=0.014$）；有"脱发"症状时，其转变为"骨量减少"状态的风险增高 67.7%（$HR=1.677$，$P=0.028$）；有"下肢骨痛"症状时，其转变为"骨量减少"状态的风险增高 43.3%（$HR=1.433$，$P=0.031$）。

对于尚处于"骨量减少"状态的 PMOP 高危人群而言，绝经年限每增加 1 年，其转变为"骨质疏松"状态的风险增高 6.2%（$HR=1.062$，$P=0.042$）；在身高变矮的情况下，其转变为"骨质疏松"状态的风险增高 3.6%（$HR=1.036$，$P=0.908$）；在日常进食新鲜蔬菜的情况下，其转变为"骨质疏松"状态的风险降低 56.0%（$HR=0.440$，$P=0.034$）；有"腰膝酸软"症状时，其转变为"骨质疏松"状态的风险增高 42.3%（$HR=1.423$，$P=0.272$）；有"脱发"症状时，其转变为"骨质疏松"状态的风险增高 52.4%（$HR=1.524$，$P=0.189$）；有"下肢骨痛"症状时，其转变为"骨质疏松"状态的风险降低 52.6%（$HR=1.526$，$P=0.024$）。

5. PMOP 早期风险评估模型拟合效果的比较和评价

（1）模型拟合效果的比较：运用似然比检验（LRT）对上面三个多因素 Markov 模型进行两两比较。

1）"危险因素"Markov 模型与"症状"Markov 模型的比较：结果显示，$G=10.338$，df=2，$P<0.001$。P 值小于 0.05，表明"症状"Markov 模型比"危险因素"Markov 模型的拟合效果更好。

2）"危险因素"Markov 模型与"危险因素 + 症状"Markov 模型的比较：结果显示，$G=17.675$，df=6，$P=0.007$。P 值小于 0.05，表明"危险因素 + 症状"Markov 模型比"危险因素"Markov 模型的拟合效果更好。

3）"症状"Markov 模型与"危险因素 + 症状"Markov 模型的比较：结果显示，$G=16.227$，df=6，$P=0.012$。P 值小于 0.05，表明"危险因素 + 症状"Markov 模型比"症状"Markov 模型的拟合效果更好。

上述比较分析表明，在三个多因素 Markov 模型中，"危险因素 + 症状"Markov 模型的拟合效果最好。因此，本研究最终选择将危险因素和症状相结合，进而构建 PMOP 高危人群骨量状态转移的多因素 Markov 模型。

（2）模型拟合效果评价：分别运用频数法和图示法对基于危险因素和症状的 PMOP 高危人群骨量状态转移的多因素 Markov 模型的拟合效果进行评价。

1）频数法：运用 Markov 模型对 2010 年和 2011 年的三类人群的例数进行预测，并与实际观察到的三类人群的例数进行对比。详见表 9-7。

表 9-7 实际观测和模型预测的骨量状态比较分析表

时点	状态（观测 / 预测）		
	骨量正常 N（%）	骨量减少 N（%）	骨质疏松 N（%）
2009 年	502（49.17）/502.00（49.17）	401（39.28）/401.00（39.28）	118（11.56）/118.00（11.56）
2010 年	502（49.17）/455.75（44.64）	401（39.28）/428.47（41.97）	118（11.56）/136.78（13.40）
2011 年	422（41.33）/413.36（40.49）	438（42.90）/449.49（44.02）	161（15.77）/158.16（15.49）

由表 9-7 可见，在 2010 年，模型预测的骨量正常人群例数略低于实际观察到的例数，而模型预测的骨量减少和骨质疏松人群例数均略高于实际观察到的例数；在 2011 年，模型预测的骨量正常人群例数略低于实际观察到的例数，而模型预测的骨量减少人群例数略高于实际观察到的例数；模型预测的骨质疏松人群例数非常接近于实际观察到的例数，表明模型的预测准确性较好。

2）图示法：运用 R 软件 msm 程序包（Version 1.2）自带的 plot 功能绘图，直观地展示模型的拟合效果，见图 9-2。图中，横坐标为观测的时间，纵坐标为频数，蓝色实线代表每个状态实际观测频数百分比变化，红色虚线代表每个状态模型预测频数百分比变化。通过观测两条线的吻合程度，可以直观地对模型的拟合优度进行判断。本研究时间间隔为 1 年，得到 3 年调查资料，两条线在骨量正常人群中略有偏离，在骨量减少人群中开始部分基本重合，之后逐渐略有偏离，在骨质疏松人群中基本重合。总体来讲，模型拟合效果较好。

综合频数法和图示法的评价结果，可以认为模型拟合效果较好。

6. PMOP 高危人群生存曲线　将吸收态（状态 3，骨质疏松）作为生存时间的终点，状态 1（骨量正常）、状态 2（骨量减少）分别作为起点，可绘制出两条生存曲线，图 9-3 为 3 年内所对应生存曲线，横轴为时间，纵轴为期望生存率，红色实线和蓝色虚线分别对应骨量正常人群和骨量减少人群的生存曲线。

图 9-3 显示骨量减少人群的生存率下降较平缓，3 年后下降到 85%，骨量正常人群生存率的下降极其缓慢，3 年后维持在 98% 左右。提示 PMOP 的发生和发展过程较慢，如果对于尚处于"骨量正常"或"骨量减少"状态的 PMOP 高危人群而言，及早采取预防性干预措施，可以延缓发展为骨质疏松的进程，提高人群的生存率。

7. PMOP 早期风险评估模型转移强度和转移概率的估计

（1）转移强度估计：转移强度可描述疾病状态间的瞬时转移危险，即在 t 时刻前处于状态 i 的个体，将在很短的时间区间内转移到状态 j 的概率。基于危险因素和症状的 PMOP 高危人群骨量状态转移的多因素 Markov 模型，PMOP 高危人群各状态间的转移强度见表 9-8。

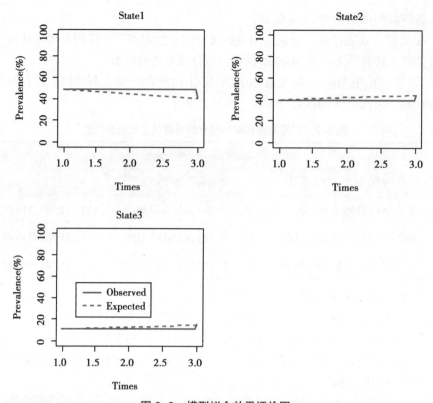

图 9-2 模型拟合效果评价图

注：图中，state1 代表骨量正常；state2 代表骨量减少；state3 代表骨质疏松。

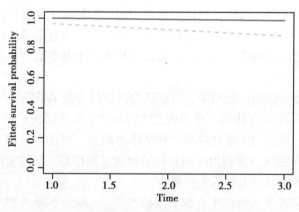

图 9-3 PMOP 高危人群生存曲线图（3 年）

表 9-8 转移强度矩阵表

初始状态	终末状态		
	骨量正常	骨量减少	骨质疏松
骨量正常	−0.083（−0.106，−0.064）	0.083（0.064，0.106）	0
骨量减少	0	−0.042（−0.060，−0.029）	0.042（0.029，0.060）
骨质疏松	0	0	0

　　由表 9-8 可见：发生"骨量正常→骨量减少"的强度（0.083）大概是"骨量减少→骨质疏松"强度（0.042）的 2 倍。

　　（2）转移概率估计：转移概率是指在时刻 s 处在状态 i 的个体，将在后来的时刻 t 处在状态 j 的可能性。就基于危险因素和症状的 PMOP 高危人群骨量状态转移的多因素 Markov 模型而言，在开展人群调查的 3 年时间内，PMOP 高危人群各状态间的转移概率见表 9-9。

表 9-9　转移概率矩阵表

时点 *	初始状态	终末状态		
		骨量正常	骨量减少	骨质疏松
时刻 0~1	骨量正常	0.921 (0.902, 0.938)	0.080 (0.062, 0.099)	0
	骨量减少	0	0.959 (0.941, 0.971)	0.041 (0.029, 0.059)
	骨质疏松	0	0	1 (1, 1)
时刻 1~2	骨量正常	0.921 (0.900, 0.939)	0.080 (0.062, 0.099)	0
	骨量减少	0	0.959 (0.942, 0.971)	0.041 (0.029, 0.058)
	骨质疏松	0	0	1 (1, 1)
时刻 0~2	骨量正常	0.848 (0.806, 0.878)	0.152 (0.121, 0.197)	0
	骨量减少	0	0.920 (0.888, 0.943)	0.080 (0.057, 0.112)
	骨质疏松	0	0	1 (1, 1)

＊注：时刻 0 代表 2009 年，时刻 1 代表 2010 年，时刻 2 代表 2011 年。

　　由表 9-9 可见，2009 年调查时"骨量正常"的人群，在 2010 年转移为"骨量减少"的概率为 0.080，在 2011 年转移为"骨量减少"的概率为 0.152；2009 年调查时骨量减少的人群，在 2010 年转移为"骨质疏松"的概率为 0.041，在 2011 年转移为"骨质疏松"的概率为 0.080。

　　8. PMOP 高危个体的骨量状态转移风险的评估　根据不同个体的特征估计其疾病状态的转移风险是 Markov 模型分析中的重要关注点。在基于危险因素和症状的 PMOP 高危人群骨量状态转移的多因素 Markov 模型的基础上，可以获得不同 PMOP 高危个体的骨量状态转移风险的评估模型公式。

　　在评估模型公式中，$q_{rs}^{(0)}$ 是由状态 r 转移到状态 s 的初始转移强度；$z(t)$ 表示每个个体的协变量向量，这里表示新鲜蔬菜膳食、身高变矮、绝经年限、腰膝酸软、脱发和下肢骨痛等 6 个协变量组成的向量；β 是由状态 r 转移到状态 s 对应协变量的回归系数；T 是给定状态 r 时的时间，这里 $t=0$ 表示 2009 年，$t=1$ 表示 2010 年，$t=2$ 表示 2011 年；r，$s=1$，2，3，表示转移状态。

　　（1）"骨量正常→骨量减少"转移风险的评估：根据表 9-6 中各相关变量的参数估计值，"骨量正常→骨量减少"转移风险的评估模型公式为：

$$q_{12}=q_{12}^{(0)}\exp(0.049 \times 绝经年限 +0.387 \times 身高变矮 -0.337 \times 新鲜蔬菜膳食 +0.432 \times$$
$$腰膝酸软 +0.527 \times 脱发 +0.360 \times 下肢骨痛) \quad\quad （公式 9-1）$$

式中，$q_{12}^{(0)}$ 为"骨量正常→骨量减少"的基线转移强度，即 0.083。

（2）"骨量减少→骨质疏松"转移风险的评估：根据表 9-6 中各相关变量的参数估计值，"骨量正常→骨量减少"转移风险的评估模型公式为：

$$q_{23}=q_{23}^{(0)} \exp（0.060 \times 绝经年限 +0.036 \times 身高变矮 -0.822 \times 新鲜蔬菜膳食 +0.353 \times$$
$$腰膝酸软 +0.421 \times 脱发 +0.423 \times 下肢骨痛） \hspace{2cm} （公式 9-2）$$

式中，$q_{23}^{(0)}$ 为"骨量减少→骨质疏松"的基线转移强度，即 0.042。

三、风险评估模型的临床应用与评价

（一）研究结论

1. PMOP 早期风险评估模型提示身高变矮、绝经年限、腰膝酸软、脱发和下肢骨痛等危险因素和症状在 PMOP 高危人群的骨量状态转移过程中具有重要的预警作用；日常进食新鲜蔬菜可在一定程度上降低 PMOP 高危人群发生骨量状态转移的风险。

2. 本研究初步证实了 PMOP 高危人群骨量状态转移前功能性症状（如腰膝酸软、下肢骨痛等）的发生通常早于病理性改变发生的研究假说，提示症状和危险因素相结合，可以较早地预测 PMOP 高危人群发生骨量减少的风险，从而有助于社区 PMOP 高危人群早期筛查和预警。

3. 本研究亦展示了 Markov 模型在慢病早期风险评估中具有的方法学优势，为慢性多发性疾病早期预防提供了方法学参考。

（二）研究分析

1. 影响 PMOP 高危人群骨量状态转移的危险因素

（1）绝经对 PMOP 高危人群骨量状态转移的影响：国内外大量研究已经证实，绝经是 PMOP 发生的主要危险因素。研究表明绝经年龄较早的人群具有较高的发生骨质疏松的风险。有人认为绝经年龄是骨质疏松发生的决定性因素之一，绝经年限与 PMOP 的发生呈正相关。前期研究亦表明，是否绝经和绝经年限是判别骨质疏松发生风险的重要指标。正常女性在 30~35 岁达到骨峰值，随后 BMD 开始下降；在绝经前的一段时期里，BMD 的下降呈平缓和渐进趋势；绝经后 BMD 的下降速度加快，而且绝经年限与 BMD 呈负相关。原因在于绝经妇女卵巢功能衰竭，体内雌激素水平下降，导致抑制骨吸收的作用减弱，同时 OC 活性增强，OB 活性降低，引发成骨与破骨之间动态平衡的破坏，造成骨量的丢失。

中医理论认为，肾主骨生髓，骨骼的正常代谢功能有赖于肾精的充养，肾精亏虚则骨骼失养，以致"骨枯髓减"。有研究认为"骨枯"相当于骨组织显微结构退化改变，骨脆性增加；"髓减"相当于包括骨基质和骨矿物质等的下降。女性在中年后期，肾中精气逐渐亏虚以致经水断绝，可以说绝经是女性肾中精气亏虚的正常生理标志。PMOP 发生的根本原因和核心病机在于肾精亏虚。

PMOP 早期风险评估模型表明，随着绝经年限的增加，PMOP 高危人群发生"骨量正常→骨量减少""骨量减少→骨质疏松"的风险在逐渐增大。就绝经年限对骨量状态转移的影响而言，在"骨量正常→骨量减少"人群中的 HR 值为 1.050，在"骨量减少→骨质疏松"人群中的 HR 值为 1.062，提示绝经年限对"骨量减少→骨质疏松"和对"骨量正常→骨量减少"的影响程度比较接近。

骨质疏松可疑的单核苷酸多态性位点（single nucleotide polymorphisms，SNPs），如ESR1（rs1038304、rs4870044、rs6929137），MHC（rs3130340），LRP4（rs2306033）和锯齿状1（rs2273061）可能单独或交互地影响自然绝经的年龄，从基因水平解释了绝经与骨质疏松发生的相关性。

（2）身高变矮对PMOP高危人群骨量状态转移的影响：本研究重点关注的是PMOP高危人群发生骨量状态转移的高危因素，PMOP早期风险评估模型提示身高变矮的人群可能有发生骨量状态转移的风险（HR值分别为1.472和1.036），而且身高变矮对"骨量正常→骨量减少"的影响程度更显著。

在既往研究中，为了更准确地判别和预测骨质疏松的发生，研究人员往往用BMI这一综合性指标来代替体重和身高。研究表明低体重指数是促使骨质疏松发病率增加的重要因素。女性的BMI大约在25~30kg/m^{2}时，经年龄调整的股骨骨质疏松OR值为0.34（95%CI：0.21~0.55），BMI在30~35 kg/m^{2}范围内时，OR值为0.21（95%CI：0.11~0.39），证实了高体重指数对老年人群股骨颈BMD的保护作用。国内的调查研究也表明，低体重指数是中老年人骨质疏松症发病的危险因素。但是，在本研究3年的调查时间内，人群的BMI未见发生明显的变化，BMI变化对PMOP高危人群发生骨量状态转移的影响不显著，因此未能纳入PMOP早期风险评估模型。

（3）新鲜蔬菜膳食对PMOP高危人群骨量状态转移的影响：良好营养状况和充足的食用蛋白质、钙、维生素D、水果和蔬菜对骨骼健康有积极的影响，而高热量的饮食和大量饮酒与骨量下降和较高的骨折发生风险相关。低脂肪、富钙的平衡膳食有助于改善具有骨量减少和骨质疏松指征人群的预后。深色蔬菜的摄入可减少PMOP发生风险，多吃芥兰类蔬菜可以预防绝经期妇女骨质疏松的发生。新鲜蔬菜（尤其是绿叶蔬菜）中钙的含量较丰富，日常进食新鲜蔬菜可以增加钙的摄入量。绿叶蔬菜中镁的含量也较高，镁是多种酶的催化剂，参与骨矿盐的形成，有助于预防骨质疏松。绿叶蔬菜中维生素C的含量丰富，可促进骨基质、骨胶原的合成，有利于钙的吸收和帮助骨骼中钙的沉积。PMOP早期风险评估模型揭示了新鲜蔬菜膳食与PMOP高危人群骨量状态转移二者之间的负相关性（HR值分别为0.714和0.440），可以认为新鲜蔬菜膳食具有一定的降低PMOP高危人群发生"骨量正常→骨量减少"和"骨量减少→骨质疏松"转移风险的作用，应鼓励PMOP高危人群增加对新鲜蔬菜的摄入量。

2. 影响PMOP高危人群骨量状态转移的重要症状　　PMOP早期风险评估模型显示腰膝酸软、脱发和下肢疼痛三个症状均与PMOP高危人群发生"骨量正常→骨量减少""骨量减少→骨质疏松"转移风险呈正相关。腰膝酸软和脱发对PMOP高危人群发生"骨量正常→骨量减少"转移的影响（"腰膝酸软"HR=1.540，P=0.014；"脱发"HR=1.677，P=0.028）要显著大于对"骨量减少→骨质疏松"转移的影响（"腰膝酸软"HR=1.423，P=0.272；"脱发"HR=1.524，P=0.189）。这提示腰膝酸软和脱发症状在PMOP高危人群骨量下降的早期具有较好的预警作用。下肢疼痛症状对PMOP高危人群发生"骨量减少→骨质疏松"转移的影响（HR=1.526，P=0.024）要大于对"骨量正常→骨量减少"转移的影响（HR=1.433，P=0.031）。研究表明，随着骨量的逐渐下降，下肢疼痛症状呈逐渐加重趋势，下肢疼痛症状的出现或加重，均提示骨量下降乃至发生状态转移的风险。下肢疼痛症状是PMOP早期风险评估的重要指标之一。

本研究表明，腰膝酸软、脱发和下肢疼痛等症状对 PMOP 高危人群发生骨量状态转移具有重要的预警作用。从临床角度讲，腰膝酸软是骨质疏松肾虚证的主要症状。中医理论认为，肾主骨生髓，只有肾精充足，骨髓生化有源，骨骼得养，才能坚固有力。若肾精不足，骨髓生化乏源，不能荣养骨骼，便会出现腰膝酸软症状。脱发是肾精不足的具体表现，"发为血之余"，肝主血，肝血充足，可以滋养头发。"精血同源"，若肾精不足，致肝血不足，头发失养，可见脱发症状。下肢疼痛是 PMOP 血瘀证的主要临床症状。肾中精气不足，日久阳气亏虚，气的推动和温煦功能减退，致使血行不畅，日久成瘀，瘀阻经络，不通则痛，可见下肢疼痛症状。

疼痛、驼背和骨折是骨质疏松症的常见症状和体征。在问卷调查的人群中，驼背体征在"骨量正常→骨量减少"人群中的发生率（5%）高于"骨量正常→骨量正常"人群（2.84%）；在"骨量减少→骨质疏松"人群中的发生率（6.98%）亦略高于"骨量减少→骨量减少"人群（6.15%）。高危因素筛选结果表明，驼背的出现对 PMOP 高危人群发生骨量状态转移有一定的影响（HR 值分别为 1.641 和 1.134），但是其影响没有显著的统计学意义（P 值均大于 0.05）。骨折史在"骨量正常→骨量减少"人群中的发生率（22.50%）高于"骨量正常→骨量正常"人群（12.32%）；在"骨量减少→骨质疏松"人群中的发生率（11.63%）低于"骨量减少→骨量减少"人群（17.32%）。高危因素筛选结果表明，骨折史对 PMOP 高危人群发生"骨量正常→骨量减少"状态转移有一定的影响（HR=1.738，P=0.039）。由于驼背和骨折史在人群中出现的比例均较低，所以最终未能纳入 PMOP 早期风险评估模型。

身痛、腰痛、背痛和足跟痛等症状在"骨量正常→骨量减少"人群中的发生率高于"骨量正常→骨量正常"人群；在"骨量减少→骨质疏松"人群中的发生率亦高于"骨量减少→骨量减少"人群。高危因素筛选结果表明，这些不同部位的疼痛症状对 PMOP 高危人群发生骨量状态转移有一定的影响（HR 值均大于 1），但是其影响没有显著的统计学意义（P 值均大于 0.05），因此这些症状最终未能纳入 PMOP 早期风险评估模型。

3. Markov 模型方法应用相关讨论

（1）Markov 模型的方法学优势：虽然传统的 Logistic 回归模型可以用于研究疾病不同状态影响因素的分析，但通常把疾病状态看做独立的结局变量，以某个时点的人群特征（如基线资料）为协变量拟合模型，即运用截面数据拟合模型，模型的判别功能优于预测功能，无法拟合随着时间推移人群特征变化对疾病状态转移的影响，Logistic 回归模型亦不能提供疾病状态间的转移强度和转移概率的估计。Cox 比例风险模型拟合时可以同时考虑疾病结局和患者的生存时间，但其只能用于分析单个终点事件的资料，而不能用来分析具有多个终点事件的资料，也不能处理同时具有左删失和右删失的数据。

Markov 模型适用于流行病学上的纵向资料处理，可以较好地拟合随着时间推移人群特征变化对疾病状态转移的影响。在数据收集方面，不需要有精确的连续时间随访资料，只需观测疾病各状态间的转移情况及转移时各协变量的取值情况；在疾病状态转移概率矩阵中可以给出由一种状态向其他状态转移的概率值，并根据不同个体的特征估计其疾病状态的转移风险概率，因此模型的预测准确度较高。Markov 模型还可以分析各状态间转移的影响因素以及影响程度，故 Markov 模型在动态地评价疾病进展等方面具有很大的优势。

（2）选用 Markov 模型时的方法学考虑：根据观测时间和状态是否连续，Markov 模型可以划分为：时间连续、状态连续；时间离散、状态离散；时间离散、状态连续；时间连续、状态离散 4 种类型。根据转移概率是否随时间变化，又可分为齐性 Markov 模型和非齐性 Markov 模型。齐性 Markov 模型的特征是所有时间上的转移强度是固定不变的；而非齐性 Markov 模型的特征是状态间的转移概率是随着时间变化的。Markov 模型的形式多样，研究者可根据具体研究的实际需要灵活选择，以获得较满意的模型拟合和临床解释。

PMOP 是一种慢性多发性疾病，骨量下降呈渐进性发展的特点，具有不可逆转性。根据临床专业知识，认为在 PMOP 疾病发展的进程中，从当前状态到下一个状态的转移仅取决于当前的状态，而不受之前各状态的影响，即符合 Markov 链"无后效性"的特征；考虑到本次研究的危险因素、症状相关信息调查及 BMD 检测是在离散时间（以 1 年为时间间隔，连续 3 年）进行，故构造一个时间离散、状态离散的三状态齐性 Markov 模型，来分析 PMOP 高危人群的骨量状态转移进程。

4. 症状对 PMOP 早期风险评估的影响　近年来，国内学者也开发出相关 PMOP 风险评估模型。由于没有充分考虑症状相关内容对 PMOP 早期风险评估的重要影响，因此在较早地预测 PMOP 的发病风险方面尚存在一定的不足。中医学认为，在 PMOP 高危人群出现骨骼病理性改变之前，往往会出现功能性的改变，如腰膝酸软、下肢骨痛等症状的出现。在本研究中，将影响 PMOP 高危人群骨量状态转移的重要危险因素和症状有机地相结合，即在现有 PMOP 风险评估模型中融入症状内容，结果也表明症状有助于较早地预测 PMOP 发病的风险，有助于 PMOP 高危人群的早期预警，使 PMOP 早期风险评估模型纳入中医特色内容，符合中医临床实际应用。

第三节　绝经后骨质疏松症骨折风险评估

骨质疏松性骨折又称脆性骨折，是中老年女性年骨质疏松症患者最具破坏性的临床结局。在我国 50 岁以上人群总骨折患病率为 26.6%，其中女性的患病率高达 28.5%，绝大部分是由于骨量减少而引发的脆性骨折。如何针对绝经及处于围绝经期前后女性的相关因素进行评估，较早的预测脆性骨折发生的风险，对防止脆性骨折的发生大有裨益。本研究采用注册登记式研究方法，连续 3 年在北京市东城区及上海市徐汇区登记 40~65 岁女性骨质疏松症高危人群的危险因素及症状信息，力图将现代医学公认的影响脆性骨折发生的危险因素与症状相结合，研制出脆性骨折的早期风险预测工具。

一、临床信息的采集与风险评估模型的选择

影响因素与目标结局信息的采集方法见本章第二节。本节主要介绍统计分析方法。

（一）统计分析方法

所有的统计分析检验均采用双侧假设检验，假设检验显著性水平取 α=0.05，即 P 值取小于或等于 0.05，将被认为检验的差别有统计学意义。

本研究希望找到对发生 PMOP 骨折时间有显著影响的相关因素（危险因素、症状），所以以发生骨折的时间及数据是否存在删失作为因变量，以研究所涉及的相关因素（危险因素、症状）作为协变量。由于本研究涉及的协变量数目较多，必须先通过 Cox 单因素分析并筛选有统计学意义的协变量，在此基础上再进行 Cox 多因素分析，进而构建 Cox 比例风险回归模型。

运用 ROC 曲线评价预测工具的判别准确度，AUC 来评价预测模型的预测性能。

（二）统计分析软件

运用 SPSS 19.0 软件对随访人群 t 检验、卡方检验，R 3.0.2 软件 survival 软件包，利用 Cox 比例风险模型的方法学进行危险因素及症状的筛选与分析。

二、影响因素的筛选与 Cox 比例风险评估模型的建立

（一）调查完成情况

本研究于 2009 年 3—8 月，在上海、北京两地共收集到 1823 名符合纳入标准人群的调查信息，其中北京市东城区有 821 名，上海市徐汇区有 1001 名。截止到 2011 年 11 月底，共跟踪到 1498 名与脆性骨折相关的调查信息，应答率为 82.17%。其中北京市东城区跟踪到 697 名与脆性骨折相关的调查信息，应答率为 84.90%；上海市徐汇区跟踪到 801 例与绝经后骨质疏松性工作相关的调查信息，应答率为 80.02%。

（二）两地发生脆性骨折人群的分布

截止到 2011 年 11 月底，跟踪到 1498 例人群中，其中 52 例发生了脆性骨折。北京市东城区有 24 例发生了脆性骨折，脆性骨折的发生率为 2.923%；上海市徐汇区有 28 例发生了脆性骨折，脆性骨折的发生率 2.797%。发生脆性的患者中因扭伤而致骨折的有 12 例，因跌倒而致骨折的有 40 例；骨折的部位主要分布：桡骨远端的骨折 14 例，股骨上端 7 例，胸腰椎椎体 6 例，踝关节 25 例。

（三）PMOP 骨折影响的 Cox 单因素分析

以发生 PMOP 骨折的时间为结局变量，以一般特征、生活习惯、危险因素、症状和 BMD 检测等相关因素为协变量，拟合 Cox 回归模型。取假设检验水准均 $\alpha=0.05$，即 $P \leqslant 0.05$ 将被认为所作检验变量的差异存在统计意义。

1. 一般特征相关因素的 Cox 单因素分析　分析结果见表 9-10。

表 9-10　一般特征相关因素的 Cox 单因素分析

一般特征	β	$S\bar{X}$	RR	95%CI	P-value
平均年龄	0.080	0.027	1.083	（1.028，1.141）	0.003[**]
年龄分布					
≤ 55			1		
56~60	0.436	0.342	1.546	（0.792，3.02）	0.202
61~65	1.170	0.330	3.222	（1.688，6.151）	0.000[**]
身高	0.028	0.028	1.029	（0.974，1.086）	0.309

续表

一般特征	β	$S\bar{X}$	RR	95%CI	P-value
是否自觉变矮	−0.135	0.283	0.874	(0.502, 1.521)	0.634
体重	0.013	0.016	1.013	(0.982, 1.045)	0.423
体重指数	0.008	0.044	1.008	(0.925, 1.1)	0.853
平均初次月经年龄	−0.031	0.077	0.969	(0.834, 1.127)	0.684

注：*$P<0.05$，**$P<0.01$

由表 9-10 可知，经单因素 Cox 分析，影响骨折的一般特征相关因素中，显著的协变量为平均年龄（$RR=1.076$，$P=0.007$），年龄在 61~65 岁之间的相对危险度显著高于年龄在 55 岁以下的危险度（$RR=2.887$，$P=0.002$）

2. 生活习惯相关因素的 Cox 单因素分析　分析结果见表 9-11。

表 9-11　生活习惯相关因素的 Cox 单因素分析

生活习惯	β	$S\bar{X}$	RR	95%CI	P-value
大米、面条	0.200	1.010	1.221	(0.169, 8.835)	0.843
奶及奶制品	0.073	0.292	1.076	(0.608, 1.906)	0.801
豆制品	−0.608	0.296	0.545	(0.305, 0.972)	0.040*
肉类	−0.658	0.292	0.518	(0.293, 0.917)	0.024*
鱼类	−0.297	0.313	0.743	(0.403, 1.371)	0.342
新鲜蔬菜	−0.223	0.520	0.800	(0.288, 2.218)	0.668
蛋类	−0.423	0.301	0.655	(0.363, 1.18)	0.159
海藻类	0.216	0.292	1.241	(0.701, 2.197)	0.460
动物肝脏	−0.084	0.283	0.920	(0.529, 1.601)	0.768
茶类	−1.043	0.721	0.353	(0.086, 1.449)	0.148
咖啡	0.200	1.010	1.221	(0.169, 8.835)	0.843
是否进行体育锻炼	−0.074	0.320	0.929	(0.496, 1.741)	0.818
光照时间					
<0.5h			1		
0.5~1h	0.291	0.372	1.338	(0.645, 2.776)	0.434
1.0~2h	0.135	0.410	1.144	(0.513, 2.554)	0.742
≥2h	0.371	0.484	1.449	(0.562, 3.739)	0.443

由表 9-11 可知，经单因素 Cox 分析，影响骨折危险因素中，显著的协变量有：豆制品（$RR=0.545$，$P=0.040$）、肉类（$RR=0.518$，$P=0.024$）。其相应的回归参数 β 为负值，且 RR 值小于 1，提示豆制品及肉类饮食是 PMOP 骨折的保护因素。

3. 危险因素的 Cox 单因素分析　分析结果见表 9-12。

表 9-12　危险因素的 Cox 单因素分析

危险因素	β	$S\bar{X}$	RR	95%CI	P-value
是否绝经	1.698	0.595	5.462	(1.702, 17.523)	0.004**
平均绝经年限	0.058	0.023	1.060	(1.014, 1.109)	0.010**
绝经年限分层					
未绝经			1		
绝经年限 ≤ 10 年	1.587	0.602	4.890	(1.504, 15.899)	0.008**
绝经年限 > 10 年	2.044	0.636	7.720	(2.218, 26.863)	0.001**
怀孕次数					
≤ 1 次			1		
2 次	−0.541	0.753	0.582	(0.133, 2.546)	0.472
3 次	−0.440	0.745	0.644	(0.150, 2.777)	0.555
≥ 4 次	−0.016	0.748	0.984	(0.227, 4.261)	0.983
生产次数					
≤ 2 次			1		
≥ 3 次	1.770	0.595	5.870	(1.828, 18.850)	0.003**
是否子宫或卵巢摘除手术	−0.308	0.521	0.735	(0.265, 2.038)	0.554
是否有骨折史	−0.170	0.367	0.844	(0.412, 1.732)	0.644

注：*$P<0.05$，**$P<0.01$

由表 9-12 可知，经单因素 Cox 分析，影响骨折危险因素中，显著的协变量有：是否绝经（$RR=5.462$，$P=0.004$）、平均绝经年限（$RR=1.060$，$P=0.010$）、生产次数 ≥ 3 次（$RR=5.870$，$P=0.003$）。其相应的回归参数 β 大于 0，且 RR 值大于 1，提示为 PMOP 骨折致病的危险因素。

4. 症状的 Cox 单因素分析　在发生 PMOP 骨折的人群中，出现频次 >15% 的症状有：恶热、畏寒、腰膝酸软、气短、头晕、耳鸣、手足烦热、腿软、下肢困重、乏力、目眩、视物模糊、目睛干涩、脱发、齿摇、健忘、易怒、纳呆、失眠、多梦易惊、夜尿频多、下肢拘挛、腰痛、背痛、遇寒痛甚等 25 个症状，以 2 年发生 PMOP 骨折的时间为结局变量，进行 Cox 单因素分析，发生骨折的症状如表 9-13 所示：

表 9-13　症状的 Cox 单因素分析

症状	β	$S\bar{X}$	RR	95%CI	P-value
恶热	−0.755	0.320	0.470	（0.251，0.881）	0.019*
畏寒	0.174	0.281	1.190	（0.686，2.063）	0.536
腰膝酸软	0.093	0.278	1.098	（0.636，1.894）	0.737
气短	0.301	0.306	1.352	（0.742，2.463）	0.325
头晕	0.108	0.301	1.114	（0.618，2.007）	0.720
耳鸣	0.290	0.320	1.337	（0.714，2.505）	0.365
手足烦热	0.465	0.320	1.591	（0.849，2.981）	0.147
腿软	0.186	0.306	1.205	（0.661，2.195）	0.543
下肢困重	0.363	0.292	1.437	（0.812，2.545）	0.213
乏力	0.262	0.279	1.300	（0.752，2.247）	0.348
目眩	1.111	0.320	3.037	（1.621，5.689）	0.001**
视物模糊	−0.015	0.306	0.986	（0.541，1.796）	0.962
目睛干涩	0.238	0.306	1.269	（0.697，2.313）	0.436
脱发	0.250	0.283	1.284	（0.738，2.234）	0.377
齿摇	0.215	0.306	1.240	（0.68，2.259）	0.483
健忘	0.221	0.278	1.247	（0.724，2.148）	0.427
易怒	0.222	0.285	1.248	（0.714，2.182）	0.437
纳呆	0.422	0.281	1.526	（0.88，2.645）	0.133
失眠	−0.165	0.329	0.848	（0.445，1.616）	0.615
多梦易惊	0.347	0.306	1.415	（0.777，2.578）	0.257
夜尿频多	−0.040	0.320	0.961	（0.513，1.800）	0.900
下肢拘挛	0.839	0.285	2.315	（1.324，4.047）	0.003**
腰痛	0.393	0.277	1.482	（0.86，2.552）	0.156
背痛	0.268	0.301	1.307	（0.725，2.356）	0.373
遇寒痛甚	0.193	0.313	1.213	（0.657，2.238）	0.538

注：*P<0.05，**P<0.01

由表 9-13 可知，经单因素 Cox 分析，影响 PMOP 骨折的症状中，显著的协变量有恶热（RR=0.470，P=0.019），目眩（RR=3.037，P=0.001），下肢拘挛（RR=2.315，P=0.003）。

5. BMD 诊断的 Cox 单因素分析　分析结果见表 9-14。

表 9-14　单因素 Cox 比例风险回归模型危险因素的筛选

BMD 诊断	β	$S\bar{X}$	RR	95%CI	P-value
骨量正常			1		
骨量减少	0.866	0.328	2.376	（1.251，4.516）	0.008
骨质疏松	1.030	0.415	2.801	（1.243，6.313）	0.013

注：*P<0.05，**P<0.01

由表 9-14 可知，经单因素 Cox 分析，影响骨折 BMD 检测指标中，显著的协变量有：BMD 诊断为骨量减少（RR=2.346，P=0.010）及 BMD 诊断为骨质疏松（RR=2.611，P=0.025）。

综上所述：在假设检验显著性水平取 α=0.05 情况下，经 Cox 单因素分析，取回归系数大于 0，且 RR 值大于 1 的协变量进入 Cox 多因素分析。最终纳入的协变量有年龄、是否绝经以及绝经年限、生产次数、目眩、下肢拘挛、BMD 值 6 个因素。

（四）PMOP 骨折的 Cox 比例风险评估模型

以发生 PMOP 骨折的时间为结局变量，将 BMD 值、年龄、绝经年限、生产次数、目眩、下肢拘挛 6 个因素，采用 Cox 比例风险回归模型对上述危险因素与 PMOP 骨折发病危险的关系进行多因素分析，结果如表 9-15 所示：

表 9-15　PMOP 骨折事件的 Cox 比例风险回归模型

因素	β	$S\bar{X}$	RR	95%CI	P-value
BMD 诊断					
骨量正常			1		
骨量减少	0.576	0.336	1.779	（0.921，3.437）	0.086
骨质疏松	0.452	0.436	1.572	（0.668，3.697）	0.300
年龄					
≤ 55			1		
56~60	0.043	0.360	1.058	（0.473，1.939）	0.905
61~65	0.522	0.418	1.685	（0.743，3.821）	0.212
绝经年限					
未绝经					
绝经年限 ≤ 10 年	1.203	0.630	3.257	（1.122，13.261）	0.032*
绝经年限 > 10 年	1.350	0.730	3.834	（0.916，16.042）	0.066
生产次数					
≤ 2 次			1		
≥ 3 次	1.130	0.625	3.096	（0.91，10.534）	0.070

续表

因素	β	$S\bar{X}$	RR	95%CI	P-value
目眩					
无目眩			1		
有目眩	0.976	0.347	2.655	（1.345，5.241）	0.005*
下肢拘挛					
无下肢拘挛			1		
有下肢拘挛	0.405	0.314	1.500	（0.811，2.773）	0.196

注：RR 值为 Cox 多因素分析，$RR=1$ 为参照组。*$P<0.05$

采用 Cox 比例风险回归模型对上述因素与 PMOP 骨折发病的关系进行分析，表 9–15 结果显示：上述危险因素对 PMOP 骨折发病的作用方向一致，即随着危险因素水平的升高，发病的相对危险度均增加。但是不同的危险因素对 PMOP 骨折发病危险的作用强度有所差别，如绝经年限 > 10 年女性相对于未绝经的女性，其 PMOP 骨折的发病风险增加 3.834 倍。有下肢拘挛症状的女性相对于没有下肢拘挛症状的女性其 PMOP 骨折的发病风险增加 1.5 倍。Cox 多因素筛选的因素中，绝经、目眩等 2 个因素的偏回归系数有显著的统计学差异外，其他危险因素及危险因素的不同水平与 PMOP 骨折的发病危险的偏回归系数无显著的统计学差异（$P > 0.05$）。

经计算，模型 AUC 值为 0.750（0.684~0.815），说明该模型的预测效果较好，有较强的预测性能。

（五）PMOP 骨折风险预测工具的构建

根据多因素 Cox 比例风险回归模型中各危险因素处于不同水平时所对应的相对危险度（relative risk，RR），制定出一套不同因素水平 PMOP 骨折的评分系统，如表 9–16 所示（第一步）。在这里需要说明的是：大量的研究已经证实，年龄越大、BMD 值越小，其发生 PMOP 骨折的风险就越大，本研究鉴于样本量的问题，在 BMD 的 T 值取 ≤ −2.5 时即 RR 值小于 BMD 的 T 值取 −1~−2.5 情况，因此在预测工具构建时候，针对其回归系数进行了相应的调整。与此同时，计算出在相应评分下，各种组合因素的所有危险因素评分的总和对应 PMOP 骨折绝对危险，同时定义发生 PMOP 骨折的平均绝对风险取值为 0~1% 为极低危险度；取值 1%~5% 为低危险度；取值 5%~15% 为中度危险度；取值大于 15% 为高危险度。最终建立的 PMOP 骨折预测工具如表 9–16 所示。

现举例说明：一名年龄 58 岁的女性，绝经 6 年，孕育了 2 个孩子，BMD 诊断为骨量减少，有目眩的症状，平常经常有下肢拘挛的情况。评估各步骤如下：第一步：BMD 诊断为骨量减少 =2 分；年龄 58 岁 =1 分；绝经 6 年 =3 分；孕育 2 个孩子 =0 分；有目眩 =3 分，下肢拘挛 =2 分，总分 =11 分。第二步查表，11 分对应的平均绝对危险度为 6.038%，判为中危险度。

为了更加方便临床试验，我们又在上述基础上开发完成了 PMOP 骨折的危险评估图（如图 9–4 所示），其使用方法更加简单，只要在图上找到患者各种危险因素水平所对应的位置，根据该位置表示的颜色即可判定患者 2 年左右发生 PMOP 骨折的绝对危险在哪一个等级。如图 9–4 所示，图上对应的位置为浅黄色，说明该患者 2 年左右发生 PMOP 骨折的绝对危险为中危险度。

表9-16　PMOP骨折危险度评估表

第一步：

因素		评分
BMD诊断		
	骨量正常	0
	骨量减少	2
	骨质疏松	3
年龄		
	≤ 55	0
	55~60	1
	61~65	2
绝经年限		
	未绝经	0
	≤ 10年	3
	> 10年	4
生产次数		
	≤ 2次	0
	≥ 3次	3
目眩		
	否	0
	是	3
下肢拘挛		
	否	0
	是	2
总分		

第二步：

总分	发生OF的平均绝对风险（%）	风险等级
0	0.205	极低危险度
1	0.308	极低危险度
2	0.340	极低危险度
3	0.490	极低危险度
4	0.584	极低危险度
5	0.931	极低危险度
6	1.226	低危险度
7	1.628	低危险度
8	2.413	低危险度
9	3.109	低危险度
10	4.312	低危险度
11	6.038	中危险度
12	7.738	中危险度
13	10.650	中危险度
14	14.450	中危险度
15	18.592	高危险度
16	23.203	高危险度
17	25.721	高危险度

三、风险评估模型的临床应用与评价

（一）研究结论

初步建立基于北京、上海两地40~65岁女性人口学特征的PMOP骨折早期风险预测工具，并在预测工具中加入了症状的相关内容，一定程度上对早期预测模型有一定贡献，为临床实践提供可参考的工具。

（二）研究分析

1. 与PMOP骨折发病相关的危险因素

（1）年龄对PMOP骨折影响：年龄尤其针对女性，被认为是PMOP骨折的一个独立且重要的危险因素，由PMOP骨折风险随着年龄的增长而增加。美国一项调查显示，超过50%的80岁以上老年妇女患有骨质疏松症，而在60~64岁妇女人群中患病率则为28.5%。虽然WHO诊断骨质疏松症的标准为T值≤2.5，但对于同样T值，老年人的骨折风险大于年轻人。这主要和人体的骨量及机体状态有一定的关系。人体的骨量及功能状态从婴儿

	年龄	生产次数＜3次 未绝经			≤10年			＞10年			生产次数≥3次 未绝经			≤10年			＞10年			
无眩晕	≤55	0	2	3	3	5	6	4	6	7	3	5	6	4	6	7	7	9	10	无抽搐
	56~60	1	3	4	4	6	7	5	7	8	4	6	7	5	7	8	8	10	11	
	61~65	2	4	5	5	7	8	6	8	9	5	7	8	6	8	9	9	11	12	
	≤55	2	4	5	5	7	8	6	8	9	5	7	8	6	8	9	9	11	12	有抽搐
	56~60	3	5	6	6	8	9	7	9	10	6	8	9	7	9	10	10	12	13	
	61~65	4	6	7	7	9	10	8	10	11	7	9	10	8	10	11	11	13	14	
有眩晕	≤55	3	5	6	6	8	9	7	9	10	6	8	9	7	9	10	10	12	13	无抽搐
	56~60	4	6	7	7	9	10	8	10	11	7	9	10	8	10	11	11	13	14	
	61~65	5	7	8	8	10	11	9	11	12	8	10	11	9	11	12	12	14	15	
	≤55	5	7	8	8	10	11	9	11	12	8	10	11	9	11	12	12	14	15	有抽搐
	56~60	6	8	9	9	11	12	10	12	13	9	11	12	10	12	13	13	15	16	
	61~65	7	9	10	10	12	13	11	13	14	10	12	13	11	13	14	14	16	17	
BMD诊断		骨量正常	骨量减少	骨质疏松	骨量正常	骨量减少	骨质疏松	骨量正常	骨量减少	骨质疏松	骨量正常	骨量减少	骨质疏松	骨量正常	骨量减少	骨质疏松	骨量正常	骨量减少	骨质疏松	

	高危				中危			低危		极低危		
危险度标尺：	17	16	15	14	12	11	10	7	6	5	2	0

图 9-4　PMOP 骨折的危险评估图

时期开始不断稳步提升，在青少年时期逐渐积累，35 岁以后，尤其女性"五七阳明脉衰，面始焦，发始堕"；随着年龄的增长及人体功能的衰退，骨量开始逐渐降低，BMD 开始逐渐减少，骨折发生率随之增高。

（2）绝经及绝经年限对 PMOP 骨折的影响：国内外的多项研究已经证实，女性发生 PMOP 骨折危险性随着绝经年限的增加呈现明显的增高趋势。正常女性在 30~35 岁达到骨峰值，在女性围绝经期的一段时间，BMD 平缓下降的趋势；绝经后，随着年龄的增加，女性雌激素水平明显下降，导致 OB 活性降低，OC 活性增强，从而使骨吸收增加，骨形成减少，BMD 下降速度加快，骨量丢失每年可达 3%~5%。绝经时间愈久，体内雌激素水平下降愈显著，骨吸收愈多，骨形成愈少，导致发生骨折的概率增加。

（3）生产次数对 PMOP 骨折的影响：研究表明与多孕产的女性相比，未孕产的女性患骨质疏松症的危险性要低。国内相关研究亦证实：多产能导致女性发生骨质疏松其至 PMOP 骨折的风险增加。这主要跟哺乳期女性钙的摄取量有关。在我国长期以来以素食为主，孕产妇钙的摄入量远远不能满足特殊情况的需要，加之多产导致哺乳时间较长，往往造成骨钙的动员，致使骨形成减少，骨吸收相对增多，最终导致 BMD 下降。因此在哺乳期及时足量补充钙剂，有助于预防骨质疏松症的发生。

历代医家自古就有"多产伤肾"的认识，《盘珠集胎产症治》记载："产则劳伤肾气，损动胞络"，《济阴纲目·求子门》，指出妇人"合男子多则沥枯虚人，产乳众则血枯杀人"，明确指出堕胎多产、房劳过度等会损伤胞脉，胞脉系于肾，肾精聚养冲任，以修复胞脉，而引起肾阴的相对不足，久则肾气亦虚，冲任失调，肾的封藏失司，致使最终气血阴阳失调。研究证实，多次孕产（如顺产、人工流产及药物流产等）会损伤冲任、胞宫，伤及气血，致使肾精耗伤。肾主骨生髓，肾精损伤，进而导致"骨枯而髓减，发为骨痿"。有研究指出："骨枯"相当于骨组织显微结构退化改变，骨脆性增加；"髓减"相当于包括骨基质和骨矿物质等骨量的减少。

（4）BMD 对 PMOP 骨折的影响：研究表明 PMOP 骨折的高发生率与低 BMD 有着密切的联系。BMD 是诊断骨质疏松症和评估 PMOP 骨折风险的重要指标。临床中常把 BMD 检测结果作为预测 PMOP 骨折风险最方便、快捷的方式。研究人员在 2 万多例的骨折患者中发现 T 值每低于 1 个标准差，PMOP 骨折风险就增加 1.5 倍，脊柱骨折风险增加 2.3 倍，髋部骨折的风险增加 2.6 倍。

2. 症状与 PMOP 骨折

（1）目眩对 PMOP 骨折的影响："目眩"出自《灵枢·大惑论》："邪中于项，因逢其身之虚，其入深，则随眼系入于脑，入脑则脑转，脑转则引目系急，目系急则目眩以转矣。"指病人眼前发黑，视物昏花迷乱的症状，常与眩晕并见。眩晕是老年人跌倒的常见原因，而跌倒是 PMOP 骨折的主要的诱发因素。据报道，30% 的 65 岁老人每年至少跌倒 1 次，随着年龄的增长，跌倒的概率会逐渐增加，80 岁以上的老年人跌倒的概率高达 50%，其中 5%~10% 的跌倒可以导致骨折。老年人由于年老血亏，筋膜失养导致筋力减退，活动不够灵活，进而易于跌倒。

（2）下肢拘挛对 PMOP 骨折的影响：下肢拘挛现代医学称为"腓肠肌痉挛"，是一种肌肉突发的强直性收缩，其痛如扭转，持续数十秒至数分钟。寒冷刺激、缺钙、疲劳、肌肉连续收缩过快等都可以导致这种肌肉痉挛。《医宗必读·痿》云："阳明虚则血气少，不能润养宗筋，故弛纵，宗筋纵则带脉不能收引，故足痿不用。"李东垣《脾胃论·脾胃盛衰论》说："大抵脾胃虚弱，阳气不能生长，是春夏之令不行，五脏之气不生。脾病则下流乘肾，土克水，则骨乏无力，是为骨蚀，令人骨髓空虚，足不能履地。"可见下肢拘挛的根本原因是由于脾胃运化功能失调，肝肾不足，肢体得不到水谷精微的充养，同时阳明虚不能润宗筋而导致的下肢拘挛症状，经常性下肢拘挛可以引起"足痿不用"。研究已经证实下肢拘挛与 BMD 存在一定的相关关系，可以尝试作为早期预警 PMOP 的参考指标之一。

3. 风险评估模型相关的讨论　本研究利用所采用的 Cox 比例风险回归模型是由英国统计学家 D.R.Cox 于 1972 年提出，主要用于慢性病的预后分析，登记式注册研究的病因探索等方面。Cox 比例风险模型除考虑到数据删失及时间对结局的影响外，还能够考虑在多因素共存的情况下各因素之间的相互作用，纠正了单因素分析中由于受到各因素之间的相互影响而可能出现错误，排除混杂因素的干扰，可以获得比单因素分析更确切的预后因素，进而找到与发病有关的因素，同时找到因素与因素之间的相互联系。

在这里需要指出的是利用该工具可进一步了解不同危险因素水平与 PMOP 骨折的发病绝对危险的关系：①随着危险因素个数的增加 PMOP 骨折发病的绝对危险增加；但是不同的危险因素对 PMOP 骨折危险的作用强度有所差别，绝经、生产次数 ≥ 4 次是我国女性发生 PMOP 骨折最重要的危险因素。②危险因素之间有协同作用，具有多个危险因素的个体，虽然每个危险因素水平仅是轻度增高，但比仅有一个很高水平危险因素个体的发病危险更高，但前者往往很少引起人们足够的重视。③不同的危险因素组合对 PMOP 骨折发病的作用强度有所差别。因此在评价不同个体的危险时不应仅要看危险因素的个数，还应考虑危险因素的不同组合情况，《原发性骨质疏松症诊治指南》（2011 年版）建议对个别危险因素水平很高，但综合对危险水平不高的个体仍需干预，此时干预的主要目的是防止跌倒的发生。同时在实际工作中，特别要注意避免把危险因素当做诊断指标看待，做到 PMOP 骨折危险因素的合理应用，恰如其分的评价其临床应用价值。

4. 本研究的局限性　由于纳入研究人群的限制，该 PMOP 骨折风险评估工具仅适于上海、北京两地社区年龄在 40~65 岁的女性使用。针对其他地区，或有可能引起继发性骨质疏松症或患有代谢性疾病的女性，该工具的预测效果有待进一步验证。该 PMOP 骨折风险预测工具仅纳入了年龄、绝经、生产次数、目眩、下肢拘挛、BMD 检测值 6 个 PMOP 骨折危险因素，既往的研究曾报道自身骨折史、饮酒、吸烟可对 PMOP 骨折的发病有较大的影响，但是本研究中未支持此结论，在以后的研究中可继续探讨。Cox 模型也有其局限性，突出的问题是它只考虑一种状态的时间长短，而医学上有许多资料是多状态的，并可能随着时间的往前推移发生动态的变化。

（申浩　田峰　魏戊）

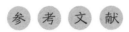

参　考　文　献

［1］中华医学会骨质疏松和骨矿盐疾病分会.原发性骨质疏松症诊治指南(2011 年).中华骨质疏松和骨矿盐疾病杂志,2011,4(1):2-17.

［2］Nguyen N D,Frost S A,Center J R,et al. Development of prognostic monogram's for individualizing 5 year and 10 year fracture risks. Osteoporos Int,2008,19(10):1431-1444.

［3］Black D M,Steinbuch M,Palermo L,et al. An assessment tool for predicting fracture risk in postmenopausal women. Osteoporos Int,2001,12(7):519-528.

［4］Coupland C,Hill T,Morriss R,et al. Antidepressant use and risk of cardiovascular outcomes in people aged 20 to 64:cohort study using primary care database. bmj,2016,352:i1350.

［5］Pisani P,Renna M D,Conversano F,et al. Major osteoporotic fragility fractures:Risk factor updates and societal impact. World journal of orthopedics,2016,7(3):171.

［6］中华中医药学会.中医内科常见病诊疗指南:西医疾病部分.北京:中国中医药出版社,2008:242-245.

［7］Zha X Y,Hu Y,Pang X N,et al. Diagnostic value of Osteoporosis Self-Assessment Tool for Asians(OSTA)and quantitative bone ultrasound(QUS)in detecting high-risk populations for osteoporosis among elderly Chinese men. Journal of bone and mineral metabolism,2015,33(2):230-238.

［8］McCloskey E,Kanis J A,Johansson H,et al. FRAX-based assessment and intervention thresholds—an exploration of thresholds in women aged 50 years and older in the UK. Osteoporosis International,2015,26(8):2091-2099.

［9］姜小鹰,杨金秋,胡蓉芳.原发性骨质疏松症高危人群筛检工具的建立及应用效果评价.国际护理学杂志,2006,25(5):353-357.

［10］Crandall C J. Risk Assessment Tools for Osteoporosis Screening in Postmenopausal Women：A Systematic Review. Current osteoporosis reports，2015，13（5）：287–301.

［11］吴秀云.原发性骨质疏松危险自我测评工具筛检效果系统评价.中国康复医学杂志,2008,23(12):1102–1105.

［12］Jiang X，Good L E，Spinka R，et al. Osteoporosis screening in postmenopausal women aged 50–64 years：BMI alone compared with current screening tools. Maturitas，2016，83：59–64.

［13］谢雁鸣,朱芸茵,于嘉.原发性骨质疏松症中医证候调查问卷信度与效度分析.中国中医药信息杂志,2006,13(12):21–23.

［14］朱芸茵,谢雁鸣.原发性骨质疏松症中医证候特征探析.亚太传统医药,2006,2(2):54–57.

［15］谢雁鸣,朱芸茵,葛继荣,等.基于临床流行病学调查的原发性骨质疏松症中医基本证候研究.世界科学技术 – 中医药现代化,2007,9(2):38–44.

［16］方积乾.生存质量测定方法及应用.北京:北京医科大学出版社,2006:72.

［17］方积乾.医学统计学与电脑试验.上海:上海科学技术出版社,2001:449.

［18］Althoff R R，Ayer L A，Rettew D C，et al. Assessment of dysregulated children using the Child Behavior Checklist：a receiver operating characteristic curve analysis. Psychol Assess，2010，22（3）：609–617.

［19］Soreide K. Receiver–operating characteristic curve analysis in diagnostic，prognostic and predictive biomarker research. J Clin Pathol，2009，62（1）：1–5.

［20］Sioka C，Fotopoulos A，Georgiou A，et al. Age at menarche，age at menopause and duration of fertility as risk factors for osteoporosis. Climacteric，2010，13（1）：63–71.

［21］Søgaard A J，Tell G S. An example of a successful national research network in epidemiology–The Norwegian Epidemiologic Osteoporosis Studies（NOREPOS）. Norsk epidemiologi，2015，25（1–2）.

［22］Xu W，Perera S，Medich D，et al. Height loss，vertebral fractures，and the misclassification of osteoporosis. Bone，2011，48（2）：307–311.

［23］Chen Y M，Ho S C，Lam S S. Higher sea fish intake is associated with greater bone mass and lower osteoporosis risk in postmenopausal Chinese women. Osteoporos Int，2010，21（6）：939–946.

［24］樊雯婧,陆群,邹立巍,等.Markov 模型在合肥市疟疾发病趋势预测中的应用.中国热带医学,2013,13(7):819–821.

［25］Sweeting M J，Farewell V T，De Angelis D. Multi–state Markov models for disease progression in the presence of informative examination times：an application to hepatitis C. Stat Med，2010，29（11）：1161–1174.

［26］刘迅,凌莉,王成,等.多状态 Markov 模型在慢性肾脏病分级预后研究中的应用.第二军医大学学报,2009,30(7):804–807.

［27］安小妹,凌莉,王成,等.多状态 Markov 模型在糖尿病足研究中的应用.中国卫生统计,2009,26(3):234–236.

［28］Chen B，Zhou X H. Non–homogeneous Markov process models with informative observations with an application to Alzheimer's disease. Biom J，2011，53（3）：444–463.

［29］安小妹.多状态 Markov 模型在糖尿病足自然史研究中的应用.中山大学,2007.

［30］Svejme O，Ahlborg H G，Nilsson J A，et al. Early menopause and risk of osteoporosis，fracture and mortality：a 34–year prospective observational study in 390 women. BJOG，2012，119（7）：810–816.

［31］Qiu C，Chen H，Wen J，et al. Associations between age at menarche and menopause with cardiovascular disease，diabetes，and osteoporosis in Chinese women. J Clin Endocrinol Metab，2013，98（4）：1612–1621.

［32］ Lin C H, Huang K H, Chang Y C, et al. Clozapine protects bone mineral density in female patients with schizophrenia. International Journal of Neuropsychopharmacology, 2012, 15(7): 897–906.

［33］ Zhao L, Cui B, Liu J M, et al. Interactions of osteoporosis candidate genes for age at menarche, age at natural menopause, and maximal height in Han Chinese women. Menopause, 2011, 18(9): 1018–1025.

［34］ Levis S, Lagari V S. The role of diet in osteoporosis prevention and management. Curr Osteoporos Rep, 2012, 10(4): 296–302.

［35］ Volpe R, Sotis G, Gavita R, et al. Healthy diet to prevent cardiovascular diseases and osteoporosis: the experience of the 'ProSa' project. High Blood Press Cardiovasc Prev, 2012, 19(2): 65–71.

［36］ 王建, 徐静, 王斌, 等. 绝经后妇女膳食结构与骨质疏松症发生的相关性研究. 第三军医大学学报, 2011, 33(22): 2397–2401.

［37］ 李宁, 黄振武, 梅菊红, 等. 饮食因素对绝经期妇女骨质疏松影响. 中国公共卫生, 2011(02): 182–184.

［38］ 谢雁鸣, 杨伟, 田峰, 等. 基于隐树模型的40岁~65岁妇女原发性骨质疏松症中医证候要素分析. 中国中医基础医学杂志, 2011, 17(7): 731–734.

［39］ 李珊珊, 田考聪. 人群疾病预测模型及其应用. 现代预防医学, 2007, 34(22): 4277–4278.

［40］ Gerds TA, Cai TX, Schumacher M. The performance of risk prediction models. Biometrical Journal. 2008, 50(4): 457–479.

［41］ Wu J, Roy J, Stewart WF. Prediction modeling using EHR data: challenges, strategies, and a comparison of machine learning approaches. Med Care. 2010, 48(6): 106–113.

［42］ 田峰, 谢雁鸣, 易丹辉, 等. 40岁~65岁绝经后骨质疏松症危险因素及证候调查问卷信度和效度分析. 中国中医基础医学杂志, 2012, 18(6): 609–611.

［43］ 中华医学会. 临床诊疗指南: 骨质疏松症和骨矿盐疾病分册. 北京: 人民卫生出版社, 2010: 2.

［44］ 田峰, 杜婧, 谢雁鸣, 等. 基于概化理论的40-65岁妇女骨质疏松症危险因素和中医证候调查问卷信度分析. 中华中医药杂志, 2012, 27(1): 190–192.

［45］ Paul Blanche, Jean-François Dartigues and Hcurves for censored survival data and a diagnostic marker. Biometrics. 2000. World Health Organizationealth]. J Med Assoc Thaisity Of Sheed. 2013, 32 5381ançoi.

［46］ 李辉, 刘唯, 黄碧, 等. 长沙市社区女性骨骼健康现状及相关因素的调查. 实用预防医学, 2010, 17(2): 209–212.

［47］ 支英杰, 查青林, 谢雁鸣. 基于数据挖掘技术预测绝经后严重骨质疏松症的探索性研究. 时珍国医国药, 2012, 23(7): 1800–1802.

［48］ 支英杰, 谢雁鸣, 白文静. 绝经后骨质疏松症中医证候与骨密度相关关系趋势探讨. 世界科学技术: 中医药现代化, 2012, 13(6): 960–963.

［49］ Cauley J A, Cawthon P M, Peters K E, et al. Risk Factors for Hip Fracture in Older Men: The Osteoporotic Fractures in Men Study (MrOS). Journal of Bone and Mineral Research, 2016.

［50］ 支英杰, 白文静, 谢雁鸣. 绝经后骨量异常患者的症状与骨密度的相关性探讨. 辽宁中医杂志, 2012, 39(9): 1726–1729.

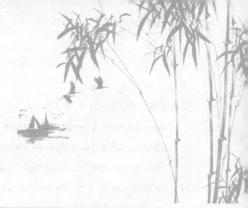

第十章

基于医院信息系统的骨质疏松症研究

研究真实世界中的临床问题有很多方法，近年来兴起的基于大型数据库，特别是医院信息系统（hospital information system，HIS）中的电子病历大型数据集成研究已成为一种重要方式。如何从海量数据中找出真正有价值的信息并为医疗实践服务，已成为目前医学研究的热点。本章将通过对真实世界中骨质疏松症住院患者基本数据的分析，探讨骨质疏松症发病特点及影响因素。

第一节 医院信息系统的研究进展

医疗大数据是大数据重要组成部分，而 HIS 数据又是医疗大数据的最重要形式。毫无疑问，随着 HIS 数据的整合，其所形成的医疗电子大数据必将成为医学科研的重要数据源，而针对 HIS 数据的应用将是我们需要面对的重大机遇和挑战。

一、医院信息系统的发展历程及其应用

HIS 发源于美国。在 20 世纪 50 年代中期，计算机开始应用于美国的医院，一开始主要是对医院的财务会计进行管理，并进一步实现部分事务处理的计算机管理。60 年代初，日本和欧洲各国也开始建立 HIS。到 70 年代已建成许多规模较大的 HIS。例如，瑞典首都斯德哥尔摩建立了市区所有医院的中央信息系统 MIDAS，可处理 75000 名住院和门诊病人的医疗信息。HIS 的发展趋势是将各类医疗器械直接联机并将附近各医院乃至地区和国家的 HIS 联成网络。

20 世纪 90 年代，HIS 的开发重点逐渐转移到医疗质量评价和计算机辅助决策方面。医疗质量评价系统的主要内容包括：①医疗质量评价。用病例类型、医疗转归、医疗差错事故率、诊断符合率、平均住院日数、平均医疗费用等参数作为评价依据，计算医疗质量综合评价指数，对医疗质量进行评价。②护理工作质量评价。以基础护理、操作技术、心理护理、病房管理、填写护理表格、实施规章制度等为评价条件并规定权重，建立数学模型，由计算机处理，做出评价。③医院工作效率评价。以平均床位工作日、实际床位使用率、平均床位周转次数和出院者平均住院日数作为参数，规定权重，建立综合评价指数，来评定工作效率。④医务人员工作质量评价。用模糊综合评判法建立数学模型，以模糊矩

阵算出每人工作评价相对分值。

基于 HIS 的数据应用研究主要集中在以下几个方面。

（一）数据仓库构建

数据仓库概念始于 20 世纪 80 年代。在医疗领域，HIS 数据仓库是指基于 HIS 数据的应用数据仓库概念和技术构建的，面向临床科研和医疗管理主题、集成多源异构数据、随时间变化、相对稳定的数据集合。HIS 数据仓库的重点与要求是能够准确、安全、可靠地从各类 HIS 数据库中取出数据，经过加工转换成有规律的信息之后，再供管理人员进行分析使用。

（二）HIS 数据的标准化

HIS 数据只有通过标准化的过程才能走向应用。数据标准化按内容可以分为数据字典规范化和结构标准化。数据字典的规范化，是研究者根据需要预先确定数据标准，比如采用医保规定定义费别、药典定义药品名称、ICD–10 定义诊断名称等，然后将各家医院的 HIS 数据字典表（例如费别字典、药品名称字典、诊断名称字典等）统一对照到这些数据标准中，使得同一事物对象具有相同的名称；结构标准化是指将各家医院数据表的字段结构统一对照到课题规定的数据表的字段结构，使得各家医院的同一个数据表可以直接融合到一起。

（三）HIS 数据的统计分析和挖掘

HIS 中的数据挖掘与统计分析功能主要完成医院管理、医疗服务、经济运行等领域的各种统计和决策信息的生成和查询，数据仓库中数据的组织方式为进行这种分析与查询提供了可能，但仅仅依靠数据仓库并不能完成一些复杂的分析与查询。因此，为了完成上述功能，可以采用如下方法：

1. 统计汇总　定期和不定期地对历史数据进行汇总。根据统计需要，统计汇总包括单项统计、复合统计。

2. 统计分析　实现对资料的多导向、多因素、多层次的统计分析。医院社会效益和经济效益的评价是建立在大量统计信息基础上的综合指标评价体系，该体系包括：病人主要疾病疗效分析、门诊和住院工作量分析、床位和设备利用率分析、病人负担程度分析、手术情况及手术并发症发生情况工作分析、医疗服务质量分析、业绩分析、医院规模分析、医疗管理分析等。

3. 预测和决策　运用现代数学模型和决策方法，提供多方式的预测和决策。面向医院的预测和决策模型主要采用时间序列预测法。在面向医院的预测过程中，常用的方法有：利用趋势推测法进行预测、利用趋势和季节成分进行预测。利用该方法，可用来预测医院总收入、门诊人次、住院人数等。

4. 数据挖掘　医院数据仓库是一个复杂的数据集，它包括电子病历、医学影像、病理参数、化验结果等数据。因此，需要结合医学信息自身具有的特殊性和复杂性，确定挖掘过程中所需要的技术。

利用聚类分析方法，可以进行医疗费用的分析。采用神经网络模型可以对出院病例的医疗费用进行统计学分析。利用数据关联分析方法，可以对 HIS 中相关信息进行分析、挖掘，对药物的用量、耐药性、联合用药、疗程、预防用药、用药途径及治疗效果等指标实行自动监控，从而实时、有效地监测药物使用情况。利用决策树分析法可以形成恶意配药训练模型，用此模型在线监测医保人员配药情况，并将监测结果输出给医院药房配药人员，使药房配药人员能够及时发现、制止恶意配药行为的发生。利用卡方自交互侦测决策树（chi-squared automatic interaction detector），可从病例自动提取诊断规则，以辅助疾病的诊断和研究。采用自回归积分滑动平均模型（autoregressive integrated moving average model）、BP（back propagation）神经网络模型、GM（1，1）模型对某些发病率进行预测分析。利用数据挖掘技术中的聚类和孤立点等分析方法分析医生用药的不合理性和其他目的。利用人工神经网络方法可以完成分类、聚类、关联规则挖掘等多种数据挖掘任务，从而能够找出某些药物与疾病发作的关系。Apriori 关联分析模型可以作为医生的辅助工具，揭示两种疾病之间的真正关系，利用该算法还可以对医院门诊病人并发症的挖掘。基于粗糙集理论的规则产生模型可以自动发现临床数据库中的正例和反例知识。利用进化算法从任意初始的群体出发，通过随机选择、交叉和变异等过程，使群体进化到搜索空间中越来越好的区域，从而实现对某些症状疾病进行诊断和分类。

二、医院信息系统数据的特点

作为临床科研的数据源，HIS 数据具有以下特点。

（一）海量数据

20 世纪 60 年代 HIS 出现以来，随着计算机软硬件的迅猛发展，HIS 在全世界迅速普及开来。我国 HIS 研究发展较慢，但已形成一定规模。如前所述，我国三级甲等医院目前已基本普及 HIS，县级医院中 HIS 的使用率达到 60%。而且，随着信息革命的深入，嵌入式设备和传感器的应用将无所不在，客观医疗数据的收集和存储将变得十分容易。可想而知，在大量实时量化数据（实验室数据、影像数据、监测数据等）支撑下的 HIS 将产生出医疗领域最为典型的大数据。

（二）真实世界数据

HIS 是事务型数据系统，HIS 的每一条数据都相当于一个医案，是一次临床实践活动的忠实记录，是医疗实践的第一手材料，是最为真实可靠的临床数据。针对 HIS 数据的研究，是典型的真实世界研究。

与传统的科研数据相比，HIS 数据具有样本量大、研究时限长、评价指标多、研究成本低的特点，而且根据疾病情况和患者意愿开展治疗，考虑大量混杂的影响，其结果的外推性较好。也正因如此，HIS 数据的科研应用受到混杂和数据缺失的限制，需要更加复杂的研究方法和策略。

（三）大型数据库后台，与数据挖掘无缝连接

HIS 数据是全数字化的研究资料，作为海量研究资料，却没有海量数据数字化的问题。HIS 一般以大型关系型数据库为后台，其数据格式一般都经过严格设计论证，结构合理，本身就支持常规的信息检索等功能。因此，针对 HIS 数据的科学研究，在数据的检索、分类、调用等方面，具有先天的优势。HIS 数据略做处理，往往就可以实现与数据挖掘的无缝连接。

（四）大量混杂和缺失、准确性不足

HIS 记录的用药情况不同于严格设计的临床试验，其病人往往身患数种疾病，用药一般以多药联用的形式出现。因此，基于 HIS 数据的药物上市后临床再评价，无论是安全性

评价还是有效性评价，都面临如何将特定药物的疗效（不良反应）从其他药物中分离出来的难题。这一难题是制约 HIS 数据成为中药上市后临床再评价数据源的重要原因之一。

临床试验的数据采集有严格的质量控制，比如双录双核、差异校验等。作为事务性的 HIS 则缺乏这方面的保障措施。因此其数据的准确性相对临床试验大有不足。因此，分析 HIS 数据时，时常会发现年龄数百岁、住院天数数十年的患者。HIS 事务型系统的特点从设计上就导致其在某些项目上的不准确性。比如 HIS 的结局指标可以从治疗结局（痊愈、好转、无效、死亡）、实验室指标变化、住院时间长短、用药情况等近似地获知，然而这些近似的指标远远称不上准确，它们都是多种因素综合作用的结果，或者很不客观（如治疗结局），或者缺失严重（如实验室指标），或者与真正的结局间隔了好多环节（如住院时间长短或用药情况等）。然而，这些难题并非不能解决。从统计学原理来说，严格的试验设计，可以有效地减少获得确定结论的样本数量；反过来，基于超大的样本量，即海量数据的研究，其获得确定性结论的试验设计的限制就可以放宽。也就是说，超大的样本量，可以有效地减弱临床科研中混杂和缺失对最终结果的影响。HIS 是百万级的海量数据源，在这种数据源上开展临床研究，完全可以通过适当的方法，剥离混杂、缺失和不准确数据的影响，获得较为确定的结论。

HIS 数据之所以被称为大数据，就是因为它是事务型数据，比较全面地记录了临床实际的医疗行为，因此我们可以秉持不同的理念，朝向不同的目标，应用不同的方法，从不同的角度来理解、分析和研究它。然而，无论我们从哪个角度入手，针对某些项目单一目的的分析必然会受到数据集中其他项目的影响。这些影响我们分析的项目是 HIS 大数据之所以能支持多角度研究的基础，但同时也是我们进入到具体某项研究时必须考虑是否要控制的潜在混杂因素。

HIS 数据是典型的大数据，应用大数据的思维和方法来分析。①更多，不是随机样本，而是全体数据；②更杂，不是精确性，而是混杂性；③更好，不是因果关系，而是相关关系。这样，我们应用 HIS 的全体数据，包容其混杂，致力于对相关关系的发现，致力于指导临床用药，致力于实用研究而非机制研究。数据挖掘的方法是大数据分析的主要方法，而预测是大数据分析的核心。这样，我们应用数据挖掘方法建立预测模型，基于患者情况（年龄和性别）、疾病情况（主要诊断、中医出院主病、中医出院主证）、病情情况（入院病情、病危天数、病重天数），目标在于取得好的治疗结局（痊愈、好转、无效、死亡）、实验室指标的改善、住院时间缩短及安全性指标的改善等，预测应采用何种适宜的用药模式（剂量、疗程、合并用药等），这样可获得不同疾病、不同人群适宜的治疗方式等临床应用模式。

三、医院信息系统数据在中医药科研中的应用

2010 年开始，中国中医科学院中医临床基础医学研究所整合了 20 家医院的 HIS 数据，采用面向多元异构数据集成的 ETL 技术，将来自不同医院的 HIS 数据库离散标准化，并通过设计视图将结构和数据统一形成一体化数据仓库。在此基础上，从疾病和药品入手，应用统计学方法，开展包括疾病的发病分析、临床特征分析、用药方案分析、疗效分析、疑似过敏反应分析、对肝肾功能影响的分析、死亡病例分析等一系列的大数据真实世界分析。同时，也开展基于 HIS 的数据挖掘研究，通过各种独立的数据挖掘方法分别获得各变

量要素之间的内在关系，进而选择变量及其取值，建立统一的预测模型，以发现适宜的用药模式。从方法学角度看，根据医疗电子大数据的特点，综合应用了包括描述性统计、关联规则算法、倾向性评分、逻辑回归、Synthetic Minority Over-sampling 过抽样、Group lasso 等算法，解决了观察性医疗大数据混杂因素多、数据不平衡等问题。

第二节 基于 HIS 的临床特征与用药规律分析

本节将通过真实世界 9731 例原发性骨质疏松症住院患者基本数据分析，探讨骨质疏松症临床特征与用药规律。

一、临床信息的采集

为了解真实世界我国骨质疏松症患者的临床实际情况，采用中国中医科学院中医临床基础医学研究所创建的数据仓库，选取全国 20 家三级甲等医院 HIS 中的 9731 例各型骨质疏松症患者信息（本研究纳入的主要为原发性骨质疏松症），对其一般信息、西医合并病、发病和节气的关系以及中西药应用情况等进行分析。

（一）数据来源

纳入全国 20 家三级甲等综合医院（包括西医及中医院）的 HIS 数据。三级综合医院遍及全国各个区域，其中位于东北地区 10 例（0.1%）、华北地区 3280 例（33.71%）、华东地区 819 例（8.42%）、华南地区 293 例（3.01%）、西北地区 119 例（1.22%）、西南 5210 例（53.54%）。

（二）诊断标准、纳入与排除标准

诊断标准：①有过脆性骨折；②基于 DXA 测定：BMD 值降低程度 ≥ 2.5；③ BMD 值 BMD 降低程度符合骨质疏松诊断标准同时伴有一处或多处骨折时为严重骨质疏松。

纳入标准：诊断为骨质疏松症患者共 9731 名；

排除标准：①年龄 <34 岁，共 69 人；

②费用 <1000 元，共 31 人。

（三）数据库质量评价

临床数据来源于 20 家医院 HIS，由于每个医院的背景不同，且包含中医院、西医院，故相关数据库结构均有所不同。所导出的原始数据库在未作标准化处理之前，库中疾病诊断不同，相同记录指标的单位也有所不同，且存在不同程度的缺失。基于实际情况，研究者和计算机数据处理专业人员合作进行大量的标准化处理工作。

（四）数据规范化处理

为了便于分析，对所有数据进行了规范化处理。参照国际疾病分类标准编码 ICD-10 对西医诊断信息进行规范化；参照第 2 版《中医诊断学》和《中医内科学》对中医诊断和证候信息进行规范化；参照药品说明书对药品名称和种类进行标准化。按是否为化学合成物分为中药和化学药两大类，然后按不同作用机制进行归类，化学药按药理作用、中药按照功效主治进行进一步分类。

（五）数据清理

数据库中数据量庞大，难免有异常数据出现，其原因可能为以下几方面：其一，数据库中部分信息为临床医生人工录入，由于录入错误而产生错误数据；其二，HIS 数据可能产生系统误差；其三，在数据库整合中产生异常数据。异常数据会导致分析的方向出现偏差，影响发现临床真实用药的规律，故本研究中的分析结果为剔除异常值后的结果。

（六）统计方法

本研究采用分析软件为 SPSS 18.0，SAS 9.2，并采用 Excel 2007 辅助作图。

二、临床特征

（一）患者基本信息分析

1. 一般信息 9731 例患者中，除性别缺失者 588 人外；男性 2336 例（25.55%），女性 6807 例（74.45%）。在本数据库中，患者年龄中位数为 72 岁。住院患者按年龄分层发现：除缺失 5403 人外，分布最多的为 60~74 岁（1793 例），占 41.43%；其次为 75~89 岁（1610 例），占 37.20%；其他依次为 45~59 岁（761 例），占 17.58%；35~44 岁（87 例），占 2.01%；90~100 岁（77 例），占 1.78%。在各年龄段女性均明显多于男性。35~44 岁年龄段男女比例接近。在职业分布中，以体力劳动者为多见，占 73.87%，其次为其他（16.47%），再次为专业技术人员（3.91%）、公务员（2.58%）、教师（1.78%）、军人（0.95%）、服务性工作人员（0.45%）。

2. 患者入院基本情况 在本数据库中，最早病例为 2002 年 2 月 20 日，最晚病例时间为 2011 年 8 月 23 日。住院人群入院年代主要分布在 2008—2010 年，3 年的总人数为 7872 例。故按年代分层时，以该 3 年进行比较以避免偏倚。

9731 例患者分布 24 个不同的科室，主要为骨科 2135 例（21.94%），内分泌科 2019 例（20.75%），中医科 1248 例（12.82%），其他科室 693 例（7.12%），老年病科 676 例（6.95%），干部病房 606 例（6.23%）等。

患者入院方式以门诊为主，占 91.62%；急诊仅占 8.13%；其他占 0.25%。入院病情一般者居多，约占 81.61%；病情危急者占 18.39%。

住院天数中位数为 13 天；将住院天数进行分段，住院天数为 8~14 天者最多，为 3888 例，占 39.96%；其次是 15~28 天，为 3184 例，占 32.72%；1~7 天 1460 例，占 15.01% 等。

3. 患者住院费别及费用分布情况 付费方式以医保最多，占 75.01%；其次为自费，为 13.3%；公费医疗，为 7.14%；其他则为 4.54%。住院总费用中位数为 10381.35 元，将住院费用进行分段，其中花费以 5000~10000 元和 10000~20000 元比例最高，分别占 34.34%，30.63%；其次为 1000~5000 元（13.41%）和 20000~30000 元（7.95%）等。

4. 中医证候分布 患者出院诊断中，记录中医证候信息共计 568 例，其中最常见的是肝肾阴虚证，为 208 例（36.62%）、气滞血瘀证 185 例（32.57%）、脾肾阳虚证 87 例（15.32%）、痰湿瘀阻证 29 例（5.11%）、肾虚血瘀证 21 例（3.7%）、气阴两虚证 14 例（2.46%）及其他 24 例（4.22%）。

男性患者出院主证排名前 2 位的依次是肝肾阴虚和脾肾阳虚；女性患者出院主证前 2 位也是肝肾阴虚和脾肾阳虚，但女性明显多于男性（表 10-1）。

表 10-1　不同性别患者出院证候分布

出院主证	男性		女性	
	例数	百分比	例数	百分比
肝肾阴虚证	24	48.00	123	55.16
脾肾阳虚证	18	36.00	66	29.6
气滞血瘀证	4	8.00	9	4.04
肾虚血瘀证	0	0.00	10	4.48
其他	4	8.00	15	6.73

（二）西医合并病特征

基于本数据对骨质疏松症合并病进行分析，位于前5位的疾病分别为高血压3374例（34.67%）、糖尿病2726例（28.01%）、骨关节炎2443例（25.11%），冠心病2102例（21.60%）、血脂异常1346例（13.83%）；不同性别之间合并疾病的分布有所不同，不同年龄组之间亦有所差异，结果见表10-2。

表 10-2　不同合并疾病患者的分布

疾病	全人群（%）	性别（%）	
		男	女
高血压	34.67	31.55	36.86
糖尿病	28.01	33.52	27.43
骨关节炎	25.11	17.85	28.60
冠心病	21.60	18.54	22.92
血脂异常	13.83	17.08	13.74
腰椎间盘突出症	8.90	8.56	9.31
脑梗死	8.20	9.80	8.11
颈椎病	7.64	–	8.64
肺部感染	7.07	9.12	–

（三）发病和节气的关系

根据中医"天人合一"的整体思想，作为我国传统节令的二十四节气与中医学有着密切的关系。二十四节气周而复始的变化将会引起人体各脏腑功能节律性的改变，比四季更能贴切反映自然与疾病的相互关系，从而掌握疾病的发病规律。骨质疏松症和中医二十四节气也有一定的相关性，从2008年立春开始至2010年大寒为止，选取这期间入院患者进行统计分析，其结果见图10-1~图10-4。

从图10-1中可以看出，患者在小寒及大雪2个节气内入院最多，分别为136例（8.88%）和95例（6.21%）；在立春和谷雨2个节气入院最少，分别为29例（1.89%）和30例（1.96%）。由于2008年数据缺失较多，从图10-2中看2009年骨质疏松症患者以立春至立夏期间患者较多，其中以立夏为最多，共227例（6.45%），其次为惊蛰，共189例

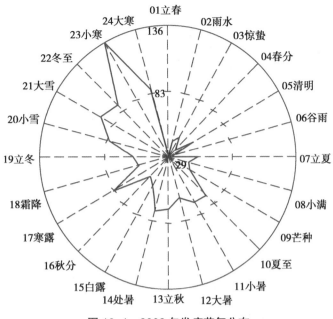

图 10-1　2008 年发病节气分布

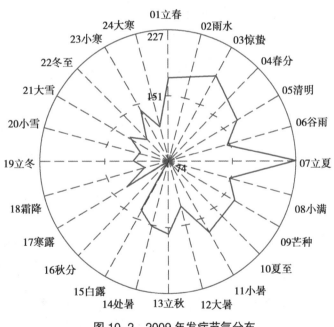

图 10-2　2009 年发病节气分布

（5.37%），秋分为最少，共 74 例（2.1%）。2010 年患者发病呈现明显趋势性，雨水至大雪期间发病较集中，其中立夏发病最多，共 172 例（6%），其次为夏至，发病患者共 168 例（5.86%），再次为清明的患者共 167 例（5.82%），发病最少的为大寒 25 例（0.87%），见图 10-3。

根据 2008—2010 年三年间骨质疏松症住院患者发病时间的统计，其发病住院高峰在立夏、夏至和寒露 3 个节气，分别占发病住院总人数的 5.72%、5.13% 和 4.84%。不同节气和发病住院的关系用雷达图显示见图 10-4。

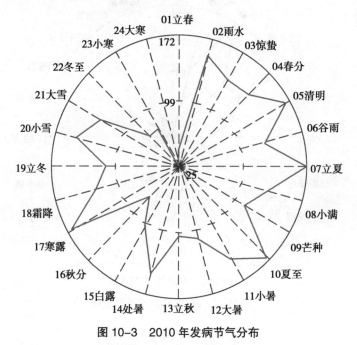

图 10-3　2010 年发病节气分布

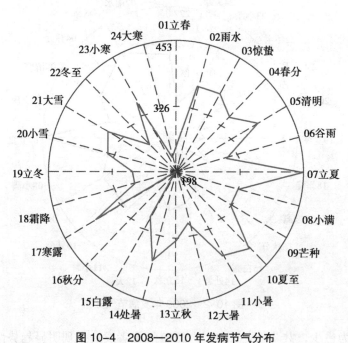

图 10-4　2008—2010 年发病节气分布

三、用药规律

（一）常规用药种类

本数据库中有 8905 位患者有用药记录。记录中包括 379 种西药和 277 种中药，其中西药使用最多的为调节骨代谢药鲑鱼降钙素（31.50%），其次为碳酸钙（25.86%）、胰岛素

（24.09%）、阿司匹林（20.08%）、阿法骨化醇（18.10%）；中成药使用最多为正清风痛宁（9.80%），其次为仙灵骨葆胶囊（8.13%）、强骨胶囊（6.54%）、骨疏康颗粒（6.17%）、金天格胶囊（3.91%）。

从药物分类角度看，西药使用最多的依次是调节骨代谢药（73.22%）、抗生素（42.61%）、降压药（36.51%）和抗血小板药（35.56%）等，而中成药则以活血化瘀类药物（64.43%）使用最多，其次分别为祛湿剂（17.21%）、补肾益精剂（16.03%）、补气剂（7.11%）等，见表10-3。

表 10-3　常用的 8 类西药和中药

No.	西药		中药	
	类型	例数（%）	类型	例数（%）
1	调节骨代谢	7125（73.22）	活血化瘀剂	6270（64.43）
2	抗生素	4146（42.61）	祛湿剂	1675（17.21）
3	降压药	3553（36.51）	补肾益精剂	1560（16.03）
4	抗血小板药	3460（35.56）	补气剂	692（7.11）
5	非甾体类抗炎药	3314（34.06）	祛痰剂	568（5.84）
6	抗心律失常药	3056（31.40）	清热剂	471（4.84）
7	抑酸剂	3041（31.25）	益气养阴剂	446（4.58）
8	降糖药	2890（29.70）	消导剂	351（3.61）

（二）用药情况分析

针对 8905 位患者用药记录进行分析，共使用 379 种西药和 277 种中药（含中成药）。在 379 种西药中，使用频率前 20 位的西药以调节骨代谢药物（73.22%）最多，以鲑降钙素（31.50%）、碳酸钙（25.86%）、阿法骨化醇（18.10%）、骨化三醇（18.06%）、磷酸钠（14.86%）、骨肽（12.80%）、依降钙素（12.67%）7 种使用频率最高。在 277 种中药（含中成药）中，使用频率前 20 位的中药以活血化瘀剂（64.43%）最多，以银杏叶提取物（11.64%）、舒血宁注射液（10.52%）、正清风痛宁（9.80%）、血栓通（8.13%）、疏血通注射液（6.54%）、丹红注射液（6.17%）、仙灵骨葆胶囊（5.05%）、丹参酮（4.64%）、血塞通注射液（3.91%）、灯盏细辛注射液（3.51%）、复方丹参（3.45%）、血塞通胶囊（3.17%）、红花注射液（2.17%）13 种使用频率最高。其次为祛湿剂、补益剂（补肾益精）、补益剂（补气剂）、祛痰剂等。

（三）联合用药情况分析

利用关联规则对中药与西药、中药类别与西药类别联合使用情况进行分析，按照"1种中药+1种（2种、3种）西药，1种西药+1种（2种、3种）中药，1类中药+1类（2类、3类）西药，1类西药+1类（2类、3类）中药的组合方式。

将各种中西药物之间联合使用连线图展示，见图10-5。联合使用频率 > 7% 的用粗线表示，联合使用频率 3%~7% 用细线表示，联合使用频率 <3% 用虚线表示。从图中可以看到，对于骨质疏松症，西药间联合用药较常见，考察中药与西药间的联合用药情况，则银杏叶提取物、舒血宁注射液与西药的联合使用频率多在 3%~12%，正清风痛宁、血栓通和

疏血通注射液与西药间的联合用药多在 3% 以下。

　　基于药物功效的合并用药分析见图 10-6，联合使用频率 >20% 以上用粗线表示，联合使用频率 5%~20% 用细线表示，联合使用频率 <5% 用虚线表示。从图中可以看出，对于骨质疏松症，西药间联合用药更常见，多数西药间的联合用药都在 20% 以上；考察中药与西药间的联合用药情况，则活血化瘀剂与 5 种西药的联合用药更常见，高于 20%。

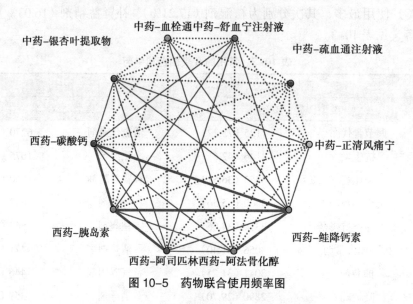

图 10-5　药物联合使用频率图

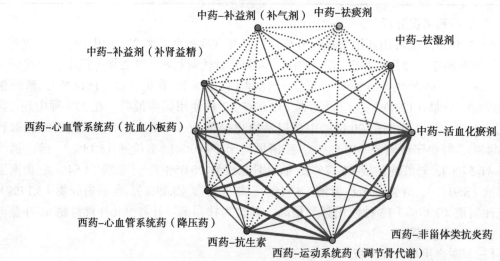

图 10-6　药物功效合并使用频率图

四、临床分析与应用

　　骨质疏松症主要病机是肾虚血瘀，肾虚导致精亏，精亏又导致气虚，气虚推动乏力导致血瘀，而血瘀形成又进一步阻碍气血运行，瘀血一旦形成且又成为新的致病因素，进一步加深相关脏腑的虚损状态。因此，瘀血是脾肾久虚产生的重要病理产物，而瘀阻脉络，精微运输阻滞不畅，又会进一步加剧脾肾的虚损，骨失所养，生髓乏源，骨松髓枯更甚，从而加速骨质疏松的发生。通过对 HIS 数据分析表明，在骨质疏松症患者治疗中，有 64.43% 的患者使用活血化瘀类药物，患者使用补益剂和祛湿剂使用率达 17.21%。根据研究发现，活血化瘀方药不仅可以改善微循环和血液流变，且具有类性激素作用，对骨质疏松症具有良好的防治作用。因此针对骨质疏松症的临床治疗，在补虚的基础上，运用活血化瘀、祛湿通络法，可以取得很好疗效。

中医药重视整体观，多种中药通过不同的配伍和作用方式，使骨质疏松症患者获得良好的疗效。其作用机制不是单一的，是多途径多靶点的，它不但能提高 BMD，促进骨生成，而且能改善全身的症状，通过全身功能的恢复防治骨质疏松症。

（章轶立　刘晶　杨靖　王志飞）

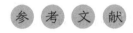

参　考　文　献

［1］ 中国医院协会信息管理专业委员会 . 中国医院信息化发展研究报告 . 北京：卫生部统计信息中心，2007.

［2］ 于广军，杨佳泓，郑宁，等 . 上海市级医院临床信息共享项目(医联工程)的建设方案与实施策略 . 中国医院，2010,14(10)：9-11.

［3］ 庄严，谢邦铁，翁盛鑫，等 . 中药上市后再评价 HIS"真实世界"集成数据仓库的构建与实现 . 中国中药杂志，2011,v.3620：2883-2887.

［4］ 陈京民 . 数据仓库与数据挖掘技术 . 北京：电子工业出版社，2002.

［5］ 王珊 . 数据仓库技术与联机分析处理 . 北京：科学出版社，1998.

［6］ 苏新宁 . 数据仓库和数据挖掘 . 北京：清华大学出版社，2006.

［7］ Lou Agosta. The Essential Guide to Data Warehousing. Upper Saddle River：Prentice-Hall，1999.

［8］ William A Giovinazzo. Object-Oriented Data Warehousing Design. Upper Saddle River：Prentice-Hall，2000.

［9］ 周鸾杰 . 数据挖掘可视化技术与医院管理 . 医疗设备信息，2006(3)：23-24.

［10］ 吴进军 .10 种系统疾病住院医疗费用的 Logistic 分析 . 中国医院管理 .2000(4)：31-32.

［11］ 赵应征 . 人工神经网络在药学研究中的应用进展 . 解放军药学学报，2003(6)：48-50.

［12］ 武森 . 数据仓库与数据挖掘 . 北京：冶金工业出版社，2003.

［13］ 杨海清 . 数据挖掘技术在医院管理中的应用 . 中华医院管理杂志，2005(7)：497-499.

［14］ 姜代红 . 数据挖掘及其在 HIS 系统中的应用 . 电脑与信息技术，2004(2)：55-57.

［15］ 张智海，刘忠厚，李娜，等 . 中国人骨质疏松症诊断标准专家共识(第三稿·2014 版). 中国骨质疏松杂志，2014,20(9)：1007-1010.

［16］ 张丹，马砚涛，邢玉瑞 . 近十年来中医药治疗骨质疏松症临床研究进展 . 陕西中医学院学报，2009,32(4)：83-85.

［17］ 胡军，张华，牟青 . 骨质疏松症的流行病学趋势与防治进展 . 临床荟萃，2011,26(8)8：729-731.

［18］ 邢燕，毕宏焱，尹丽梅，等 . 中医药治疗骨质疏松症的进展 . 中国骨质疏松杂志，2011,17(12)：1115-1118.

［19］ 谢雁鸣，毛平，田峰 . 真实世界研究在中药上市后临床再评价中应用前景的探讨 . 中药新药与临床药理，2010,21(3)：324-327.

［20］杨薇,程豪,谢雁鸣,等.基于HIS灯盏细辛注射液真实世界临床用药特点分析.中国中药杂志,
2012,37(17):2718-2722.

［21］蔡彦,陈惠军,陈创荣.中医节气思想浅析.中医研究,2007,20(8):9-11.

［22］王晨秀,霍亚南,林安华,等.南昌市部分社区40岁以上人群骨质疏松症流行现状调查及影响因素分
析.中国骨质疏松杂志,2013,19(8):850-855.

［23］王少君,李艳,刘红,等.中医理论对骨质疏松症发病机制的认识.世界中医药,2013,8(9):1044-
1048.

［24］Farhat GN,Strotmeyer ES,Newman AB,et al. Volumetric and areal bone mineral density measures are
associated with cardiovascular disease in older men and women:the health,aging,and body composition
study. Calcif Tissue Int,2006,79(2):102-111.

［25］贺琳,黄力.高血压病与原发性骨质疏松症的相关性研究.北京中医药大学学报(中医临床版),2008,
15(2):1-3.

［26］Javed F,Khan SA,Ayers EW,et al. Association of hypertension and bone mineral density in an elderly
African American female population. J Natl Med Assoc,2012,104(3-4):172-178.

［27］谭元生,谭胜真,宋雪云,等.高血压的中医研究纂要.实用中医内科杂志,2005,19(1):6-9.

［28］孔祥琴.读《内经》谈骨质疏松症病因.吉林中医药,2007,27(9):62.

［29］张荣华,陈可冀,陆大祥,等.补肾活血液延缓雄性大鼠增龄性骨质疏松的研究.中国病理生理杂志,
2001,17(12):1205-1207.

［30］李蕴铷,王连心,谢雁鸣,等.基于真实世界的病毒性肝炎患者临床特征与用药分析.中国中药杂志,
2014,39(18):3448-3453.

［31］王志飞,谢雁鸣.基于真实世界的喜炎平注射液HIS临床剂量应用分析.中国中药杂志,2012,37(18):
2727-2729.

［32］谢雁鸣,宇文亚,董福慧,等.原发性骨质疏松症中医临床实践指南(摘录).中华中医药杂志,2012,27
(7):1886-1890.

第十一章

中药治疗骨质疏松症基础研究

　　骨质疏松症的发病与衰老、基因、激素调控、细胞因子、物理、应力、营养和生活习惯等多种因素相关。现代药理研究表明，中药治疗骨质疏松症的机制包括调节骨质疏松症相关基因表达、调节 OB 与 OC 平衡、调节内分泌状态、调节 MSCs 成骨与成脂分化、增强细胞和体液免疫功能、调节分子信号通路以及改善骨生物力学与骨形态计量学指标等，从而使 BMD 增加，骨抗弯曲和抗压缩能力增强，骨小梁显微结构破坏等表现得到改善和修复，达到防治骨质疏松症的目的。本章主要介绍中药治疗骨质疏松症的基础研究相关内容。

第一节　中药对骨生物力学与骨形态计量学指标的作用

　　从药效学角度评价骨质疏松治疗药物的作用主要指标包括骨密度、骨生物力学、骨形态计量学指标评价以及骨代谢生物化学指标的检测。本节中主要阐述中药对骨生物力学与骨形态计量学指标的改善作用。

一、中药对骨生物力学指标的作用

　　骨组织是高度分化的结缔组织，由骨细胞及钙化的基质与纤维构成，且具有一定力学强度的综合体，同时具备弹性、抗张性和抗压性。骨生物力学是研究骨组织在外力作用下的力学特性及受力后生物学效应，是综合反映骨质量的有效评价。骨的生物力学特性包括骨的材料特性和结构特性。骨的材料特性由组成骨组织的几何构造特点所决定，通常通过对标准和均匀骨样本进行力学测试来确定。骨的结构特性则是对完整骨进行力学测试所获得。

　　单味中药研究方面，有学者运用双能 X 线检测腰椎骨量、micro-CT 检测腰椎骨微细结构、压缩实验检测腰椎生物力学，观察补肾中药龟板对地塞米松造模的激素性骨质疏松大鼠骨量、骨微细结构、骨生物力学等指标的改变，结果显示龟板组 BMD、骨矿物质含量、骨表面积、骨小梁数量、骨小梁厚度、压缩强度明显高于模型组，证实补肾中药龟板能够改善激素性骨质疏松大鼠骨量、骨微细结构、骨生物力学。有学者观察淫羊藿总黄酮对去势大鼠骨生物力学性能的影响，研究发现与对照组比较，不同剂量淫羊藿总黄酮的实验组第四腰椎体力学性能指标中弹性模量、最大载荷、最大应力、变形位能、结构刚度，股骨结构力学性能指标中最大载荷、破坏载荷、变形位能、结构刚度，股骨材料力学性能指标中弹性模量、最大应力、最大应变、破坏应力明显升高，表明去势造成了大鼠椎骨力学性能，股骨结构力学性能和股骨材料力学性能的降低，应用淫羊藿总黄酮可改善第四腰椎体力学性能、股骨结构力学性能和股骨材料力学性能。

中药复方研究方面，有学者采用切除双侧卵巢复制骨质疏松症大鼠模型，观察补肾复方（淫羊藿、补骨脂、制首乌、女贞子）对去卵巢大鼠骨质疏松症骨生物力学、骨微结构等的影响。与对照组比较，实验组最大应力和断裂吸收能量均明显升高，差异具有统计学意义，实验组的 BMD（BMD）、骨体积 / 总体积（BV/TV）、骨小梁厚度（Tb.Th）、骨小梁数目（Tb.N）无明显差异，但均有增长的趋势。有学者验证了补肾壮骨颗粒对维甲酸致骨质疏松大鼠骨生物力学的影响，主要观察指标为各组大鼠左侧股骨最大荷载、第四腰椎骨骨结构强度及左侧胫骨骨结构强度。模型组大鼠的股骨最大荷载、椎骨结构强度均显著低于正常，表明给大鼠灌胃维甲酸，可导致大鼠骨生物力学性能的降低；与模型组相比，各实验组的左侧股骨最大荷载、第四腰椎结构强度、左侧胫骨弯曲试验的最大荷载结果差异均无显著性意义，但均有增加趋势，其中补肾壮骨颗粒低剂量组的左股骨弯曲试验的最大荷载、左胫骨弯曲试验的最大荷载、第四腰椎压碎试验的结构强度分别增加了 16.2%、17.7%、15.4%，提示补肾壮骨颗粒能增加骨小梁的骨强度，以低剂量组效果最佳，起到防治骨质疏松症的作用。

二、中药对骨形态计量学指标的作用

骨组织形态计量学不仅能将形态学观察到的骨组织结构改变，用定性、定量的计量方法求得骨体积密度、骨小梁表面积、皮质骨厚、骨小梁间距、骨小梁厚的平均值等，还能对类骨质进行分析，求得平均类骨质体积、平均类骨质表面、平均类骨质宽、OB 活跃表面、OC 活跃表面和平均骨壁厚等指标。目前，国际上有两套常用的标准骨组织形态计量学术语命名法：一是 BHMT（bone histomorphologymetrology term，BHMT）标准命名法，二是美国骨矿研究协会（American association for bone mineral research，ASBMR）综合提出的标准命名法（1987 年第 1 版和 2012 年第 2 版）。

测量的松质骨骨计量学静态参数有：骨组织总面积（TAr），骨组织总周长（TPm），骨小梁面积（TbAr），骨小梁周长（TbPm）；动态参数有：单标记周长（sLPm），双标记周长（dLPm），双标记间距（IrLWi），类骨质宽度（OWi）。根据测量出的参数，所计算的静态参数有：骨小梁面积百分数（%Tb.Ar），骨小梁厚度（Tb.Th），骨小梁数量（TbN），骨小梁分离度（Tb.Sp）；动态参数有：骨矿化沉积率（MAR），骨形成率（BFR），BFR/BS 与 BFR/BV 反映骨形成率的不同方面，骨矿化延迟时间（MLT），每毫米破骨细胞数（Oc.N/mm）。

骨形态计量学指标是中药治疗骨质疏松症药效学评价的关键指标。有学者探讨蛇床子总香豆素对骨质疏松大鼠 BMD、骨形态计量学等指标的影响，数据表明蛇床子总香豆素实验组较对照组腰椎、股骨上段 BMD 增高，较盐酸雷洛昔芬治疗组股骨上段 BMD 增高，且骨小梁面积明显增加、矿化沉积率增高。另一项实验研究则显示续断提取液对于去卵巢大鼠的骨量明显增加，骨结构明显改善，且其疗效可能是由于能抑制骨吸收与骨形成，降低骨高转换率，总体上抑制骨吸收大于骨形成，表明续断对骨质疏松症具有一定治疗作用。

有研究观察了中药复方护骨胶囊（制何首乌、淫羊藿、熟地黄等组成的复方制剂）对糖皮质激素诱导骨质疏松大鼠骨丢失的影响，对大鼠右侧股骨和腰椎行 BMD 测定，右侧胫骨行骨形态计量学分析。结果显示中药复方护骨胶囊能够提高激素诱导骨质疏松大鼠的 BMD，显著改善骨组织形态计量学指标，从而促进骨形成，降低骨吸收，延缓骨丢失，对继发性骨质疏松的预防和治疗有积极作用。有学者研究仙灵骨葆胶囊对去卵巢诱导的大鼠绝经后骨质疏松模型骨组织形态计量学参数的影响，仙灵骨葆组、鲑降钙素组分别与造模组相比，%TB.Ar、Tb.N 均增加，Tb.Sp 均减小，%L.Pm、BFR/BS、BFR/BV、BFR/TV 均增加（$P<0.01$），%OC.Pm、%OC.Sur 均减小（$P > 0.05$）。实验组与对照组比较，静态和动态各项参数值比较接近，差异无显著统计学意义。因此，补肾中药仙灵骨葆可以明显改善骨质疏松大鼠骨形态计量学指标，能够增加去势大鼠骨形成、降低骨吸收，可能是通过刺激 OB 生长，抑制 OC 活性，并抑制高骨转趋势来实现，从而对绝经后骨质疏松有治疗作用。

还有研究应用去势及维甲酸模型大鼠模型，证实强骨胶囊大剂量组［180mg/（kg·d）］能够升高股骨及腰椎 BMD，提高骨结构力学的最大载荷、最大能量吸收值，骨材料力学的弹性应变、最大应力、弹性模量。通过观察切除卵巢大鼠模型组织形态计量学变化，实验显示强骨胶囊（骨碎补总黄酮）明显增高胫骨骨小梁体积百分比（TBV%），明显降低胫骨骨小梁吸收表面百分比（TRS%）、胫骨骨小梁形成表面百分比（TFS%）、活性生成表面百分比（AFS%）、MAR、BFR、胫骨类骨质平均宽度（OSW）和骨皮质矿化率（mAR），证明其骨形成大于骨吸收，骨的转换率降低，骨碎补总黄酮对骨质疏松症具有明显的防治作用。

此外，有学者通过去卵巢雌性大鼠骨质疏松模型，采用 Leica Qwin 图像分析仪系统证明温补肾阳方、补肾益肝方、补肾健骨方、左归丸、密骨片、杜仲、千年健、山药能够明显增高 TBV%，明显降低 TRS%、TFS%、AFS%、MAR、BFR、OSW 和 mAR。

第二节　中药对骨质疏松症钙磷代谢的作用

骨量与钙磷等结晶盐含量密切相关，人体 99% 结晶钙和 84% 结晶磷均存在于骨骼，因而钙磷代谢稳定是人体骨骼结构和功能的重要保障。维生素 D 是钙磷代谢重要调控者，而钙磷代谢紊乱导致人体骨量的丢失，进而导致 POP 的发生。

维生素 D、PTH、成纤维细胞生长因子 23（fibroblast growth factor 23，FGF23）和降钙素是机体调节钙磷代谢最重要的物质。当机体处于低血钙或高血磷的状态，PTH 的合成和分泌上调，导致钙的吸收增加，血钙升高，磷的排出增加，血磷下降。高血磷还会诱导 FGF23 的表达，FGF23 反过来抑制肾脏对磷的重吸收以降低血磷。血磷和血钙水平降低则诱导 1, 25（OH）$_2$D 的合成，后者刺激机体对钙磷的吸收，从而提高血钙和血磷水平。维生素 D 是人体必需的营养成分，其来源有肠道吸收的含有维生素 D 的食物，营养补充或 7-脱氢胆固醇经过阳光中紫外线照射后皮肤细胞合成。维生素 D 原型在被吸收或合成后，在肝脏经过 25 羟化酶（CYP2R1）的作用后，再到肾脏经过 1α-羟化酶（CYP27B1）的作用，最终生成具有生物活性的 1α, 25 双羟化维生素 D。活化形式的 1α, 25 双羟化维生素 D 通过结合广泛表达的核受体 VDR 从而可以调控 3%~5% 基因组基因表达，该受体属于类固醇类受体超家族，配体激活的转录因子。对于 OB 来说，1α, 25 双羟化维生素 D 可以通过自分泌和旁分泌途径来促进 OB 分化和加速其成骨矿化。维生素 D 也可以提高肠道的钙磷吸收，从而促进骨矿化和增加 BMD。骨组织是机体的钙池，当机体处于严重钙不足时，OC 形成和骨吸收增强，骨组织中的钙释放到血中，用以维持血钙水平。维生素 D、持续的 PTH 刺激均可以通过促进 RANKL 的合成，刺激 OC 形成以及骨吸收。而 FGF23 则对 OC 形成和骨吸收具有双向调节作用。此外，维生素 D、PTH 和 FGF23 之间还存在着非常复杂且精细的相互作用，共同调节机体的钙磷代谢。CYP27B1 是编码特异性酶，使 25（OH）D 在肾脏组织内转变为活性 1，25（OH）$_2$D。1，25（OH）$_2$D 可以诱导骨细胞和 OB 合成和分泌 FGF23，而 FGF23 反过来可以通过抑制 CYP27B1 表达，降低循环中的 1，25（OH）$_2$D 表达水平。PTH 可以通过刺激 CYP27B1 表达上调 1，25（OH）$_2$D 水平，而 1，25（OH）$_2$D 则可以抑制 PTH 的表达。因此，PTH 可以间接地调控 FGF23 的表达。另外，PTH 和 FGF23 之间也有负向调控作用，但研究结果并不统一，有待进一步研究。

一、中药对血清钙磷代谢的调节作用

根据"肾主骨"理论，中医治疗骨质疏松症以补肾法为主，主要的补肾中药包括淫羊藿、补骨脂、女贞子、墨旱莲、蛇床子、菟丝子、熟地黄、桑寄生、牛膝、巴戟天等，并辅以活血化瘀、健脾益气、疏肝理气等治法。在提高 BMD、改善临床症状的同时，这些药物可以显著改善骨质疏松症患者或者动物模型的钙磷代谢紊乱。目前普遍认为多种补肾中药均具有类雌激素作用，可以降低骨转换速率，防治骨质疏松症。

左归丸和右归丸的药效对比研究中纳入 400 例老年性骨质疏松症患者，随机分为对照组和实验组，对照组采用适当体力运动和碳酸钙 D3 片、鲑降钙素注射液基础治疗。实验组在基础治疗基础上，根据阴虚、阳虚证候分别给予左归丸和右归丸治疗，实验组患者的钙磷沉积较治疗前显著提高，且显著高于对照组。对比中药复方与现代医学基础治疗的试验中，纳入了 150 例老年性骨质疏松症患者，对照组和实验组各 75 例，分别给予葡萄糖酸钙和养血固肾汤治疗，对照药物和中药均可以显著提高患者血清钙和血清磷水平，且实验组比对照组效果更佳。研究人员运用该方治疗老年性骨质疏松症，也发现类似的效果。另有研究则运用益肾健脾方联合鲑鱼降钙素治疗退行性骨质疏松症患者，在常规口服维生素 D 及肌内注射鲑鱼降钙素的基础上给予益肾健脾方治疗，治疗后两组血钙升高、血磷降低，且益肾健脾方效果更优于对照组。还有研究在以维生素 D 为基础治疗药物的基础上，也采用了健脾补肾法对骨质疏松症患者进行治疗，同样发现该法可以升高骨质疏松症患者血钙水平，降低血磷水平。此外，在治疗老年性骨质疏松症中，中药复方单用或联合针灸、西医常规治疗均显现了良好疗效。

动物研究方面，研究人员采用不同剂量健骨冲剂治疗去卵巢大鼠，发现高剂量和低剂量健骨冲剂均可以显著提高去卵巢大鼠的血钙和血磷水平。研究还发现益肾中药治疗糖皮质激素诱导的骨质疏松大鼠模型，也可以显著提高大鼠血清钙磷水平。另有研究采用维甲酸注射诱导骨质疏松大鼠模型，并给予墨旱莲及阳性对照药仙灵骨葆治疗。发现墨旱莲能显著提高骨质疏松大鼠 BMD 和生物力学性能。墨旱莲能显著升高对照组大鼠的血钙水平，降低尿钙水平，推测其抗骨质疏松的药效机制可能与增强钙吸收、促进 OB 活性、降低骨转换率有关。

二、中药对钙磷代谢调节因子的作用

维生素 D、PTH 和 FGF23 是机体调节钙磷代谢最重要的物质。目前补肾中药防治骨质疏松症的疗效观察，有部分研究观察了补肾中药对 PTH 和维生素 D 的调节作用，而对 FGF23 的观察则比较缺乏。

对补肾中药治疗前后的 PMOP 患者观察发现，补肾中药可以促进骨质疏松症患者体内雌激素 E2 的表达，并且降低 PTH 表达水平。动物实验也证明，更年乐水丸、补肾壮骨颗粒、加味补肾壮筋汤等治疗去卵巢诱导的骨质疏松大鼠，不仅可以有效增加大鼠 BMD，缓解骨丢失，还可以增加 E2 表达，降低循环 PTH 水平，降低骨转换率，从而治疗去卵巢诱导的骨质疏松，这也是目前对补肾中药防治骨质疏松症药效机制的主要观点之一。

以维生素 D 治疗为基础，采用健脾补肾法对骨质疏松症患者进行治疗，同样发现该法在升高骨质疏松症患者血钙水平，降低血磷水平的同时，也提高了患者的 25（OH）D 的水平。运用补肾壮骨方治疗去卵巢诱导大鼠骨质疏松症模型，以阿仑磷酸钠治疗作对照，结果发现补肾壮骨中药能够显著提高取卵巢大鼠 BMD 和骨生物力学，并能提高血清 25-（OH）D_3 和 1，25-（OH）$_2D_3$ 水平，改善骨钙磷代谢。改善骨质疏松症患者维生素 D 代谢，不仅仅有利于钙吸收，提高血钙水平，促进矿盐沉积，增加骨质量，同时也可以纠正因机体血钙水平过低而导致的骨吸收增加，缓解骨丢失。

第三节　中药对雌激素水平及其受体的作用

在绝经后妇女中，骨质疏松症发病率较高，与雌激素水平密切相关。更年期女性雌激素水平快速下降，导致其受体的转译水平同时受到抑制。PMOP 是指发生在绝经后妇女中的一种以全身性单位体积内骨组织含量减少、BMD 下降及骨组织微结构退行性病变为特征的全身性骨骼疾病，是绝经后妇女腰腿痛、脊椎变形及椎体压缩性骨折的主要原因，主要由绝经后卵巢合成的雌激素减少所致。雌激素作为免疫细胞和骨细胞的共同交叉机制，通过经典激素受体途径，调节 T 细胞的活化和免疫因子的产生表达，影响 OB、OC、免疫细胞的活性和功能；通过雌激素受体途径，调节 OC 与 OB 的增殖、分化、凋亡，参与骨形成与骨吸收的调控。妇女绝经期后体内雌激素分泌不足，患骨质疏松的危险性随之增加。在人体的女性 OB 和 OC 内均有雌激素受体存在，雌激素可促进 OB 生长，从而增强成骨过程。而当雌激素水平在更年期快速下降后，其受体的转译水平同时受到抑制，造成骨量丢失。许多中药方剂因含有植物雌激素成分而对骨质疏松症有较好的疗效。单味中药及中药复方均可直接作用于雌激素受体，提高雌激素水平，从而达到治疗骨质疏松症的效果。

一、单味中药对雌激素水平及其受体的作用

（一）淫羊藿

淫羊藿抗骨质疏松的有效成分主要为黄酮类物质，如淫羊藿苷、淫羊藿素等。淫羊藿有雌激素样作用，进而增加骨量。现代药理研究证实，淫羊藿能增强下丘脑—垂体—性腺轴及肾上腺皮质轴、胸腺轴等内分泌系统的分泌功能。有研究探讨淫羊藿苷对去势大鼠骨质疏松模型的治疗效果。结果显示，对照组大鼠血清中钙离子、磷离子、雌二醇、皮质

醇和孕激素的浓度与对照组比较显著降低。阳性组大鼠的钙离子浓度、磷离子浓度与对照组比较显著升高，淫羊藿低剂组、中剂组、高剂组大鼠血清中雌二醇的浓度与模型组比较显著性升高。这可能与淫羊藿苷本身具有雌激素样作用有关，淫羊藿苷可能具有治疗去势大鼠骨质疏松的作用，其作用机制可能与其提高血清中钙离子、磷离子浓度，提高雌激素水平有关。研究人员进行了淫羊藿苷对去势大鼠骨质疏松影响的实验研究，结果显示淫羊藿苷能显著提高去势大鼠的 BMD、骨强度、OPGmRNA 基因的表达、降低尿脱氧吡啶啉（deoxypyridinoline，DPD）的排出浓度和增加骨小梁的密度，故认为中药淫羊藿苷具有雌激素样的作用，可有效抑制绝经后骨量的丢失。

（二）杜仲

大量实验研究表明，杜仲能提高去势大鼠的 BMD 值，缓解骨小梁微结构破坏，改善其骨生物力学性能，具有明显的抗 PMOP 作用。与淫羊藿略有不同的是，杜仲主要对 RANKL 及其 mRNA 表达有明显的抑制作用，对 OPG 及其 mRNA 的表达与模型组相比无显著差异。另外，杜仲对 BMSCs 的成脂成骨分化也具有调节作用。研究人员通过镜下观察发现，模型组大鼠股骨和腰椎骨中均含有大量的脂肪，骨小梁密度也显著下降，而实验组偶见脂肪颗粒，骨小梁较为致密。说明杜仲对去势大鼠所致的骨质疏松具有良好的干预作用，也为宋氏等提出的"脂肪细胞过剩"假说提供了佐证。其对 BMSCs 的调控多与刺激 BMP-2、转化生长因子 β（transforming growth factor β，TGF-β）和成纤维生长因子 2（fibroblast growth factor 2，FGF-2）的表达相关。

（三）骨碎补

骨碎补性温，味苦，归肝、肾经，具有补肾，活血化瘀的功效。骨碎补总黄酮是其主要有效成分。骨碎补总黄酮不仅能增加去势大鼠的骨量，还能改善松质骨的超微结构及脯氨酸羟化程度，增强骨强度，对防治 PMOP 具有积极意义。最新研究表明，骨碎补总黄酮的抗 PMOP 作用可能存在以下几种机制：①促进成骨细胞 OPG 的表达，抑制 OC 的活性并诱导其凋亡；②降低外周血清中白细胞介素 1（interleukin-1，IL-1）、白细胞介素 6（interleukin-6，IL-6）含量以及提高降钙素（calcitonin，CT）水平，从而抑制骨吸收的进程；③通过神经递质瘦素（leptin，LEP）介导的交感神经活动，降低去卵巢 OP 大鼠血清中 LEP、IL-6 水平和骨组织 β_2- 肾上腺素受体（β_2-adrenergic receptor，β_2AD R）表达，以达到抑制骨吸收的目的；④降低去卵巢 OP 大鼠血清蛋白本酶 K（Cathepsin K）的浓度，抑制其在骨再吸收过程中对骨组织的降解作用；⑤上调 Cbfa1 表达的水平，促进 BMSCs 的成骨分化。

二、中药复方对雌激素水平及其受体的作用

在经典方剂研究方面，六味地黄丸是治疗肝肾阴虚证的代表方，有学者研究发现其可发挥类雌激素样作用，改善患者骨结构力学及机械力学性能，提升血清中雌二醇、降钙素和骨钙素的水平，调节人体内环境微量元素平衡，证实了其用于防治 PMOP 的可行性。有学者探讨左归丸对糖皮质激素性骨质疏松症的治疗作用及机制，采用 ELISA 法检测大鼠外周血血清中雌二醇（E_2）、PTH 的含量，结果显示与空白对照组相比，模型组大鼠血清中 PTH 含量显著增高，E_2 含量则显著降低。而实验组大鼠血清中 PTH 含量显著降低，E_2 含量较之模型组显著增高，提示左归丸可使糖皮质激素所致骨质疏松大鼠血清中 PTH 的水

平下调，同时上调 E_2 水平，使其紊乱状态基本恢复正常，这可能是其治疗糖皮质激素所致大鼠骨质疏松症的机制之一。

临床经验方研究方面，有学者探讨了自拟中药复方对实验性骨质疏松大鼠雌激素受体 mRNA 等指标的影响，结果显示中药复方组 OB 数目增加（$P<0.01$），雌激素受体 mRNA 及 Ⅰ 型胶原 mRNA 表达水平显著提高（$P<0.01$），提示该中药复方具有拟雌激素样作用，可使骨质疏松大鼠骨内雌激素受体 mRNA 等表达增强，增加了骨质疏松大鼠 OB 数目。

第四节　中药对骨细胞及相关蛋白的作用

骨重建的过程是 OB 形成新骨和 OC 吸收旧骨的过程。骨形成和骨吸收是骨功能单位在组织水平调节骨生长的两个基本调控机制。正常的骨代谢有赖于 OB 所致的骨形成与 OC 所致的骨吸收这一过程处于动态平衡状态。如果骨形成大于骨吸收则表现为骨量增加，反之则表现为骨量减少，严重的骨量减少就会导致骨质疏松。骨质疏松发生的根本机制在于机体骨重建的失衡，即 OC 去除旧骨（骨吸收）和 OB 形成新骨（骨形成）的失衡。中药对于骨质的作用是双向的，均是既可促进 OB 的骨形成作用，同时又可抑制 OC 的骨吸收作用。这方面的研究众多，主要包括单味中药、中药复方的调节作用。

一、单味中药对骨细胞及相关蛋白的作用

（一）补阳药

补阳药一般味甘、性温，归肾经，具有补肾助阳的作用，用于治疗肾阳虚证。用于治疗骨质疏松的中药一般有淫羊藿、鹿茸、巴戟天、续断等。

1. 淫羊藿　淫羊藿可促进 OB 的增殖、分化和矿化，改善骨小梁的组织结构，增加细胞基质钙的分泌，调节 MSCs 周期和细胞代谢，从而增加成骨活性等。有学者研究淫羊藿苷对 OB 分化的影响。应用透射电镜观察淫羊藿苷对小鼠 OB 超微结构的影响以及通过检测不同浓度的淫羊藿苷在不同时间对小鼠 OB 碱性磷酸酶活性的影响，淫羊藿苷对 BMP2 以及 OB 分化过程中相关基因骨钙素（bone gla protein，BGP）、骨桥蛋白（osteopontin，OPN）的表达变化，研究淫羊藿苷对小鼠 OB 分化的影响。结果淫羊藿苷上调 OB 分化的关键基因 BGP、OPN，这些分子表达水平改变以后，会以不同方式直接或间接影响 OB 的微环境，促进骨分化和骨形成。淫羊藿苷可上调成骨诱导因子 BMP2 的表达，可诱导 OB 的分化。研究人员观察补肾中药淫羊藿的有效成分淫羊藿苷对皮质酮大鼠 MSCs 的调控作用。结果显示：造模和治疗后各组大鼠体质量没有发生明显变化。干细胞基因表达谱显示在皮质酮改变的基因中，淫羊藿苷可逆转 11 种基因，涉及成骨分化、细胞周期调节、细胞代谢和 Notch 信号通路。因此，补肾中药淫羊藿可能从骨髓充质干细胞周期调节和细胞代谢等方面发挥促进成骨分化的作用，最终实现治疗骨质疏松的疗效。

另外，淫羊藿可通过多种途径抑制 OC 的骨吸收功能。如淫羊藿可降低 OC 抗酒石酸酸性磷酸酶（tartrate-resistant acid phosphatase，TRACP）的活性，下调基质金属蛋白酶 -9（MMP-9）、碳酸酐酶 Ⅱ（CAII）的表达等方面从而抑制 OC 骨吸收。OC 活性及凋亡与细胞线粒体膜电势、ATP 水平密切相关。膜电势越高、ATP 水平越低，OC 越易凋亡。研究表明，淫羊藿可提高 OC 线粒体膜电势、降低细胞间 ATP，从而促进 OC 的凋亡。有学者

研究表明，淫羊藿可剂量依赖性导致 OC 阻滞在 G2/M 期，其可能通过线粒体途径阻滞细胞周期，抑制 OC 增殖和分化，并促使其发生凋亡，进而发挥调节 OC 骨吸收活性的功能。OC 的骨吸收功能主要依靠一个富含骨架聚合肌动蛋白（F-actin）的缝合区，该缝合区将 OC 固定在矿化基质的表面，发挥分泌蛋白酶、降解骨基质的作用。正常 OC 伪足发达，F-actin 环结构明显。淫羊藿可调控蛋白灶性黏附激酶（PAK）及 Ras 相似物 GTP 酶（Rho GTPases）的表达，减弱 OC 在骨组织的锚定、附着，破坏破骨细胞 F-actin 环的结构，限制足体构建，使伪足消失，从而抑制 OC 的骨吸收作用。

2. 骨碎补 有学者采用 UMA-106-01OB 株进行 OB 培养，比较骨碎补总黄酮、淫羊藿总黄酮、菟丝子总黄酮、槲皮素、柚皮苷、陈皮苷对体外骨细胞的培养作用，证明骨碎补总黄酮能提高用 UMR-106 细胞培养的细胞内 ALP 活性，以 48 小时最为理想，对 3H-TdR 的掺入骨碎补总黄酮 48 小时比 24 小时有明显增加。建立反相高效液相色谱法，测定大鼠血清和组织中柚皮苷的含量。骨碎补总黄酮灌服后 30 分钟起可见吸收，血药浓度于 90 分钟达到高峰，但到 8 小时仍保持一定血药浓度。表明其开始吸收快，能在血液中保持较长时间，消失也比较慢。因此，通过研究发现了骨碎补总黄酮是促进骨细胞形成的活性物质，且血液中保持时间长，对骨质疏松症治疗有利。

有学者研究骨碎补含药血清对 OB 的增殖、成骨的影响，用含药血清干预，测定增殖率、ALP 活性、钙盐沉积量、骨钙素分泌量、钙化结节量均高于空白对照组，从而证实骨碎补含药血清可以促进 OB 的增殖、成骨分化及其增强其抗氧化性。有学者应用四甲基偶氮唑盐（MTT）法、对硝基苯磷酸盐法（PNPP）及流式细胞术观察不同浓度的含骨碎补总黄酮大鼠血清在不同时段对体外培养 OB 的光密度 D（λ）值、碱性磷酸酶（ALP）活性及细胞周期和凋亡的影响，发现不同浓度的骨碎补总黄酮大鼠含药血清均可促进 OB 增殖、分化，使处于 DNA 合成期细胞比例增加，使早期和晚期凋亡细胞比例减少，与空白血清对照组比较均具有统计学意义。提示骨碎补总黄酮含药血清具有促进体外 OB 增殖、分化，抑制 OB 凋亡的作用，具有抗骨质疏松活性。

3. 鹿茸 鹿茸提取物不仅能促进 OB 的增殖也能促进 OC 的分化，其增殖活性呈现出浓度依赖性，并且不产生种属特异性。有学者研究表明，鹿茸总多肽能纠正维甲酸所致骨重建的负平衡状态，使骨量增加，骨组织显微结构趋于正常，对大鼠骨质疏松症有防治作用。有研究表明，经鹿茸生长素治疗后，维甲酸所致骨质疏松症大鼠的 BMD、骨重、骨长、骨钙含量均有所升高，抗弯强度、平均骨小梁宽度和相对骨体积也明显提高。有学者分离纯化的鹿血清白蛋白，浓度在 14.9ng·ml^{-1}~14.90μg·ml^{-1} 范围内可明显地促大鼠成骨样细胞增殖。国内学者研究表明，鹿茸可明显增加去卵巢大鼠的 BMD，降低血清碱性磷酸酶水平。另外，鹿茸可抑制过量 NO 的产生、细胞衰老物质的生成和抗活性氧自由基对 OB 的损伤，促进 OB 的增殖分化，抑制 OC 活性，从而翻转骨形成负平衡状态。

4. 巴戟天 巴戟天对 OB 的增殖有促进作用。有学者利用体外培养的 OB 与巴戟天醇提物、巴戟天乙醚提取物、巴戟天正丁醇提取物分别实验，结果显示除巴戟天醇提物高剂量组外，其余各实验组均能促进 OB 增殖。此外，除巴戟天正丁醇提取物低剂量组与对照组比较，差异有统计学意义外，其余各组都没有显示出有意义的刺激 OB 分泌碱性磷酸酶及分泌骨钙素的作用。在此基础上，提出巴戟天部位在剂量合适时能促进 OB 分泌碱性磷酸酶和骨钙素。但另有研究显示，巴戟天多糖可以通过抑制全反式维甲酸来抑制 OB 的凋亡。相关研究亦通过实验对比包括巴戟天在内的 4 种温阳补肾药的含药血清，发现巴戟天具有上调抑制凋亡基因 Bcl-2 及下调促进细胞凋亡基因 Bax 表达的功效，以此抑制 OB 的凋亡率。因此认为巴戟天具有有效促进 OB 增殖及抑制其凋亡的作用。

5. 续断　国内学者通过实验研究显示，在将大鼠体外 MSCs 诱导为 OB 过程中，续断皂苷可促进 OB 生长曲线明显升高、碱性磷酸酶活性和骨钙素明显升高。这些结果表明川续断皂苷Ⅵ可促进大鼠体外 MSCs 向 OB 增殖和分化，从而具有促进骨形成的作用。研究表明，续断皂苷、续断水煎液或续断含药血清均能有效促进 OB 的分化、增殖，防止 OB 凋亡。体内实验研究表明，续断能够明显抑制去卵巢大鼠血清中反映骨形成指标碱性磷酸酶、骨钙素的上升，抑制尿中反映骨吸收的指标脱氧吡啶酚、钙、磷含量增加，说明续断可以调节骨形成和骨吸收的生化指标降低骨转换率，重新建立成骨与破骨活动的平衡。同时续断可以增加大鼠 BMD，保护骨小梁微结构，提高股骨强度，从而减少骨折风险。

（二）补气药

中医理论认为脾胃亏虚是骨痿发病的主要病机，补气药一般可以补气健脾，故常用于骨质疏松的治疗。用于治疗骨质疏松的补气药主要有黄芪、西洋参等。

1. 黄芪　有学者探讨了黄芪提取物黄芪甲苷与维生素 D_3 联用对二维回转培养大鼠原代 OB 增殖的影响。结果表明，单用黄芪甲苷或维生素 D_3 均对正常培养 OB 增殖具有促进作用，且不同浓度配比的黄芪甲苷与维生素 D_3 混合液对模拟微重力下二维回转培养 OB 的增殖有显著促进作用。有学者在大鼠颅骨原代 OB 中加入不同浓度的黄芪总黄酮。结果表明，黄芪总黄酮（ATF）能剂量依赖性地促进大鼠原代 OB 的增殖、分化及矿化，同时上调 OB 中骨形成蛋白（BMP-2）及核心结合因子（Runx-2）蛋白的表达。提示 ATF 可能通过上调 OB 中 BMP-2 和 Runx-2 的表达来促进 OB 的成骨活性。有学者探讨黄芪甲苷拮抗过氧化氢所致小鼠 OBMC3T3-E1 凋亡及相关机制，黄芪甲苷可拮抗过氧化氢引起的 OBMC3T3-E1 的凋亡，PI3k/AKT 信号传导通路可能在其中发挥重要的作用。

2. 西洋参　西洋参水提液对 OB 增殖的作用研究显示，高、中、低剂量西洋参水煎液具有体外增强 MC3T3-E1 细胞增殖作用，且对 MC3T3-E1 细胞毒性很小，这可能与西洋参补气、调节免疫的整体调节作用有关。有学者通过观察西洋参对兔子桡骨骨折的 X 线表现、骨痂灰度、骨痂的一般形态学和超微形态学等方面的影响，探讨西洋参对骨折愈合的促进作用和机制。结果显示，术后 4、6、8 周时实验组 K 值平均值高于对照组，有显著性差异；术后 2、4、6 周实验组 OB 数目比对照组均增多，有显著性差异。因此，西洋参可以通过增加骨折愈合过程中 OB 数量，提高骨胶原纤维合成及提高骨痂灰度来促进骨折愈合。

（三）活血药

活血化瘀药是指能促进血行，改善和消除瘀血病症的药物，其药味多辛、苦、咸，性寒、温、平，主要归肝、心二经。目前研究用于骨质疏松的活血化瘀药主要有丹参、牛膝等。

1. 丹参　丹参抗骨质疏松的主要成分可能是丹参酮、丹参素。丹参不仅能作用于骨质疏松模型大鼠，还能作用于体外培养的细胞。利用 OB/ 骨髓细胞模型进行培养，发现丹参酮通过作用于 OC 前体来抑制 OC 的分化，从而参与到骨质疏松及其他骨侵蚀性疾病或骨丢失类疾病，如类风湿关节炎及相关疾病。丹参酮可抑制 RANKL 表达和诱导核转录因子表达，减少 TRAP 阳性多核 OC 的形成，大大抑制了 OC 的分化，并通过干扰肌动蛋白环来抑制骨吸收。丹参提取物对大鼠卵巢切除骨质流失具有抑制作用，光镜下可见去势大鼠胫骨骨小梁表面呈多孔或出现糜烂，而假手术组和丹参酮组大鼠则出现细颗粒状，去势大鼠的骨小梁厚度下降约 50%，假手术组和丹参酮组则未见明显下降。在这项研究中，丹参酮治疗 7 周后股骨颈机械强度明显增强。丹参酮增加大鼠血清钙、锌、镁等无机盐及有机骨羟脯氨酸的含量，增加骨小梁面积和体积，减少骨小梁的分离度，使大鼠骨松质变密，明显增加骨干重量。丹参素能明显提高 OB 碱性磷酸酶活性，促进 OB 的分化与增殖，通过增加 I 型前胶原蛋白 mRNA 表达，促进 OB 伪足小体加速运动，并且可以直接通过影响游离移植的血管束来促进新骨的形成。

2. 牛膝　牛膝抗骨质疏松的药理作用主要有效成分可能为牛膝总皂苷。有学者研究牛膝对 OB 株 HFOB119 的促增殖作用及其分子机制。结果牛膝含药血清与牛膝脱皮甾酮均能促进 OB 的增殖，并导致 PKAR Ⅰβ 表达的上调。初步判定牛膝在体外有促进人 OB 增殖的作用，其主要作用成分为脱皮甾酮，并有可能是通过 cAMP 介导的信号传导途径进行的。在体外培养细胞时，牛膝通过抑制其 TRACP 活性，抑制 OC 增殖。研究人员考察了牛膝的不同提取部位对成骨样细胞 UMR106 的作用，结果表明：牛膝的醇提液及其石油醚和乙酸乙酯萃取的混和物对 OB 有较强的促进增殖作用，牛膝中低极性部位可能含有直接作用于 OB 的活性成分。

3. 三七　三七抗骨质疏松的药理作用主要有效成分为三七总苷。三七总皂苷具有抗氧化，抗炎，激素和雌激素样等生物活性。三七总皂苷治疗后增加碱性磷酸酶活性，提高骨唾液酸蛋白及成骨细胞 mRNA 水平，上调成骨标记基因的表达，下调脂肪细胞标记基因的表达，且三七总皂苷促进其成骨分化的治疗作用呈剂量依赖关系。三七总皂苷还能使骨质疏松大鼠模型血清 TNFαmRNA 的表达，增高骨保护素 mRNA 表达，降低炎性因子（TNFα 及 IL-6）的表达，增加血钙及骨钙素含量，抑制 OC 活性，促进 OB 分化。有研究发现长期使用三七总皂苷，可能通过正向调节 P38 MAPK 信号通路来促进 OB 增殖与分化。三七总皂苷对兔 OB 的增殖和分化的影响的研究中，结果证实三七总皂苷能够促进兔 OB 的增殖和分化，并能提高 OB 的骨保护素 mRNA 的相对表达量而对其细胞核因子 κB 受体活化因子配体 mRNA 有抑制作用。有学者观察三七总皂苷和淫羊藿苷组分配伍对高糖条件下 OB 增殖功能的影响。结果：三七总皂苷和淫羊藿苷在质量浓度为 10，20，50mg/L 时对高糖引起的 OB 增殖抑制具有显著改善作用（$P<0.05$，$P<0.01$），组分配伍比例三七总皂苷：淫羊藿苷为 50mg/L：20mg/L 时，对高糖条件下 OB 增殖抑制具有明显的改善作用（$P<0.01$）。

二、中药复方对骨细胞及相关蛋白的作用

传统的补肾方剂近年来用于骨质疏松的治疗取得了良好的效果。有学者通过观察左归丸含药血清，发现其一方面直接抑制核因子 kβ 受体激活因子的分泌，使 OC 活性降低；另一方面促进 OB 分泌 OB 骨保护素，使之与核因子 kβ 受体激活因子的结合增多，使 OC 活性降低，从而达到治疗骨质疏松的目的。表明不同方剂的含药血清对 OB 的作用，发现一些方药对 OB 有促增殖作用，且能抑制 OC 的活性。有研究用益骨汤（由补骨脂、骨碎补、生地黄、仙灵脾、怀山药、丹参等组成）高、中、低剂量组，对照组及生理盐水空白对照组，制备动物含药血清对 SD 大鼠 OB 进行体外培养，发现前 4 组比较无显著性差异，

与空白对照组比较细胞增殖分化与 ALP 影响具有显著性差异。说明益骨汤含药血清具有促进早期 OB 增殖与分化的作用。研究人员用中药骨康颗粒（由补骨脂、炙淫羊藿、肉苁蓉、熟地黄、白芍、黄芪、菟丝子、丹参、当归、大枣组成）含药血清对 OB 进行体外培养，用酶联免疫法检测培养上清液中 IGF I 的含量，发现骨康颗粒用量达到一定程度时，可促进 OB 生成胰岛素生长因子 I。与雌二醇比较，无显著性差异。

对大鼠 OB 的促增殖作用研究方面，将六味地黄丸主要血中移行成分以适当浓度添加到大鼠 OB 培养液中，用 MTT 法测定细胞的增殖速度，结果表明，六味地黄丸主要血中移行成分莫诺苷、獐牙菜苷、马钱子苷的混合物各剂量组均明显表现出对大鼠 OB 的促增殖作用，初步确定六味地黄丸主要血中移行成分莫诺苷、獐牙菜苷、马钱子苷是其治疗骨质疏松的药效物质基础。

对 BMSCs 向成骨分化的作用研究方面，有学者研究了补肾填精方左归丸及其拆方对骨髓源性成体干细胞多向分化的影响，发现左归丸 I 号（全方）和左归丸 II 号（全方减去龟板胶、鹿角胶）均能诱导骨髓源性成体干细胞向 OB、软骨细胞、神经元细胞和神经胶质细胞分化，其中左归丸 I 号诱导骨髓源性成体干细胞向神经元样细胞及神经胶质样细胞分化的作用明显优于左归丸 II 号，而左归丸 II 号诱导骨髓源性成体干细胞向成骨样细胞及软骨样细胞分化的作用显著优于左归丸 I 号。补肾活血复方仙花活骨丹颗粒可有效抑制地塞米松诱导的 BMSCs 成脂分化进程，提高成骨分化的能力；经方桂附地黄丸对狗 BMSCs 的增殖有一定促进作用；补肾益气药健骨二仙丸联合成骨诱导剂诱导 BMSCs 能够显著提高碱性磷酸酶、I 型胶原、骨钙素的表达，加速矿化结节的形成，促进 BMSCs 向 OB 分化。

对骨形成蛋白的影响：通过体外方法观察补肾中药血清对 SD 大鼠 OB 中 BMP2、BMP7 活性的影响。采用多次胶原酶消化法体外培养获取新生 SD 大鼠颅盖骨的 OB；随机将 28 只 SD 大鼠分为 4 组，分别灌胃补肾益精壮骨中药、补中益气颗粒剂和骨疏康颗粒，正常组不灌胃。干预 8 天后，通过血清药理学方法使用各组大鼠血清培养 OB 48 小时。结果与正常组相比，补肾组和骨疏康组 OB BMP2、BMP7 表达水平明显增加（$P<0.01$），补脾组 OB BMP2、BMP7 表达水平降低（$P<0.01$）。结果表明补肾中药对 OB 保持自身功能、维持骨密度的作用上发挥重要的作用，OB 中 BMP2、BMP7 可能有促进 OB 分化、增殖的功能。

第五节　中药对骨质疏松相关细胞因子的作用

骨代谢的平衡受体内某些激素（如甲状旁腺素、降钙素等）的调节，同时受来自基质中 OC、OB 和髓腔间充质细胞以自分泌或旁分泌形式分泌的细胞因子的调节。研究表明，骨质疏松症的发生与细胞因子调控机制的障碍有着密切关系。常见的与骨质疏松症相关的细胞因子包括肿瘤坏死因子 α（TNF-α）、白介素 6（IL-6）、转化生长因子（TGF-β）、胰岛素样生长因子（IGF）等。

一、中药对肿瘤坏死因子的作用

TNF-α 是目前发现的一种强有力的骨吸收诱导剂，主要作用于 OC 形成的早期，其作用依赖于 OB 的存在。TNF-α 具有抑制骨形成、促进骨吸收的作用，TNF-α 引起骨吸收主要是通过增加 OC 数量并减少骨基质钙化来完成的，同时还可抑制 OB 的功能，降低 OB 碱性磷酸酶的活性。TNF-α 是十分重要的 OC 激活因子，它刺激前祖细胞产生新的 OC，并可间接激活成熟的 OC 形成骨吸收陷窝，导致 OC 性骨吸收的增强。研究表明，TNF-α 可直接促进 OC 前体细胞的有丝分裂及破骨祖细胞的分化，对成熟 OC 的骨吸收功能也有促进作用；TNF-α 还可间接通过介导基质细胞和 OB 分泌参与 OC 分化所必需的"下游"细胞因子，如：巨噬细胞集落刺激因子（M-CSF）、粒细胞—巨噬细胞集落刺激因子（GM-CSF）、IL-6、IL-11，促进破骨祖细胞的增殖。此外还可通过前列腺素 E2（PGE2）诱导细胞核因子 -κB 受体活化因子配基的表达并降低骨保护素的表达，促进 OC 前体分化及成熟 OC 的功能。同时，TNF-α 可以间接激活成熟的 OC，增强其吸收功能，并抑制 OC 的凋亡，呈现出对骨的快速分解效果。研究发现，体外培养骨组织时加入 TNF-α 可以明显促进 OC 骨吸收，表现为促进 OC 前体分化成熟、增强 OC 活性。此外，TNF-α 还可降低 OB 碱性磷酸酶的活性，抑制骨形成和钙化。

中药可通过降低 TNF-α 水平，对治疗骨质疏松症起到一定治疗作用。有学者探讨补肾健脾中药健骨颗粒（由煅狗骨、淫羊藿、党参等中药组成）对去卵巢骨质疏松模型鼠血清 TNF-α 与 TGF-β1 含量的变化。结果大鼠去卵巢后 12 周，随着雌二醇水平下降，血清 TNF-α 含量明显升高，而 TGF-β1 浓度却明显降低。补肾健骨方治疗骨质疏松症的机制研究中，去卵巢大鼠外周血清中 TNF α 含量显著增高，而该方能使之降低。证明了补肾健骨方对卵巢切除所致的骨质疏松症有明显的治疗作用，而能使 TNF α 含量降低是其治疗机制之一。益骨胶囊对骨质疏松（OP）模型大鼠形态学及血清 TNF-α 水平研究提示，与假手术组比较模型组骨密度及血清 E2 水平降低，血清 TNF-α 水平升高（$P<0.01$）；与模型组比较，治疗组骨形态明显改善，骨密度及血清 E2 水平增加，血清 TNF-α 水平降低（$P<0.05$ 或 $P<0.01$），与假手术组接近。因此，益骨胶囊能有效改善 OP 模型大鼠的骨质疏松状况。

补骨脂—淫羊藿药对防治 PMOP 的作用机制研究发现，与对照组比较，实验组能提高骨质疏松模型大鼠血清 IL-10 水平，但差异无统计学意义（$P > 0.05$）；实验组能显著降低模型大鼠血清 TNF-α 水平，差异有统计学意义（$P<0.01$）。因此，补骨脂—淫羊藿药对可以抑制骨吸收，调节 OB 与 OC 的功能活动，使 OB 活动加剧，OC 活动减弱，从而使骨吸收 / 骨形成代谢保持动态平衡。

二、中药对白介素的作用

IL-6 与 TNF-α 相同，是最强的骨吸收刺激因子，它们对骨重建的调节作用基本相同，直接或间接地作用于 OC 前体细胞，使其分化为 OC，发挥骨吸收重建的作用。绝经后雌激素的减少，导致对 IL-6 基因转录和 TNF 启动子的拮抗作用减弱，对相关 OC 分化因子 IL-6，TNF-α 的抑制作用减弱，TNF-α 作为"上游"的细胞因子，促进"下游"其他细胞因子的产生，如 IL-6、IL-11 等，共同促进 OC 前体增殖。OC 形成过多，骨吸收大于骨形成，最终导致骨质疏松。越来越多的研究证实中药可通过降低 IL-6 的途径，抑制 IL-6 对骨细胞的破坏作用，从而达到治疗骨质疏松的目的。

滋阴补肾法对卵巢切除所致骨质疏松大鼠成骨细胞 IL-6 表达的影响，探讨其治疗骨质疏松症的机制。结果补肾组大鼠胫骨 TBV% 显著增高，TRS% 以及 TFS%、MAR、OSW

和 mAR 均明显降低；同时，其成骨细胞 IL-6 蛋白和 mRNA 的表达皆显著降低。因此，滋阴补肾法能使成骨细胞 IL-6 表达降低，是其能够治疗骨质疏松症的机制之一。其他诸如对淫羊藿苷、枸杞多糖等都能通过降低 IL-6 的表达，渐进性干预骨质疏松的进展。相关实验研究也证实骨碎补总黄酮能够显著明显提高去卵巢大鼠的股骨、腰椎骨 BMD，对血清 IL-6 水平有抑制作用。

三、中药对转化生长因子的作用

TGF-β 是一种多功能生长因子，对于调节骨形成有积极作用。对 OB 的作用中，TGF-β 可刺激骨膜间充质细胞增殖分化，促进 OB 和软骨细胞增生，刺激胶原合成，诱导膜内成骨及软骨内成骨过程。多数离体研究显示，低浓度的 TGF-β 即可促使 OB 增殖。对 OC 的作用中，已有资料表明 TGF-β 抑制 OC 的形成和活化，还能诱导骨髓单核系细胞向粒系转化。OC 在进行骨吸收时能活化基质中潜活的 TGF-β，局部的 OB 和 OC 在 TGF-β 的调节下，使骨吸收和骨形成协调进行。

有学者观察益骨胶囊对去卵巢骨质疏松大鼠骨组织 TGF-β1mRNA 基因表达的影响。将大鼠随机分为 4 组：模型 A 组、模型 B 组、预防组、治疗组，以双侧卵巢切除法复制骨质疏松模型；预防各组均在手术后 3 天即开始灌胃，运用增菌荧光定量方法（fluorescence quantitative polymerase chain reaction，FQ-PCR）方法检测骨组织 TGF-β1mRNA 基因表达。结果大鼠造模 24 周时，益骨胶囊预防组和治疗组骨组织 TGF-β1mRNA 基因表达均明显高于模型组，与假手术组相近。

补肾益气中药对肾脏 TGF-β1 调控作用研究中，将 Wister 大鼠经去势方法造成 PMOP 模型，随机分为正常组、模型空白组、中药小复方组、骨疏康颗粒对照组、尼尔雌醇对照组，连续灌胃 12 周。结果与模型空白组比较，中药小复方可明显增加股骨整体及股骨前 1/3 骨密度；中药小复方可明显降低肾脏 TGF-β1 表达水平；肾脏 TGF-β1 表达与血清 E2 及股骨整体、股骨前 1/3 骨密度呈负相关性。

四、中药对胰岛素样生长因子的作用

IGF-1 为含有 70 个氨基酸残基与胰岛素有相似结构的多肽，对骨骼具有多种合成代谢作用，是包括 OB 在内的多种细胞的促有丝分裂剂，而且 OC 的增殖和分化也需要 IGF-1 的参与。

采用酶消化法获得新生大鼠的 OB，然后以益骨汤含药血清作用于 OB，结果显示：益骨汤含药血清能促进 OB 的增殖，益骨汤高、中、低削量组分别与空白组比较，差异有统计学意义；益骨汤含药血清作用于 OB 能使其 IGF-1 分泌量升高，益骨汤高、中、低剂量组分别与空白组比较，差异有统计学意义。表明益骨汤含药血清能够促进 OB 的增殖与分化，同时促进 OB 分泌 IGF-1 的作用。

第六节　中药对 Wnt/β-catenin 信号通路的作用

以往研究显示 Wnt/β-catenin 信号通路在骨质疏松症的发生发展中起着至关重要的作用，近阶段越来越多研究者也正在开展基于 Wnt/β-catenin 信号的中药防治骨质疏松症研

究。利用中药（包括有效单体、复方制剂等）防治骨质疏松症，并探讨其如何防治的机制已经成为医药界研究的热点。基于 Wnt/β-catenin 信号与骨质疏松症发病的密切关系，近年来研究者广泛应用了现代医学的一些先进手段，进行了诸多中药调控 Wnt/β-catenin 信号防治骨质疏松症的基础研究。

骨稳态主要是指骨形成（OB）与骨吸收（OC）两者的动态平衡，一旦相对骨形成降低或骨吸收增强就会导致骨稳态失衡，诱发骨质疏松症。Wnt/β-catenin 信号通路在调节骨稳态方面具有重要作用，研究发现在成骨不全症儿童中存在 Wnt1 基因的突变，是导致其骨脆性增加、低骨量以及其他相关的组织学改变的原因。

（一）Wnt/β-catenin 信号通路与骨形成

OB 是主要的骨形成细胞，可以合成与分泌大量蛋白及 OB 外基质，并通过其相关基因的表达诱导细胞外基质的矿化从而调节骨量。OB 主要由骨髓间充质细胞分化而来，该过程受诸多因素的调控，包括 Wnt/β-catenin 信号途径。Wnt/β-catenin 信号通路在 OB 发生过程中具有重要作用，涵盖 OB 的分化、增殖以及生存。研究发现通过 RNAi 途径沉默骨髓间充质干细胞中的 β-catenin 后，脂肪细胞的生成增多，相反在骨形成中活化的 Wnt/β-catenin 信号通路能抑制 GSK-3 表达，促使骨髓间充质细胞向 OB 系分化。此外，研究发现大量 Wnt 蛋白还能在早期抑制骨髓间充质细胞的成脂分化。例如，活化的 β-catenin 蛋白通过异位表达 Wnt1 直接抑制过氧化物酶体增生物激活受体 γ（peroxisome proliferator-activated receptor γ，PPARγ）的表达，从而抑制 3T3-L1 细胞向脂肪细胞分化。同时通过利用抑制剂 DKK 蛋白阻断 Wnt/β-catenin 信号通路后能正向调控成脂分化。因此 Wnt/β-catenin 信号通路既可以通过抑制骨髓间充质细胞向脂肪细胞系分化来间接增加成骨分化的来源，又能直接促进骨髓间充质细胞向 OB 系分化。其直接作用机制主要是 Wnt/β-catenin 信号通路激活后促进成骨分化的关键核转录因子 Runx2 的表达来实现的。此外，体内外实验也证实沉默 Axin2 基因后，能促进 OB 的分化与增殖。间充质成骨前体细胞中 β-catenin 的缺失会导致早期成骨生成障碍，出现胚胎骨缺陷。与此相似的，在成熟 OB 中，β-catenin 的缺失也会导致其自身的受损与矿化。另外，Wnt/β-catenin 信号还可以通过影响 BMP、PTH 和 hedgehog 等来促进骨形成。同时研究人员发现在 Wnt/β-catenin 信号诸多靶基因中，Cyclin D1 和 c-Myc 还具有正向调节成骨增殖的作用。

Wnt/β-catenin 信号不仅对成骨的分化、增殖具有关键性的调控，而且在调节 OB 凋亡方面也有重要作用。研究指出 Wnt/β-catenin 信号调节骨量的部分作用取决于该信号通路抑制 OB、骨细胞的凋亡程度。对于 OB 而言，该抑制作用发生在其成长、成熟的各个阶段，包括间充质前体细胞、前 OB 以及成熟的 OB。其机制主要包括：① Wnt 激活 Src、ERK 以及 Akt 抑制凋亡；② β-catenin 激活 PI3K/Akt 抑制凋亡；③靶基因 c-myc 诱导 cyclooxygenase-2 以及 Wnt-induced secreted protein 1（WISP-1）抑制凋亡等，其中 Wnt/β-catenin 信号激活 ERK 抑制凋亡的作用主要依赖于其诱导的 Bcl-2 的表达。

（二）Wnt/β-catenin 信号通路与骨吸收

Wnt/β-catenin 信号不仅对骨形成具有关键性的调控，同时在调节骨吸收方面也具有重要作用。OC 是一种具有骨吸收作用的多核巨细胞，来源于骨髓前体细胞。其骨吸收作用主要依赖自身分泌的蛋白水解酶和酸，起到水解或溶解骨组织中的有机物与无机物。OC 的生成主要受两种细胞因子的影响，由 OB 或骨细胞分泌而来。巨噬细胞集落刺激因子

（macrophage colony stimulating factor，MCSF）刺激破骨前体细胞的增殖和维持其生存的同时，NF-κB 受体激活蛋白配体（receptor activator of NF-κB ligand，RANKL）则进一步与由破骨前体细胞或 OC 分泌的 TNF 受体超家族成员 NF-κB 受体激活蛋白（receptor activator of NF-κB，RANK）结合，激活多条下游信号（NF-κB、JNK、ERK、p38 和 Akt 等）、c-Fos 以及 NFATc1 等，而这些激活的转录因子则会进一步刺激破骨特异性基因的表达（TRAP、MMP9、Cathepsin K 等），从而完成 OC 的形成介导骨吸收。另外 OB 系还能分泌骨保护素（osteoprotegrin，OPG），其可以与 RNAKL 竞争性地结合，从而抑制破骨的生成。在 OB 特异性增加 β-catenin 表达的功能型老鼠中发现 OPG 的表达是增高的。相反地，在 β-catenin 条件性敲除小鼠中出现了破骨吸收增加的表型。同样的，在 Tcf1$^{-/-}$ 小鼠中也出现了 OPG 表达降低和骨量降低的表型。因此，在成骨前体细胞或成熟的 OB 中活化的 Wnt/β-catenin 信号可以促进 OPG 的释放，是该信号抑制破骨生成的间接作用。研究还发现敲除 OC 中的 β-catenin 后，能增加 OC 的数目与骨吸收程度，是导致骨量降低的重要原因。此外，近期研究表明 OC 还具有分泌 Wnt 配体以及相关化学诱导物促进成骨分化的作用。

依据流行病学研究发现骨质疏松症通常发病在中老年人群中，具有年龄烙印的骨质疏松症病理主要表现为骨形成的降低和骨髓脂肪的增多。最近的动物模型研究表明这些改变与 Wnt/β-catenin 信号衰减具有相关性。同时另有研究发现年龄相关的骨量减少和骨髓脂肪增多与进展性的氧化应激相关，而 Forkhead 家族亚型成员 Forkhead box O（FoxOs）是一种重要的防御与年龄相关氧化应激和生长因子匮乏的转录因子。在氧化应激与生长因子匮乏的情况下，FoxOs 可以从细胞质中进入核内刺激抗氧化酶，影响细胞周期、DNA 修复等相关基因的表达。近期研究发现 β-catenin 是 FoxOs 的关键激活剂。在氧化应激与生长因子缺失的前提下，负反馈的 Wnt/TCF 向 FoxO 转录，使得成骨前体细胞中的 β-catenin 总量减少，从而降低了骨形成，出现骨量减少，同时伴随脂肪生成增多。

此外，雌激素对骨代谢的调控作用主要包括：抑制骨重建以及多细胞单位的生成；抑制破骨分化的同时促进 OC 的凋亡；抑制间充质祖细胞的自我更新促进其分化成熟，以及抑制 OB 的凋亡。PMOP 的发病原因主要是因为绝经后雌激素降低，使得以上作用衰减所致。近期研究显示血清雌激素水平与 Wnt/β-catenin 信号抑制剂 SOST 的血清水平呈负相关，而绝经后妇女使用雌激素治疗后，血清 SOST 呈现低水平表达。另外，研究指出 Wnt/β-catenin 信号对骨细胞应答机械应变具有重要作用，而这种应变同样依赖于雌激素受体 α。

一、中药单体调控 Wnt/β-catenin 信号通路

1. 淫羊藿苷调控 Wnt/β-catenin-BMP 信号通路促进骨形成　淫羊藿苷为补肾中药淫羊藿干燥茎叶的提取物，具有调节造血功能、免疫功能以及骨代谢的作用。研究发现淫羊藿苷干预 OPG 基因敲除小鼠后，能明显缓解其低骨量与低骨强度的表型，RT-PCR 检测显示淫羊藿苷可以促进 OPG 基因敲除小鼠 BMP2、BMP4、RUNX2、OC、Wnt1 和 Wnt3a 的基因表达，另外还能显著地上调 β-catenin 信号靶基因 AXIN2、DKK1、TCF1 和 LEF1 的表达水平。在体外研究中，研究人员分离原代骨髓间充质干细胞，发现淫羊藿苷（50μm）干预后，细胞 ALP 阳性染色明显增强，进一步 RT-PCR 检测显示 Wnt1、Wnt3a、BMP2、BMP4、BMP7 以及 GDF5 基因表达明显增强，Western-blot 分析发现 active-β-catenin、

Phosphorylated-Smad1/5/8、Smad4 以及 Runx2 的蛋白表达也明显增加。为了进一步验证淫羊藿苷对成骨分化的作用是通过干预 β-catenin 信号，研究人员再利用 β-catenin$^{fx/fx}$ 小鼠分离原代 MSCs 后并用腺病毒 Ad-Cre 对 β-catenin 进行重组敲除，发现淫羊藿苷（50μm）干预后，能提高 BMP2、BMPP4、ALP、OC mRNA 的表达水平。提示淫羊藿苷可能是通过促进 Wnt/β-catenin-BMP 信号通路增加骨形成，从而缓解 OPG 基因敲除小鼠骨量丢失。

2. 仙茅苷调控 Wnt/β-catenin 信号通路 促进 AFSCs 向成骨分化，抑制其向破骨分化，羊水来源干细胞（Amniotic fluid-derived stem cells，AFSCs）作为一种新颖的治疗骨质疏松症的细胞，具有强大的向成骨分化的潜力。相比于骨髓间充干细胞，AFSCs 具有易获的、安全、广泛自我修复等特点。研究人员利用羊膜穿刺术分离 AFSCs，并用石蒜科枳属植仙茅的干燥根茎的提取物仙茅苷进行干预，发现 1~100mg/ml 浓度的仙茅苷能增加 OPN 与 Collagen I 的基因表达，促进成骨分化；提高 OPG/RANKL 比值，间接抑制 OC 生成。RT-PCR 检测显示 1~100mg/ml 浓度的仙茅苷能促进 β-catenin、Cyclin D1 和 RUNX2 的基因表达。提示仙茅苷可以调控 Wnt/β-catenin 信号通路促进 AFSCs 向 OB 分化的同时抑制其向 OC 分化。

3. 蛇床子素调控 Wnt/β-catenin-BMP 信号通路 促进骨形成蛇床子素（osthole），是从伞形科蛇床子属植物蛇床的果实中提取的一种香豆素类化合物。在卵巢切除模型中，蛇床子素能发挥雌激素样作用减少骨量的丢失。为探索蛇床子素减少骨量丢失的具体机制，研究人员利用 4 周龄 ICR 小鼠，对其颅顶皮下注射蛇床子素（1、5mg/kg/d，2 天一次，连续 5 天），于治疗后 3 周处死小鼠进行检测，HE 橘红染色发现 5mg/kg/d 注射的小鼠骨形成明显增加。为进一步明确蛇床子素是否刺激颅骨的新骨生成，研究者使用钙黄绿素双标记分别于 7 天、14 天两次对小鼠行腹腔注射，并于第二次注射后 7 天处死小鼠，切片后通过荧光显微镜观测发现蛇床子素能增加小鼠颅骨矿化沉积速率与骨形成率。在明确蛇床子素能刺激新骨生成后，研究人员再次利用 6 月龄的 SD 大鼠行 OVX 术，并于术后 1 个月开始腹腔注射蛇床子素（100mg/kg/d），持续给药 8 周后处死，通过 uCT 检测发现，蛇床子素能缓解 OVX 大鼠第四腰椎骨量的丢失，生物力学检测发现蛇床子素还能增加 OVX 大鼠股骨最大应力、屈服力和刚度。随后研究人员利用新生小鼠分离原代颅成骨前体细胞，在成骨诱导的同时用蛇床子素进行干预，发现蛇床子素能通过激活 Wnt/β-catenin 信号，增加 BMP2 的基因表达，刺激成骨分化。最后利用 Bmp2$^{fx/fx}$ 和 β-catenin$^{fx/fx}$ 小鼠通过腺病毒 Ad-Cre 感染的同时进行蛇床子素的干预，发现单独删除 Bmp2 基因后并不影响蛇床子素促 β-catenin 表达的作用，而单独删除 β-catenin 基因，蛇床子素所促进的 BMP2 基因表达降低，说明蛇床子素促成骨分化的作用可能是通过调控 Wnt/β-catenin-BMP 信号通路实现的。

4. 淫羊藿总黄酮调控 Wnt/β-catenin-BMP 信号通路促进成骨分化 淫羊藿总黄酮是从淫羊藿的叶中提取的有效成分，研究人员从健康女性骨髓中分离 MSCs，并用不同浓度淫羊藿总黄酮（0、10、25、50 和 75μg/ml）干预观察其促成骨分化的作用与机制。ALP 染色发现淫羊藿总黄酮在连续培养 12 天后成骨分化显著增加；Q-PCR 检测显示淫羊藿总黄酮增加细胞 BMP2、BMP4、Runx2、OSX、β-catenin、cyclinD1 的基因表达水平；另外利用 ELISA 法对细胞溶解产物进行检测发现淫羊藿总黄酮还能增加 BMP2、BMP4、Runx2 的蛋白表达，提示淫羊藿总黄酮可以调控 Wnt/β-catenin-BMP 信号通路促进成骨分化。

5. 姜黄素调控 Wnt/β-catenin-BMP 信号通路促进骨形成　姜黄素是从姜科或天南星科植物的根茎中提取的一种化学成分，为二酮类化合物。研究人员选用 5 月龄 SD 大鼠，持续皮下注射地塞米松（0.1mg/kg/d）60 天，建立骨质疏松大鼠模型，并继续皮下注射地塞米松的同时皮下注射姜黄素（100mg/kg/d），再次持续干预 60 天，发现姜黄素能增加大鼠血清中骨钙素的浓度，降低 CTX 的浓度，改善大鼠股骨的骨破坏。RT-PCR 检测显示姜黄素能增加大鼠股骨组织 Wnt、β-catenin 和 LRP5 的基因表达，降低 DKK1 和 SOST 的基因表达水平，同时 Western blot 分析发现姜黄素能促进 GSK3β 的蛋白磷酸化，降低 GSK3β 的蛋白表达。随后研究人员从新生 1 天龄大鼠分离颅成骨前体细胞，并用地塞米松进行干预的同时加用姜黄素，ALP 染色发现姜黄素能促进成骨分化，RT-PCR 检测显示姜黄素能增加 Wnt、β-catenin、LRP5、RUNX2、Osterix、Osteocalcin、ColA1、Osteonectin、OPG 的基因表达，降低 DKK1、SOST 和 RANKL 的基因表达。同时 Western blot 也验证了姜黄素能增加 GSK3β 的蛋白磷酸化，降低 GSK3β 的蛋白表达水平。

二、中药复方调控 Wnt/β-catenin 信号通路

1. 六味地黄方调控 Wnt/β-catenin 信号通路促进骨形成　六味地黄丸源自宋代《小儿药证直诀》，是治疗肾阴虚证的常用、有效方剂。基于肾虚是骨质疏松症发病的重要病机，经常将其用于防治骨质疏松症。六味地黄丸主要包括熟地黄、酒萸肉、牡丹皮、山药、茯苓、泽泻。临床研究发现六味地黄丸能提高骨质疏松症患者 BMD，改善其临床症状。研究人员对 Sprague-Dawley（SD）雌性大鼠行双侧卵巢切除术（ovariectomy，OVX）12 周后，再利用六味地黄方持续灌胃给药 12 周，发现六味地黄方能有效增加大鼠血清 ALP、BGP 的浓度，提高近端股骨的 BMD。椎压缩试验显示相对于 OVX 大鼠组，六味地黄方还能增加 OVX 大鼠第二椎体最大载荷与弹性系数。此外 RT-PCR 显示六味地黄方能提高股骨组织 Lrp-5、β-catenin、Runx2、Osx mRNA 的表达水平。在进一步的离体实验中，研究人员分离新生大鼠颅 OB，并用六味地黄方含药血清进行干预，发现含药血清能明显地增加细胞增殖能力，对六味地黄方含药血清干预 6 天的颅 OB 行 RT-PCR 检测，发现含药血清同样可以提高颅成骨细胞 Lrp-5、β-catenin、Runx2、Osx mRNA 的表达水平。

2. 二至丸调控 Wnt/β-catenin 信号通路促进骨形成、抑制骨吸收　二至丸是滋阴补肾之方药，由女贞子（蒸）、墨旱莲（1:1）二味中药组成，最早出自明·吴旻辑的《扶寿精方》。鉴于该方具有补益肝肾、滋阴止血、壮筋骨、乌须发之功效，也常用于防治骨质疏松症。研究人员对 SD 雌性大鼠行 OVX 术，并于术后 1 周开始用二至丸连续干预 12 周，发现二至丸能在抑制 TRAP-5b 表达的同时增加 BALP 的表达，改善牙槽骨小梁破坏，增加牙槽骨 BMD。此外，RT-PCR 显示二至丸还能增加牙槽骨 wnt3a、LRP5 以及 β-catenin 的基因表达，降低 DKK1 基因的表达。提示二至丸可能是通过激活 Wnt/LRP5/β-catenin 信号通路发挥其防治骨质疏松症的作用。

3. 补肾活血颗粒调控 Wnt/β-catenin 信号通路促进骨形成　针对骨质疏松症患者肾阳不足，瘀血内停的病机，研究人员取自仲景名方右归饮加桃仁、红花所组成自制补肾活血颗粒，具体由熟地、杜仲、附子、肉桂、山茱萸、枸杞子、山药、桃仁、红花、甘草组成，是在右归饮已有补肾助阳之功基础上，增加桃仁、红花活血化瘀之力，全方补肾助阳，活血通络，是临床治疗骨质疏松症的有效方剂。在进一步的机制实验中，研究人员利

用正常 SD 大鼠，制备补肾活血颗粒含药血清干预新生 1 天龄 SD 大鼠所分离的原代 OB，3 天换液一次。ALP 染色发现，连续培养 6 天后补肾活血颗粒含药血清所处理的成骨细胞 ALP 阳性染色明显增强，OB 蛋白 ALP、β-catenin、LRP5 和 TCF 的表达也显著增加。此外培养 18 天后茜素红染色结果显示，补肾活血颗粒含药血清还能增加 OB 的矿化能力。

第七节　中药对骨质疏松症相关基因表达的作用

骨质疏松症是一种多因素、多基因所致的疾病，是指单位体积内骨组织（包括有机物和无机物）的绝对减少，从而导致骨强度降低、骨脆性增加的一组疾病，OP 的发生在一定程度上受遗传因素的影响。个体间的遗传差异对决定 BMD 和骨量丢失速率具有一定意义，是当前 OP 研究的热点之一。近年来，研究较多并被人们广泛关注的候选基因有：维生素 D 受体（vitamin D receptor，VDR）基因、雌激素受体（estrogen receptor，ER）基因、Ⅰ型胶原基因、转化生长因子 β 基因等。

一、中药对维生素 D 受体基因的作用

人的 VDR 基因定位于第 12 号染色体上（12q134），基因全长 43.2kb，由 9 个外显子组成。人们对 VDR 基因与 OP 关系的研究较为深入。国外学者发现 B 等位基因和腰椎的低 BMD 显著相关，BB 基因型者比 Bb/bb 基因型者的 BMD 低，并有更高的骨丢失率。有学者进一步发现 BB 基因型者腰椎（L2~L4）BMD 明显比 bb 基因型者低。此外，研究人员发现 BB 型个体不仅 BMD 低，且会更早地发生腰椎和髋部骨折，bb 型个体的骨折发生率比 BB 型个体低大约 4 倍。女性在绝经前，BB 型比 bb 型的 BMD 低约 10%，在成人女性达到骨折阈的年龄上，BB 型比 bb 型提前 10 年以上。

有学者在研究密骨胶囊对去卵巢骨质疏松大鼠肾脏 VDR mRNA 表达的影响时，将 72 只 8 月龄健康雌性 SD 大鼠随机分为 6 组，即假手术组、模型组、对照药物活性维生素 D_3 组以及密骨胶囊的小、中、大剂量组，治疗 3 个月。结果模型组大鼠股骨头及粗隆部的 BMD 及骨生物力学指标（最大载荷和最大压应变）均明显下降；使用密骨胶囊大、中剂量组与模型组比较，血清和肝脏、肾脏组织中 25（OH）D_3 和 1，25（OH）$_2D_3$ 的含量明显升高，与活性维生素 D_3 组比较差异无统计学意义；模型组大鼠肾脏 VDR mRNA 的表达低于密骨胶囊治疗组部分大鼠及假手术组（$P<0.05$ 或 $P<0.01$）。因此，该研究认为：密骨胶囊能促进体内 VDR mRNA 的表达，提高体内 25（OH）D_3 和 1，25（OH）$_2D_3$ 含量，从而激活骨代谢，增强骨质骨量；提示适当补充密骨胶囊可有效防治 PMOP。另一项研究也发现阿胶强骨口服液组的 25-OH-VD_3、1，25-（OH）$_2$-VD_3 浓度与生理盐水组比较明显增高，VDR 表达水平也较生理盐水组显著增高。因此，该研究认为阿胶强骨口服液可增加去势大鼠血液中 25-OH-VD_3、1，25-（OH）$_2$-VD_3 浓度，同时上调肝脏中 VDR 表达水平，是其治疗骨质疏松的机制之一。

二、中药对雌激素受体基因的作用

雌激素对于女性骨重建至关重要。雌激素主要通过和Ⅰ型受体结合来发挥其生物学作用，雌激素受体基因包括 ESR1 和 ESR2，分别编码雌激素Ⅰ型和雌激素Ⅱ型受体。ESR1

基因位于染色体的 6q25-27，包括 8 个外显子和 7 个内含子。ER 有 ERα 和 ERβ 两种亚型。ERα 多态性研究主要集中在第一内含子的 Pvu Ⅱ 与 Xba Ⅰ和启动子区域的 TA 重复序列（VNTR TA）。ERβ 多态性研究主要集中在第 5 内含子的 CA 重复序列多态性、5 号外显子的 Rsa Ⅰ及 8 号外显子 3' 非编码区的 A1u Ⅰ等位点。国外学者对印度南部地区绝经后妇女的研究表明，Pvu Ⅱ、Xba Ⅰ多态性与 BMD 有关，p、x 等位基因可能是 PMOP 的危险基因之一。

有学者研究中药骨康方（补骨脂、炙淫羊藿、肉苁蓉、熟地、白芍、黄芪、菟丝子、丹参、当归、大枣等）对骨质疏松模型大鼠血清及骨组织中 ERα 和 ERβ mRNA 表达水平的影响。选取 4 周龄健康雌性 SD 大鼠，随机分为阴性组、模型组、5% 加药组、10% 加药组、20% 加药组，每组 5 只。除阴性组外，其余大鼠均进行双侧卵巢切除，手术后 12 周，5%、10%、20% 加药组分别以 5%、10%、20% 剂量骨康方灌胃，3 周后处死，分别取血清及股骨标本。结果与阴性组相比，中药骨康方浓度 5% ~20% 范围内呈剂量依赖性促进 OB 株的增殖，且 20% 药物血清中培养 24 小时增殖最显著，因此将 20% 加药组作为测定大鼠 ERα 和 ERβ 表达变化组。阴性组血清与股骨干骺 ERα 和 ERβmRNA 均有表达；模型组 ERα 和 ERβmRNA 表达量较低；20% 加药组 ERα 和 ERβmRNA 表达水平较模型组明显升高，ERβmRNA 水平的增高尤为明显，更接近阴性组，差异均有统计学意义。因此，骨康方对骨质疏松患者的治疗作用可能是通过上调 ERβ 的表达水平，对骨组织进行保护，起到治疗骨质疏松作用。

有学者在观察淫羊藿苷对去势大鼠血清 E2 水平及骨组织 ERβ 基因表达的影响时发现：将大鼠随机分为淫羊藿苷高剂量组（A）、淫羊藿苷低剂量组（B）、壮骨止痛方中剂量组（C）、模型组（D）、戊酸雌乙醇对照组（E）、假手术组（F）。各组分别灌胃给药 13 周。结果提示各给药组血清 E2 水平上升明显，ERβ 基因表达回调明显，A、C、E、F 组较 D 组血清 E2 水平上升、ERβ 基因表达上调，差异均有统计学意义；B 组上述指标与 F 组比较，差异有统计学意义。从而认为淫羊藿苷可能通过改善去势大鼠血清 E2 水平，同时上调去势大鼠骨组织 E R βmRNA 的表达，使 ERβ 合成增加，从而提高 ER 的生物效应，达到抗绝经后骨质疏松的作用。

三、中药对Ⅰ型胶原基因的作用

Ⅰ型胶原是骨的重要蛋白，是骨有机质的主要成分，约占骨基质蛋白的 80%~90%，其基本结构单位是原胶原。Ⅰ型胶原是由结构上不相连的 2 条 α1 及一条 α2 链构成的异三聚体，其中编码 α1 链和 α2 链的基因分别简写为 COLIA1 和 COLIA2。这两种多态链是以 2 : 1 的比例合成的。其编码基因的三螺旋结构域内含大量的内含子及外显子，每个外显子长度约 54~108 个碱基对，其初级序列由重复的氨基酸序列甘氨酸 –X–Y 构成，并且在进化过程中高度保守。研究证明，COLIA1 及 COLIA2 基因约存在 200 种突变，基因编码区的突变可引起严重的骨质疏松与成骨不全症。

补肾中药仙鹿壮骨方对骨质疏松症大鼠骨组织Ⅰ型胶原基因 mRNA 表达影响研究中，使用地塞米松制造骨质疏松症大鼠模型，给予不同剂量的仙鹿壮骨方药，并与西药补钙剂对照观察。测定大鼠骨密度，以荧光定量 PCR 检测Ⅰ型胶原基因表达水平。结果模型组的骨密度明显下降，治疗各组的骨密度均有提高。模型组Ⅰ型胶原基因表达显著下降，治疗各组Ⅰ型胶原基因表达明显上升，上升幅度以中药大剂量组最高，西药组次之，中药小剂量较差。因此，该研究认为补肾中药仙鹿壮骨方能促进地塞米松型骨质疏松症大鼠 I 型胶原的合成，其防治骨质疏松症可能是通过促进骨组织中 I 型胶原基因的表达，提高骨密度而实现的。

国内学者在研究阿胶强骨口服液对去卵巢大鼠骨质疏松 I 型胶原基因 mRNA 表达的影响时，将 6 月龄 SD 大鼠 36 只，随机分为 A 组（假手术组），B 组（卵巢切除 + 生理盐水组），C 组（卵巢切除 + 阿胶强骨口服液组），每组 12 只。6 个月后取材检测，采用荧光定量 PCR 对 I 型胶原基因进行定量分析，并采用免疫印迹法对 I 型胶原蛋白进行分析。C 组（卵巢切除 + 阿胶强骨口服液组） I 型胶原蛋白与 B 组（卵巢切除 + 生理盐水组）比较明显增高，已接近 A 组（假手术组），差异有明显的统计学意义。I 型胶原基因荧光定量 PCR 结果 B 组与 C 组相比，$P=0.004$（$P<0.01$），说明扩增效率的差异有明显的统计学意义。因此，研究者认为阿胶强骨口服液可以上调骨组织 I 型胶原 mRNA 的表达水平，同时显著提高 I 型胶原蛋白表达含量，这也是阿胶强骨口服液治疗骨质疏松症的机制之一。

四、中药对转化生长因子 –β 基因的作用

TGF-β 是 OB 与 OC 之间的偶联因子，是调节骨形成与骨吸收的重要细胞因子。国内学者观察密骨胶囊对 TGF-β1 的影响时，采用免疫组化染色法分析去卵巢大鼠用密骨胶囊治疗前后骨组织内成骨细胞 TGF-β1。结果：模型组骨组织 TGF-β1 表达下降，明显低于假手术组；而密骨胶囊高、低剂量组 TGF-β1 表达明显上升，与模型组比较差异有统计学意义。因此，研究者认为密骨胶囊能够使去卵巢骨质疏松模型鼠 TGF-β1 表达明显增强，表明该药治疗骨质疏松疗效机制之一，可能是通过调控 TGF-β 的合成、分泌而起作用的；骨细胞凋亡活性下降，有利于减缓雌激素缺乏导致的骨量丢失，有利于 OB 增殖和分化。有学者观察益骨胶囊预防和治疗用药对去卵巢骨质疏松大鼠骨组织 TGF-β1mRNA 基因表达的影响，将大鼠随机分为假手术 A 和 B 组，模型 A 组、模型 B 组、预防组、实验组，每组 12 只；以双侧卵巢切除法复制骨质疏松模型；预防各组均在手术后 3 天即开始灌胃，假手术 A 组、模型 A 组灌胃生理盐水 3ml、预防组灌胃益骨胶囊水溶液 3ml，每天 1 次，共 24 周；治疗各组均在手术后第 13 周即开始灌胃，假手术 B 组、模型 B 组灌胃生理盐水 3ml、治疗组灌胃益骨胶囊水溶液 3ml，每天 1 次，共 12 周。结果大鼠造模 24 周时，益骨胶囊预防组和治疗组骨组织 TGF-β1mRNA 基因表达均明显高于模型组，与假手术组相近。因此，可认为益骨胶囊能促进骨组织 TGF-β1mRNA 基因表达。

在中药对相关基因表达作用研究方面，证实骨碎补总黄酮（强骨胶囊）对去卵巢大鼠引起的骨质疏松症有较好的治疗作用。国内学者应用 cDNAarray 技术分析骨碎补总黄酮对去卵巢大鼠基因水平的影响。制作去卵巢大鼠模型，24 周后，腹主动脉取血 6ml，并取出脊髓 4cm，抽提 totalRNA，进行检测。结果显示，空白对照组血样与模型组的差异为 70 个基因，空白对照组与骨碎补总黄酮组的差异为 9 个基因。骨碎补总黄酮灌服后大鼠模型基因过度表达基本恢复正常。从而得出骨碎补总黄酮灌服 6 个月后大鼠模型基因过度表达能基本恢复正常，与空白组对照无显著性差异，这表明骨碎补总黄酮对去卵巢大鼠基因表达水平有一定的影响。

（谢雁鸣　姜俊杰　舒冰　魏戌　张岩　王强）

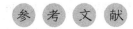

[1] 孙晓晖,陈文双,陈春玲,等.长期使用糖皮质激素对大鼠的骨生物力学影响.中国骨质疏松杂志,2015,21(4):418-421,420.

[2] 任辉,张志达,梁德,等.龟板改善激素性骨质疏松大鼠骨量、骨微细结构、骨生物力学和骨代谢的机制探讨.中华中医药杂志,2016,31(5):1858-1862.

[3] 陈鹏,刘文和,颜林淋,等.淫羊藿黄酮对去势大鼠骨生物力学性能的影响.世界科学技术 – 中医药现代化,2014,16(8):1858-1862.

[4] 刘爽,毕聪聪,孙伟明.补肾复方对去卵巢骨质疏松模型大鼠骨生物力学、骨微结构和骨代谢相关指标的影响.辽宁中医杂志,2016,43(10):1814-1818.

[5] 沈有高,邓伟民,周丽,等.补肾壮骨颗粒干预维甲酸致骨质疏松大鼠的骨生物力学变化.中国组织工程研究与临床康复,2009,13(33):6483-6486.

[6] Vidal B,Pinto A,Galvão MJ,et al. Bone histomorphometry revisited. Acta Reumatol Port,2012,37(4):294-300.

[7] 陈珺,张豪,杨国柱,等.骨形态计量学目前应用专家共识.中国骨质疏松杂志,2014,20(9):1031-1038,1054.

[8] 罗小玲,梁晓萍,文锦丽.蛇床子总香豆素对骨质疏松大鼠骨密度、骨形态计量学影响.中国中医急症,2008,17(3):368-369.

[9] 陈小砖,李福安,曹亚飞.续断对大鼠去卵巢骨质疏松的骨形态计量学研究.中医正骨,2004,16(5):7-9.

[10] 王晓东,虎松艳,董群伟,等.中药复方护骨胶囊对糖皮质激素诱导骨质疏松大鼠骨密度和骨形态计量学的研究.中国骨质疏松杂志,2012,18(7):650-652,655.

[11] 张文明,何元诚,申喜生,等.仙灵骨葆对去卵巢骨质疏松大鼠的骨形态计量学影响.中国中医骨伤科杂志,2009,17(11):7-9.

[12] 谢雁鸣,赵晋宁,丁会,等.强骨胶囊抗去势大鼠骨质疏松症的实验研究.中国中医药科技,2000,7(3):151-152.

[13] 谢雁鸣,赵晋宁,张文军,等.强骨胶囊抗维甲酸所致大鼠骨质疏松症的实验研究.中药新药与临床药理,1998,9(4):217-220.

[14] 谢雁鸣,鞠大宏,赵晋宁.骨碎补总黄酮对去卵巢大鼠骨密度和骨组织形态计量学影响.中国中医杂志,2004,29(4):343-346.

[15] 郭海玲,赵咏芳,王翔,等.淫羊藿苷对人成骨细胞增殖及OPG蛋白表达的实验研究.中国骨伤,2011,24(07):585-588.

[16] 杨柳,尹宏,钱卫庆.淫羊藿对成骨细胞及破骨细胞影响的研究进展.上海中医药杂志,2015,49(2):94-96.

[17] Huang J,Yuan L,Wang X,et al. Icaritin and its glycosides enhance osteoblastic,but suppress osteoclastic,differentiation and activity in vitro. Life Sci,2007,81(10):832-840.

[18] 郭元晖,薛黎明,聂燕,等.淫羊藿苷和仙茅苷协同抑制破骨细胞的形成、分化和骨吸收功能.药学实践杂志,2013,31(4):262-266.

[19] 张怡元,林熠,冯尔宥,等.淫羊藿苷对体外钛微粒诱导破骨细胞骨吸收功能的影响.中国中医骨伤科杂志,2013,21(10):4-7.

［20］ 蒋宜伟,刘宗权,宋敏,等.淫羊藿不同提取物对去势大鼠 PINP、NTX 影响的实验研究.中国骨质疏松杂志,2014,20(2):142-145.

［21］ 皮银珍,廖二元.转化生长因子 β1 与骨生化指标和骨密度的关系.中国组织工程研究与临床康复,2011,15(24):4537-4540.

［22］ 叶纯,苏进,王凡,等.淫羊藿影响去势大鼠椎骨微环境中 TNF-α、TGF-β1 表达的研究.中国临床解剖学杂志,2007,24(6):687-690.

［23］ Zhang D,Zhang J,Fong C,et al. Herba epimedii flavonoids suppress osteoclastic differentiation and bone resorption by inducing G2/M arrest and apoptosis. Biochimie,2012,94(12):2514-2522.

［24］ 谢雁鸣,秦林林,于向东,等.六种黄酮对成骨细胞体外培养作用的比较研究.中国中医基础医学杂志,2005,11(9):664-667.

［25］ 谢雁鸣,秦林林,于向东,等.骨碎补、淫羊藿、菟丝子总黄酮对成骨细胞体外培养影响的比较研究.中国中医药信息杂志,2005,12(7):22-24.

［26］ 谢雁鸣,秦林林,邓文龙,等.骨碎补总黄酮对成骨细胞体外培养作用的机制研究.中国中医药杂志,2005,20(3):161-162.

［27］ 谢雁鸣,邓文龙,洪净.骨碎补中柚皮苷大鼠体内药时过程研究.中药新药与临床药理,2005,16(5):350-352.

［28］ 宋渊,李盛华,何志军.骨碎补含药血清对成骨细胞增殖、成骨的影响.中国骨质疏松杂志,2014,20(2):125-128,170.

［29］ 张军,李浩鹏,杨平林,等.骨碎补总黄酮含药血清对成骨细胞增殖、分化、周期及凋亡的影响.中药材,2009,32(7):1090-1093.

［30］ 段冷昕,马吉胜,翁梁,等.鹿茸总多肽对维 A 酸致骨质疏松大鼠的防治作用.中国药学杂志,2007,42(4):264-267.

［31］ 赵文海,黄丹奇,刘雪涛.鹿茸生长素对维甲酸所致大鼠骨质疏松影响的实验研究.中国骨伤,2003,16(8):468-470.

［32］ 王本祥.鹿茸的化学、药理及临床研究进展.药学学报,1991,26(9):714.

［33］ 林冬云,黄晓南,柯李晶,等.鹿茸中促大鼠成骨样细胞增殖活性组分的纯化与表征.中国中药杂志,2005,30(11):851-855.

［34］ 郑洪新,任艳玲,杜松.活性鹿茸与热炸茸对去势大鼠骨质疏松症防治作用比较研究.中医药学刊,2004,22(4):616-632.

［35］ 赵文海,黄丹奇,郝东明,等.注射用鹿茸生长素对肾阳虚段冷昕型骨质疏松症的临床研究.中国中医骨伤科杂志,2003,11(2):20-22.

［36］ 凌昆,赵诣,郭素华.巴戟天药物血清对成骨细胞生物学特性的影响.中华中医药杂志,2010,25(6):846-849.

［37］ 李楠,王和鸣,郭素华,等.巴戟天多糖含药血清对体外培养成骨细胞凋亡的保护作用观察.中国骨伤,2008,21(1):39-41.

［38］ 杨黎丽,黄胜杰,李媚,等.温补肾阳药对抗骨髓间充质干细胞凋亡的实验研究.中医正骨,2013,25(2):3-4.

［39］ Niu YB,Li YH,Kong XH,et al. The beneficial effect of Radix Dipsaci total saponins on bone metabolism in vitro and in vivo and the possible mechanisms of action. Osteoporos Int,2012,23(11):2649-2660.

［40］ Wu MS,Zhao SZ,Ren LZ,et al. Experiment study of akebia D on the differentiation of rat bone marrow derived mesenchymal stem cells to osteoblasts in vitro via induction. Chin Pharmacol Bull,2012,28(2):222-226.

［41］ 吴燕峰,程志安,沈慧勇,等.续断含药血清对成骨细胞增殖的影响及其细胞毒性检测.中国临床康复,2006,10(1):66-67.

［42］ Liu ZG,Zhang R,Li C,et al. The osteoprotective effect of Radix Dipsaci extract in ovariectomized rats. J Ethnopharmacol,2009,123(1):74-81.

［43］ 卿茂盛,陈小砖,邹志鹏.续断对大鼠骨质疏松性骨折愈合影响的生物力学实验研究.中国医学物理学杂志,2002,19(3):159-160.

［44］ 孔祥鹤,牛银波,武祥龙,等.黄芪总黄酮对大鼠原代成骨细胞的影响及其机制研究.化学与生物工程,2012,29(06):26-30,45.

［45］ 黄海涛,梁单,金昱.黄芪甲苷拮抗过氧化氢引起的小鼠成骨细胞凋亡作用.延边大学医学学报,2012,35(2：86-91.

［46］ 宋钦兰.骨碎补、续断、西洋参对成骨细胞 MC3T3-E1 细胞增殖的影响.山东中医药大学学报,2007,31(4):332-333.

［47］ 张生.西洋参对骨折愈合影响的实验研究.福州:福建中医学院,2004:5-10

［48］ Nicolin V,Dal Piaz F,Nori SL,et al. Inhibition of bone resorption by Tanshinone VI isolated from Salvia miltiorrhiza Bunge. Eur J Histochem,2010,54(2):21.

［49］ Chae HJ,Chae SW,Yun DH,et al. Prevention of bone loss in ovariectomized rats:the effect of Salvia miltiorrhiza extracts. Immunopharmacol Immunotoxicol,2004,26(1):135-144.

［50］ 周延萌,刘玉波,高允生.丹参酮对维甲酸致小鼠骨质疏松的防治作用.中国中药杂志,2010,35(21):2923-2926.

［51］ Lee SY,Choi DY,Woo ER. Inhibition of osteoclast differentiation by tanshinones from the root of Salvia miltiorrhiza bunge. Arch Pharm Res,2005,28(8):909-913.

［52］ 孙奋勇,潘秋辉,洪岸.牛膝促进成骨细胞增殖的作用与机理研究.中药材,2004,27(4):264-266.

［53］ 杨国夫,宋国胜,张涛,等.牛膝提取物对去卵巢大鼠骨密度骨转换及 I 型胶原蛋白表达的影响.中国骨质疏松杂志,2011,17(2):109-112.

［54］ 高晓燕,王大为,李发美,姜志明.牛膝提取物对成骨样细胞增殖的作用.沈阳药科大学学报,2000,17(3):210-213.

［55］ 王大伟,史宝明,李小峰,张爽,莫坚,等.三七总皂苷干预股骨头缺血性坏死兔成骨细胞护骨素基因的表达.中国组织工程研究与临床康复,2011,15(20):3728-3732.

［56］ Li XD,Wang JS,Chang B,et al. Panax notoginseng saponins promotes proliferation and osteogenic differentiation of rat bone marrow stromal cells. J Ethnopharmacol,2011,134(2):268-274.

［57］ 吴丽萍,陶天遵,石义刚,等.三七总甙对成骨细胞增殖,分化及 OPG 表达影响的研究.中国骨质疏松杂志,2004,10(2):239-240.

［58］ Jang YJ,Kim ME,Ko SY. n-Butanol extracts of Panax notoginseng suppress LPS-induced MMP-2 expression in periodontal ligament fibroblasts and inhibit osteoclastogenesis by suppressing MAPK in LPS-activated RAW264.7 cells. Arch Oral Biol,2011,56(11):1319-1327.

［59］ 鞠大宏,刘梅洁,赵宏艳,等.左归丸含药血清对成骨细胞 OPG、RANKLmRNA 表达的影响.北京中医药大学学报,2008,31(5):312-315.

［60］ 孙晖,张宁,李丽静,等.六味地黄丸主要血中移行成分对培养大鼠成骨细胞促增殖作用的研究.中

国中药杂志,2008,33(17):2161-2164.

［61］姚新苗,陈于东,方芳.益骨汤含药血清对成骨细胞增殖和 ALP 影响的实验研究.浙江中医药大学学报,2007,31(2):158-159.

［62］赵可伟,潘昆如,尹凌凡,等.中药骨康对成骨细胞分泌胰岛素样生长因子1的影响.中国组织工程研究与临床康复,2008,12(28):5414-5417.

［63］Zhang X,Cai JP,Zhao C,et al. Effect of eucommiae ulmoides on the microstructural and ultrastructural structure of femur and lumbar vertebrae in ovariectomized rats. China Dispensary,2009,24 :1855-1857.

［64］Zhao C,Zhang YH,Xie HS,et al. Expression of BMP-2 bone cells of ovariectomized rats and MSCs after treated by eucommia bark. Journal of Sichuan of Traditional Medicine,2009,8 :24-27.

［65］Feng ZB,Zhao C,Xie HS,et al. Expression of TGFβ and FGF2 in lumbar vertebrae after treatment with eucommia bark to ovariectomized rat and to rBMSCs. Journal of Nantong University(Medical Science),2009, 3 :165-168.

［66］文娱,张金娟,陈雪梅,等.淫羊藿苷对骨质疏松模型小鼠骨组织中 IL-6 表达的影响.贵州医药, 2010,34(9):781-783.

［67］陈芳,张宜,刘琴,等.益骨汤对体外培养成骨细胞增殖及分泌胰岛样生长因子的影响.中国药师, 2014,17(1):26-28.

［68］卞琴,黄建华,杨铸,等.三种补肾中药有效成分对皮质酮致骨质疏松大鼠骨髓间充质干细胞基因表达谱的作用.中西医结合学报,2011,9(2):179-185.

［69］史春民,王拥军,苗登顺.异补骨脂素促进大鼠骨髓间充质干细胞向成骨细胞分化并抑制其向脂肪细胞分化.南京医科大学学报(自然科学版).2011,31(5):606-611.

［70］汪学红,石大玲,陈骞虎,等.密骨方对去势后骨质疏松性骨折模型大鼠骨痂 BMP-3mRNA 表达的研究.湖北中医学院学报,2008,10(3):7-9.

［71］谢雁鸣,张露,王智,等.骨碎补总黄酮对去卵巢大鼠基因水平的影响.中国中药杂志,2005,30(14): 1092-1095.

［72］谢雁鸣,许勇钢,赵晋宁,等.骨碎补总黄酮对去卵巢大鼠骨密度和细胞因子 IL-6、IL-4、TNFα 水平的影响.中国中医基础医学杂志,2004,10(1):34-37.

［73］李鸿泓,鞠大宏,滕静如,等.左归丸对糖皮质激素所致骨质疏松大鼠血清中 E2、PTH 含量的影响.中国中医基础医学杂志,2011,17(7):744-745,763.

第十二章

中药促进骨质疏松性骨折愈合基础研究

第一节　中药调控肌肉干细胞促进骨质疏松性骨折愈合

OF 愈合的启动过程及初始阶段虽然与非骨质疏松性骨折相同，但新骨形成和骨痂的成熟延迟或障碍。现代研究已证实骨祖细胞对于骨折的愈合可能起着决定性作用。骨膜是一种潜在的骨祖细胞源物质，对于骨科愈合起着重要作用。不过，实验也证实在骨膜、骨髓缺失或减少的情况下，骨折仍可愈合。从解剖学来说，肌肉是仅次于骨膜，是最接近骨表面的软组织；从生物力学来说，肌肉的收缩应力，对骨的发育、损伤愈合均有着重要作用；从生理病理来说，肌肉中的丰富血管为骨提供了营养供应，而肌肉的异常，也会影响骨量、骨质的改变。

从临床角度来看，无论开放式或闭合式骨干骨折，软组织损伤程度与骨折愈合关系密切。一方面，骨折可导致软组织水肿，加重组织缺血缺氧，甚至出现肌肉缺血挛缩，进而影响骨折的愈合。另一方面，在长骨骨折早期，引起的骨损伤和肌肉血肿是连续的，由于肌肉与骨骼关系密切，肌肉又可为骨折的成功愈合提供血管供应和细胞群，促进骨折的愈合。有研究支持骨骼肌为骨皮质提供了重要的旁系血源的概念。此外，有研究显示在没有肌肉损伤的情况下，骨膜下剥离的愈合时间要比骨膜外剥离短。若肌肉横断，愈合明显延迟；而且肌肉横断后，即使不剥离骨膜，而出现延迟愈合的机会也比其他类型多。因此，除了目前公认的骨膜和 MSCs 外，肌肉成为骨折愈合过程中又一重要组织。现代研究认为，肌肉对骨折愈合的影响可能体现在以下几个方面：

一、分子生物学机制

肌肉相对于覆盖骨折处的肌肉与筋膜组织更有利于骨折的愈合，而这与软组织中的血管（密度）分布无关。也就是说肌肉可能通过其他重要途径来影响骨折的愈合。通过内分泌来影响其他组织、器官，以及骨的功能，可能是一个重要方式。

肌激酶是肌肉所分泌的内分泌因子，包括氯化筒箭毒碱，白血病抑制因子（LIF），IL-6，IL-7，脑源性神经营养因子（BDNF），类胰岛素一号增长因子（IGF-1），成纤维细胞生长因子 2（FGF-2）等诸多因子。鉴于这些因子在骨骼发育中的重要性，特别是 IGF-1 和 FGF-2，肌激酶有可能直接影响邻近或远端的骨骼，或者通过作用于其他组织来间接影响骨折愈合。

骨甘氨酸（OGN）是肌肉组织分泌的一种肌源性骨合成代谢因子，其分泌到血液后的系统性作用更为重要。可能通过抑制未成熟的成骨细胞的成骨分化，提高 OB 高分化阶段的表型和矿化，发挥影响骨骼合成代谢的重要作用。另一方面，它可显著提高碱性磷酸酶（ALP）水平，Ⅰ型胶原（Col1 中），和骨钙素（OCN）mRNA 表达，以及 β-catenin 和矿化。而 OGN 的高表达，又可拮抗 BMP-2 诱导肌细胞向 OB 分化。肌细胞还可分泌促软骨因子，在调控软骨基因表达中可能发着挥重要作用，而在骨折愈合早期的软骨内成骨化的阶段中，初始形成的软骨则作为骨形成的基板。

二、生物力学机制

在骨折愈合过程中，肌肉所产生的动力对其愈合作用非常复杂，既可能造成骨折再移位，又可稳定骨折促进愈合；同时从微循环、矿物质沉积、应力刺激等方面促进其愈合。比如在失用或失重的状态下（长期卧床或太空飞行），都会造成肌肉组织—骨质的大量丢失。肌肉组织萎缩或丢失，可导致骨质的流失，而增加骨折的风险；同时，骨质的丢失，也会导致肌肉萎缩。因此，肌肉（运动）与骨之间存在着相辅相成的作用。

三、细胞学机制

骨骼肌包含两种类型的干细胞：多能成体干细胞群和卫星细胞。成体干细胞，存在于机体各种组织中，在移植后可表现出分化成多种不同类型细胞的能力，其中的肌源性干细胞的成体干细胞群，可表现出分化成多种细胞类型的能力。卫星细胞是在成年肌肉中可以形成一个稳定、自我更新的干细胞池，在组织中起到生长和修复的功能。

（一）肌源性干细胞（MDSC）

肌源性干细胞是存在于骨骼肌并可从中分离出来的后天干细胞，具有长期增殖，高度自我更新和多向分化的特点。与其他组织工程中的干细胞相比，MDSCs 在体外培养具有良好的材料可用性，以及较强的增殖和分化能力等优点。在一定条件诱导下，纯化的肌源性细胞能向 OB 谱系分化，发生矿化并可能形成骨组织。因此，除了骨祖细胞之外，肌肉组织有可能成为一种能提高骨折愈合的宝贵资源。

国外学者通过体外运用腺病毒和逆转录病毒转染新鲜分离的人类肌源性干细胞的基因工程，使其表达人 -BMP2，种植于未愈合的严重骨缺损（颅骨缺损）并伴有免疫缺陷的小鼠中。4~8 周后通过组织学可清楚地观察到骨缺陷部位被重建的新骨完全覆盖。并经原位杂交分析，在新生成的骨组织中发现了一小部分移植的人 MDSC。有研究发现与 BMP2 相比，BMP9 是更为有效的骨诱导生长因子，具有很强的诱导 MDSC 定向成骨分化的作用。而经转导后表达 BMP-4 的 MDSC，还可增强软骨分化和显著改善关节软骨的修复。

另外，骨骼肌源性细胞（SMDCS）在体内可形成软骨和骨，非常类似于 MSCs。Mastrogiacomo M et al. 通过检测到的钙和蛋白聚糖沉积，以及这两种通路的主基因表达特点，证实了 SMDCS 在体外被分离和扩增，可以经历成骨—软骨分化；更进一步提供了 SMDCS 可在体外团块培养后形成软骨和植入自发免疫缺陷小鼠体内形成骨的能力的证据。在相关临床研究中也证实了肌肉中的间充质干细胞是骨祖细胞的重要来源。在骨折后 3 天，从邻近骨折部位的肌肉中分离出细胞，在体外培养后可同时表现出成骨分化和形成骨结节。同时，研究还发现人体骨折和手术截骨的上清液中，不是 BMP 或 TGF-β，而是促炎细胞因子 TNF-α 和 IL-6 引起成骨作用。因此，促炎细胞因子在诱导 MDSCS 初始成骨时也发挥着至关重要的作用。

（二）卫星细胞

创伤后骨骼肌有着显著的再生能力，由于成熟肌纤维是终末分化，而骨骼肌的再生，很大程度上依赖于少量的固有肌卫星细胞。肌卫星细胞介于基底膜和肌纤维的质膜之间，具有再生骨骼肌和自我更新的特征。在成年肌肉中通常是静息状态，但可被肌肉生长和创伤激活，从而调节肌肉的后天生长和再生。肌卫星细胞显示出多能间充质干细胞的活性，并可产生 OB、脂肪细胞以及骨骼肌细胞。与原代成肌细胞相比，从肌纤维分离的卫星细胞更容易分化为 OB 和脂肪细胞，在不含强烈成骨和成脂诱导剂的条件下，仍可分化为成骨和成脂细胞；而成肌细胞在此条件下，只能分化为肌细胞。从肌纤维中新鲜分离的卫星细胞中未发现 MyoD 或 Myf5（成肌细胞的标志物），而在原代成肌细胞中高表达。有研究者认为卫星细胞很可能通过一个可塑性祖细胞，进行成骨与成脂分化，而不是经过一个稳定的肌细胞转分化。

四、肌肉干细胞与关键信号通路

人体的各个组织、器官都是由共同的胚胎细胞，在不同或相同的信号通路调节机制下增殖、分化而来，其中的信号通路会不同程度地重叠或串话。在一定条件下，可实现不同组织祖细胞通过相同的信号通路转化为相同的组织。

（一）Wnt 信号通路在肌细胞发育中的作用

Wnts 是分泌型蛋白，在骨骼肌成肌、肌纤维类型多样化、神经肌肉接头的形成和肌肉干细胞功能等起着重要的作用。

Wnt 家族成员中 Wnt2b、Wnt4、Wnt6、Wnt9a 和 Wnt10a，在 C2C12 细胞成肌分化后，水平都显著升高；其中 Wnt4、Wnt6、Wnt7a 和 Wnt9a，在 C2C12 细胞中的瞬时过表达可诱导成肌分化。而 Wnt3a、Wnt5a、Wnt10a 并不会影响肌钙蛋白 T 的表达。在骨骼肌发育和再生的不同阶段，参与的成员起着不同的作用，如：Wnt1 和 Wnt3a 可诱导发育中神经管背侧和内侧体节的肌分化；Wnt3a 的过表达则可显著降低肌细胞的终末分化和抑制软骨引起小鸡肢畸形。此外，Wnt3a 是维持成肌细胞的未分化状态以及由 Wnt4 信号诱导成肌分化所需要的。

Wnt3a 可直接激活成肌调节因子（MRF），促进成肌分化。Wnt4 过表达可诱导肌卫星细胞标记物 MyoD 和 Pax7 的表达，并增加鸡胚骨骼肌质量；并通过 β-catenin/TCF 复合物介导来抑制经典 Wnt 信号并促进肌分化。Wnt4 可拮抗 Wnt3a 在成肌细胞分化中的作用，同时，Wnt4 又可强化 BMP4 依赖性 Smad1/5 的磷酸化，而不是 Wnt3a。这表明非经典 Wnt4 信号通路与经典 Wnt/β-catenin 信号通路相配合参与肌分化。Wnt5a 可分别增加和减少快、慢肌纤维数量，而 Wnt11 对肌纤维类型有逆转作用。

在肌肉损伤后 2~5 天内，再生肌肉中许多单核细胞内的 Wnt 信号显著增加；同时，损伤后微环境中（肌卫星细胞释放）大量纤粘连蛋白，与卷曲蛋白 7（Frizzled-7）/蛋白多糖 4（Syndecan-4）配体结合，可促进 Wnt7a 调节卫星干细胞和肌卫星细胞在肌肉再生中的稳态水平（诱导卫星干细胞池的扩增）。

而通过诱导 BMP-4 信号，经典 Wnt 信号（Wnt1 和 Wnt3a）则可抑制成肌分化，Kuroda K1.et，al 发现经典 Wnt 信号通路是独立于 β-catenin/TCF 途径提高 C2C12 细胞中 ALP 酶活性的表达；在 Wnt1 和 Wnt3a 过表达时，BMP-4 的 mRNA 表达也明显升高。另外，在调节肌纤维类型和维持中，Wnt 和 BMP 信号通路之间存在一种新型相互作用。如：Wnt1 和 Wnt3a 介导下游信号 BMP-4 的活性，抑制成肌细胞的总体增殖，而促进慢肌型的成肌分化。

Wnt 蛋白除了具有促进成肌细胞分化的作用外，在一定条件下还有成纤维化的功能。有报道发现，外源性添加 Wnt3a 蛋白，在体外可促使年轻祖细胞生肌化向纤维化的转变提高；在体内则可导致结缔组织聚集增多，表型类似于衰老的再生肌肉。因此，Wnt 信号活性增高可改变老龄化肌源性干细胞的命运，增加纤维化。通过 Wnt 抑制剂，又可逆转老年性再生肌肉的纤维化。

（二）β-catenin 信号转导通路

β-catenin 作为一种多功能蛋白质，广泛存在于各种类型的细胞，如内皮细胞、成纤维细胞、OB、肌细胞中，并通过相同的信号通路机制，不同上、下游因子来调节这些细胞代谢（增殖、分化和凋亡）和表型等方面。正常情况下 β-catenin 与 Disheveled 蛋白、酪蛋白激酶 I（Casein Kinase I）、糖元合成激酶 3β（Glycogen Synthase Kinase 3β，GSK-3β）以及 Axin 等几种蛋白形成复合物。这种复合物可通过 GSK-3β 催化 β-catenin 磷酸化，从而使 β-catenin 被泛素—蛋白酶体系统识别、降解。LRP5/6 的氨基端参与调节 Wnt-frizzled 配体—受体复合物之间的相互作用。LRP5/6 的羧基端与 Axin 结合，从蛋白复合体中释放 β-catenin，使 GSK-3β 无法磷酸化 β-catenin。因此，来自 Wnt 的信号可使 β-catenin 从其结合蛋白 Axin 中释放，在胞浆中堆积，从而转入细胞核。在细胞核，β-catenin 与转录调节因子 TCF 或 LEF 蛋白结合，激活靶基因的转录表达。这就是经典的 Wnt/β-catenin 信号途径。

经典 Wnt/β-catenin 信号转导通路在骨代谢中的机制研究已较成熟，通路中多种因子共同调节 OB 的分化和增殖，从而在骨重建（骨代谢）中发挥着重要作用。同时，Wnt/β-catenin 在肌细胞分化、增殖和肌肉生长、修复中，也发挥着重要的调控作用。

国外研究人员通过缺乏骨骼肌发育背景的 P19 控制细胞群，首次发现了 β-catenin 足以诱导成肌。在肌分化早期可能需要 β-catenin 信号，而生肌决定后肌管形成则不必要或被抑制。因此，在 C2C12 细胞增殖和分化中，β-catenin 作用类似一个分子开关。从早期肌源性诱导到后期成肌细胞相互作用、融合的肌肉分化过程中，β-catenin 作为钙黏蛋白所介导的细胞黏附连接的主要成分，也可作为其发展过程中调节基因表达的信号转导分子，与钙黏蛋白共同发挥调节成肌分化的作用。一旦 β-catenin 和钙黏蛋白之间量的平衡被破坏（如在 β-连环蛋白过度表达的情况下），钙黏蛋白介导的细胞—细胞接触形成受损，将会导致成肌过程的抑制。

Wnt/β-catenin 信号的精密调控，是肌纤维生长和维护必不可少的。研究发现，持续、异位和过度活化的 Wnt/β-catenin 可造成体节损失，最终导致斑马鱼胚胎中肌祖细胞不定期的增殖，及快肌纤维的肥厚和退化。而特异性在 MDSC 敲除 β-catenin（Pax7-Cre；β-cateninfx/fx mice）又可降低成肌前体细胞的增殖而影响肌细胞的形成。从早期肌源性诱导到后期成肌细胞相互作用、融合的肌肉分化过程中，β-catenin 作为钙黏蛋白所介导的细胞黏附连接的主要成分，也可作为其发展过程中调节基因表达的信号转导分子，与钙黏蛋白共同发挥调节成肌分化的作用。一旦 β-catenin 和钙黏蛋白之间量的平衡被破坏，钙黏蛋白介导的细胞—细胞接触形成受损，将会导致成肌过程的抑制。还有研究发现即使在缺乏骨骼肌发育背景的 P19 细胞株下，Wnt3a 也可诱导骨骼肌成肌分化，证实了 β-catenin 信号通路在骨骼肌发育和成熟中的重要作用。

在愈合过程中，Wnt 蛋白可能是调节成熟肌纤维中卫星细胞增殖率的关键因素，而 β-catenin 的胞内反应，又是经典 Wnt 信号通路到卫星细胞增殖活化过程的一个关键的下游转录辅助活化剂。在单纤维以及细胞核内表达的活化 β- 连环蛋白，诱导的卫星细胞增殖和分化，可概括为体内慢肌、快肌纤维的再生。而分布于细胞核外，细胞则表现出无活性的有丝分裂。β-catenin 和 Wnt/β-catenin 信号活性的升高，还可缓解由 I-mfa（MyoD 家族的抑制剂 a）介导的（生肌调节因子）MRFS 的转录抑制机制。其中通过 Wnt1 和 Wnt3a 可增强 β-catenin 与 I-mfa 之间的相互作用，进而衰减了 I-mfa 对 MRFS 转录活性和胞浆封存的抑制作用，促进肌生成。

（三）Notch 信号通路

通过自我更新和分化的调节，Notch 信号可保持肌卫星细胞的沉默状态和肌肉干细胞的动态平衡，这是出生后肌肉正常发育的关键过程。功能性 Notch 信号是 BMP4 介导抑制肌源性干细胞分化所需要的。通过抑制 Notch 信号可逆转 BMP4 对肌源性干细胞分化的抑制作用。因此，Notch 信号在 BMP- 介导细胞分化控制的某些方面，起到至关重要的作用。在缺乏 Notch 信号情况下，可能会出现肌纤维不能产生足够的机械力，来局限 / 稳定肌纤维远端的纽蛋白—黏着斑。通过实验诱导斑马鱼胸鳍中肌纤维不能产生正常的机械力，可观察到内骨骼（椎间盘）细胞中没有肌动蛋白应力纤维的形成。

随着年龄的增长，肌肉再生时卫星细胞增殖和产生必要成肌细胞的能力明显受损。Notch 信号会抑制受损的年轻肌肉再生，而 Notch 的强制激活却可修复衰老肌肉的再生潜能。因此，Notch 信号是随年龄增长而下降的肌肉再生潜能中一个关键的决定因素，Notch 信号的下降可降低其再生潜能，通过 Notch 信号的活化可发生逆转。

而 Notch 信号通路并不是独立调节肌细胞的命运，在早期细胞增殖阶段，Notch 信号的抑制和 Wnt 信号的激活都表现出 GSK3-β 的灭活，因此，其活性状态又反映了两者信号级联之间存在着明显的串话关系。同时，Notch 和 Wnt 信号之间精确的平衡，控制着肌肉前体细胞沿着生肌谱系的进展。前者主要参与早期成肌细胞增殖阶段，而后者的活性主要表型在肌源性祖细胞谱系发展后期，诱导成肌细胞融合。

五、中药调控肌肉和骨骼的作用

中医药学在治疗骨质疏松症和骨折方面历史悠久。肾为先天之本，主骨生髓，骨的生长、发育、强劲、衰弱与肾精盛衰关系密切。肾气旺盛，则精充髓满，骨得所养则骨骼强健而不易骨折。脾为后天之本，气血生化之源。主运化、统血、主四肢肌肉等方面。脾主运化、吸收水谷精微，输布周身，从而滋润、濡养脏腑经络、四肢百骸、皮肉筋骨。脾气健运具有消除骨折后局部瘀血肿胀、化生水谷精微提供营养、提高机体正气防治骨折部位感染等作用，从而促进骨折的愈合。就先、后天之间关系而言，脾的运化功能正常，依赖于肾中精气的推动、温煦；而肾中精气的充盈，需赖脾（胃）化生水谷滋养、濡润。

Wnt/β-catenin 信号通路和 Notch 信号通路对肌肉和骨骼均具有非常重要的作用。因此，以上信号通路可能是中医"脾肾相关"理论运用于临床治疗的现代生物学基础。

然而，目前有关中药调控肌肉干细胞促进骨折愈合的研究很少，均是集中于观察对肌肉干细胞分化作用，而对引起的骨折愈合作用未见报道。国内学者采用切除 5/6 肾并予 4% 酪蛋白饲料喂养制作的 CRF 营养不良大鼠模型来观察肾衰营养胶囊的疗效，发现该药能增加 CRF 大鼠体重和骨骼肌质量，并能增加 Myogenin 和 Myo D 蛋白的表达，促进骨骼肌组织 Wnt7a/PCP 信号通路中蛋白表达上调。表明肾衰营养胶囊具有改善 CRF 模型大鼠骨骼肌萎缩的作用，其机制可能与上调骨骼肌 Wnt7a/PCP 信号通路、促进 MSCs 增殖分化相关。另有学者利用补阳还五汤含药血清对体外培养的大鼠乳鼠肌源性干细胞进行干预，发现药物血清组中的细胞可见多边形改变类似神经样突起，而对照组细胞呈纺锤状；药物血清组中细胞的 NSE 和 GFAP 表达均明显高于对照组（$P<0.05$）。表明补阳还五汤含药血清可促进肌源性干细胞向神经元样细胞分化。

有研究发现健脾补肾中药及其有效组分可以促进 OF 愈合的可能机制：一方面上调骨骼肌中部分肌源性干细胞活性，促进其向软骨、OB 等多向分化，一定程度上参与骨折修复；另一方面通过上调软骨、OB 增殖和分化活性，平衡成骨—破骨细胞偶合关系，促进骨重建，加速骨髓腔的再通。

第二节　中药调节炎症因子表达促进骨质疏松性骨折愈合

正常骨折愈合过程可以分为血肿炎症机化期、原始骨痂形成期以及骨板形成塑形期三个阶段。在骨折愈合过程中骨痂形成的方式有膜内成骨和软骨内成骨两种，一般先为膜内成骨后为软骨内成骨。膜内成骨是间充质干细胞直接分化为 OB 的过程，主要形成于骨的内、外骨膜附近；而软骨内成骨是间充质干细胞先分化为软骨细胞，随后软骨细胞再逐渐被 OB 所替代的过程，其主要出现于骨折断端。许多研究都表明，炎症因子在上述两种成骨方式中均起着重要作用。

一、骨折愈合与炎症因子表达

炎症因子在骨折愈合过程中呈双峰式表达：骨折早期因骨折局部组织和血管损伤，大量中性粒细胞、巨噬细胞等侵润至骨折处释放 TNF-α、IL-1β、IL-6 等炎症因子产生急性炎症反应。随着骨折愈合的进展，急性炎症反应逐渐减弱并消失，而当骨折愈合至软骨内成骨和骨痂塑形阶段时，在 OB 与 OC 的作用下炎症因子再次表达，直至骨痂塑形完毕。

在小鼠骨折模型中，TNF-α、IL-1β、IL-6 在骨折后 24 小时表达至峰值，随后逐渐减弱，72 小时后回落至基础水平并维持，直到骨折后 2 周软骨内成骨开始 TNF-α 和 IL-1β 才再次表达，但 IL-6 不表达。

炎症因子对膜内成骨的作用主要可概括为两个方面：一方面，骨折早期急性炎症反应所释放的炎症因子是间充质干细胞重要的趋化因子，起着趋化间充质干细胞至骨折部位的作用。国外学者通过体外实验模拟骨折周围环境，发现 TNF-α 可趋化并募集骨折周围肌肉中的肌源性间充质干细胞；而 Gerstenfeld, L.C 等人通过 TNF-α 受体敲除小鼠证实，骨折早期 TNF-α 表达缺失可导致间充质干细胞募集分化障碍影响骨折膜内成骨。另一方面，骨折早期的炎症因子表达又能直接诱导间充质干细胞向 OB 分化，促进膜内成骨。在体外实验中 TNF-α 能增强间充质干细胞 Runx2、ALP 表达，IL-1β 能增强间充质干细胞 BMP-2、BMP-4 及 ALP 表达，两者均能诱导间充质干细胞向 OB 分化。

炎症因子促进间充质干细胞向 OB 分化并不是绝对的，在一定环境下，炎症因子也能抑制间充质干细胞向成骨分化。如 Huang, H 等发现短时间（48 小时）的 TNF-α 刺激可以促进成骨，而长时间（4 周）的 TNF-α 刺激却抑制间充质干细胞向成骨分化。炎症因子的这种短时间促进成骨长时间抑制成骨现象与临床的骨折愈合观察相符：一些引起全身慢性炎症的因素，如吸烟、肥胖、糖尿病等可以影响骨折正常愈合。

软骨内成骨是骨折愈合的重要方式之一。在软骨内成骨过程中，间充质干细胞先分化为软骨细胞，软骨细胞生长增殖形成软骨基质。随后软骨基质中的软骨细胞逐渐成熟肥大，分泌碱性磷酸酶并趋于凋亡，同时又诱导周围血管新生侵入软骨基质内。侵入的血管从血液中募集新的间充质干细胞与 HSCs，间充质干细胞分化为 OB，HSCs 分化为 OC，OB 替代凋亡的软骨细胞，与 OC 共同完成软骨内成骨过程。

软骨细胞的成熟肥大凋亡对软骨内成骨过程有着重要意义，而 TNF-α 表达缺失延迟软骨内成骨可能与其影响软骨细胞的凋亡有关。在体外实验中 TNF-α 可通过激活 FOXO1 上调软骨细胞中的凋亡基因，促进软骨细胞凋亡。临床研究也证实，关节炎患者关节部位的 TNF-α 过高表达，可诱导软骨细胞凋亡破坏关节软骨。

国外研究人员在 TNF-α 受体敲除小鼠骨折模型中发现，TNF-α 缺失可减少金属蛋白酶 9、金属蛋白酶 14 以及血管内皮生长因子的表达，影响软骨内成骨过程导致骨折愈合延迟。Yang 等发现 IL-6 敲除小鼠骨折骨痂矿化、成熟以及骨痂塑形时间均迟于正常小鼠。炎症因子表达缺失可以影响骨折愈合，而骨折周围环境慢性持续性高表达的炎症因子同样可以导致骨折愈合延迟。此外，研究人员还发现骨折周围肌肉的慢性持续性炎症可减少骨折新生血管形成导致骨折愈合延迟。

二、骨折不同时期炎症因子表达

PMOP 存在全身慢性炎症表达，PMOP 妇女血清中的 TNF-α、IL-1β、IL-6 等炎症因子水平高于绝经前非骨质疏松症妇女，其原因可能是由于绝经后雌激素减少诱导了带有雌激素表面受体的 T 细胞增殖并分泌 TNF-α、IL-1、IL-6 等炎症因子。而模拟绝经后 OF 的去卵巢小鼠骨折愈合实验中发现，OF 较正常骨折存在骨折愈合延迟、骨折愈合质量差的现象。国外学者发现，去卵巢骨质疏松症主要影响骨折愈合早、中期，表现为骨痂大小、骨密度以及生物力学的降低；卵巢骨质疏松症主要影响骨折愈合中、晚期，表现为骨痂塑形延迟以及骨的生物力学降低；骨折愈合中、晚期软骨内成骨障碍以及 OC 的过度活跃。

在去卵巢小鼠 OF 愈合过程中，组织学染色显示骨折愈合 14 天时正常骨折与去卵巢小鼠 OF 均处于软骨内成骨阶段，21 天时正常骨折软骨内成骨基本完成，而此时去卵巢小鼠 OF 处部分软骨痂仍未骨化，说明去卵巢小鼠 OF 软骨内成骨迟缓；骨折愈合 28 天时影像学显示去卵巢小鼠 OF 骨痂仍未塑形完毕提示其骨折愈合延迟。

去卵巢骨折处 TNF-α 在骨折前呈低表达，骨折愈合 1 天时表达至高峰，3 天时恢复至低表达，7 天时 TNF-α 再次表达，14 天时表达至高峰，随后表达逐渐减弱；整个骨折愈合过程中两组骨折处 TNF-α 表达均呈双峰式。去卵巢小鼠骨折处在骨折愈合 1、14、21

天时 TNF-α 表达低于正常骨折；在骨折愈合 5、7、28 天时表达高于正常骨折。

去卵巢小鼠 OF 愈合过程中炎症因子表达虽然与正常骨折相似（同样以双峰形式出现），但存在峰值降低（骨折愈合早期 1 天时 TNF-α 表达降低，中晚期 14 天时 TNF-α 表达降低）以及基础值升高（骨折愈合早期 3、5、7 天 TNF-α 表达升高）的现象。去卵巢小鼠 OF 愈合早期炎症因子表达异常可能是导致其膜内成骨异常的重要因素：早期的峰值降低减弱了间充质干细胞趋化至骨折部位的能力，而基础值的升高则直接抑制了间充质干细胞向成骨分化，影响膜内成骨。同时，去卵巢小鼠 OF 愈合存在软骨内成骨迟缓现象，其可能是由于折愈合中期（14 天）TNF-α 过低表达影响了软骨细胞的正常凋亡，进而导致软骨内成骨延迟。

三、益气化瘀中药调节炎症反应相关研究

现代研究发现，益气、化瘀中药可通过多种途径调节免疫炎症反应，且对于炎症具有双向调节面的作用。

黄芪味甘，性微温，具有补气升阳，益胃固表、托疮生肌等作用。黄芪多糖是黄芪的主要成分之一，现代药理研究发现黄芪多糖具有广泛的生物活性，可作为免疫调节剂。自然杀伤细胞与巨噬细胞在机体非特异性免疫中均起着重要作用。自然杀伤细胞可通过分泌干扰素调节免疫功能，而巨噬细胞可分泌促炎或抑炎因子调节免疫。研究发现，黄芪多糖可提高正常小鼠的巨噬细胞吞噬功能以及自然杀伤细胞活性，促进抗体形成，调节免疫反应。黄芪多糖能够增强巨噬细胞的吞噬能力，促进 TNF-α、IL-1、iNOS 生成，但同时又能抑制 LPS 诱导的巨噬细胞分泌 TNF-α、IL-1β 等。有学者发现黄芪多糖可通过促进巨噬细胞与自然杀伤细胞活性，提高其杀灭和清除抗原能力，并增加其细胞数量等方式调节小鼠体内免疫。此外，黄芪多糖还有较好的抗氧化能力，体外实验发现黄芪多糖可增加细胞体内 SOD 含量，清除细胞内氧化应激产生的 ROS，达到抗氧化、保护细胞免受氧化应激损伤，减轻炎症反应的作用。

丹参苦、微寒，具有活血通络、祛瘀止痛等功效。丹参酮为丹参的乙醚或乙醇提取物，是丹参的主要成分之一。近年来的研究发现，丹参酮具有较好的免疫调节功能。丹参酮可通过调节炎症介质产生发挥抗炎的作用：花生四烯酸可促进前列腺素产生促进炎症反应，研究发现丹参酮可影响花生四烯酸代谢发挥抗炎作用。梅俪凡等发现，丹参酮可抑制 TLR4/NF-κB 信号通路下游通路中 TNF-α、IL-1β、IL-6 炎症因子表达，对缺血再灌注肾脏组织有保护作用。丹参酮对巨噬细胞活性也具有双向调节作用，可在不同环境下可发挥抑制巨噬细胞活性或增强巨噬细胞活性的作用。

川芎性温、味辛，具有活血行血、祛风止痛的功效。《神农本草经》云，本品辛温散行，入血走气，上行头颠，下走血海，善活气行血，祛风止痛，为血中之气药。川芎中含有多种化学成分，川芎挥发油为其中主要成分之一。现代药理研究发现川芎挥发油具有解热、镇痛、抑制炎症的作用。川芎挥发油可抑制环氧化合物合成酶 COX-1 和 COX-2 生成，抑制炎症因子产生。此外，川芎挥发油能降低脑缺血再灌注损伤大鼠血浆中 ET 及 TNF-α 含量，减少脑组织中细胞黏附因子 1 表达减轻，减少脑缺血再灌注损伤后脑组织中中性粒细胞浸润从而减轻炎症反应，发挥对脑缺血再灌注损伤大鼠脑组织的保护作用。

四、益气化瘀中药促进骨质疏松性骨折愈合

益气化瘀方为施杞教授临诊中的经验基础方，由黄芪、党参、丹参、川芎四味药组成。其中黄芪、党参补气，益气行血；丹参养血、调和血脉；川芎活血、行血通瘀。益气化瘀方治疗 OF，重在活血化瘀以散骨折损伤有形之瘀，调和气血以消 PMOP 标痹无形之瘀。

在家兔骨折愈合实验中发现，益气化瘀方能提高巨噬细胞的趋化和吞噬能力，增强 OB 活性，促进正常骨折愈合。而在益气化瘀方对去卵巢小鼠 OF 愈合观察的研究中发现，益气化瘀方促进其骨折愈合，其机制可能是通过促进去卵巢小鼠 OF 愈合早期炎症因子 TNF-α 表达相关。

中医气血理论认为，外伤之时，体内元气即有损耗，伤后体内由实逐渐转虚，后虚又逐渐恢复还原至人体原本的正常状态。但若病不瘥，则可出现虚中夹实，血瘀日久，气虚日甚，血瘀不去的情况。伤后若单用活血化瘀法，容易耗伤正气，使得虚证恢复的时间延长，不利于病情的快速痊愈。而益气化瘀法治疗损伤，既能发挥活血化瘀去实之长，又能兼顾正气损耗之虚，此外还能通过益气有助于活血，兼顾标本，促进病情愈合。

益气化瘀方能够促进去卵巢小鼠骨折愈合，其原因可能是益气化瘀方促进了早期 TNF-α 炎症因子的表达，有利于骨折早期血管重建以及间充质干细胞募集至骨折处，加速了骨折愈合的速度。

（唐德志　舒冰　王晶　笪巍伟　陈林）

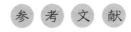

［1］贾赫.肝脾所主之筋肌肉实体初探.陕西中医,2002,23(7):624-625.

［2］汉吉健,盛奎升,王瑞国,等.舒筋活血通络熏洗剂治疗骨折后膝关节僵硬60例.山东中医杂志,2009,28(11):782-783.

［3］江湧,邢基斯,黎土明,等."定骨舒筋"用于髌骨骨折早期康复的临床研究.北京中医药大学学报,2008,31(10):718-720.

［4］蒋顺琬,杨卓欣,林志文,等.壮筋补骨丸促进骨折愈合的临床研究.广州中医药大学学报,2004,21(5):373-375.

［5］贺延新.熟地强筋合剂用于骨折恢复期的临床疗效观察.中华中医药学刊,2007,07:1519-1520.

［6］何平.补肝益肾法治疗骨折迟缓愈合17例.广西中医药,1999,S1:85-86.

［7］叶俊材,张俐,吕一.活血化瘀汤对大鼠骨折周围肌肉肿胀的影响.浙江中医杂志,2007,09:542.

［8］LIU R,SCHINDELER A,LITTLE D G. The potential role of muscle in bone repair. Journal of musculoskeletal & neuronal interactions,2010,10(1):71-76.

［9］WHITESIDE L A,LESKER P A. The effects of extraperiosteal and subperiosteal dissection. I. On blood flow in muscle. J Bone Joint Surg Am,1978,60(1):23-26.

［10］LANDRY P S,MARINO A A,SADASIVAN K K,et al. Effect of soft-tissue trauma on the early periosteal response of bone to injury. J Trauma,2000,48(3):479-483.

［11］ HARRY L E,SANDISON A,PEARSE M F,et al. Comparison of the vascularity of fasciocutaneous tissue and muscle for coverage of open tibial fractures. Plastic and reconstructive surgery,2009,124(4):1211-1219.

［12］ MO C,ROMERO-SUAREZ S,BONEWALD L,et al. Prostaglandin E2：from clinical applications to its potential role in bone-muscle crosstalk and myogenic differentiation. Recent Pat Biotechnol,2012,6(3): 223-229.

［13］ SCHWEITZER R,ZELZER E,VOLK T. Connecting muscles to tendons：tendons and musculoskeletal development in flies and vertebrates. Development,2010,137(17):2807-2817.

［14］ KULAR J,TICKNER J,CHIM S M,et al. An overview of the regulation of bone remodelling at the cellular level. Clin Biochem,2012,45(12):863-873.

［15］ TANAKA K,MATSUMOTO E,HIGASHIMAKI Y,et al. Role of osteoglycin in the linkage between muscle and bone. The Journal of biological chemistry,2012,287(15):11616-11628.

［16］ CAIRNS D M,LEE P G,UCHIMURA T,et al. The role of muscle cells in regulating cartilage matrix production. Journal of orthopaedic research：official publication of the Orthopaedic Research Society,2010, 28(4):529-536.

［17］ VERNIKOS J,SCHNEIDER V S. Space,gravity and the physiology of aging：parallel or convergent disciplines?A mini-review. Gerontology,2010,56(2):157-166.

［18］ TASDEMIR H A,BUYUKAVCI M,AKCAY F,et al. Bone mineral density in children with cerebral palsy. Pediatr Int,2001,43(2):157-160.

［19］ SEALE P,ASAKURA A,RUDNICKI M A. The potential of muscle stem cells. Dev Cell,2001,1(3):333-342.

［20］ SUN J S,WU S Y,LIN F H. The role of muscle-derived stem cells in bone tissue engineering. Biomaterials, 2005,26(18):3953-3960.

［21］ LEE J Y,PENG H,USAS A,et al. Enhancement of bone healing based on ex vivo gene therapy using human muscle-derived cells expressing bone morphogenetic protein 2. Hum Gene Ther,2002,13(10):1201-1211.

［22］ XIANG L,LIANG C,ZHEN-YONG K,et al. BMP9-induced osteogenetic differentiation and bone formation of muscle-derived stem cells. J Biomed Biotechnol,2012,2012:610952.

［23］ KURODA R,USAS A,KUBO S,et al. Cartilage repair using bone morphogenetic protein 4 and muscle-derived stem cells. Arthritis Rheum,2006,54(2):433-442.

［24］ MASTROGIACOMO M,DERUBEIS A R,CANCEDDA R. Bone and cartilage formation by skeletal muscle derived cells. J Cell Physiol,2005,204(2):594-603.

［25］ GLASS G E,CHAN J K,FREIDIN A,et al. TNF-alpha promotes fracture repair by augmenting the recruitment and differentiation of muscle-derived stromal cells. Proc Natl Acad Sci U S A,2011,108(4): 1585-1590.

［26］ HAWKE T J,GARRY D J. Myogenic satellite cells：physiology to molecular biology. J Appl Physiol(1985), 2001,91(2):534-551.

［27］ LE MOIGNE A,MARTELLY I,BARLOVATZ-MEIMON G,et al. Characterization of myogenesis from adult satellite cells cultured in vitro. Int J Dev Biol,1990,34(1):171-180.

［28］ ASAKURA A,KOMAKI M,RUDNICKI M. Muscle satellite cells are multipotential stem cells that exhibit myogenic,osteogenic,and adipogenic differentiation. Differentiation,2001,68(4-5):245-253.

［29］ 张翔. 成骨细胞损伤和促炎性因子在诱导成肌细胞成骨中的作用；南方医科大学,2008.

[30] KATAGIRI T,YAMAGUCHI A,KOMAKI M,et al. Bone morphogenetic protein-2 converts the differentiation pathway of C2C12 myoblasts into the osteoblast lineage. J Cell Biol,1994,127(6 Pt 1):1755-1766.

[31] YANG X L,MATSUURA H,FU Y,et al. MFH-1 is required for bone morphogenetic protein-2-induced osteoblastic differentiation of C2C12 myoblasts. FEBS Lett,2000,470(1):29-34.

[32] YANG M,MA Q J,DANG G T,et al. Adeno-associated virus-mediated bone morphogenetic protein-7 gene transfer induces C2C12 cell differentiation into osteoblast lineage cells. Acta Pharmacol Sin,2005,26(8):963-968.

[33] LU H H,KOFRON M D,EL-AMIN S F,et al. In vitro bone formation using muscle-derived cells:a new paradigm for bone tissue engineering using polymer-bone morphogenetic protein matrices. Biochemical and biophysical research communications,2003,305(4):882-889.

[34] TANAKA S,TERADA K,NOHNO T. Canonical Wnt signaling is involved in switching from cell proliferation to myogenic differentiation of mouse myoblast cells. Journal of molecular signaling,2011,6-12.

[35] RIDGEWAY A G,PETROPOULOS H,WILTON S,et al. Wnt signaling regulates the function of MyoD and myogenin. The Journal of biological chemistry,2000,275(42):32398-32405.

[36] BRACK A S,CONBOY I M,CONBOY M J,et al. A temporal switch from notch to Wnt signaling in muscle stem cells is necessary for normal adult myogenesis. Cell stem cell,2008,2(1):50-59.

[37] BENTZINGER C F,WANG Y X,VON MALTZAHN J,et al. Fibronectin regulates Wnt7a signaling and satellite cell expansion. Cell stem cell,2013,12(1):75-87.

[38] KURODA K,KUANG S,TAKETO M M,et al. Canonical Wnt signaling induces BMP-4 to specify slow myofibrogenesis of fetal myoblasts. Skelet Muscle,2013,3(1):5.

[39] BRACK A S,CONBOY M J,ROY S,et al. Increased Wnt signaling during aging alters muscle stem cell fate and increases fibrosis. Science,2007,317(5839):807-810.

[40] BJORNSON C R,CHEUNG T H,LIU L,et al. Notch signaling is necessary to maintain quiescence in adult muscle stem cells. Stem cells(Dayton,Ohio),2012,30(2):232-242.

[41] DAHLQVIST C,BLOKZIJL A,CHAPMAN G,et al. Functional Notch signaling is required for BMP4-induced inhibition of myogenic differentiation. Development,2003,130(24):6089-6099.

[42] PASCOAL S,ESTEVES DE LIMA J,LESLIE J D,et al. Notch signalling is required for the formation of structurally stable muscle fibres in zebrafish. PloS one,2013,8(6):e68021.

[43] CONBOY I M,CONBOY M J,SMYTHE G M,et al. Notch-mediated restoration of regenerative potential to aged muscle. Science,2003,302(5650):1575-1577.

[44] PETROPOULOS H,SKERJANC I S. Beta-catenin is essential and sufficient for skeletal myogenesis in P19 cells. The Journal of biological chemistry,2002,277(18):15393-15399.

[45] GOICHBERG P,SHTUTMAN M,BEN-ZE'EV A,et al. Recruitment of beta-catenin to cadherin-mediated intercellular adhesions is involved in myogenic induction. J Cell Sci,2001,114(Pt 7):1309-1319.

[46] TEE J M,VAN ROOIJEN C,BOONEN R,et al. Regulation of slow and fast muscle myofibrillogenesis by Wnt/beta-catenin and myostatin signaling. PloS one,2009,4(6):e5880.

[47] OTTO A,SCHMIDT C,LUKE G,et al. Canonical Wnt signalling induces satellite-cell proliferation during adult skeletal muscle regeneration. J Cell Sci,2008,121(Pt 17):2939-2950.

[48] PAN W,JIA Y,WANG J,et al. Beta-catenin regulates myogenesis by relieving I-mfa-mediated suppression

of myogenic regulatory factors in P19 cells. Proc Natl Acad Sci U S A,2005,102(48):17378-17383.

[49] TERADA K,MISAO S,KATASE N,et al. Interaction of Wnt Signaling with BMP/Smad Signaling during the Transition from Cell Proliferation to Myogenic Differentiation in Mouse Myoblast-Derived Cells. International journal of cell biology,2013,2013:616294.

[50] HIRSINGER E,DUPREZ D,JOUVE C,et al. Noggin acts downstream of Wnt and Sonic Hedgehog to antagonize BMP4 in avian somite patterning. Development,1997,124(22):4605-14.

[51] YAMAMOTO N,AKIYAMA S,KATAGIRI T,et al. Smad1 and smad5 act downstream of intracellular signalings of BMP-2 that inhibits myogenic differentiation and induces osteoblast differentiation in C2C12 myoblasts. Biochemical and biophysical research communications,1997,238(2):574-580.

[52] YANAGISAWA M,MUKAI A,SHIOMI K,et al. Community effect triggers terminal differentiation of myogenic cells derived from muscle satellite cells by quenching Smad signaling. Exp Cell Res,2011,317(2):221-233.

[53] NOJIMA J,KANOMATA K,TAKADA Y,et al. Dual roles of smad proteins in the conversion from myoblasts to osteoblastic cells by bone morphogenetic proteins. The Journal of biological chemistry,2010,285(20):15577-15586.

[54] LOPEZ-ROVIRA T,CHALAUX E,MASSAGUE J,et al. Direct binding of Smad1 and Smad4 to two distinct motifs mediates bone morphogenetic protein-specific transcriptional activation of Id1 gene. The Journal of biological chemistry,2002,277(5):3176-3185.

[55] LIU C J,DING B,WANG H,et al. The MyoD-inducible p204 protein overcomes the inhibition of myoblast differentiation by Id proteins. Mol Cell Biol,2002,22(9):2893-2905.

[56] FRIEDRICHS M,WIRSDOERFER F,FLOHE S B,et al. BMP signaling balances proliferation and differentiation of muscle satellite cell descendants. BMC Cell Biol,2011,12:26.

[57] POWNALL M E,GUSTAFSSON M K,EMERSON C P,JR. Myogenic regulatory factors and the specification of muscle progenitors in vertebrate embryos. Annu Rev Cell Dev Biol,2002,18:747-783.

[58] 黄燕峰,鲁路,王明,等.Wnt7a/PCP信号通路在肾衰营养胶囊改善CRF大鼠骨骼肌萎缩中的作用.时珍国医国药.2016,3:558-360.

[59] 郭占鹏,刘堃,黄米娜,等.补阳还五汤对大鼠肌源性干细胞体外生长分化的影响.中成药.2015,9:2049-2051.

[60] De-Zhi Tang,Wei-Wei Da,Yong-Jian Zhao,et al. Osthole promotes osteoporotic fracture repair by augmenting the recruitment,proliferation and differentiation of muscle-derived stem cells. Journal of Bone and Mineral Research,2016,31(S1):SU0133-4.

[61] Scott L J. Denosumab:a review of its use in postmenopausal women with osteoporosis. Drugs Aging,2014,31(7):555-576.

[62] 杨芳.骨质疏松症与中医脾虚证的关系探讨.山东中医药大学学报,2009,v.33;No.180(05):368+371.

[63] 韩丽萍,王小宁.骨密度与骨质疏松肾虚证的相关性研究.陕西中医学院学报,2009,v.32;No.150(06):63-65.

[64] 冯尔宥,宋敏.绝经后骨质疏松症病机的探讨.甘肃中医学院学报,2002,(01):8-10.

[65] 谢林,郭振球,姚共和.绝经后骨质疏松症中医辨证分析.中国医药学报,1999,(03):35-39.

[66] 眭承志,周军,刘志坤.绝经后骨质疏松症血瘀病机的客观初步论证.中医研究,2005,(01):30-33.

[67] 吴大梅.血瘀证中西医学认识之我见.贵阳中医学院学报,2009,(02):8-10.

［68］　王若光,尤昭玲.试析血瘀形成及现代研究对血瘀认识的深化.中国中医药科技,2001,(04):272-276.

［69］　石印玉,石瑛,詹红生,等.中医药防治骨质疏松症的优势与不足.上海中医药大学学报,2006,(02):1-3.

［70］　Dimitriou R,Tsiridis E,Giannoudis P V. Current concepts of molecular aspects of bone healing. Injury, 2005,36(12):1392-1404.

［71］　Lange J,Sapozhnikova A,Lu C,et al. Action of IL-1beta during fracture healing. J Orthop Res,2010,28(6): 778-784.

［72］　Gerstenfeld L C,Cho T J,Kon T,et al. Impaired fracture healing in the absence of TNF-alpha signaling:the role of TNF-alpha in endochondral cartilage resorption. J Bone Miner Res,2003,18(9):1584-1592.

［73］　Cho T J,Gerstenfeld L C,Einhorn T A. Differential temporal expression of members of the transforming growth factor beta superfamily during murine fracture healing. J Bone Miner Res,2002,17(3):513-520.

［74］　Gerstenfeld L C,Cullinane D M,Barnes G L,et al. Fracture healing as a post-natal developmental process: molecular,spatial,and temporal aspects of its regulation. Journal of Cellular Biochemistry,2003,88(5):873-884.

［75］　Rundle C H,Wang H,Yu H,et al. Microarray analysis of gene expression during the inflammation and endochondral bone formation stages of rat femur fracture repair. Bone,2006,38(4):521-529.

［76］　Kwan Tat S,Pelletier J P,Lajeunesse D,et al. The differential expression of osteoprotegerin(OPG)and receptor activator of nuclear factor kappaB ligand(RANKL)in human osteoarthritic subchondral bone osteoblasts is an indicator of the metabolic state of these disease cells. Clinical And Experimental Rheumatology,2008,26(2):295-304.

［77］　Mountziaris P M,Mikos A G. Modulation of the inflammatory response for enhanced bone tissue regeneration. Tissue Eng Part B Rev,2008,14(2):179-186.

［78］　Anton K,Banerjee D,Glod J. Macrophage-associated mesenchymal stem cells assume an activated, migratory,pro-inflammatory phenotype with increased IL-6 and CXCL10 secretion. PLoS One,2012,7(4): e35036.

［79］　Glass G E,Chan J K,Freidin A,et al. TNF-alpha promotes fracture repair by augmenting the recruitment and differentiation of muscle-derived stromal cells. Proc Natl Acad Sci U S A,2011,108(4):1585-1590.

［80］　Gerstenfeld L C,Cho Tj Fau-Kon T,Kon T Fau-Aizawa T,et al. Impaired intramembranous bone formation during bone repair in the absence of tumor necrosis factor-alpha signaling.2001,1422-6405(Print).

［81］　Huang H,Zhao N,Xu X,et al. Dose-specific effects of tumor necrosis factor alpha on osteogenic differentiation of mesenchymal stem cells. Cell Prolif,2011,44(5):420-427.

［82］　Nakase T,Takaoka K,Masuhara K,et al. Interleukin-1 beta enhances and tumor necrosis factor-alpha inhibits bone morphogenetic protein-2-induced alkaline phosphatase activity in MC3T3-E1 osteoblastic cells. Bone,1997,21(1):17-21.

［83］　Patel R A,Wilson R F,Patel P A,et al. The effect of smoking on bone healing:A systematic review. Bone Joint Res,2013,2(6):102-111.

［84］　Pscherer S,Sandmann G H,Ehnert S,et al. Delayed Fracture Healing in Diabetics with Distal Radius Fractures. Acta Chir Orthop Traumatol Cech,2015,82(4):268-273.

［85］　Brown M L,Yukata K,Farnsworth C W,et al. Delayed fracture healing and increased callus adiposity in a

C57BL/6J murine model of obesity-associated type 2 diabetes mellitus. PLoS One,2014,9(6):e99656.

[86] Gibson G J,Kohler W J,Schaffler M B. Chondrocyte apoptosis in endochondral ossification of chick sterna. Dev Dyn,1995,203(4):468-476.

[87] Aizawa T,Kon T,Einhorn T A,et al. Induction of apoptosis in chondrocytes by tumor necrosis factor-alpha. J Orthop Res,2001,19(5):785-796.

[88] Kayal R A,Siqueira M,Alblowi J,et al. TNF-alpha mediates diabetes-enhanced chondrocyte apoptosis during fracture healing and stimulates chondrocyte apoptosis through FOXO1. J Bone Miner Res,2010,25(7): 1604-1615.

[89] Thomas C M,Whittles C E,Fuller C J,et al. Variations in chondrocyte apoptosis may explain the increased prevalence of osteoarthritis in some joints. Rheumatology International,2011,31(10):1341-1348.

[90] Lehmann W,Edgar Cm Fau-Wang K,Wang K Fau-Cho T J,et al. Tumor necrosis factor alpha(TNF-alpha) coordinately regulates the expression of specific matrix metalloproteinases(MMPS)and angiogenic factors during fracture healing.2005,8756-3282(Print).

[91] Yang X,Ricciardi B F,Hernandez-Soria A,et al. Callus mineralization and maturation are delayed during fracture healing in interleukin-6 knockout mice. Bone,2007,41(6):928-936.

[92] Abou-Khalil R,Yang F,Mortreux M,et al. Delayed bone regeneration is linked to chronic inflammation in murine muscular dystrophy. J Bone Miner Res,2014,29(2):304-315.

[93] Zheng S X,Vrindts Y,Lopez M,et al. Increase in cytokine production(IL-1 beta,IL-6,TNF-alpha but not IFN-gamma,GM-CSF or LIF)by stimulated whole blood cells in postmenopausal osteoporosis. tMaturitas, 1997,26(1):63-71.

[94] Cenci S,Weitzmann M N,Roggia C,et al. Estrogen deficiency induces bone loss by enhancing T-cell production of TNF-alpha. J Clin Invest,2000,106(10):1229-1237.

[95] D'amelio P,Grimaldi A,Di Bella S,et al. Estrogen deficiency increases osteoclastogenesis up-regulating T cells activity:a key mechanism in osteoporosis. Bone,2008,43(1):92-100.

[96] Namkung-Matthai H,Appleyard R,Jansen J,et al. Osteoporosis influences the early period of fracture healing in a rat osteoporotic model. Bone,2001,28(1):80-86.

[97] Pang J,Ye M,Cao Y,et al. Ovariectomy-induced osteopenia influences the middle and late periods of bone healing in a mouse femoral osteotomy model. Rejuvenation Res,2014.

[98] Wang J W,Li W,Xu S W,et al. Osteoporosis influences the middle and late periods of fracture healing in a rat osteoporotic model. Chin J Traumatol,2005,8(2):111-116.

[99] 史兆春.川芎白芷萃取物下调硬脑膜神经源性炎性介质 COX-2、PGE2 表达的研究. City:南京医科大学,2010.

[100] 赵莲芳,郑玉淑,张善玉,等.复方黄芪多糖拮抗环磷酰胺对小鼠毒副作用的研究.现代医药卫生,2008,(01):1-2.

[101] 徐荔,何小鹃,柴旺,等.黄芪多糖对内毒素诱导巨噬细胞产生 TNF-α、IL-1β 及 NO 的影响.中国中医基础医学杂志,2011,(05):503-504.

[102] 张晋强,李彦东,马海利,等.黄芪多糖对小鼠腹腔巨噬细胞 iNOS 基因表达及 NO 生成的影响.动物医学进展,2013,(01):55-59.

[103] 翁玲,刘彦,刘学英,等.黄芪多糖粉针剂对小鼠脾细胞分泌细胞因子及 NK 杀伤能力的影响.中医药学刊,2003,(09):1522-1524.

［104］梁永祺.黄芪多糖对EAhy.926细胞的抗氧化及抗炎作用.City:南方医科大学,2013.

［105］Kim S Y,Moon T C,Chang H W,et al. Effects of tanshinone I isolated from Salvia miltiorrhiza bunge on arachidonic acid metabolism and in vivo inflammatory responses. Phytother Res,2002,16(7):616–620.

［106］贾泰元.丹参对巨噬细胞免疫活性的双向调节作用.中医研究,1995,(04):17–18.

［107］凌婧,邓文龙,张杰,等.川芎油对大鼠脑缺血再灌注后脑组织ICAM-1、血浆TNF-α及ET的影响.中药药理与临床,2008,(04):32–34.

［108］周重建,王绪辉,朱显华,等.益气化瘀剂在骨折愈合过程中的生化和病理观察.中国中医骨伤科杂志,1989,(03):7–10.